肺癌影像引导放射治疗的理论与实践

Principles and Practice of Image-Guided Radiation Therapy of Lung Cancer

原　著　[美] 蔡敬（Jing Cai）
[美] 张玉蛟（Joe Y. Zhang）
[美] 般芳芳（Fang-Fang Yin）
主　译　许亚萍　刘　宇　孙晓江

辽宁科学技术出版社
LIAONING SCIENCE AND TECHNOLOGY PUBLISHING HOUSE
拂石医典
FU SHI MEDBOOK

图书在版编目（CIP）数据

肺癌影像引导放射治疗的理论与实践 /（美）蔡敬，（美）张玉蛟，（美）殷芳芳主编；许亚萍，刘宇，孙晓江主译．—沈阳：辽宁科学技术出版社，2021.1

ISBN 978－7－5591－1759－5

Ⅰ.①肺… Ⅱ.①蔡… ②张… ③殷… ④许… ⑤刘… ⑥孙… Ⅲ.①肺癌－影像诊断 ②肺癌－放射治疗学 Ⅳ.①R734.2

中国版本图书馆 CIP 数据核字（2020）第 172881 号

出版发行：辽宁科学技术出版社
北京拂石医典图书有限公司
地址：北京海淀区车公庄西路华通大厦 B 座 15 层
联系电话：010-57262361/024-23284376
E-mail：fushimedbook@163.com
印 刷 者：中煤（北京）印务有限公司
经 销 者：各地新华书店

幅面尺寸：185mm×260mm
字 数：670 千字　　印 张：26.75
出版时间：2021 年 1 月第 1 版　　印刷时间：2021 年 1 月第 1 次印刷

责任编辑：李俊卿　　责任校对：梁晓洁
封面设计：潇 潇　　封面制作：潇 潇
版式设计：天地鹏博　　责任印制：丁 艾

如有质量问题，请速与印务部联系 联系电话：010-57262361

定 价：188.00 元

丛书前言

自一个多世纪前开始应用以来，医学影像和放射治疗技术的进步比以往任何时候都要更加深远和迅速。此外，随着影像学方法在放疗计划制订、引导、监测和评估中的应用越来越广泛，学科间的交叉联系也越来越紧密。现今，医学影像和放射治疗技术十分复杂并依赖于计算机驱动，医技人员很难清楚地知悉它们的临床应用，以至于并不完全了解患者接受检查或治疗时的过程。最能理解这些技术及其应用的人是医学物理师，为了确保以安全有效的方式为治疗提供所需的支持，他们应该在临床领域承担更多的职责。

然而，随着医学物理师在医学影像学和放射治疗临床工作中所承担的角色越来越重要，他们也面临着很多挑战。无论是在放射治疗，还是在医学影像学方面，大多数医学物理师都具有专业知识，而且他们也是所属领域中的某一个或某几方面的专家。他们通过阅读科技文献和参加学科会议讲座来拓展他们在这些领域的专业知识。但是，由于他们所承担的职责已越来越超出了他们的专业范畴，为了履行好自己的职责，医学物理师必须定期更新他们在医学影像或放射治疗方面的知识，必须时刻准备好在这两个方面的交叉领域发挥作用。如何去实现这一目标的确是一个挑战。

2007 年在明尼阿波利斯举行的美国医学物理师协会年会上，由泰勒 - 弗朗西斯集团（Taylor & Francis Group）主办了一次午餐会，受邀的资深医学物理师们（Arthur L. Boyer, Joseph O. Deasy, C. - M. Charlie Ma, Todd A. Pawlicki, Ervin B. Podgorsak, Elke Reitzel, Anthony B. Wolbarst, 和 Ellen D. Yorke）在会上讨论了他们面临的挑战。讨论后建议，由泰勒 - 弗朗西斯公司旗下出版社推出一部丛书，每一分册分别涉及一个对医学物理师而言至关重要的医学影像或放射治疗的快速发展领域。其目的是为医学物理师提供所需要了解的快速发展的技术信息，及其如何安全有效地应用于患者的治疗。

本丛书的每一分册均是由其所涉及技术领域公认的一位或几位专家作为主编，由主编慎重选择不同章节的编委，以确保章节的内容能被没有专业知识的人所理解。由于分册主编和编委的辛勤付出，本书出色完成了当时明尼阿波利斯午餐会所提出的目标——满足医学物理师的主要需求，甚至有过之而无不及。

如果没有 Taylor & Francis 出版集团 CRC 出版社的丛书经理 Lu Han 的鼓励和支持,《影像学在医学诊断和治疗中的应用》这一套丛书就不可能面世。作为主编和编委,我非常感谢他对整个丛书项目坚持不懈的指引。

丛书总主编 William Hendee
罗切斯特,明尼苏达州

前言

无论是在美国还是全世界，肺癌仍然是癌症死亡的主要原因。肺癌患者的治疗策略中，包括放射治疗在内的多学科治疗方式起着至关重要的作用，但是患者的局部控制和生存率仍然不理想。精确定位、靶区勾画和放射治疗实施方面的挑战会妨碍放射治疗的疗效。近年来兴起的影像引导放射治疗（IGRT）是利用X射线和光学成像技术来引导放射治疗，它提供了更高的精确度和更具有积极意义的治疗潜力，从而改善局控甚至提高生存率。本书探讨了IGRT在肺癌中的应用，包括简要的发展历史，临床实施步骤指南，近期主要技术的进展汇总，以及介绍下一代技术的发展状况。深入解析当前IGRT技术的优点和局限性，对临床实践中与IGRT相关的质量和安全问题进行有见地的剖析，以及对有望改善肺癌患者临床结局的IGRT尖端技术进行探讨，读者阅读后将获益良多。

在过去的10年里，IGRT技术在实践优化和技术进步方面都有了很大的提升。随着IGRT技术在临床上的应用越来越广泛，人们对IGRT技术的优点和局限性也有了进一步的认识。有这样一本书致力于阐述这些重要的变化是非常有价值的，它可以作为所有与肺癌IGRT相关问题的参考。通过这本书，我们的目的是提供一个完整的实践指南，并且结合引证数据的方法来完善重要的放射治疗范例。

近年来，IGRT所使用的技术也发生了实质性的变化，特别是4D成像和多模态图像引导技术的进步。在此期间，由于IGRT的广泛应用和深入研究，积累了大量的临床经验和知识。最近，IGRT技术发展出现了非常喜人的态势，尤其是MRI引导的IGRT、自适应放射治疗以及功能影像用于疗效评估等方面。所有这些主题我们都将在本书中作全面的阐述。

书中的内容是经过深思熟虑的，根据以下逻辑和原则精心安排——从简单到复杂，从基础到综合，从实践到研究，从现在到将来。我们希望这样的用心能帮助IGRT相关的各种背景读者最大程度获益。

本书由四个部分组成，每一部分阐述一个肺癌IGRT的重要方面。第一部分是对IGRT的概述，并介绍了IGRT治疗肺癌的历史。第二部分介绍IGRT用于肺癌的原理，从模拟成像到治疗计划制订、验证、实施，再到质量保证。第三部分介绍肺癌IGRT治疗的专用机器和技术的特点和过程。第四部分介绍 IGRT 的新方向以及展望这些方向在肺癌治疗中的前景。

我们期望本书能为广大专业人士提供良好的参考，包括放射肿瘤医师，医学物理师，放射治疗师，医学剂量师，肿瘤护理师，以及在肺癌、医学影像和肿瘤管理领域的研究人员、教育人员和医师。本书作者包括医生和医学物理师，以确保内容和形式满足临床医生和其他相关领域人士的需要。

我们作为主编，衷心感谢这本书的作者们，因为他们都是国内外公认的医学物理学家和放射肿瘤学家，在 IGRT 和肺癌放射治疗方面具有极强的专业性。通过他们对最先进的 IGRT 技术临床应用经验的分享，读者将受益匪浅。

译者前言

与全世界的情况类似，肺癌也是中国人癌症死亡的最主要原因。放射治疗是肺癌治疗的基本方法之一。

近 20 年来，肺癌放射治疗已从二维的普通放射治疗，发展到今天的三维适形放射治疗（3D - CRT）、剂量调强放射治疗（IMRT）及影像引导放射治疗（IGRT），另外 IGRT 技术还应用于容积调强拉弧治疗（VMAT），螺旋断层放射治疗（TOMO - RT）和质子放射治疗等治疗方式中。

放射治疗已应用于肺癌治疗的各个阶段，如立体定向放射治疗（SBRT）现已用于早期肺癌和晚期寡转移肺癌患者，可手术患者应用术前新辅助放疗和术后辅助放疗，不可手术局部晚期患者应用同步放化疗。由于放射治疗技术的快速发展，放射治疗在不同适应证的要求不一。由于肺部的呼吸运动导致肺部病灶始终处于运动状态，增加了肺癌精准放射治疗开展的难度。肺部病灶的移动既存在着规律性，又存在着偶然性（即随机误差和系统误差），随机误差和系统误差存在于分次内和分次间治疗，也存在于病灶和治疗机器之中。对于如何应对肺呼吸运动中的病灶移动问题，提高病灶剂量并避免伤及周围的正常组织，无论是临床医生还是医学物理师，在肺癌 IGRT 治疗中都存在较多的疑惑与细节的知识盲点。非常有幸的是，由 Jing Cai，Joe Y. Chang 和 Fang - Fang Yin 三位著名教授主编的《Principles and Practice of Image - Guided Radiation Therapy of Lung Cancer》一书系统地梳理了 IGRT 各方面的内容，传道授业解惑。一本好书胜似一位好老师，因为这本书集结了几乎全世界这个行业所公认的专家的智慧结晶。我们在阅读和翻译本书的过程中也有豁然开朗的顿悟感，更有惊喜的知识获得感和满足感，相信读者在阅读时也会感同身受。

本书唯一的遗憾之处是，译者多为临床医生及医学物理师，不可避免会存在翻译方面的不足和错误，恳请各位读者批评指正。

许亚萍　刘宇　孙晓江

2020 年 11 月

翻译委员会

主　译　许亚萍　刘　宇　孙晓江

副主译　杨双燕　赵瑞峰　付佳美　袁小帅　胡　敏　康静静

译　者　（按姓氏首字母拼音顺序）

付佳美　上海肺科医院　放射治疗科医师

刘　宇　上海肺科医院　放射治疗科医师

顾飞英　中国科学院大学附属肿瘤医院　放射治疗科医师

郭燕玲　上海肺科医院　放射治疗科研究生

胡　敏　上海肺科医院　放射治疗科医师

蒋晨雪　上海肺科医院　放射治疗科医师

康静静　上海肺科医院　放射治疗科医师

林清认　中国科学院大学附属肿瘤医院　放射治疗科医师

李　倩　上海肺科医院　放射治疗科医学物理师

柳远钧　上海肺科医院　放射治疗科研究生

邵凯南　中国科学院大学附属肿瘤医院　放射物理科医学物理师

孙晓江　中国科学院大学附属肿瘤医院　放射治疗科医师

翁邓胡　中国科学院大学附属肿瘤医院　医学物理室医学物理师

许亚萍　上海肺科医院　放射治疗科医师

杨双燕　上海肺科医院　放射治疗科医学物理师

袁小帅　上海肺科医院　放射治疗科医师

赵瑞峰　上海肺科医院　放射治疗科医学物理师

张　然　上海肺科医院　放射治疗科研究生

朱　湘　中国科学院大学附属肿瘤医院　放射治疗科医师

朱瑶瑶　上海肺科医院　放射治疗科医师

原著作者简介

Jing Cai（蔡 敬），**PhD**

北卡罗来纳州达勒姆杜克大学医学中心放射肿瘤学副教授。研究重点是开发和临床应用新的图像引导放射治疗技术。发表了 60 多篇经同行评议的期刊文章和 190 多篇会议摘要，定期为期刊和会议提供科学评论，并担任资助申请的评审专家。所做研究得到了联邦、慈善和工业基金的资助。

Joe Y. Chang（张 玉蛟），**MD**，**PhD**

德克萨斯州休斯顿市德州大学 MD 安德森癌症中心放射肿瘤学教授，胸部肿瘤放射治疗科主任和立体定向放射治疗学组主任。获得德克萨斯大学安德森癌症中心癌症生物学博士学位，中国上海医学院医学博士学位，曾在伊利诺伊州芝加哥的拉什长老会圣卢克医学中心进行临床实习。放射肿瘤学委员会会员，是众多荣誉的获得者，数个放射治疗专业组织现成员。

Fang – Fang Yin（殷 芳芳），**PhD**

自 2004 年起担任北卡罗来纳州达勒姆杜克大学放射物理室主任和放射肿瘤学教授，兼任杜克昆山大学医学物理研究生项目主任。主编和参编超过 250 个参考出版物和书籍，研究方向包括图像引导放射治疗，癌症治疗信息学，先进的计划和执行技术，以及质量保证。美国医学物理学家协会（AAPM）和美国放射肿瘤学协会（ASTRO）的成员。曾在伊利诺伊州芝加哥大学医学物理系学习，并获得博士学位。

原著编委会

Peter Balter
Department of Radiation Physics
UT MD Anderson Cancer Center
Houston, Texas

Stanley Benedict
Department on Radiation Oncology
UC Davis Medical Center
Sacramento, California

Kristy K. Brock
Department of Imaging Physics
UT MD Anderson Cancer Center
Houston, Texas

Andrew Cardin
Radiation Physics Solutions, LLC
Garnet Valley, Pennsylvania

Zheng Chang
Department of Radiation Oncology
Duke University Durham,
North Carolina

Quan Chen
Department of Radiation Oncology
University of Virginia
Charlottesville, Virginia

Indrin Chetty
Department of Radiation Oncology
Henry Ford Health System
Detroit, Michigan

Kamila Nowak Choi
Department of Radiation Oncology
Thomas Jefferson University
Philadelphia, Pennsylvania

Martina Descovich
Department of Radiation Oncology
University of California
San Francisco, California

Josh Evans
Department of Radiation Oncology
Virginia Commonwealth University
Richmond, Virginia

Jing Feng
Philadelphia CyberKnife Center
Havertown, Pennsylvania

Hong Ge
Department of Radiation Oncology
Henan Cancer Hospital
Zhengzhou, China

Carri K. Glide-Hurst
Department of Radiation Oncology
Henry Ford Health System
Detroit, Michigan

Steven J. Goetsch
San Diego Gamma Knife Center
La Jolla, California

Clemens Grassberger
Department of Radiation Oncology
Massachusetts General Hospital
Boston, Massachusetts

Lauren Henke
Department of Radiation Oncology
Washington University
St. Louis, Missouri

David Hoffman
Department of Radiation Medicine and Applied Sciences
University of California
La Jolla, California

Mischa Hoogeman
Radiotherapy
Erasmus University Rotterdam
Rotterdam, The Netherlands

Long Huang
Department of Radiation Oncology
University of Utah
Salt Lake City, Utah

Rojano Kashani
Department of Radiation Oncology
Washington University
St. Louis, Missouri

Chris R. Kelsey
Department of Radiation Oncology
Duke University
Durham, North Carolina

Taeho Kim
Department of Radiation Oncology
Virginia Commonwealth University
Richmond, Virginia

Feng-Ming (Spring) Kong
Department of Radiation Oncology
Indian University
Indianapolis, Indiana

Tim Lautenschlaeger
Department of Radiation Oncology
Indian University
Indianapolis, Indiana

Guang Li
Department of Medical Physics
Memorial Sloan Kettering Cancer Center
New York, New York

Mei Li
Department of Radiation Oncology
Shantou University Medical College
Shantou, China

Ruijiang Li
Department of Radiation Oncology
Stanford University
Stanford, California

Xing Liang
Radiation Physics Solutions, LLC
Garnet Valley, Pennsylvania

Yilin Liu
Department of Radiation Physics
UT MD Anderson Cancer Center
Houston, Texas

Virginia Lockamy
Department of Radiation Oncology
University of Pennsylvania
Philadelphia, Pennsylvania

Daniel Low
Department of Radiation Oncology
University of California at Los Angeles
Los Angeles, California

Wei Lu
Department of Medical Physics
Memorial Sloan Kettering Cancer Center
New York, New York

Martha M. Matuszak
Department of Radiation Oncology
University of Michigan
Ann Arbor, Michigan

Harald Paganetti
Department of Radiation Oncology
Massachusetts General Hospital
Boston, Massachusetts

Tinsu Pan
Department of Imaging Physics
UT MD Anderson Cancer Center
Houston, Texas

Julian Perks
Department on Radiation Oncology
UC Davis Medical Center
Sacramento, California

Julianne M. Pollard-Larkin
Department of Radiation Physics
UT MD Anderson Cancer Center
Houston, Texas

Lei Ren
Department of Radiation Oncology
Duke University
Durham, North Carolina

Gregory C. Sharp
Department of Radiation Oncology
Massachusetts General Hospital
Boston, Massachusetts

Ke Sheng
Department of Radiation Oncology
University of California at Los Angeles
Los Angeles, California

Karen Chin Snyder
Department of Radiation Oncology
Henry Ford Health System
Detroit, Michigan

Robert Timmerman
Department of Radiation Oncology
UT Southwestern
Dallas, Texas

Irina Vergalasova
Department of Radiation Oncology
Rutgers Robert Wood Johnson Medical School
New Brunswick, New Jersey

EnMing Wang
Department of Neurosurgery
Huashan Hospital
Shanghai Medical College
Fudan University
Shanghai, China

Jing Wang
Department of Radiation Oncology
UT Southwestern Medical Center

Dallas, Texas

Ning Wen
Department of Radiation Oncology
Henry Ford Health System
Detroit, Michigan

Krishni Wijesooriya
Department of Radiation Oncology
University of Virginia
Charlottesville, Virginia

Lei Xing
Department of Radiation Oncology
Stanford University
Stanford, California

Jun Yang
Philadelphia CyberKnife Center
Havertown, Pennsylvania
and Department of Radiation Oncology
Drexel University College of Medicine
Philadelphia, Pennsylvania

Yan Yu
Department of Radiation Oncology Thomas Jefferson University
Philadelphia, Pennsylvania

目录

第一部分

概 述

第 1 章

IGRT 概论

FANG－FANG YIN，YU YAN 和 ROBERT TIMMERMAN

1.1 引言

近来，寻求靶向药物治疗包括肺癌在内的各种人类疾病已成为全球性运动。当我们把大部分努力着眼于药物研发领域时，在局部治疗上，如外科手术和放射治疗，也正在实践类似的理念。在放射治疗领域，一系列卓有成效的计算机辅助技术已经占据了核心地位，使得实现更具几何学意义的靶向治疗成为可能。尽管如此，治疗靶区和危及器官的精确勾画，靶区相关的个体化处方剂量，放疗计划的优化以及处方剂量的精准实施，仍然是癌症精确放射治疗的主要技术挑战。

1.2 IGRT 的目标

影像引导放射治疗（IGRT）的主要目的是提高肿瘤局部控制率和降低正常组织不良反应[1]。不确定性可能来自于分次间和分次内的位移[2]。IGRT 中，在治疗时甚至有时在治疗前，影像信息可以直接确认射线与肿瘤的确切位置关系。影像检测到的任何偏移或校正可以确保治疗的准确性。高度适形、高度调制和剂量递增方案在放疗中的应用逐渐成为常规。如果在治疗前没有检测到这些轻微的偏差，无论是对治疗靶区还是危及器官，都有可能出现剂量不足或超量的问题。IGRT 能够达到精准治疗肿瘤，同时减轻对正常组织结构毒副反应的目的。

1.3 IGRT 的优点

任何放射治疗的总体目标都是给予肿瘤靶区处方剂量，同时限制正常组织的损伤。IGRT 用于治疗最主要的优点在于能够将实际照射剂量与处方剂量之间的差异减少到忽略不计。IGRT 的应用可以使研究获益，因为它能确保受照剂量均一，减少对照组和治疗组之间反应的异质性[2]。减少剂量差异可获得更有价值的临床结果，因为该结果而非治疗差异导致的其他结果，研究人员可以得出更确切的结论。

IGRT 的另一个优点是能够获知肿瘤和正常组织的照射确切信息。某些系统可以在 IGRT 过程中获取的图像上显示治疗计划的等剂量曲线。临床医生可以基于以上信息将靶区和危及器官的位置在治疗前进行相应的调整。通过了解每日剂量分布情况将有助于更好地理解受照剂量与正常组织毒性反应和肿瘤控制率之间的关系。其他优点包括可以减少肿瘤外扩边缘，能够克服靶区运动，不论是分次间还是分次内运动。

图 1.1[3]描述了当前 IGRT 在放射治疗中的角色。左边的圆圈代表患者在肿瘤放射治疗过程中的周期。临床目标是由医生根据计划的目的和预设的处方剂量来确定的。接下来是设计治疗方案，包括治疗计划 CT、肿瘤靶区以及危及器官勾画、计划制定和任一步骤必要的质量保证（QA）。开始治疗后，IGRT 可用于评估患者摆位的准确性以及持续监测肿瘤运动。由于摆位误差或肿瘤位移，可能需要基于 IGRT 的干预，这可能导致重新评估。如果医生对图像进行的是离线评估，则需要当天治疗后才可能检测到误差。而在线或实时图像评估可以更快地检测到潜在误差并进行必要的纠正。

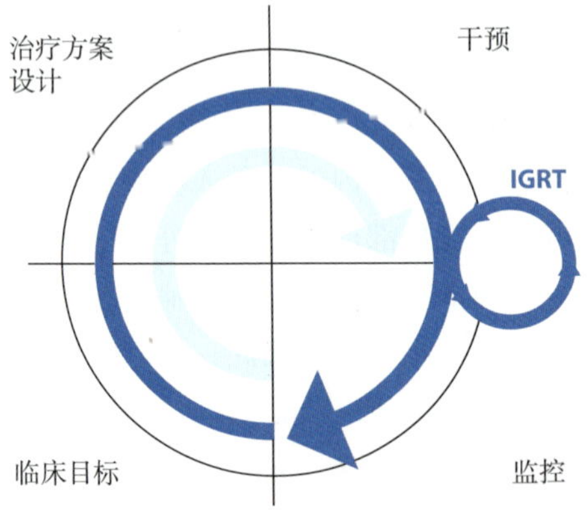

图 1.1 放射治疗从三步法（浅蓝色表示）到全反馈法（深蓝色）的进步。干预步骤可以包括纠正摆位误差和/或肿瘤动度、重新制定计划，甚至中止当前的治疗计划。影像评估可以离线、在线甚至实时进行。IGRT 采用全反馈的方法来确保治疗的精确进行（经 Dawson，L. A. 和 D. A. Jaffray 的许可再版，J Clin Oncol，25938 – 46。© 2007 美国临床肿瘤学会版权所有。保留所有权利。）

1.3.1 外扩边界减小

随着 IGRT 的应用，肿瘤靶区外扩边界变得更加严谨，这也使得肿瘤区获得更集中的照射剂量而正常组织受照剂量减少。IGRT 的应用使剂量实施更为准确可靠。长处在于无死角减少几何不确定性（例如，靶区摆位和治疗实施之间的差异），使得计划剂量和实际照射剂量之间基本上没有临床意义的差别（Kim 等，2011 年）。

1.3.2　靶区运动

将 IGRT 作为治疗的一部分，可以减少靶区运动的不确定性，无论是分次间运动还是分次内运动，可以使用的 IGRT 技术包括但不限于以下方式：kV 级成像（无论是在直线加速器上还是在天花板/地板安装的设备上）、MV 成像、MV 或 kV 锥形束计算机断层扫描（CBCT）、四维（4D）CBCT、同轨 CT、机载磁共振成像（MRI）和超声引导。

与任何新技术一样，IGRT 技术的问题是过程是否高效和精确。这也是 IGRT 发展和研究的方向所在。多个机构认为理想的 IGRT 系统的关键功能应包括：

1. 软组织和肿瘤的三维成像；
2. 能够高效、及时地获取和对比 3D 图像；
3. 基于影像结果进行校正的有效程序[4,5]。

可以在多个时间点对患者的影像数据进行监控和评估。在照射之前进行在线评估，在治疗过程中进行实时评估，而离线评估在治疗完成后进行[1]。图 1.2 显示了在直线加速器控制台上对 CBCT（绿色）和原始治疗计划 CT（紫色）进行图像配准。如图 1.3 所示，医生也可以在记录和验证系统中（R&V）复核这些图像以及配准情况。这些评估信息为临床医生提供了每日剂量实施情况，并允许他们在认为合适的情况下进行治疗调整。根据影像评估情况，调整可能很小，只需移动患者，也可能大到需要患者重新扫描和重新制定计划。

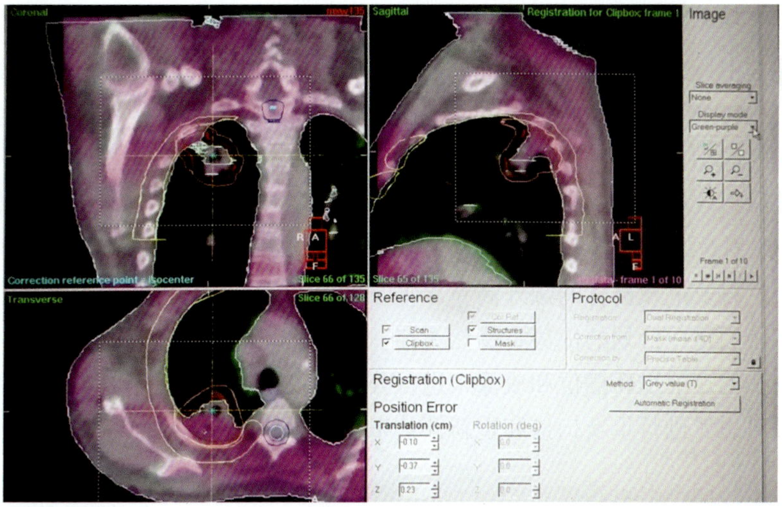

图 1.2　根据 CBCT 影像在治疗操作台进行图像配准。治疗计划 CT 图像显示为紫色，而 CBCT 获得图像为绿色。图像信息用来确定治疗前移位的幅度。这个病例中，摆位误差显示在右下角。在治疗前进行移位。肿瘤靶区、计划靶区（PTV）、脊髓和脊髓危及区域、肺和胸壁轮廓都显示在计划 CT 上（图片由 Yan Yu，Thomas Jefferson University，Pennsylvania 提供。）

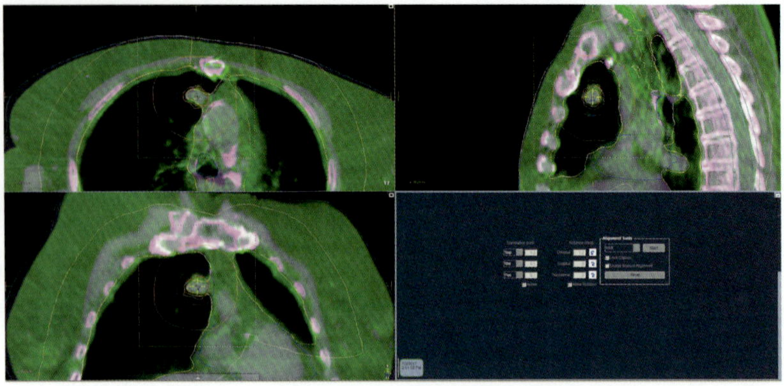

图 1.3　记录和验证系统中 CBCT 后的图像配准。治疗计划 CT 图像显示为紫色，而 CBCT 获得图像为绿色。图像信息用来确定治疗前移位的幅度。在这个病例中，摆位误差显示在右下角。在治疗前进行移位（图片由 Yan Yu，Thomas Jefferson University，Pennsylvania 提供。）

1.3.3　分次内校正

随着 IGRT 在治疗过程中的实施，可以在治疗前甚至在治疗过程中对患者进行影像采集，以确定肿瘤运动的程度（由于呼吸运动、肠道蠕动和其他功能性运动所致）以及危及器官的位置，进而降低分次内运动误差。对此比较有用的成像技术包括正交影像（kV 或 MV）或 CBCT（kV 或 MV）。这些技术允许改变患者体位以确保肿瘤合适的照射剂量，同时限制周围正常组织的受量。

1.3.4　分次间校正

在治疗过程中，患者可能会出现体重下降或肿瘤退缩，这可以通过 IGRT 发现。人们也注意到软组织相较于邻近骨性结构更容易地出现位移[6,7]。由于边界外放越来越小，调制计划和剂量递增的应用在过去几年越来越多，IGRT 已经成为检测任何必要的分次间校位的有用工具。三维适形放射治疗（3D - CRT）、调强放射治疗（IMRT）和容积旋转调强放射治疗（VMAT）计划对患者的器官几何结构或解剖变化更为敏感[1]。未检测到这种变化可能导致肿瘤剂量不足以及危及器官的额外高量。如果没有 IGRT，在开始治疗前就不能检测到这些差异，那么使用这些计划的优势将荡然无存。

患者可以在治疗前重新摆位和成像来进行分次间校正。如果重新摆位不足以确保正确的治疗，则需要对患者进行重新扫描和重新评估来校正分次间误差。

1.4　IGRT 流程

对这些挑战的有效管理贯穿于整个治疗流程中，包括问诊、模拟定位、制定计划、质量保证、治疗前摆位、计划实施和评估[8]，如图 1.4 所示。目前，各种图像引导技术在每一个流程中都扮演着重要的角色。了解这些技术是什么，如何将其最佳的应用于肺部放疗以及它们对治疗过程中每个步骤成功的影响都是至关重要的。

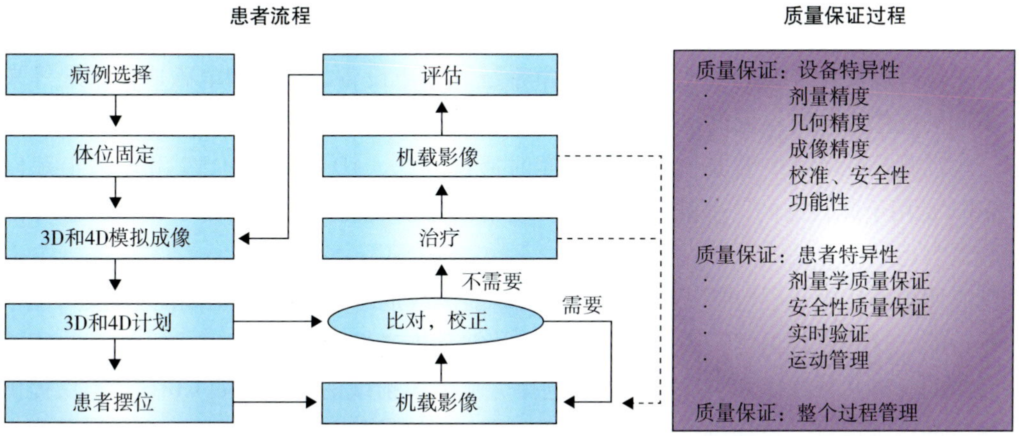

图1.4　肺癌IGRT流程（From Salama，J. K.，J. P. Kirkpatrick，and F. F. Yin，Nat Rev Clin Oncol，9（11）：654－65，2012.）

一个多学科团队可通过讨论确定放射治疗用于特定类型肺癌的可行性，以及与其他治疗方式联合的可能性。如果需要放疗，由放射肿瘤学家主导的治疗团队将会回顾患者之前的诊断影像资料和基本信息，制定患者个体化的固定方法，对治疗计划所需的模拟定位图像以及基于患者情况管理器官运动的可行方法给出建议。

模拟定位的流程包括患者体位的选择、固定方法和扫描成像，以确定患者将如何治疗。模拟定位的稳定性和可重复性将对放射治疗的精确性产生重大影响。治疗团队的经验/知识以及患者的执行力和依从性也起着重要作用。可以使用各种技术来达到稳定患者和器官运动的目的。运动管理涉及两个不同的过程：运动评估和必要的运动控制[9,10]。

运动评估主要是获取靶区运动的信息，以便制定一种调强照射的方式，可以优化靶区剂量覆盖，同时降低正常组织受照量。运动信息是多因素的，但通常使用四维计算机断层扫描（4D－CT）[11－13]或/和4D磁共振成像（4D－MRI）[14－16]以及X射线透视成像来获取。虽然透视成像可提供实时运动信息，但它只提供二维（2D）信息，并且由于解剖结构重叠，通常无法看到真正的靶标。4D－CT和4D－MRI运用类似的图像重建技术来体现器官运动状态。然而需要注意的是，目前的重建技术重现每位患者完整的呼吸周期，当患者出现不规律的呼吸模式时，运动信息只能是近似值。

如果固有运动超过阈值，则需要进行运动控制，以便优化计划。减少正常组织照射的一种方法是使用门控技术，该技术应用复杂的成像方法进行计划制定和验证。门控技术的耐受性很好，只要工作周期相关的时间延长不引起体位异常，患者感到不适的可能性就很小。其他运动控制的方法包括腹部加压，主动屏气和靶区追踪，也已经在大量文献中报道。

放疗计划制定的流程旨在确定运动靶区和危及器官体积、处方剂量和剂量相关体积、照射野设计和实施策略以及治疗室中使用的验证方法。根据模拟图像和可用的诊断影像来确定靶区。精确的靶区勾画、剂量计算和最佳的实施技术都是在这个过程中决定的。放疗的处方与这些都有相关性[17-20]。

治疗室中的摆位流程包括治疗靶区的验证和根据计划进行移位。这个过程有几种技术可以使用。其中一些基于2D平面图像，另一些基于3D断层图像和采用既定运动管理技术4D图像。图像可以使用经典的X射线源、光学系统、超声设备、MRI和电磁成像系统等来获取。不同的成像方式对不同的治疗部位有不同的利弊，应该为每种不同类型的疾病进行合理选择。运动靶标的验证一直是一个挑战。实时透视成像、4D－CBCT[21-23]和电磁追踪以及4D－MRI是用于此目的的一些强有力工具。放射治疗前后的成像检查是一种检测患者固定情况和器官运动的方法[24]。

精确照射的实施流程包括靶标运动的管理、监测或追踪、验证，以及根据需要可能采取的干预策略。这一点很关键，因为如果不能确认剂量传递正确，那么整个放射治疗过程就不是最理想的。有几种成像和引导技术可供选择。基于X射线的成像，如CBCT，不仅提供了关于患者的三维信息，还提供了诸如内靶区（ITV）等运动信息。在制定治疗计划时，应仔细考量这一过程，用最小的成像剂量仔细验证运动信息是很重要的。尽管图像引导对于精确定位非常重要，但它增加了辐射剂量和干预时间。在肺癌分次放射治疗中也应考虑这些因素的优化[25,26]。

基于当日影像的自适应放射治疗包括剂量计算的精确性和靶区勾画的图像质量。实时和非实时自适应放疗都可以提高治疗疗效[2]。适应性过程包括对肿瘤治疗疗效和正常组织毒副反应进行影像评估，可以使用X射线、MRI、正电子发射断层扫描（PET）等技术。这个过程非常关键，因为它检测了放疗对特定肺部疾病的有效程度。传统上，这些治疗是通过医生对数据进行个人经验判断来完成的。但近来的方法是对治疗期间和治疗后获得的所有可能数据进行分析使用，这也是所谓的大数据分析在放射治疗中的应用[27]。

最后，应强调质量保证（QA）流程。最佳的QA应该真正地融入到治疗团队的理念中，随着治疗变得更强和更复杂时，这一点尤其应该强调。除了常规的设备特定和患者特定的质量保证之外，还应该强调流程特定和基于证据的质量保证。应对执行后两项工作员工的培训情况和表现进行定期检查[28-30]。

1.5 小结

随着技术的不断进步，用放射疗法治疗肺癌的流程也在迅速发展。新的影像引导技术的引入，例如实时4D－CT和MR成像，生物和物理标记物的增强成像，以及物理和生物靶点的追踪，将持续改进肺癌精确放疗的治疗模式，最终形成基于循证和个性化的治疗，改善临床结果。

在后续章节中介绍的方法、技术和技能在肺癌的精确放疗中是非常有用和具有启发意义的。我们希望肺癌放射治疗的整个流程，能够在对特定疾病治疗的既往知识和对特定患者状况的最新认知上进行分析优化。

参考文献

[1] Kim, J., J. L. Meyer, and L. A. Dawson, Image guidance and the new practice of radiotherapy: What to know and use from a decade of investigation, in IMRT, IGRT, SBRT—Advances in the Treatment Planning and Delivery of Radiotherapy, J. L. Meyer, Editor. 2011, Basel: Karger, pp. 196 – 216.

[2] Wu, Q. J. et al., Adaptive radiation therapy: Technical components and clinical applications. Cancer J, 2011. 17(3): 182 – 9.

[3] Dawson, L. A. and D. A. Jaffray, Advances in image – guided radiation therapy. J Clin Oncol, 2007. 25(8): 938 – 46.

[4] Ling, C. C., E. Yorke, and Z. Euks, From IMRT to IGRT: Frontierland or neverland? Radiother Oncol, 2006. 78(2): 119 – 22.

[5] Greco, C. and C. C. Ling, Broadening the scope of image – guided radiotherapy (IGRT). Acta Oncol, 2008. 47(7): 1193 – 200.

[6] Hugo, G. et al., Changes in the respiratory pattern during radiotherapy for cancer in the lung. Radiother Oncol, 2006. 78(3): 326 – 31.

[7] Case, R. B. et al., Inter – and intrafraction variability in liver position in non – breath – hold stereotactic body radiotherapy. Int J Radiat Oncol Biol Phys, 2009. 75(1): 302 – 8.

[8] Salama, J. K., J. P. Kirkpatrick, and F. F. Yin, Stereotactic body radiotherapy treatment of extracranial metastases. Nat Rev Clin Oncol, 2012. 9(11): 654 – 65.

[9] Yin, F. et al., Extracranial radiosurgery: Immobilizing liver motion in dogs using high – frequency jet ventilation and total intravenous anesthesia. Int J Radiat Oncol Biol Phys, 2001. 49(1): 211 – 6.

[10] Keall, P. J. et al., The management of respiratory motion in radiation oncology report of AAPM Task Group 76. Med Phys, 2006. 33(10): 3874 – 900.

[11] Low, D. A. et al., A method for the reconstruction of four – dimensional synchronized CT scans acquired during free breathing. Med Phys, 2003. 30(6): 1254 – 63.

[12] Pan, T., Comparison of helical and cine acquisitions for 4D – CT imaging with multislice CT. Med Phys, 2005. 32(2): 627 – 34.

[13] Pan, T. et al., 4D – CT imaging of a volume influenced by respiratory motion on multi – slice CT. Med Phys, 2004. 31(2): 333 – 40.

[14] Cai, J. et al., Four – dimensional magnetic resonance imaging (4D – MRI) using image – based respiratory surrogate: A feasibility study. Med Phys, 2011. 38(12): 6384 – 94.

[15] Liu, Y. et al., Four dimensional magnetic resonance imaging with retrospective k – space reordering: A feasibility study. Med Phys, 2015. 42(2): 534 – 41.

[16] Liu, Y. et al., T2 – weighted four dimensional magnetic resonance imaging with result – driven phase sorting. Med Phys, 2015. 42(8): 4460 – 71.

[17] McGuire, S. M. et al., A methodology for using SPECT to reduce intensity – modulated radiation therapy (IMRT) dose to functioning lung. Int J Radiat Oncol Biol Phys, 2006. 66(5): 1543 – 52.

[18] Chen, S. et al., Investigation of the support vector machine algorithm to predict lung radiation – induced pneumonitis. Med Phys, 2007. 34(10): 3808 – 14.

[19] Tian, Y. et al., Dosimetric comparison of treatment plans based on free breathing, maximum, and average intensity projection CTs for lung cancer SBRT. Med Phys, 2012. 39(5): 2754 – 60.

[20] Ge, H. et al., Quantification and minimization of uncertainties of internal target volume for stereotactic body radiation therapy of lung cancer. Int J Radiat Oncol Biol Phys, 2013. 85(2): 438 – 43.

[21] Bergner, F. et al., Autoadaptive phase – correlated (AAPC) reconstruction for 4D CBCT. Med Phys, 2009. 36(12): 5695 – 706.

[22] Qi, Z. and G. H. Chen, Extraction of tumor motion trajectories using PICCS – 4DCBCT: A validation study. Med Phys, 2011. 38(10): 5530 – 8.

[23] Zhang, Y. et al., A technique for estimating 4D – CBCT using prior knowledge and limited – angle projections. Med Phys, 2013. 40(12): 121701.

[24] Wang, Z. et al., Refinement of treatment setup and target localization accuracy using three – dimensional cone – beam computed tomography for stereotactic body radiotherapy. Int J Radiat Oncol Biol Phys, 2009. 73(2): 571 – 7.

[25] Yin, F. et al., AAPM REPORT NO. 104: The Role of In – RoomkV X – Ray Imaging for Patient Setup and Target Localization. 2009, College Park, MD: American Association of Physicists in Medicine.

[26] Ren, L., Y. Zhang, and F. F. Yin, A limited – angle intrafraction verification (LIVE) system for radiation therapy. Med Phys, 2014. 41(2): 020701.

[27] Liu, J. et al., From active shape model to active optical flow model: A shape – based approach to predicting voxel – level dose distributions in spine SBRT. Phys Med Biol, 2015. 60(5): N83 – 92.

[28] Klein, E. E. et al., Task Group 142 report: Quality assurance of medical accelerators. Med Phys, 2009. 36(9): 4197 – 212.

[29] Benedict, S. H. et al., Stereotactic body radiation therapy: The report of AAPM Task Group 101. Med Phys, 2010. 37(8): 4078 – 101.

[30] Solberg, T. D. et al., Quality and safety considerations in stereotactic radiosurgery and stereotactic body radiation therapy: Executive summary. Pract Radiat Oncol, 2012. 2(1): 2 – 9.

第 2 章

IGRT 在肺癌中的历史和展望

JOE Y. CHANG

2.1 简介

自威廉·伦琴（Wilhelm Roentgen）在 1895 年发现 X 射线后，临床就开始将其用于癌症的诊断和治疗（表 2.1）。虽然早在 1896 年就有一例浅表乳腺癌患者接受千伏（kV）级别放射治疗（RT），但直到 1951 年才有第一例癌症患者接受钴-60 放射治疗。1956 年当斯坦福大学研发出基于兆伏（MV）级能量的直线加速器时，才让射线用于治疗深部肿瘤成为可能。20 世纪 70 年代初期计算机断层扫描（CT）技术逐步发展，让肿瘤的成像技术在 1970—1980 年间取得了显著进步。最后，随着 20 世纪 90 年代三维（3D）CT 成像和放疗计划的广泛应用，给放射治疗领域带来了翻天覆地的改变。

现代放疗在肺癌的根治性、新辅助和辅助治疗中起着至关重要的作用。在过去的二十年里，新兴的先进技术使放射肿瘤学家能够利用光子或带电粒子使高剂量区与肿瘤形状一致，同时又能保护周围的重要正常组织和器官[1,2]。放射治疗的主要目标是在可接受的不良反应的情况下，实现肿瘤局部/区域控制。放疗后出现局部和区域复发、远处转移和正常组织毒副反应的主要原因如下：

1. 由于影像学分期和放疗计划不准确导致靶标脱位。
2. 放疗过程中由于肺部肿瘤运动和解剖结构改变导致肿瘤靶区部分区域剂量不足。
3. 放疗剂量不足导致肿瘤细胞残留，进而引起局部复发和转移。
4. 生物异质性导致残留辐射抗拒肿瘤细胞、循环肿瘤细胞或免疫耐受。

为了提高放疗疗效，我们必须将高剂量集中在靶标上，又要避免伤及重要正常组织结构，这种做法称为适形[2]。

影像引导放疗（IGRT）能提高放疗的准确性和临床疗效[1]，尤其是使用正电子发射断层扫描（PET/ CT），四维（4D） - CT（用于评估肿瘤在放疗前后的位置、运动和解剖结构）和机载图像引导的自适应放疗。这些技术使我们能够提高靶区的准确性，并最大程度地减少周围重要组织结构的剂量[1,2]。肺通常被认为是运动幅度大的靶器官，通过 IGRT 能确保我们在肺癌中广泛地开展更多先进技术，例如立体定向消融术 /体部立体定向放疗（SABR / SBRT）、调强放疗（IMRT）、容积旋转调强放疗（VMAT）和粒子治疗。尽管我们正在进入基于分子生物学和免疫学的个体化医学新时代，但如何基于基因组图谱确定最佳放疗剂量和体积，以及如何将放疗与免疫治疗、分子靶向治疗有效地结合并运用到不同个体，仍然是值得我们探索的领域[3,4]。我们将在本章回顾 IGRT 的历史（表 2. 1）和现状，并展望未来的发展方向。

表 2. 1　肺癌中放射治疗和影像引导放疗历史

事件	年份	来源
放射线的发现	1895	德国物理学家 Willhelm Roentgen，1901 年获得第一届诺贝尔物理学奖
第一次使用放射诊断技术	1896	达特茅斯学院
第一次使用放射线治疗乳腺癌	1896	芝加哥医学生 Emil Grubbe
镭元素中发现伽玛射线	1903	物理学家 Marie 和 Pierre Curie，获得诺贝尔物理学奖
核粒子回旋加速器	1929	Emest Lawrence，1939 年获得诺贝尔物理学奖
立体定向放射外科	1951	瑞典神经外科医生 Lars Leksell
病人第一次使用兆伏级别的直线加速器进行治疗	1956	斯坦福大学 Henry Kaplan
CT 概念提出	1972	英国工程师 Sir Godfrey Hounsfield 和 Allan Cormack，1979 年获得诺贝尔生理医学奖
第一次 PET 影像	1973	华盛顿大学 Edward Hoffman，Michael Pogossian，Michael E. Phelps
第一次使用 MRI	1977	纽约州立大学石溪分校 Raymond Damadian，Paul Lauterbur
第一次应用 3D 治疗计划	1990	印第安那波利斯物理学家 Wendel Renner
第一次应用 CT 模拟装置	1993	皮卡国际
第一次应用 IMRT	1993	MD 安德森癌症中心物理学家 Thomas Bortfeld 和 Art Boyer
第一次将立体定向放射治疗技术应用于肺癌	1995	瑞典卡洛琳斯卡医院 Blomgren 等
IMPT 概念提出	1999	瑞士国家实验室 Lomax 等
第一次将被动散射质子治疗应用于肺癌	1999	洛马林达大学 Bush 等
第一次应用 4D - CT	2003	华盛顿大学 Low 等；GE 医疗 Pan 等；MD 爱德森 Keall 等

续表

事件	年份	来源
第一次应用MRI直线加速器	2008	荷兰乌得勒支大学医疗中心Lagendijk等
将IMRT应用于肺癌的第一次临床报告	2011	MD爱德森Yom等
将IMPT应用于肺癌的第一次临床报告	2014	MD爱德森Chang等

2.2　CT模拟和3D-CRT对肺癌放疗的影响

现代放射治疗始于20世纪90年代基于CT放射治疗计划系统的实施，该系统可以让我们从三维视角观察肿瘤及其与正常重要组织结构的关系。在此之前，我们使用二维（2D）放射治疗计划系统测量肿瘤，并将信息复制到正侧位的“模拟胶片”上（通常是后前位胶片和侧位胶片）。通常放疗科医生的口袋中会携带不同颜色的记号笔，以便能在模拟胶片中绘制靶区。使用2D技术可使肺部肿瘤靶区接受60~66Gy的总剂量，且毒副反应可控。但是，该剂量的局部控制率仅为30%~50%（RTOG7410）[5]；而且当同步化疗时，3级及以上食管炎和肺炎的发生率高达35%（RTOG9410）[6]。

到20世纪90年代后期，随着基于CT的放疗计划系统的广泛使用，3D适形放疗（3D-CRT）在肺癌中得以发展（表2.1）。3D-CRT的优势在于可以从三维视角评估不同的射束角度和权重，并计算靶区和各个重要正常组织结构的剂量[7]。尽管3D-CRT逐渐被IMRT/VMAT取代，但它仍然是许多国家/地区肺癌的“标准”放疗手段[2,7]。

2.3　4D-CT是适形放疗运动控制中里程碑式的进展

肺癌放疗中最大的挑战之一是呼吸运动导致的靶区运动（也称为分次照射间的肿瘤运动）；它增加了较大的照射范围不确定性[8,9]，尤其是在使用IMRT/VMAT、SABR/SBRT和粒子放疗等高度适形放疗技术时。在IMRT/VMAT中，每个照射野或拉弧可能仅覆盖靶区的一部分，当出现呼吸运动干扰时，可能导致靶标部分脱位[10,11]。因此直到4D-CT出现，IMRT/VMAT才得以在肺癌中开展[7]。而在SABR/SBRT中，靶区体积通常很小，并且运动幅度较大，因此很容易出现脱靶，从而导致靶区剂量明显不足和局部治疗失败[12]。另外，由于靶区高剂量照射，必须尽量减少周围正常组织的受照剂量[13]。而质子治疗等粒子治疗对运动和组织密度变化更加敏感[14]。特别是对于调强质子治疗（IMPT）而言，鲁棒运动管理至关重要[15-18]。

目前已经能通过几种方法来解决呼吸引起的运动，并尽量减少脱靶和重要结构剂量过高的风险。在运用4D-CT进行运动管理之前（表2.1）[22-24]，我们已经能通过简化的运动控制技术，例如病例筛选、增大运动边界、替代物引导的呼吸门控和腹部压迫，开展SABR/

SBRT[19,20]和被动散射质子治疗（PSPT）[21]。4D－CT凭借其多排扫描和快速成像重建的特点，能在患者呼吸的同时采集图像，从而可以评估各个器官和肿瘤的运动。我们可以通过4D－CT来确定最佳的运动管理策略，包括使用IGRT、屏气、呼吸门控和肿瘤追踪[1]。另外，4D－CT能显著提高移动靶标放疗的准确性，并能更大程度地契合开展IMRT/VMAT、SABR/SBRT和质子治疗的要求，尤其是IMPT的要求[1,18]。

2.4 自适应放疗

从21世纪初期开始，通过每日采集机载kV图像，核对骨性结构能提高靶区的准确性，并减少每日放疗的摆位误差。kV成像的广泛使用可以减少计划靶区体积，从而能更好地保护周围正常组织结构并减轻放射损伤。但是，肺癌通常无法通过kV成像实现可视化。在放疗期间，肿瘤的运动和解剖结构可能发生显著变化，这可能导致靶标丢失和正常组织剂量过高[25]。因此，基于初始模拟定位的治疗计划可能与每日治疗并不一致。21世纪初期开始实施的室内容积或机载体积成像（例如锥束CT或CT轨道成像）可以反馈这些变化并指导日常治疗[26,27]。根据4D－CT图像配准情况对放疗计划进行重新设置，以适应患者每次治疗时解剖结构的变化和器官的运动，进而确保减少活动度大的肿瘤在高度适形放疗中脱靶的可能性[28]。

基于4D－CT的运动管理和基于体积图像的自适应放疗为肺癌的现代化放疗（如IMRT/VMAT，SABR/SBRT和粒子疗法）提供了基础[1]。由于这些进展，肺癌的生存率和不良反应都有了明显改善。研究表明，影像引导的SABR/SBRT可改善不可手术的Ⅰ期非小细胞肺癌（NSCLC）的局部控制率和总生存率[12]，目前已经成为标准治疗手段。它也可能逐渐成为可手术的Ⅰ期非小细胞肺癌的无创性治疗选择[29]。此外，IMRT正被逐步应用于肺癌的临床实践中，患者能从中获得更高的生活质量和更可控的不良反应[30－32]。精准的影像学分期及3D－CRT和IMRT的实施被证实可以改善整体生存。在一项全国性（美国）研究方案中，肺癌中位总生存时间从17个月（RTOG 9410）增加到28个月（RTOG 0617）[33]。

我们通常仅在模拟定位当天采集肿瘤运动的4D－CT图像，而肿瘤的运动和形状/体积在不同的时间会有明显的变化，特别是对于常规需行30次分割放疗的患者而言。因此解决该问题的理想方法是在治疗过程中实时追踪肿瘤并校正照射位置以匹配靶区位置[34]。以植入内标记物作为基础，该方法已经与Calypso®系统和CyberKnife®一起使用。现在，基于MRI直线加速器真正的“实时”肿瘤追踪技术，还可以在治疗过程中进行体积成像[35]。

2.5 MRI引导的放疗

用CT引导放射治疗有以下两个缺点：

1. 由于在内置的机载体积成像上与周围正常组织有类似的软组织密度，所以食管癌、肺癌、前列腺癌和直肠癌等这些软组织病灶无法通过CT清晰直观地显示。

2. 目前在放射治疗期间没有实时成像。

尽管MRI发明于20世纪70年代，但因为成本和技术复杂的原因推迟了其在放射肿瘤学中的应用。现在它已经被广泛用于评估肺癌患者的脑转移病灶，而且极大地提高了某些肿瘤诊断的准确性，包括肝癌、前列腺癌、头颈鳞癌和侵犯软组织的肺癌等。最近研发了 MRI 直线加速器或 MRI 钴治疗机，它们在提高某些癌症病例的治疗率方面具有巨大潜力。功能性 MRI 可以为我们提供靶标和周围重要结构的独特生物学信息。随着越来越多的基于 MRI 定位、MRI 直线加速器、以及 MRI 钴治疗机在临床的应用，各种研究也正在进行中[35,36]。

2.6　肿瘤生物学适形性：基于定量功能和分子成像的个体化剂量配对

MRI、光谱学和 PET 技术的改进为肿瘤及其周围正常组织提供了生理和功能成像信息，这些可以用于指导放射治疗、优化瘤区剂量和保护危及器官。PET/CT 成像可以提高肺癌分期的准确性，并且将放疗靶区的精确度提高 25% ~50%[37]。25% 的肺癌患者经过 PET/CT 检查出现分期的升级或降级[37]。关于将 FDG - PET 和乏氧成像作为治疗失败的放射生物标志物的研究表明，标准摄取值较高（如 SUV > 13.8）或乏氧的区域在标准剂量放疗后更有可能出现局部复发[38]。

从生物学上看，肿瘤存在异质性：肿瘤和肿瘤亚区可能包含不同的显性驱动基因突变、肿瘤相关抗原和不同的肿瘤干细胞富集。此外，每个区域的微环境（如血液内皮细胞）也可能不同。因此，我们不应该仅根据患者肿瘤的组织学类型、大小、位置和运动，还应该根据肿瘤微环境、代谢、基因图谱和免疫反应进行个体化治疗。

包括 IMPT 在内的 IMRT/VMAT 允许不均匀的剂量分布，从而提供了使用定量功能图像选择性地对Ⅲ区进行剂量雕刻的手段，并可进一步限定剂量分布[39]。在肿瘤复发的高风险区域增加剂量，可以进一步改善局控，甚至改善生存，同时保护正常组织免受大面积的高剂量照射。目前，RTOG 正在Ⅲ期 NSCLC 患者中评估该方法，在 30 次放疗中，使用 PET 成像将瘤床区的剂量增加至 86Gy。通过定量分子成像技术（即剂量雕刻放疗），基于像素的 CT 成像可以根据图像数据强度映射至规定的剂量以达到处方剂量非均匀分布[40,41]。IMRT 显著改善了放射治疗的物理适形性，但是定量功能成像开创了生物适形性的新时代，并且正在进行其他研究。

肿瘤分子和免疫特异性的最新进展将让治疗方法发生改变。基于这些信息的分子影像将揭示肿瘤在基因型和表型水平上的生物学和免疫学特征。这些发展融合在一起将为放射治疗的成功提供重大的机遇。计算机技术，如 CT、PET/CT、4D - CT和 4 - D PET/CT 在过去几十年期间已经彻底改变了放疗技术。生物学和科学技术的结合必定会为放疗的革新提供更多的机会。例如，与单一治疗相比，免疫治疗和 SABR/SBRT 的结合有望提高治疗疗效。它或许能让更多Ⅰ ~Ⅳ期包括肺癌在内的肿瘤患者被治愈[3]。分子标记物、包括放射组学[43]在内的定量功能影像[42]、IGRT 以及与新兴的免疫治疗和分子靶向治疗的结合[3,4]，将会是放射肿瘤学下一步的研究重点。在未来的几十年，IGRT 将在肺癌的治疗中发挥更大的作用。现如今是研究放射肿瘤学对肺癌和其他肿瘤的治疗产生影响的最佳时机。

参考文献

[1] Chang, J. Y. et al. , Image – guided radiation therapy for non – small cell lung cancer. J Thorac Oncol, 2008. 3(2): 177 –86.

[2] Chang, J. Y. and J. D. Cox, Improving radiation conformality in the treatment of non – small cell lung cancer. Semin Radiat Oncol, 2010. 20(3): 171 –7.

[3] Zeng, J. et al. , Combination of stereotactic ablative body radiation with targeted therapies. Lancet Oncol, 2014. 15(10): e426 –34.

[4] Bernstein, M. B. et al. , Immunotherapy and stereotactic ablative radiotherapy (ISABR): A curative approach? Nat Rev Clin Oncol, 2016. 13(8): 516 –24.

[5] Perez, C. A. et al. , A prospective randomized study of various irradiation doses and fractionation schedules in the treatment of inoperable non – oat – cell carcinoma of the lung. Preliminary report by the Radiation Therapy Oncology Group. Cancer, 1980. 45(11): 2744 –53.

[6] Curran, W. J. , Jr. et al. , Sequential vs. concurrent chemoradiation for stage III non – small cell lung cancer: Randomized phase III trial RTOG 9410. J Natl Cancer Inst, 2011. 103(19): 1452 –60.

[7] Chang, J. Y. , Intensity – modulated radiotherapy, not 3 dimensional conformal, is the preferred technique for treating locally advanced lung cancer. Semin Radiat Oncol, 2015. 25(2): 110 –6.

[8] Liu, H. H. et al. , Assessing respiration – induced tumor motion and internal target volume using fourdimensional computed tomography for radiotherapy of lung cancer. Int J Radiat Oncol Biol Phys, 2007. 68(2): 531 –40.

[9] Schwarz, M. et al. , Impact of geometrical uncertainties on 3D CRT and IMRT dose distributions for lung cancer treatment. Int J Radiat Oncol Biol Phys, 2006. 65(4): 1260 –9.

[10] Bortfeld, T. et al. , Effects of intra – fraction motion on IMRT dose delivery: Statistical analysis and simulation. Phys Med Biol, 2002. 47(13): 2203 –20.

[11] Timmerman, R. et al. , Stereotactic body radiation therapy for inoperable early stage lung cancer. JAMA, 2010. 303(11): 1070 –6.

[12] Timmerman, R. et al. , Excessive toxicity when treating central tumors in a phase II study of stereotactic body radiation therapy for medically inoperable early – stage lung cancer. J Clin Oncol, 2006. 24(30): 4833 –9.

[13] Engelsman, M. , E. Rietzel, and H. M. Kooy, Four – dimensional proton treatment planning for lung tumors. Int J Radiat Oncol Biol Phys, 2006. 64(5): 1589 –95.

[14] Kang, Y. et al. , 4D Proton treatment planning strategy for mobile lung tumors. Int J Radiat Oncol Biol Phys, 2007. 67(3): 906 –14.

[15] Lomax, A. , Intensity modulation methods for proton radiotherapy. Phys Med Biol, 1999. 44(1): 185 – 205.

[16] Seco, J. et al. , Breathing interplay effects during proton beam scanning: Simulation and statistical analysis. Phys Med Biol, 2009. 54(14): N283 –94.

[17] Li, Y. et al. , Selective robust optimization: A new intensity – modulated proton therapy optimization strategy. Med Phys, 2015. 42(8): 4840 –7.

[18] Chang, J. Y. et al. , Clinical implementation of intensity modulated proton therapy for thoracic malignancies. Int J Radiat Oncol Biol Phys, 2014. 90(4): 809 –18.

[19] Blomgren, H. et al. , Stereotactic high dose fraction radiation therapy of extracranial tumors using an accelerator. Clinical experience of the first thirty – one patients. Acta Oncol, 1995. 34(6): 861 –70.

[20] Uematsu, M. et al. , Focal, high dose, and fractionated modified stereotactic radiation therapy for lung carcinoma patients: A preliminary experience. Cancer, 1998. 82(6): 1062 –70.

[21] Bush, D. A. et al. , Proton – beam radiotherapy for early – stage lung cancer. Chest, 1999. 116(5): 1313 –9.

[22] Low, D. A. et al. , A method for the reconstruction of four – dimensional synchronized CT scans acquired during free breathing. Med Phys, 2003. 30(6): 1254 –63.

[23] Pan, T. et al. , 4D – CT imaging of a volume influenced by respiratory motion on multi – slice CT. Med Phys, 2004. 31(2): 333 –40.

[24] Keall, P. J. et al. , Acquiring 4D thoracic CT scans using a multislice helical method. Phys Med Biol, 2004. 49(10): 2053 –67.

[25] Britton, K. R. et al. , Assessment of gross tumor volume regression and motion changes during radiotherapy for non – small – cell lung cancer as measured by four – dimensional computed tomography. Int J Radiat Oncol Biol Phys, 2007. 68(4): 1036 –46.

[26] Bissonnette, J. P. et al. , Cone – beam computed tomographic image guidance for lung cancer radiation therapy. Int J Radiat Oncol Biol Phys, 2009. 73(3): 927 –34.

[27] Knap, M. M. et al. , Daily cone – beam computed tomography used to determine tumour shrinkage and localisation in lung cancer patients. Acta Oncol, 2010. 49(7): 1077 –84.

[28] Koay, E. J. et al. , Adaptive/nonadaptive proton radiation planning and outcomes in a phase II trial for locally advanced non – small cell lung cancer. Int J Radiat Oncol Biol Phys, 2012. 84(5): 1093 –100.

[29] Chang, J. Y. et al. , Stereotactic ablative radiotherapy versus lobectomy for operable stage I non – small – cell lung cancer: A pooled analysis of two randomised trials. Lancet Oncol, 2015. 16(6): 630 –7.

[30] Yom, S. S. et al. , Initial evaluation of treatment – related pneumonitis in advanced – stage non – small – cell lung cancer patients treated with concurrent chemotherapy and intensity – modulated radiotherapy. Int J Radiat Oncol Biol Phys, 2007. 68(1): 94 –102.

[31] Liao, Z. X. et al. , Influence of technologic advances on outcomes in patients with unresectable, locally advanced non – small – cell lung cancer receiving concomitant chemoradiotherapy. Int J Radiat Oncol Biol Phys, 2010. 76(3): 775 –81.

[32] Movsas, B. et al. , Quality of life analysis of a radiation dose – escalation study of patients with non – small-cell lung cancer: A secondary analysis of the Radiation Therapy Oncology Group 0617 randomized clinical trial. JAMA Oncol, 2016. 2(3): 359 –67.

[33] Bradley, J. D. et al. , Standard – dose versus high – dose conformal radiotherapy with concurrent and consolidation carboplatin plus paclitaxel with or without cetuximab for patients with stage IIIA or IIIB nonsmall – cell lung cancer (RTOG 0617): A randomised, two – by – two factorial phase 3 study. Lancet Oncol, 2015. 16(2): 187 –99.

[34] Suh, Y. et al. , Four – dimensional IMRT treatment planning using a DMLC motion – tracking algorithm. Phys Med Biol, 2009. 54(12): 3821 –35.

[35] Lagendijk, J. J. et al. , MRI/linac integration. Radiother Oncol, 2008. 86(1): 25 –9.

[36] Yang, Y. et al. , Longitudinal diffusion MRI for treatment response assessment: Preliminary experience using an MRI – guided tri – cobalt 60 radiotherapy system. Med Phys, 2016. 43(3): 1369 –73.

[37] Bradley, J. et al. , A phase II comparative study of gross tumor volume definition with or without PET/CT fusion in dosimetric planning for non – small – cell lung cancer (NSCLC): Primary analysis of Radiation Therapy Oncology Group (RTOG) 0515. Int J Radiat Oncol Biol Phys, 2012. 82(1): 435 –41. e1.

[38] Ling, C. C. et al. , Towards multidimensional radiotherapy (MD – CRT): Biological imaging and biological conformality. Int J Radiat Oncol Biol Phys, 2000. 47(3): 551 –60.

[39] Galvin, J. M. and W. De Neve, Intensity modulating and other radiation therapy devices for dose painting. J Clin Oncol, 2007. 25(8): 924 –30.

[40] Bowen, S. R. et al. , On the sensitivity of IMRT dose optimization to the mathematical form of a biological

imaging – based prescription function. Phys Med Biol, 2009. 54(6): 1483 – 501.

[41] Bentzen, S. M., Radiation therapy: Intensity modulated, image guided, biologically optimized and evidence based. Radiother Oncol, 2005. 77(3): 227 – 30.

[42] Ohri, N. et al., Pretreatment 18F – FDG PET textural features in locally advanced non – small cell lung cancer: Secondary analysis of ACRIN 6668/RTOG 0235. J Nucl Med, 2016. 57(6): 842 – 8.

[43] Aerts, H. J. et al., Decoding tumour phenotype by noninvasive imaging using a quantitative radiomics approach. Nat Commun, 2014. 5: 4006.

第二部分

肺癌 IGRT 原理

第 3 章

肺癌 IGRT 的影像模拟

DANIEL LOW, TINSU PAN, NING WEN, AND CARRI K. GLIDE-HURST

3.1 引言

影像引导放射治疗（IGRT）和调强放射治疗（IMRT）的进展使得高度适形的辐射剂量分布的产生和投照成为可能。虽然这些适形技术有利于靶区剂量的增加，能够提高患者的生存率并使患者的正常组织得到保护，然而，适形技术的准确性易受病人的模拟定位以及肿瘤和正常组织的运动不确定性的影响。这一问题在肺癌的 IGRT 中尤为关键，因为呼吸运动是不确定性因素的内在来源。四维计算机断层扫描（4D - CT）成像表明，患者在放射治疗过程中会产生一些显著性的运动，如果该运动未得到补偿，可能会导致明显的剂量投照失误。

呼吸所致的运动相对较快。在计算机断层扫描（CT）中，呼吸运动所致的伪影是由于图像采集过程中组织出入 CT 切面窗口。现代 CT 机的旋转周期在 0.3 ~ 0.5s 之间。对于 1mm 的层厚，这意味着大于 2mm/s 的组织移动速度将会产生轻微模糊。Yamamoto 等报道了不同类型和大小的伪影[1]。次优图像质量可能会导致靶区勾画不准确，使得高剂量区形状与实际肿瘤形状不一致。

治疗过程中，肿瘤的呼吸运动也会产生不太理想的处方剂量分布[2]，使剂量分布模糊。剂量模糊的程度取决于呼吸运动的幅度和特征，通常与治疗实施技术无关。当治疗实施技术涉及射束或光阑的运动，例如采用多叶准直器进行投照的 IMRT 技术，射野运动和运动器官之间的相互作用会进一步扭曲辐射剂量分布。各向异性的内部运动导致剂量分布发生形变[3]，但目前发现剂量分布受剂量形变和相互作用的影响较小，而主要是受剂量分布模糊化的影响。鉴于呼吸运动可能对成像和治疗投照产生不利影响，在成像模拟过程中，应通过对运动特征和不同的减少运动/运动补偿策略的了解以制定最佳治疗方案。本章讨论了肺癌 IGRT 的呼吸运动描述方法、呼吸运动测量和运动管理策略。

3.2 4D - CT

呼吸可分为自愿的和非自愿的，两种呼吸模式在组织的运动程度上会有明显不同的表现。由于每位患者的呼吸模式是不同的，加上病变组织位置的不同，可以观测到较大的运动变化。已有大量关于器官的运动范围和运动变化程度的报道，如 Keall 等的报道（表 3.1）[4]。尽管如此，以下一些呼吸所致的器官运动都已被观测到。

- 因呼吸所致的器官平移和形变。
- 组织运动滞后、基线位置的移动、心脏跳动所致的组织运动以及呼吸模式的变化。图 3.1 显示的是规律和不规律呼吸运动的例子[5]。
- 在肺中，通常可以观察到颅尾方向的最大位移量和侧向的最小位移量。

近十年来，放射肿瘤中最重要的发展技术之一是 4D - CT。随着单层 CT（SSCT）的早期发展以及多层 CT（MSCT）的商业化，肺癌放射治疗实践发生了根本改变，使得早期肺癌的立体定向放射外科手术成为可能。在本节中，我们将介绍 4D - CT 的发展历史，详细介绍 4D - CT 数据收集的数据充分条件，展示 4D - CT 设计，并比较螺旋 4D - CT 和 cine 4D - CT 的差异。

3.2.1 4D - CT 的历史

螺旋 CT 是在 1990 年发展起来的，允许数据采集和治疗床运动同步[6]，在此之前，CT

数据采集是在轴向扫描模式下获得的且 CT 床是固定的。不同于轴向 CT 的步进式扫描，螺旋 CT 明显缩短了数据采集时间。CT 床方向的 X 射束宽≤10mm，最快机架旋转时间为 1s。通常，CT 扫描机在下次扫描前需暂停一下以冷却线管。我们将这种类型的 CT 扫描机称为 SSCT，而不是 1998 年推出的后来在临床上流行的 MSCT[7]。MSCT 是 SSCT 的技术革新，因为它允许层厚小于 5mm 的图像重建、头尾方向 >20mm 的探测器覆盖范围。SSCT 到 MSCT 的主要技术改进是探测器覆盖范围更大、机架旋转速度更快和 X 射线管体积更大。这些技术革新，最初是为支持心脏成像而设计的。最快的机架旋转周期为每圈 0.28s。双源 CT 将扫描时间进一步缩短了一半，并将时间分辨率提高到 75ms[8]。在一个 CT 旋转周期中，最大的覆盖范围通常是 16cm，以便在一个心脏搏动周期内对冠状动脉进行成像，或在一分钟内对整个大脑进行脑血管灌注成像[9]。

表 3.1　文献中关于呼吸所致的胸腹部器官运动的变化大小

作者	方向		
	上下	前后	左右
Barnes (Ref. 74): Lower lobe	18.5 (9 ~ 32)	–	–
Middle, upper lobe	7.5 (2 ~ 11)	–	–
Chen (Ref. 73)	(0 ~ 50)	–	–
Ekberg (Ref. 22)	3.9 (0 ~ 12)	2.4 (0 ~ 5)	2.4 (0 ~ 5)
Engelsman (Ref. 24)	–	–	–
Middle/upper lobe	(2 ~ 6)	–	–
Lower lobe	(2 ~ 9)	–	–
Erridge (Ref. 104)	12.5 (6 ~ 34)	9.4 (5 ~ 22)	7.3 (3 ~ 12)
Ross (Ref. 60): Upper lobe	–	1 (0 ~ 5)	1 (0 ~ 3)
Middle lobe	–	0	9 (0 ~ 16)
Lower lobe	–	1 (0 ~ 4)	10.5 (0 ~ 13)
Grills (Ref. 80)	(2 ~ 30)	(0 ~ 10)	(0 ~ 6)
Hanley (Ref. 61)	12 (1 ~ 20)	5 (0 ~ 13)	1 (0 ~ 1)
Murphy (Ref. 77)	7 (2 ~ 15)	–	–
Plathow (Ref. 65): Lower lobe	9.5 (4.5 ~ 16.4)	6.1 (2.5 ~ 9.8)	6.0 (2.9 ~ 9.8)
Middle lobe	7.2 (4.3 ~ 10.2)	4.3 (1.9 ~ 7.5)	4.3 (1.5 ~ 7.1)
Upper lobe	4.3 (2.6 ~ 7.1)	2.8 (1.2 ~ 5.1)	3.4 (1.3 ~ 5.3)
Seppenwoolde (Ref. 50)	5.8 (0 ~ 25)	2.5 (0 ~ 8)	1.5 (0 ~ 3)
Shimizu (Ref. 75)	–	6.4 (2 ~ 24)	–
Sixel (Ref. 79)	(0 ~ 13)	(0 ~ 5)	(0 ~ 4)
Stevens (Ref. 49)	4.5 (0 ~ 22)	–	–

摘自 Keall, P. J. et al., Med Phys., 33, 3874 – 900, 2006.

以 mm 表示的平均位移（最小 – 最大）。

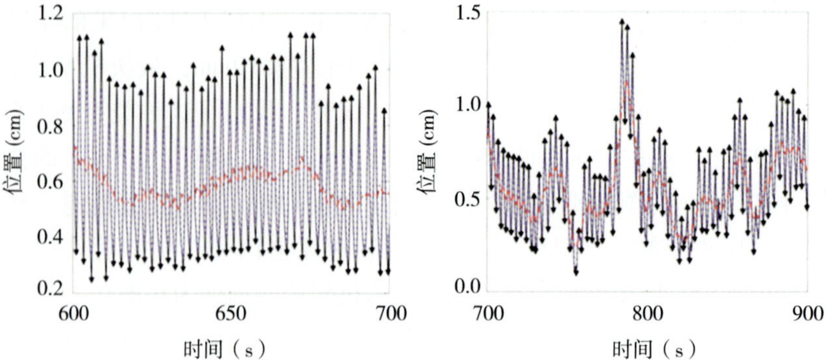

图 3.1　肿瘤位置变化的实例。利用 CyberKnife® Synchrony® 获取患者数据（Suh，Y. et al.，Phys Med Biol.，53，3623 - 640，2008.）

由于 SSCT 的探测器覆盖范围有限且机架旋转慢[10]，并未实际用于临床 4D - CT 成像。直到 1998 年 MSCT 技术实现前，临床 4D - CT 都未得到有效开展。在探测器覆盖范围超过 1cm 的情况下，4 层/旋转周期的 CT 机可以产生 4 层 2.5mm 厚度的切面，这要比 SSCT 快很多。与 MSCT 的开展一样重要的是引入了用于冠状动脉成像的机架旋转周期为 0.5s 的 CT 机，其空间分辨率小于 0.5mm，时间分辨率超过 250ms。而 64 层 CT 在诊断成像和放射肿瘤中很受欢迎。目前，探测器覆盖范围最大的 CT 机是 Aquilion ONE 320 层 CT 机（东芝美国医疗系统，Tustin，CA），一个机架旋转周期覆盖 16cm[11,12]。模体研究表明，相比较于 16 层 MSCT，320 层 MSCT 能更准确地描述肿瘤运动[13]，在 4D - CT 的临床应用中前景广阔。时间分辨率最高（ <100ms）的 CT 机是 SOMATOM 双源 CT 机[8]（西门子美国医疗解决方案，Malvern，PA）。4D - CT 最早应用于心脏的 CT，作为一种无创的冠状动脉成像的方法。

Vedam 等[10]和 Ford 等[14]最早将 4D - CT 应用于肺部来控制呼吸运动对肺部肿瘤成像的影响，使用的是 AcQSIMS CT 机（Philips 医疗系统，Andover，MA）。其中最小螺距定义为，机架每旋转 360°后床前进的距离与成像 X 射束宽的比值，而这台 CT 机的最小螺距为 0.5。考虑到相对较小的束宽，所采用的最大机架旋转速度不允许病人在一个呼吸周期内完成快速扫描，因此，机架旋转速度减慢到 1.5s[15]。然而，这种设计对于 4D - CT 来说，进床速度仍然太快。此外，由于 SSCT 机覆盖范围有限，使得每个呼吸时相长达 7 分钟的采集时间不太适合常规的临床 4D - CT。

在加拿大蒙特利尔举行的 AAPM 2002 年度会议上，首次提出了 4D - CT 的临床应用，使用的是 GE MSCT 机（GE Healthcare，Waukesha，WI）[15]。他们利用 GE MSCT 机上已有的 cine CT 扫描协议进行扫描，即在同一位置进行多次机架旋转以提供 cine CT 图像，这些图像与呼吸替代［实时位置管理（RPM）］的呼吸门控系统（瓦里安医疗系统，Palo Alto，CA）相关。随后，菲利普和西门子在他们的 4D - CT 设计中都修改了它们的心脏的低螺距值螺旋 CT 扫描模式[16]。2006 年，这一设计在至少 16 层的 MSCT 机上实现商业化。自 1998 年以来制造的所有 GE MSCT 机，它们每个旋转周期至少 4 层且具备 cine CT 扫描能力，能够进行 4D - CT 扫描。

3.2.2　4D－CT 图像采集

4D－CT 的目的是，在一个呼吸周期内得到感兴趣三维解剖的一个时间序列。所收集的数据包含同步采集到的病人呼吸信号和解剖图像。呼吸信号可以通过追踪病人体表位置或呼吸潮气量的设备来获得[14,17]。此外，还引入了呼吸的内部替代，如体面积[18]、组合图像特征[19]和膈肌位置[20]。

4D－CT 成像有两种基本方法：螺旋和 cine 图像采集[21－24]，这两种方法都是在 CT 图像采集的同时对呼吸替代进行测量。螺旋扫描包括 CT 机架旋转的同时保持同步前进。病人一旦通过孔径后，CT 投影按每次呼吸轨迹和所定义的呼吸周期（按振幅或相位）进行排序。4D－CT 数据采集的要求是，每个切面位置处获取数据的时间至少包含一个约 4～5s 的呼吸周期时间。当病人通过 CT 机时，床缓慢移动，在每个位置至少获取一个呼吸周期的投影。例如，一个典型的机架旋转周期为 0.5s 的 CT 模拟机，若采用 0.06 螺距，则每个位置扫描时间为 8.3s，长于一个典型的呼吸周期。当 CT 机旋转时，CT 投影被存储，然后根据所采集的呼吸时相重新进行排序。第二种技术是 cine。在这种情况下，床是静止的，CT 机获得重复的 cine 扫描。一旦获得足够的扫描，CT 床移动到一个相邻的位置，再进行下一次扫描。

螺旋和 cine 4D－CT 扫描都必须满足数据充足性条件的要求，以确保每个位置处至少有一个呼吸周期的数据。与 cine 4D－CT 不同，螺旋 4D－CT 由于数据插值会产生更厚的层厚，又因为图像重建需在螺旋 4D－CT 扫描的呼吸信号完全获得后才能开始，这样会导致更长的工作流。商用螺旋 4D－CT 可以由 16 层或以上的 MSCT 机执行，而 cine 4D－CT 可以由 4 层或以上的 MSCT 机执行。在 4D－CT 中，一个非常重要的质量控制步骤是，确保能够准确识别呼吸信号的呼吸末相位，因为呼吸末相位的不准确识别会导致 4D－CT 产生不正确的数据。

3.2.2.1　螺旋 4D－CT

4D－CT 成像所面临的挑战是，在 CT 成像中捕获肺运动的完整呼吸周期。没有一个 CT 探测器可以覆盖整个肺，而诊断 CT 和心脏 CT 成像的常规扫描速度对于肺的 4D－CT 来说仍然太快了。必须特别注意适合 4D－CT 成像的 CT 机参数，如螺距值、机架旋转时间、床速或机架旋转一圈床前进距离和探测器设置。图 3.2 是螺旋 CT 扫描示意图。X 射线源发出锥形辐射场，投照在多排探测器上。这个锥形辐射场的特征是，平面内扇形角约为 60°，旋转中心处 X 射线准直（有效探测器宽度）。由于在 CT 机架旋转的同时 CT 床是前进的，辐射场在以病人为中心的坐标系中遵循螺旋路线。必须选择床运动和机架旋转速度以使目标肺区域至少在一个完整的呼吸周期内被 X 射束覆盖，这是 4D－CT 数据的充分条件[22]。

获取一幅图像所需的时间，等于用于全扫描重建（FSR）的一个机架旋转周期或用于半扫描重建的半个机架旋转加上扇形角（即 180°加 60°左右，大约三分之二的机架旋转）扫描时间[25]。另外，还需要额外的数据采集，因为 CT 的图像重建至少需要三分之二的机架旋转周期，并确保在一个完整呼吸周期的两端有图像。而对于诸如荧光透视的投影 X 射线成像，这种额外的数据采集不是必需的，在 X 射线成像中，每个投影图像都是像 CT 一样没有进行图像重建[26]。为了满足数据充分条件，螺距值 p 需要满足以下条件：

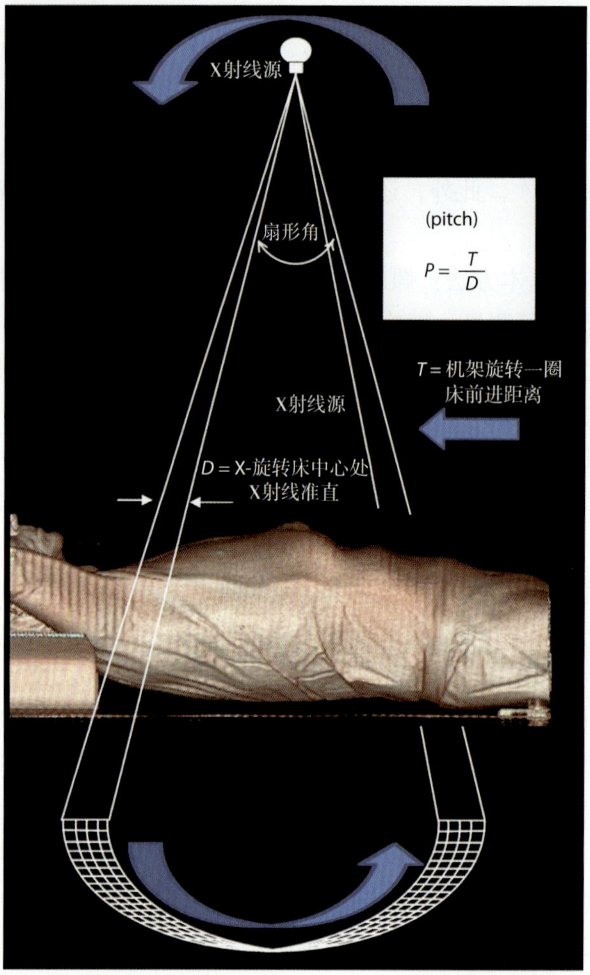

图 3.2　四排有效检测器的螺旋 CT 扫描示意图及螺距的定义

$$p \leqslant \frac{Tg}{Tb + Tg} \tag{3.1}$$

$$p \leqslant \frac{Tg}{Tb + \frac{2}{3}Tg} \tag{3.2}$$

方程 3.1 和 3.2 分别对应于 FSR 和 HSR。这里，Tg 和 Tb 分别表示机架旋转周期和呼吸周期。如果呼吸周期和机架旋转周期相等（例如，Tg = Tb = 4s），那么在一个 Tg 后，探测器进入和离开 X 射线的时间正好是严格的一个呼吸周期。图像重建需要考虑额外的 Tg 获取时间，p = 1/2。如果呼吸周期 Tb 是机架旋转周期 Tg 的 4 倍（即 Tb = 4s，Tg = 1s），那么 p = 0.2。一般来说，Tb = 4s，Tg = 0.5s，p = 0.11，几乎与螺距因子为 0.1 的典型情况相同，或小于表 3.2 和表 3.3 中所给出的螺旋 4D – CT 的螺距因子。对于 HSR，可利用方程 3.2 进行类似推理。

呼吸周期 Tb 越长或者机架旋转周期 Tg 越短，则螺距 p 越小。诊断 CT 成像中，在患者屏气且没有门控的情况下，p 值约为 1，比螺旋 4D－CT 的螺距快 10 倍。

飞利浦和西门子采用的螺旋 4D－CT，都来自于心脏 CT 的低螺距螺旋 CT 扫描，对于目标心率约为每分钟 60 次，其螺距值 p 为 0.2～0.3。通过将 p 值降低到 0.1 或更少，并将心电图监视器替换为呼吸监视器，在每分钟 10～20 个呼吸运动周期（对应于 3～6s 呼吸周期）的情况下，螺旋 4D－CT 使胸部成像成为可能。为满足数据的充分性条件并避免螺旋 4D－CT 中欠采样情况的发生，呼吸运动越慢，螺距值 p 越小。

表 3.2 列出了飞利浦 CT 机的螺距值 p[27] 以及 FSR 下利用方程 3.1 计算呼吸周期为 3～6s 和机架旋转周期为 0.44s 和 0.5s 时的螺距值。飞利浦 CT 机的螺距值 p 与计算得到螺距值二者之间非常接近。当机架旋转时间从 0.5s 变为 0.44s 时，螺距值 p 变小，因为在较短的机架旋转时间内以让 CT 机在相同螺距、相同持续时间的情况下覆盖更大的体积，这可能导致 CT 机扫描过快，违背数据充分性条件。除表 3.2 所列的数值外，方程 3.1 还可用于计算机架旋转周期和呼吸周期的持续时间。

表 3.3 列出了西门子的螺距值[28] 和利用方程 3.1 所得到的计算值。螺距值为 0.1，机架旋转周期分别为 0.5s 和 1.0s[29]。为保持螺距值 p 不变，机架旋转时间必须随着呼吸周期持续时间的增加而增加，这不同于飞利浦 CT 机的设计，即呼吸周期变长时，螺距值变小。在西门子 CT 机的设计中，需要更长的机架旋转周期（1.0s）来减缓扫描速度，以适应同为 p 值 0.1 时的≥6s 的呼吸周期。但这种设计的一个缺点是，对于 FSR 和 HSR，每个 CT 图像的时间分辨率分别为 1s 和 0.5s。与较短的呼吸周期相比，较长的呼吸周期具有更长的呼气持续时间。时间分辨率的降低将增加 CT 图像的图像模糊程度，特别是在呼气末时相向吸气末时相过渡时所获得的图像，导致呼吸过程中运动变化程度最大。

表 3.2　飞利浦 CT 机的螺距值 p 在给定机架旋转周期 Tg 和呼吸周期为 3～6s 下由方程 3.1 计算得到螺距值

T_b	飞利浦设计		利用 FSR 计算	
	p@ T_g = 0.5	p @ T_g = 0.44	p @ T_g = 0.5	p @ T_g = 0.44
3	0.15	0.12	0.14	0.13
4	0.11	0.10	0.11	0.10
5	0.09	0.08	0.09	0.08
6	0.075	0.065	0.077	0.068

表 3.3　西门子 CT 机的螺距值 p 在给定机架旋转周期 Tg 和呼吸周期为 3～6s 下由方程 3.1 计算得到螺距值

T_b	西门子设计		利用 FSR 计算	
	p@ T_g = 0.5	p @ T_g = 1.0	p @ T_g = 0.5	p @ T_g = 1
3	0.1	N/A	0.14	0.25
4	0.1	N/A	0.11	0.20
5	0.1	N/A	0.09	0.17
6	N/A	0.1	0.077	0.14

3.2.2.2 cine 4D－CT

4D－CT 最初在 MSCT 上的商用是 cine 4D－CT。在螺旋 4D－CT 中，为达到数据充分性条件，不使用小于 0.1 的螺距因子，而是将每个 cine CT 扫描的扫描持续时间（或 cine 持续时间）设置为一个呼吸周期加 1s，4 层 CT 机上 cine CT 扫描的扫描覆盖范围为 1cm（4 片 2.5mm），8 层或 16 层 CT 机上 cine CT 扫描的扫描覆盖范围为 2cm（8 片 2.5mm）。图 3.3 显示了 8 层 CT 机的 cine 4D－CT 示意图。一次 cine 4D－CT 扫描由 1 或 2cm 的多次 cine CT 扫描组成，以覆盖整个肺。这种 cine CT 扫描能力自 1998 年以来一直在 GE MSCT 机上使用，并于 2002 年（加拿大蒙特利尔举行的 AAPM 2002 年度会议）首次在 GE MSCT 机（GE Healthcare，Waukesha，WI）上将此功能应用于 4D－CT[15]。由于 GE cine 4D－CT 是基于其 MSCT 机上已经可用的 cine CT 扫描模式，因此它不需要对 MSCT 机进行任何硬件或软件修改，而只需要一个图像排序软件，该软件将多个 cine 扫描位置上的相同时相的 CT 图像关联为一个单一时相的 4D－CT 图像。GE MSCT 允许覆盖范围超过 30cm 的单次扫描设置，以便于 4D－CT 的应用。胸部 4D－CT 的辐射剂量一般小于 50mGy。Low 等[30]在西门子 4 层 CT 机上提出了一种相似的 cine 4D－CT 技术，即，使用肺活量计测量呼吸信号。在他们的方法中，每个 1cm 覆盖范围的 cine CT 扫描都需要一个新的扫描设置[17,22]。扫描一个呼吸周期的数据每个位置需要 15 次扫描，每次 0.5s（总共出 X 射线的时间为 7.5s）。在连续两次 0.5s 扫描之间存在 0.25s 的扫描间延迟。考虑到扫描间的时间延迟，扫描一个呼吸周期共需要 11.25s。在 7 次扫描后，暂停扫描约 2 分钟，用户需要重新计划另一个 7 次扫描序列。虽然这种方法可以实现 4D－CT，但由于扫描协议设置不便，对于超过 30cm 的大覆盖范围来说，这是不实际的。

3.2.2.3 螺旋 4D－CT 和 cine 4D－CT 的比较

螺旋 4D－CT 扫描数据通过允许两个相邻检测器元素之间的数据插值（图 3.4），允许在任何位置处进行 CT 图像重建，而 cine 4D－CT 扫描数据只允许在扫描位置处进行重建。当使用 4D－CT 扫描肺癌患者时，重要的是要对肺进行完整的覆盖，以进行肿瘤的勾画和剂量计算。放射治疗计划中的常规图像切面厚度为 2 ~3mm。螺旋 4D－CT 中的数据插值拓宽了面灵敏度剖面，这是 CT 图像切面厚度的度量。在 16 层 MSCT CT 机上使用螺旋 4D－CT 中 16×1.50mm 或以下的薄片准直是很重要的，因为数据插值将使 1.50mm 的层厚几乎扩大到 2.7mm。在 cine 4D－CT 中的 8×2.50mm 准直将产生 2.5mm 的切面，因为在 cine CT 图像重建中没有数据插值。在诊断成像中，当螺距大于 0.5 时，数据插值仅导致大约 20% 的层厚展宽；当螺距小于 0.2 时，展宽量达到 180%。为更好地理解这一点，我们可以在 cine 4D－CT 的两个相邻位置处取两个 2.5mm 的独立切面，并对位于两个切面之间的图像进行插值；在这种情况下，插值将为每个图像分配 50% 的权重，复合成层厚为 5.0mm 的图像（导致 200% 的层厚展宽）。螺旋 4D－CT 中，螺距值小于 0.1 的图像重建显著增厚 CT 图像[22]。一旦螺距因子 p 变为 0，就不再需要进行螺旋 CT 插值，螺旋 4D－CT 则变为 cine 4D－CT。在 16 层 MSCT 中，其检测器的配置之所以是 16×1.50mm，是为了保持 <3mm 的切面厚度。

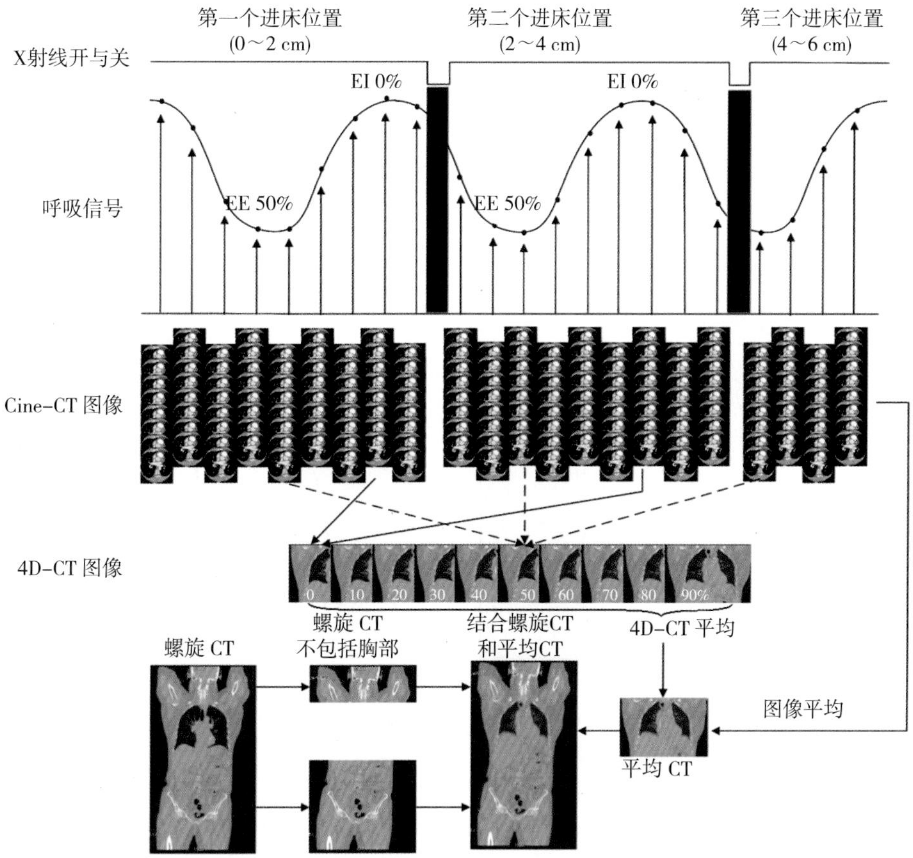

图 3.3　一个 8 层 CT 机上所采集的 cine 4D－CT 数据，每个进床位置处进行 2cm 的 cine 采集，持续时间为一个呼吸周期再加 1 秒。吸气末时相和呼气末时相分别为 EI 和 EE。将 cine CT 图像与呼吸信号相关联，成为 4D－CT 图像的 10 个时相，可以计算出平均 CT 以用于 PET 数据的衰减校正。或者，平均 CT 可以直接从 cine CT 图像中进行平均。对 PET 进行衰减校正的一种方法是用平均 CT 图像代替螺旋 CT 图像的胸部部分。

CT 弧形探测器的扇角约 60°。如果呼吸周期为 4s，机架旋转周期为 0.5s，则在 16 层 MSCT 机上，为了覆盖 2cm 的范围，cine 4D－CT 采集需要 4.3s，螺旋 4D－CT 采集需 8.3s（图 3.4）。这个 8.3s 来自一个 4s 的呼吸周期，0.3s 的 180°加 60°的机架旋转时间和额外的 4s 以允许在感兴趣区 z_1 和 z_2 之间有一个完整的呼吸周期。因为需要额外时间让床平移以获取一个呼吸周期的数据，螺旋 4D－CT 需要更长的采集时间。由于肺癌的 4D－CT 采集通常需覆盖整个肺，螺旋 4D－CT 采集中的这一时间耗时并未明显增加，它只需额外的较短采集时间以及因此而产生的少量辐射。总的来说，螺旋 4D－CT 比 cine 4D－CT 能更快地进行胸部成像，因为在 cine 4D－CT 中，采集暂停以允许床移动到下一个位置后再继续采集；累积的暂停时间延长了 cine 4D－CT 所需的总采集时间，因为这个原因使得螺旋 4D－CT 能更快地进行 4D－CT 扫描。速度快（倾向于螺旋 4D－CT）且辐射小（倾向于 cine 4D－CT），这两者兼而有之的情况比较少见。

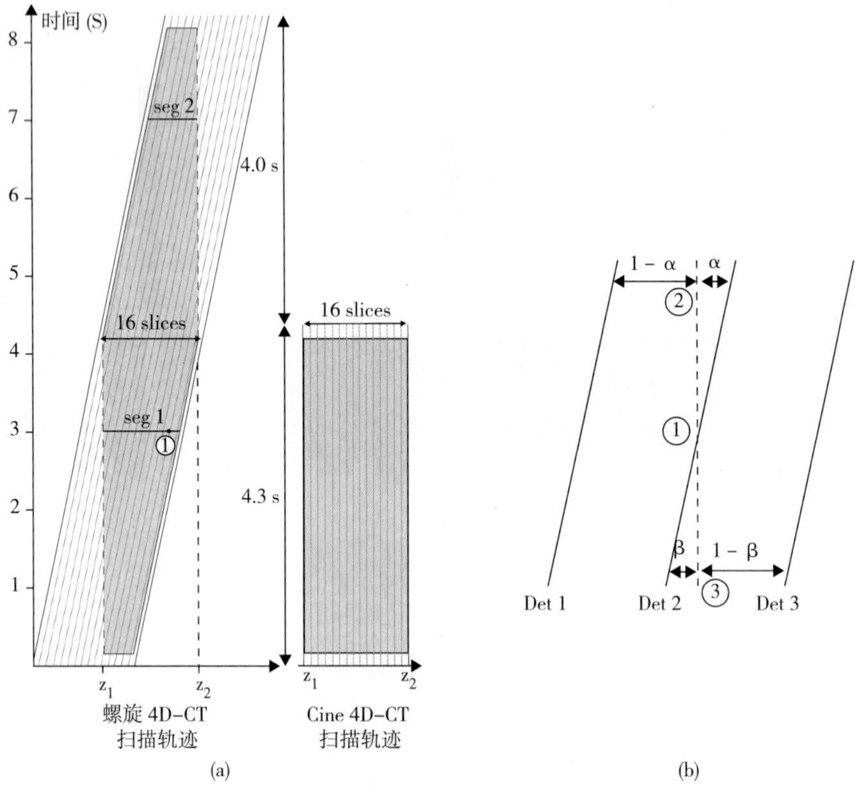

图 3.4　数据插值展宽切面厚度的图解。图（a）显示的是呼吸周期为 4s 的螺旋 4D－CT 和 cine 4D－CT 的扫描轨迹。seg1 和 seg2 中的数据对应于相同的呼吸时相。在 seg1 中，螺旋 CT 数据围绕点 1 的数据进行插值，如（b）所示。图（a）中的两个灰色区域表示 z_1 和 z_2 两个位置之间的 4D－CT 数据。在机架旋转周期 Tg ＝0.5s 的情况下，为了仅扫描一个呼吸周期的 4D－CT 数据，螺旋采集需要 8.3s 的扫描时间，而 cine 采集需要 4.3s。螺旋 CT 数据插值如（b）所示。对于数据点 1 来说（不需要插值），Det2 中只有一个数据点（“Det”代表检测器）；对于数据点 2 来说，Det1 和 Det2 的两个数据点以（1－α）和 α 进行加权；对于数据点 3 来说，Det2 和 Det3 的两个数据点以 β 和（1－β）进行加权。所重建的图像位于虚线处。

在螺旋 4D－CT 中，一旦表 3.2 或表 3.3 中的螺距因子被确定下来，就会同步进行螺旋 4D－CT 数据和呼吸信号的采集。操作者对呼吸信号进行审查，待准确识别并编辑吸气末时相后，再进行螺旋 4D－CT 图像重建。虽然这个过程延长了螺旋 4D－CT 的工作流，但允许在特定时相重建 4D－CT 图像。建议在数据采集完成之前进行图像重建。然而，由于任何通过编辑吸气末位置来改变图像选择都将导致额外的图像重建，因此螺旋 4D－CT 的多个时相在离开 4D－CT 采集阶段后的几分钟内可能不可用。

通常，cine 4D－CT 通过数据处理以生成 4D－CT 图像的速度比螺旋 4D－CT 快。一旦确定呼吸信号的平均持续时间，每个位置的 cine 扫描持续时间设置为平均持续时间加 1s。如果病人在数据采集过程中呼吸减慢，建议增加 1s。当用于图像重建的数据产生时，图像重建立即开始。两幅 CT 的图像重建时间间隔应小于 T_g，以使与呼吸信号相关联的图像能有更多机会获得目标时相的图像。

一般来说，螺旋 4D－CT 相位选择的准确性优于 cine 4D－CT，因为螺旋 4D－CT 在图像重建之前就确定了在特定相位进行重建，而 cine 4D－CT 则没提早确定。然而，它们之间的差异很小，因为 4D－CT 主要用于描述肿瘤运动的程度，每幅 CT 图像自身的时间分辨率或时间跨度可以涵盖 10% 以上的呼吸周期。例如，一幅来自于 0.5s 机架旋转速度的 CT 图像数据可以是 4s 呼吸周期的 12.5% 数据或 5s 呼吸周期的 10% 数据。图像选择中几个百分比的差异不会影响 cine 4D－CT 的效用。

4D－CT 中必须执行的一项重要质量控制是，确保呼吸监测装置能准确识别吸气末时相。如果相位计算或识别不准确，螺旋 4D－CT 和 cine 4D－CT 都会产生不能表示呼吸运动的错误数据。如图 3.5 所描述的一个例子。图（A）中，一些吸气末时相被错误识别或缺失。图（B）显示的是吸气末时相被正确识别的情况。吸气末时相的准确识别至关重要，应在每个 4D－CT 数据处理中进行检查。

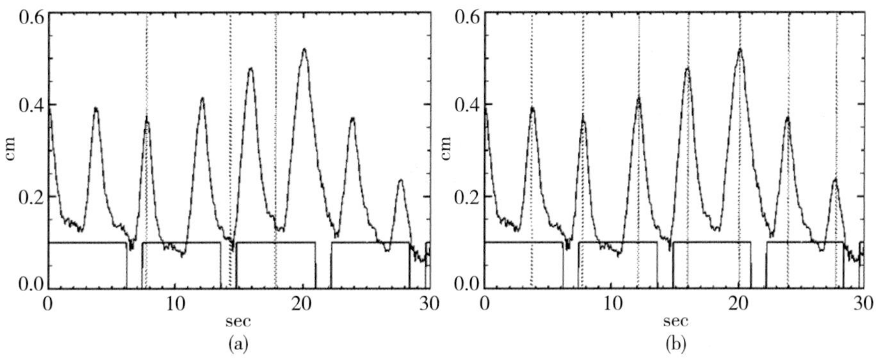

图 3.5　30s 以上的呼吸信号的例子，图（a），显示的是吸气末时相未被准确识别的情况，用垂直虚线表示。图（b）显示的是吸气末时相被准确识别的情况。

4D－CT 的基本假设是，在整个数据采集过程中呼吸运动是可重复的，任何位置的数据采集持续时间至少是一个呼吸周期加上一幅图像重建的持续时间，即，一个或三分之二个 CT 机架旋转周期。任何偏离这一假设的情况都有可能导致伪影的产生，表现为：（1）不规律呼吸；或（2）由于低估患者的呼吸周期持续时间，扫描持续时间小于一个呼吸周期，导致数据丢失。飞利浦螺旋 4D 中采取较大的螺距 p，西门子螺旋 4D 中采取较快的 CT 机架旋转，或 GE cine 4D 中采取较短的 cine 扫描持续时间都有可能引入伪影[31]。图 3.6 给出了两类伪影的示例。

3.2.3　4D－CT 图像排序

可基于相位角和振幅这两类情况来描述呼吸周期。基于相位角的描述认为，呼吸周期在时间上是可以重新被细分。选择特定的呼吸时相（例如，吸气量最大时）作为呼吸周期的开始，并确定这个呼吸时相再次出现时的时间，将呼吸周期定义为从该时相开始到该时相下

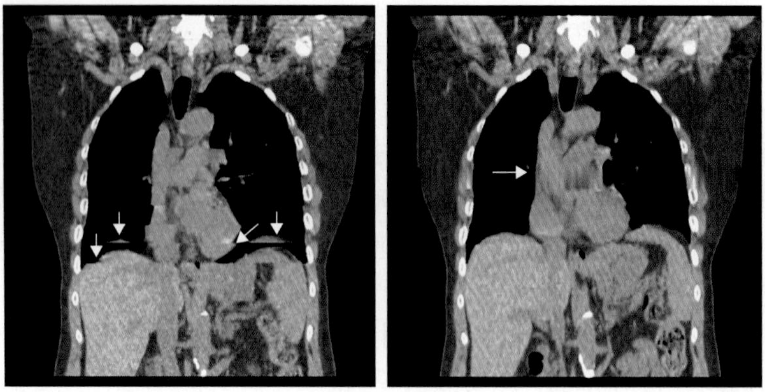

图 3.6　由于（a）不规律呼吸和（b）长呼吸周期中的采样不足导致 4D－CT 伪影的产生。

一次出现时的时间间隔。例如，如果呼吸周期从吸气量最大时开始，则与下一个吸气量最大时的相对时间定义为一次呼吸。它们之间的相位通常由相连峰之间的时间分数来定义，通常由相位角来描述，连续峰之间为 360°。此外，呼吸周期进一步细分为吸气和呼气。吸气量最大时的相位和呼气量最大时的相位被定义为 0°和 180°，极值之间的相位角通过线性插值得到。

当病人的呼吸周期特别是当他的呼吸幅度一致时，相位角排序是有效的。如果呼吸没有规律，算法就会崩塌。由于心脏搏动周期具有规律性，心脏成像门控算法可由 CT 成像公司简单地转移到呼吸门控中去，所以它是第一个被商业引入 CT 工作流。

第二类常用的呼吸周期描述是基于呼吸振幅。基于振幅的描述，认为内部解剖位置与呼吸深度有关，而不是两次呼吸之间的时间分数。在病人呼吸不规律的情况下，与基于相位角排序相比，基于振幅排序的图像中运动伪影较少。基于振幅排序的主要缺点是，它不再区分吸气持续时间与呼气持续时间之间的时间间隔。在吸气和呼气过程中肺组织运动通常是不同的，这种现象被称为滞后现象。

基于相位角的方法依赖于呼吸模式在时域上的可重复性。同样，基于振幅的图像重建，认为解剖位置相对于呼吸深度是可重复的。虽然基于相位和振幅的排序方法可以表征患者的呼吸运动，但它们并非没有缺点。最值得注意的是，基于相位的方法容易受到不规律呼吸模式的影响，而不规律呼吸模式违反了呼吸周期为周期性的假设。在基于振幅的技术中，缺少所需呼吸振幅的图像数据会导致排序过程出现问题。

Lu 等[21]研究了呼吸周期的变化对基于相位角和振幅排序的影响。他们对 40 名患者 12 个呼吸时相的三维图像数据集进行了重建。他们计算了空气含量，基于 CT 扫描确定了肺的空气量，并使用空气含量作为肿瘤位置的替代物。他们将呼吸相位和振幅与空气含量相关联，并确定关联性残差。大多数情况下，振幅门控的残差小于相位角门控的残差。当将潮气量作为相比较量时，振幅门控的潮气变化量总是小于相位角门控的潮气变化量。例如，图 3.7 给出了基于振幅和相位角排序算法的吸气过程中间相位（吸气中期）的定义。由振幅排序所确定的患者处于吸气中期时间点的潮气量如图 3.7a 所示，很有可能具有一致的内部解剖位置。由相位角排序所确定的病人处于吸气中期时间点的潮气量如图 3.7b 所示。虽然存在这样一些时间点，在这些时间点上，病人的解剖位置是一致的，但是病人依旧会出现三次呼吸停止的情况。在这种情形下，基于相位角排序的吸气中期不太明确，而且算法两次都未能确定潮气量处于吸气中期时的时间。

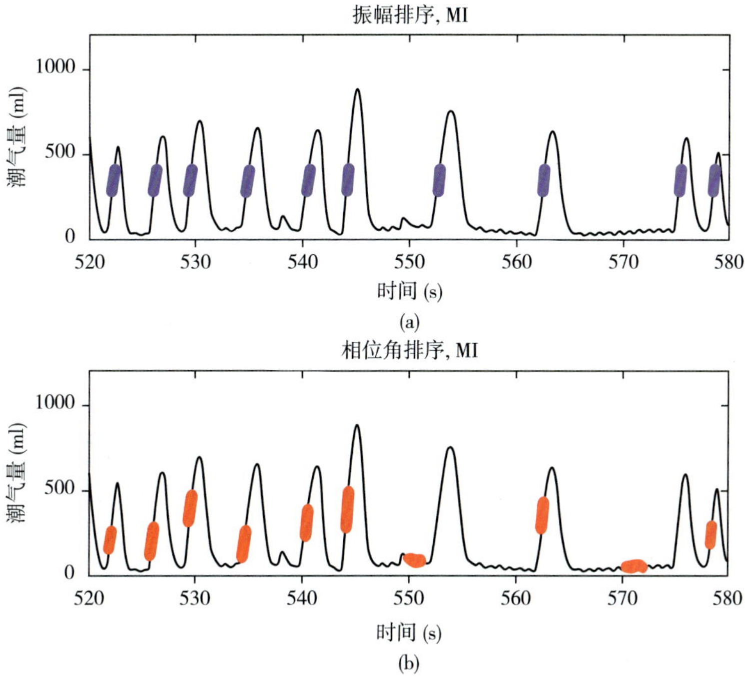

图 3.7　使用（a）振幅排序和（b）相位角排序定义吸气中期的示例。粗线表示每个算法所确定的病人处于吸气中期的时间。（引自：Lu, W. et al., Med Phys., 33, 2964－74, 2006.）

3.3　运动管理考虑

在成像模拟过程中，呼吸运动可以是主动的，也可以是被动的。屏气、采用外部或内部标记的呼吸门控以及诸如 4D－CT 这样包含运动信息的技术，是最常见的管理呼吸运动的方法[16, 32－35]。在模拟过程中，重要的是评估病人是否能遵守屏气技术，或者病人的呼吸是否足够规律以进行呼吸门控。模拟中使用的运动管理和校正方法也会影响治疗计划制定、定位和治疗实施技术，因此任何决策都应考虑治疗环节的各个方面。美国医学物理协会（AAPM）第 76 号工作组报告建议对患者的靶区运动进行具体评估，并对任何方向超过 5mm 的运动需进行管理[4]。

3.3.1　自由呼吸

呼吸运动增加了肿瘤的表观大小，导致了正常肺组织的受照，需要定义内靶区边界。边界的大小必须仔细选择，它必须足够大，以确保将处方剂量投照到一个运动靶区；并且也需要足够小，以使正常组织受照的并发症保持在一个可接受的水平。接下来，我们回顾自由呼吸条件下治疗实施的几种策略。

3.3.1.1 内靶区

在自由呼吸条件下接受放射治疗的患者中，考虑肿瘤的运动是至关重要的。鉴于临床靶区的大小、形状和位置的不确定性，国际辐射单位和测量委员会（ICRU）提出了一个内靶区（ITV）的概念，为第83报告中所谈及的肿瘤运动提供了一个包络线[36]。更具体地说，所定义的ITV包括了所有呼吸时相的大体肿瘤（GTV）的几何位置。通过手动或自动地在4D-CT图像集的每个时相进行GTV轮廓勾画从而完成ITV的勾画。提出了一种可供选择的方法，即对来自于整个呼吸周期的4D-CT图像集进行组合并创建最大密度投影图像[37-39]。这种方法等效于将各个呼吸时相的轮廓合并为一个轮廓[40]。

ITV的勾画误差会导致健康组织的几何缺失和受照。多项研究已经研究了由于不同的成像和后处理技术所导致的ITV量化的不确定性[41-43]。在参考文献［39］中，作者报道了20例Ⅰ期立体定向体放射治疗（SBRT）患者在螺旋CT、最大密度投影（MIP）和平均密度投影（AIP）中定义的ITV体积的中位数及其范围分别为7.6（1.1 ~35.6）、10.2（1.9 ~43.7）和9.0（1.3 ~37.3）cm^3。这些研究发现，基于MIP的ITV可以最有效地捕获肿瘤运动偏移[39,44]。然而，需要注意的是，因为CT成像中的轴向扫描所需的时间比呼吸周期长很多，并且每个图像切面只包含一个或两个呼吸周期的呼吸信息，导致商业临床4D-CT成像可能无法捕捉肿瘤运动的全部范围。

3.3.1.2 吸气中期

另一种减少靶区边界的方法是通过构建通气中期扫描。Wolthaus等[45,46]提出了通气中期扫描，它表示肿瘤在其运动轨迹中的平均位置。中期通气扫描的构建涉及到平均扫描时间的计算以及识别4D-CT数据集中与这一时相最接近的图像。如果照射野布置于肿瘤轨迹的中间，只需要较小的额外边界来纠正呼吸运动。这是因为大部分时间组织都位于吸气和呼气末以外的时相。例如，可能只有在最大呼气时，肿瘤的上部才落入射束的半影区，此时肿瘤的瞬时接受量略低于处方剂量。Sonke等提倡使用足够肿瘤剂量覆盖的较小边界，以及每日量化的位置验证以使放射治疗区与肿瘤的中间时相位置保持一致，确保每日的治疗是按计划进行的[47]。这种方法不需要与ITV方法一样需要大的边界，因为肿瘤在ITV的两末端逗留的时间相对较短，射束半影延伸到射野边界外。通气中期方法的局限性包括难以管理肿瘤运动模式，因它表现为滞后明显，且为不规律呼吸模式。此外，由于通气中期方法通常涉及使用组织运动速度大的呼吸时相进行计划设计，计划图像容易受到运动伪影的影响。

3.3.2 屏气

3.3.2.1 自主屏气

控制肿瘤运动可以潜在地消除运动不确定性，观察发现，运动不确定性大于摆位不确定性[48]。此外，肺组织易受晚反应的影响，如肺炎和纤维化[49]，这些影响与受照肺体积有关[50,51]。在文献［52-54］中，纪念斯隆·凯特林癌症中心（MSKCC）的研究人员提出了一种深吸气屏气（DIBH）技术，在该技术中，训练患者进行深吸气和屏气，肺膨胀水平由肺活量计监测，膈肌位置由透视图记录。开展DIBH技术的诱因在于肺密度降低所带来的好处以及潜在的治疗边界的减少，这两者都有利于处方剂量的增加和正常组织的保护。该研究所报道的五位病人中，舒适的屏气持续时间范围为 12 ~16s。从 CT 扫描发现，膈肌位移为 1.0 ±4.0mm 时，GTV 的平均质心位置的偏移为 0.2 ±1.4mm。Barnes 等[55]指出，与自由呼吸情况相比，在进行 DIBH 时，接受≥20Gy 的肺体积百分比显著降低。DIBH 技术的缺点在于患者的不配合和重复性差会导致残余肿瘤运动。

3.3.2.2　主动呼吸控制技术

主动呼吸控制技术（ABC）的设计研发让病人的重复屏气成为可能。这是 Wong 等在 1999 年首先引入的一种方法[56]并后来用于制造主动呼吸协调器（Elekta，斯德哥尔摩，瑞典）而被商业化。ABC 系统是一个由剪切阀、流量监视器和多媒体眼镜组成的设备，利用可视化的时间流曲线来管理病人的呼吸，以让病人呼吸到指定的肺容量。呼吸机装置用以在预定的肺容积阈值上阻断患者的通气，从而启动屏气以固定肺和肿瘤位置[56-60]。鼻夹一般用于阻止鼻呼吸。对病人进行口头指示，通常有助于保持稳定的呼吸模式。在 ABC 过程中，病人通过呼吸机装置进行正常呼吸。操作者确定特定的潮气量和呼吸时相并激活系统，此时气球阀是关闭的。ABC 装置可以使患者在任何预先确定的振幅暂停呼吸，常用于中度至深度吸气水平时。屏气持续时间因患者而异，通常为 15 ~30s，患者可以很好地接受重复屏气。

也可以让病人进行自主屏气，用或不用外部呼吸监测。在自主屏气时，患者自愿在呼吸周期的某个时间点进行屏气，同时按下手持开关以清除治疗机联锁，允许射束被投照。当开关松开时，重新建立联锁。在瓦里安 C 系列加速器已实现了该技术，使用了客户次级（CM-NR）联锁系统。

一项研究发现，每个机构大约有 60% 的肺癌患者不能充分重复屏气以利用 ABC 控制治疗[4]，通常是由于肺功能受损和其他诸如化疗等毒性所导致的。为了提高患者的依从性，Kashani 等发现在中等深度吸气（即 75% ~80% 的肺活量）下能够获得良好的肿瘤短期和长期稳定性[58]。Glide - Hurst 等还通过建立短的（10 ~12s）屏气来提高患者的依从性，吸入约 80% 的正常潮气量以减少屏气疲劳[60]。同样，Murphy 等人设计了屏气水平以让患者进行正常呼吸[61]。

另一个可实现 DIBH 技术的设备是 SpiroDynX（SDX，Dyn ‘R，图卢兹，法国）。SDX 使用肺活量计监测病人的呼吸，并显示波形以便病人查看和自愿屏住呼吸。在一项包括约 400 名肺癌患者的大型多机构临床试验中，使用 DIBH 系统（ABC 和 SDX）所获得的总肺体积明显大于使用吸气同步系统（即 Varian 的实时位置管理系统）所获得的总肺体积[62]。虽然 DIBH 能产生更有利治疗的肺的解剖结构，减少了肺接受一定耐受剂量的总体积，但在这些条件下，患者的依从性和完成治疗的能力仍是一个很重要的考虑因素。尽管如此，在这约 400 名患者中，只有 21 名患者由于身体状况较差、屏气认知较差或肺功能较差，无法使用屏气系统（ABC 或 SDX）进行治疗[62]。

3.3.3　腹部压迫

腹部压迫是通过限制膈肌运动进而迫使采用浅呼吸来减少肿瘤运动[4]。腹部压缩板

（ACPs）放置在患者肋骨的肋缘和剑突下，可以平均减少 5 ~ 6mm 的肺部肿瘤运动，这取决于所施加的压缩量[63,64]。可调节 ACPs（即调节压缩量）以进行重复定位，在肺部肿瘤运动超过某一阈值（例如，10mm[64,66] 或 15mm 偏移[67]）时使用[65]。也可使用充气压缩带，充气袋放置在病人腹部和腰带之间[68]。度量腰带可以更准确地进行重复定位，使用手动泵将袋子充气到已知的压力。使用一个带有真空泵的真空袋限制系统，通过将病人周围的空气抽成真空，使得真空垫和塑料盖膜可施加均匀的压力[69]。通过对用于 16 例肺癌患者的 ACP 和真空袋限制系统进行直接比较，发现这两种方法都减少了肺部肿瘤的运动，但 ACP 比真空袋限制系统能更明显地减少上、下和肿瘤的整体运动[69]。

3.3.4 呼吸门控

呼吸门控辐射投照的目的在于减少照射期间的靶区运动。Ohara 等人首次提出了射野门控方法[70]，利用所植入的金标信号实时控制直线加速器出束情况。后来，在加州大学戴维斯分校，摄像机发出的信号被用来控制射野出束情况[26,71]。呼吸门控装置自此以后就被研发为实时位置管理呼吸门控系统（RPM）而被商业化，可以在文献［33，72］中找到相关临床研究。与屏气技术相比，呼吸门控系统减少了对患者依从性的要求。

当考虑采用呼吸门控治疗时，门控窗口通常根据 4D－CT 和患者的呼吸信号来确定。选择完全呼气时相附近作为门控窗口，这个时相反映了呼吸周期中最可能被重复的部分。内边界是通过门控窗口内（例如，50% ±10% 时相）的靶区位移来确定的。门控可以使用呼吸信号的特定振幅水平和预定义的门控窗口执行。肿瘤运动与胸部和腹部的外部基准标记密切相关[73,74]。尽管外部标记通常具有良好的外部－内部相关性，但与替代信号的测量相比[73,74]，它们具有较大的残余肿瘤运动。此外，在不规律呼吸患者的门控中，相位门控容易产生较大的残差，这是由靶区位置或呼吸信号的显著的周期变化或缓慢偏移所致。为了提高治疗效率，出现了更稳健的门控技术，包括高频外部替代采样和间歇性内部标记更新的混合门控方法[75]，以及使用透视成像的无标记模板匹配技术[76-79]。此外，蔡等[80]在比较相位合成 4D－CT 和动态 MRI 的一项模拟研究时发现，不规律的呼吸模式不利于门控治疗的准确性，门控放射治疗问题的解决，有利于集成实时成像设备的治疗实施系统的发展。

3.3.5 肿瘤追踪

靶区运动补偿，还可以通过同步照射野与靶区的运动来实现。与射野门控方法一样，这种技术也减少了运动边界，在连续照射的情况下，它们并不延长治疗时间。Keall 等首先提出[81]可将射束追踪技术用于运动自适应质子治疗。作为一种商业解决方案，动态追踪技术已在 CyberKnife ® Synchrony ® 中得到实现[82]，放置在患者胸壁上的 LED 标记与内部肿瘤位置之间的相关性（基于植入的位置标记）被用于构建对应关系模型。在治疗期间，LED 标记监测患者的呼吸，并将信号输入对应关系模型以预测肿瘤位置，不时利用 X 射线成像来验证所预测的肿瘤位置。同步技术可以更新或完全重建对应关系模型。

3.3.6　呼吸替代

呼吸门控治疗和肿瘤追踪治疗考虑了治疗期间正常呼吸条件下的肿瘤运动，降低了肺毒性而具有剂量学优势。它们使用外部呼吸信号、内部标记或基准标记作为替代物来推测肿瘤运动情况。

3.3.6.1　外部替代

采用最多的外部呼吸门控系统是实时位置管理（RPM）系统（瓦里安医疗系统，帕洛阿尔托，CA）。该系统使用红外追踪相机追踪放置在病人腹部的反射标记并记录病人的呼吸周期。当标记移动到门控系统监视器上所预设的门控阈值时，射束被激活，使用振幅或相位排序[83,84]。相位排序中的相位位置可能受吸气和呼气斜率、呼吸幅度等影响。虽然振幅排序相对更可靠，但在振幅中也易出现不规律现象[21,85]。通常选择呼气末（EOE）作为门控窗，因为它更具重复性。吸气末（EOI）可能有利于门控治疗，因为可以通过肺的扩张来限制正常肺的剂量。为了实现与 EOE 相同的残余运动[86]，EOI 需要适当的呼吸训练。应选择合适的门控宽度，以使治疗效率和残余肿瘤运动之间达到平衡。占空比，定义为射束出束时间与总治疗时间的比率，门控 IMRT 应小于 30%，三维共形放疗（3D - CRT）应小于 30%~50%。

3.3.6.2　内部替代

使用外部替代来预测内部肿瘤位置的准确性是有限的，因为它们之间的相关性可能在时间上有所不同[87,88]。肿瘤运动可以直接由所植入的基准标记测量得到。可以在肺部肿瘤内或附近植入基准标记，以获得门控放射治疗。金粒由于其良好的对比度和较小的尺寸（直径 0.8mm，长度 4mm），通常用于肺部肿瘤的追踪。例如，Shirato[89]报道，可将一个辐射不透光的粒子经手术植入肿瘤内或附近，在整个治疗过程中使用透视追踪粒子位置。通过模式识别软件实时进行肿瘤追踪。这种方法的缺点包括植入标记物的移位或丢失，以及在植入过程中患者发生气胸的风险。基于对射线图像中图像特征的分析，几个小组一直在研发无标记追踪技术，以便不再使用标记物[90-95]。

基于电磁导航追踪系统开发了目标追踪的一种替代形式。几位研究者对这种方法已有所发现[96-98]。作为商业系统，Calypso® 系统使用植入的信标转发器、射频天线阵列和三个红外摄像机进行位置监测。Calypso 系统的优点是它提供了一种无电离辐射的可对运动肿瘤进行连续成像的方式。它以极高的精度和较高的时间分辨率监测肿瘤位置，但该技术只提供每个信标单个点的位置，并不考虑器官形变。此外，信标相对较大（直径约 2mm，长度 8.5mm），不适合植入所有类型的肿瘤。

3.4　体位固定

体位固定装置是治疗过程中需要考虑的重要因素。Sio 等人研究了肺功能、体型和体位固定对上肺部肿瘤的摆位和位置重复性的影响，证实固定装置会显著影响摆位误差[99]。alpha - cradle和真空负压垫本身不能减少呼吸运动，腹部压迫被证实能有效减少呼吸所致的肿瘤运动，运动范围从 8 ~ 20mm 减少到 2 ~ 11mm[64]。然而，它主要对膈肌附近的肿瘤有效，对于肺上叶或中叶肿瘤的益处是非常有限的[100]。BodyFIX（SBF，Elekta AB，斯德哥尔摩，瑞典）也被证明可以有效地减少自由呼吸条件下肿瘤的运动[69,101]。但是，与 9 点式热塑体罩相比，它对于上胸部的体位固定更容易产生摆位误差[99]。各种装置都可用于肺癌患者的模拟定位和治疗时的体位固定，应根据呼吸运动控制程度、患者舒适度和肿瘤位置来决定使用哪种装置。病人摆位时，可用塑料或固体海绵头枕来支撑病人的头部。为了方便布置射野，如果可能的话，应采取手臂上举进行摆位。当采取真空负压袋或 alpha - cradle 进行塑形时，良好的手臂支撑及良好的手臂/肩膀和脚的印记的获取是十分重要的，有利于体位的可重复性。

3.5 小结

因为呼吸运动的幅度不同和呼吸不规律，使得呼吸运动成像和管理在肺癌的 IGRT 中极具挑战性。4D - CT 提高了呼吸运动成像的精准度，并提高了呼吸运动管理的质量。通过了解不同 4D - CT 成像技术的利弊和运动管理策略，有利于肺癌 IGRT 治疗的成功执行。4D 成像和治疗的进一步发展，将使更多医院能够采用精确的呼吸运动管理策略。

参考文献

[1] 1. Yamamoto, T. et al., Retrospective analysis of artifacts in four - dimensional CT images of 50 abdominal and thoracic radiotherapy patients. Int J Radiat Oncol Biol Phys, 2008. 72(4): 1250 - 8.

[2] Bortfeld, T., S. B. Jiang, and E. Rietzel, Effects of motion on the total dose distribution. Semin Radiat Oncol, 2004. 14(1): 41 - 51.

[3] Beckham, W. A., P. J. Keall, and J. V. Siebers, A fluence - convolution method to calculate radiation therapy dose distributions that incorporate random set - up error. Phys Med Biol, 2002. 47(19): 3465 - 73.

[4] Keall, P. J. et al., The management of respiratory motion in radiation oncology report of AAPM Task Group 76. Med Phys, 2006. 33(10): 3874 - 900.

[5] Suh, Y. et al., An analysis of thoracic and abdominal tumour motion for stereotactic body radiotherapy patients. Phys Med Biol, 2008. 53(13): 3623 - 40.

[6] Kalender, W. A. et al., Spiral volumetric CT with single - breath - hold technique, continuous transport, and continuous scanner rotation. Radiology, 1990. 176(1): 181 - 3.

[7] Conway, J. and M. H. Robinson, CT virtual simulation. Br J Radiol, 1997. 70 Spec No: S106 - 18.

[8] Flohr, T. G. et al., First performance evaluation of a dual - source CT (DSCT) system. Eur Radiol, 2006. 16(2): 256 - 68.

[9] Klingebiel, R. et al., 4 - D Imaging in cerebrovascular disorders by using 320 - slice CT: Feasibility and preliminary clinical experience. Acad Radiol, 2009. 16(2): 123 - 9.

[10] PMBVedam, S. S. et al., Acquiring a four - dimensional computed tomography dataset using an external respiratory signal. Phys Med Biol, 2003. 48(1): 45 - 62.

[11] Dewey, M. et al., Three - vessel coronary artery disease examined with 320 - slice computed tomography coronary angiography. Eur Heart J, 2008. 29(13): 1669.

[12] Siebert, E. et al., 320 - slice CT neuroimaging: Initial clinical experience and image quality evaluation. Br J Radiol, 2009. 82(979): 561 - 70.

[13] Coolens, C. et al. , Dynamic volume vs respiratory correlated 4DCT for motion assessment in radiation therapy simulation. Med Phys, 2012. 39(5): 2669 -81.

[14] Ford, E. C. et al. , Respiration - correlated spiral CT: A method of measuring respiratory - induced anatomic motion for radiation treatment planning. Med Phys, 2003. 30(1): 88 -97.

[15] Pan, T. et al. , 4D - CT imaging of a volume influenced by respiratory motion on multi - slice CT. Med Phys, 2004. 31(2): 333 -40.

[16] Keall, P. J. et al. , Acquiring 4D thoracic CT scans using a multislice helical method. Phys Med Biol, 2004. 49(10): 2053 -67.

[17] Low, D. A. et al. , A method for the reconstruction of four - dimensional synchronized CT scans acquired during free breathing. Med Phys, 2003. 30(6): 1254 -63.

[18] Cai, J. et al. , Four - dimensional magnetic resonance imaging (4D - MRI) using image - based respiratory surrogate: A feasibility study. Med Phys, 2011. 38(12): 6384 -94.

[19] Li, R. J. et al. , 4D CT sorting based on patient internal anatomy. Phys Med Biol, 2009. 54(15): 4821 - 33.

[20] Sonke, J. J. et al. , Respiratory correlated cone beam CT. Med Phys, 2005. 32(4): 1176 -86.

[21] Lu, W. et al. , A comparison between amplitude sorting and phase - angle sorting using external respiratory measurement for 4D CT. Med Phys, 2006. 33(8): 2964 -74.

[22] Pan, T. , Comparison of helical and cine acquisitions for 4D - CT imaging with multislice CT. Med Phys, 2005. 32(2): 627 -34.

[23] Rietzel, E. and G. T. Y. Chen, Improving retrospective sorting of 4D computed tomography data. Med Phys, 2006. 33(2): 377 -9.

[24] Rietzel, E. , T. S. Pan, and G. T. Y. Chen, Four - dimensional computed tomography: Image formation and clinical protocol. Med Phys, 2005. 32(4): 874 -89.

[25] Parker, D. L. , Optimal short scan convolution reconstruction for fanbeam CT. Med Phys, 1982. 9(2): 254 -7.

[26] Kubo, H. D. and B. C. Hill, Respiration gated radiotherapy treatment: A technical study. Phys Med Biol, 1996. 41(1): 83 -91.

[27] Quick Steps for Retrospective Spiral Respiratory Correlated Imaging with Varian RPM for the Brilliance CT Big Bore v2. 2. 2 system and the Brilliance 16 -64 v2. 2. 5, 2007.

[28] Somatom Sensation Open Reference Manual. pp. 159 -177.

[29] Hurkmans, C. W. et al. , Quality assurance of 4D - CT scan techniques in multicenter phase III trial of surgery versus stereotactic radiotherapy (radiosurgery or surgery for operable early stage (stage 1A) nonsmall - cell lung cancer [ROSEL] study). Int J Radiat Oncol Biol Phys, 2011. 80(3): 918 -27.

[30] Klein, E. E. et al. , Task Group 142 report: Quality assurance of medical accelerators. Med Phys, 2009. 36 (9): 4197 -212.

[31] Han, D. et al. , Characterization and identification of spatial artifacts during 4D - CT imaging. Med Phys, 2011. 38(4): 2074 -87.

[32] Lu, W. et al. , Quantitation of the reconstruction quality of a four - dimensional computed tomography process for lung cancer patients. Med Phys, 2005. 32(4): 890 -901.

[33] Vedam, S. S. et al. , Quantifying the predictability of diaphragm motion during respiration with a noninvasive external marker. Med Phys, 2003. 30(4): 505 -13.

[34] Mageras, G. S. and E. Yorke, Deep inspiration breath - hold and respiratory gating strategies for reducing organ motion in radiation treatment. Semin Radiat Oncol, 2004. 14(1): 65 -75.

[35] Remouchamps, V. M. et al. , Initial clinical experience with moderate deep - inspiration breath - hold using an active breathing control device in the treatment of patients with left - sided breast cancer using external

beam radiation therapy. Int J Radiat Oncol Biol Phys, 2003. 56(3): 704 -15.
[36] 4. Definition of Volumes. J ICRU, 2010. 10(1): 41 -53.
[37] Rietzel, E. et al., Maximum - intensity volumes for fast contouring of lung tumors including respiratory motion in 4DCT planning. Int J Radiat Oncol Biol Phys, 2008. 71(4): 1245 -52.
[38] Rietzel, E. et al., Four - dimensional image - based treatment planning: Target volume segmentation and dose calculation in the presence of respiratory motion. Int J Radiat Oncol Biol Phys, 2005. 61(5): 1535 -50.
[39] Bradley, J. D. et al., Comparison of helical, maximum intensity projection (MIP), and averaged intensity (AI) 4D CT imaging for stereotactic body radiation therapy (SBRT) planning in lung cancer. Radiother Oncol, 2006. 81(3): 264 -8.
[40] Underberg, R. W. M. et al., Use of maximum intensity projections (MIP) for target volume generation in 4DCT scans for lung cancer. Int J Radiat Oncol Biol Phys, 2005. 63(1): 253 -60.
[41] St James, S. et al., Quantifying ITV instabilities arising from 4DCT: A simulation study using patient data. Phys Med Biol, 2012. 57(5): L1 -7.
[42] Muirhead, R. et al., Use of maximum intensity projections (MIPs) for target outlining in 4DCT radiotherapy planning. J Thorac Oncol, 2008. 3(12): 1433 -8.
[43] Cai, J. et al., Estimation of error in maximal intensity projection - based internal target volume of lung tumors: A simulation and comparison study using dynamic magnetic resonance imaging. Int J Radiat Oncol Biol Phys, 2007. 69(3): 895 -902.
[44] Ge, H. et al., Quantification and minimization of uncertainties of internal target volume for stereotactic body radiation therapy of lung cancer. Int J Radiat Oncol Biol Phys, 2013. 85(2): 438 -43.
[45] Wolthaus, J. W. H. et al., Mid - ventilation CT scan construction from four - dimensional respirationcorrelated CT scans for radiotherapy planning of lung cancer patients. Int J Radiat Oncol Biol Phys, 2006. 65(5): 1560 -71.
[46] Wolthaus, J. W. H. et al., Comparison of different strategies to use four - dimensional computed tomography in treatment planning for lung cancer patients. Int J Radiat Oncol Biol Phys, 2008. 70(4): 1229 -38.
[47] Sonke, J. J. et al., Frameless stereotactic body radiotherapy for lung cancer using four - dimensional cone beam CT guidance. Int J Radiat Oncol Biol Phys, 2009. 74(2): 567 -74.
[48] Van de Steene, J. et al., Electronic portal imaging with on - line correction of setup error in thoracic irradiation: Clinical evaluation. Int J Radiat Oncol Biol Phys, 1998. 40(4): 967 -76.
[49] Coggle, J. E., B. E. Lambert, and S. R. Moores, Radiation effects in the lung. Environ Health Perspect, 1986. 70: 261 -91.
[50] Martel, M. K. et al., Dose - volume histogram and 3 - D/CT treatment planning evaluation of patients with radiation pneumonitis. Int J Radiat Oncol Biol Phys. 24: 173 -4.
[51] Emami, B. et al., Tolerance of normal tissue to therapeutic irradiation. Int J Radiat Oncol Biol Phys, 1991. 21(1): 109 -22.
[52] Hanley, J. et al., Deep inspiration breath - hold technique for lung tumors: The potential value of target immobilization and reduced lung density in dose escalation. Int J Radiat Oncol Biol Phys, 1999. 45(3): 603 -11.
[53] Mah, D. et al., Technical aspects of the deep inspiration breath - hold technique in the treatment of thoracic cancer. Int J Radiat Oncol Biol Phys, 2000. 48(4): 1175 -85.
[54] Rosenzweig, K. E. et al., The deep inspiration breath - hold technique in the treatment of inoperable nonsmall - cell lung cancer. Int J Radiat Oncol Biol Phys, 2000. 48(1): 81 -7.
[55] Barnes, E. I. A. et al., Dosimetric evaluation of lung tumor immobilization using breath - hold at deep in-

spiration. Int J Radiat Oncol Biol Phys, 2001. 50(4): 1091 -8.

[56] Wong, J. W. et al., The use of active breathing control (ABC) to reduce margin for breathing motion. Int J Radiat Oncol Biol Phys, 1999. 44(4): 911 -19.

[57] Cheung, P. C. et al., Reproducibility of lung tumor position and reduction of lung mass within the planning target volume using active breathing control (ABC). Int J Radiat Oncol Biol Phys, 2003. 57(5): 1437 - 42.

[58] Koshani, R. et al., Short - term and long - term reproducibility of lung tumor position using active breathing control (ABC). Int J Radiat Oncol Biol Phys, 2006. 65(5): 1553 -9.

[59] Gagel, B. et al., Active breathing control (ABC): Determination and reduction of breathing - induced organ motion in the chest. Int J Radiat Oncol Biol Phys, 2007. 67(3): 742 -19.

[60] Glide - Hurst, C. K., E. Gopan, and G. D. Hugo, Anatomic and pathologic variability during radiotherapy for a hybrid active breath - hold gating technique. Int J Radiat Oncol Biol Phys, 2010. 77(3): 910 -17.

[61] Murphy, M. J. et al., The effectiveness of breath - holding to stabilize lung and pancreas tumors during radiosurgery. Int J Radiat Oncol Biol Phys, 2002. 53(2): 475 -82.

[62] Giraud, P. et al., Respiratory gating techniques for optimization of lung cancer radiotherapy. J Thorac Oncol, 2011. 6(12): 2058 -68.

[63] Heinzerling, J. H. et al., Four - dimensional computed tomography scan analysis of tumor and organ motion at varying levels of abdominal compression during stereotactic treatment of lung and liver. Int J Radiat Oncol Biol Phys, 2008. 70(5): 1571 -8.

[64] Negoro, Y. et al., The effectiveness of an immobilization device in conformal radiotherapy for lung tumor: Reduction of respiratory tumor movement and evaluation of the daily setup accuracy. Int J Radiat Oncol Biol Phys, 2001. 50(4): 889 -98.

[65] Foster, R. et al., Localization accuracy and immobilization effectiveness of a stereotactic body frame for a variety of treatment sites. Int J Radiat Oncol Biol Phys, 2013. 87(5): 911 -16.

[66] Purdie, T. G. et al., Cone - beam computed tomography for on - line image guidance of lung stereotactic radiotherapy: Localization, verification, and intrafraction tumor position. Int J Radiat Oncol Biol Phys, 2007. 68(1): 243 -52.

[67] RTOG 1106/ACRIN 6697, Randomized Phase II Trial of Individualized Adaptive Radiotherapy Using During - Treatment FDG - PET/CT and Modern Technology in Locally Advanced Non - Small Cell Lung Cancer (NSCLC). Available at: http://www.rtog.org/ClinicalTrials/, 2012.

[68] Uematsu, M. et al., Computed tomography - guided frameless stereotactic radiotherapy for stage I nonsmall cell lung cancer: A 5 - year experience. Int J Radiat Oncol Biol Phys, 2001. 51(3): 666 -70.

[69] Han, K. et al., A comparison of two immobilization systems for stereotactic body radiation therapy of lung tumors. Radiother Oncol, 2010. 95(1): 103 -8.

[70] Ohara, K. et al., Irradiation synchronized with respiration gate. Int J Radiat Oncol Biol Phys, 1989. 17 (4): 853 -7.

[71] Kubo, H. D. et al., Breathing - synchronized radiotherapy program at the University of California Davis Cancer Center. Med Phys, 2000. 27(2): 346 -53.

[72] Wagman, R. et al., Respiratory gating for liver tumors: Use in dose escalation. Int J Radiat Oncol Biol Phys, 2003. 55(3): 659 -68.

[73] Gierga, D. P. et al., The correlation between internal and external markers for abdominal tumors: Implications for respiratory gating (vol 61, pg 1551, 2005). Int J Radiat Oncol Biol Phys, 2005. 62(4): 1257.

[74] Berbeco, R. I. et al., Residual motion of lung tumours in gated radiotherapy with external respiratory surrogates. Phys Med Biol, 2005. 50(16): 3655 -67.

[75] Wu, H. et al., Gating based on internal/external signals with dynamic correlation updates. Phys Med Biol,

2008. 53(24): 7137 -50.
[76] Cui, Y. et al., Robust fluoroscopic respiratory gating for lung cancer radiotherapy without implanted fiducial markers. Phys Med Biol, 2007. 52(3): 741 -55.
[77] Berbeco, R. I. et al., Towards fluoroscopic respiratory gating for lung tumours without radiopaque markers. Phys Med Biol, 2005. 50(19): 4481 -90.
[78] Cui, Y. et al., Fluoroscopic gating without implanted fiducial markers for lung cancer radiotherapy based on support vector machines. Phys Med Biol, 2008. 53(16): N315 -27.
[79] Li, R. et al., A feasibility study of markerless fluoroscopic gating for lung cancer radiotherapy using 4DCT templates. Phys Med Biol, 2009. 54(20): N489 -500.
[80] Cai, J. et al., Effects of breathing variation on gating window internal target volume in respiratory gated radiation therapy. Med Phys, 2010. 37(8): 3927 -34.
[81] Keall, P. J. et al., Motion adaptive x - ray therapy: A feasibility study. Phys Med Biol, 2001. 46(1): 1 - 10.
[82] Ozhasoglu, C. et al., Synchrony—CyberKnife respiratory compensation technology. Med Dosim, 2008. 33 (2): 117 -23.
[83] Keall, P., 4 - dimensional computed tomography imaging and treatment planning. Semin Radiat Oncol, 2004. 14(1): 81 -90.
[84] Giraud, P. et al., Respiratory gated radiotherapy: The 4D radiotherapy. Bull Cancer, 2005. 92(1): 83 - 9.
[85] Wink, N., C. Panknin, and T. D. Solberg, Phase versus amplitude sorting of 4D - CT data. J Appl Clin Med Phys, 2006. 7(1): 77 -85.
[86] Berbeco, R. I. et al., Residual motion of lung tumors in end - of - inhale respiratory gated radiotherapy based on external surrogates. Med Phys, 2006. 33(11): 4149 -56.
[87] Lu, X. Q. et al., Organ deformation and dose coverage in robotic respiratory - tracking radiotherapy. Int J Radiat Oncol Biol Phys, 2008. 71(1): 281 -9.
[88] Tsunashima, Y. et al., Correlation between the respiratory waveform measured using a respiratory sensor and 3D tumor motion in gated radiotherapy. Int J Radiat Oncol Biol Phys, 2004. 60(3): 951 -8.
[89] Shirato, H. et al., Four - dimensional treatment planning and fluoroscopic real - time tumor tracking radiotherapy for moving tumor. Int J Radiat Oncol Biol Phys, 2000. 48(2): 435 -42.
[90] Korreman, S. et al., Comparison of respiratory surrogates for gated lung radiotherapy without internal fiducials. Acta Oncol, 2006. 45(7): 935 -42.
[91] Li, R. et al., Real - time 3D tumor localization and volumetric image reconstruction using a single X - ray projection image for lung cancer radiotherapy. Int J Radiat Oncol Biol Phys, 2010. 78(3): S23.
[92] Lin, T. et al., Fluoroscopic tumor tracking for image - guided lung cancer radiotherapy. Phys Med Biol, 2009. 54(4): 981 -92.
[93] Richter, A. et al., Feasibility study for markerless tracking of lung tumors in stereotactic body radiotherapy. Int J Radiat Oncol Biol Phys, 2010. 78(2): 618 -27.
[94] Rottmann, J. et al., A multi - region algorithm for markerless beam' s - eye view lung tumor tracking. Phys Med Biol, 2010. 55(18): 5585 -98.
[95] Xu, Q. Y. et al., Lung tumor tracking in fluoroscopic video based on optical flow. Med Phys, 2008. 35 (12): 5351 -9.
[96] Houdek, P. V. et al., Computer - controlled stereotaxic radiotherapy system. Int J Radiat Oncol Biol Phys, 1992. 22(1): 175 -80.
[97] Balter, J. M. et al., Accuracy of a wireless localization system for radiotherapy. Int J Radiat Oncol Biol Phys, 2005. 61(3): 933 -7.

[98] Seiler, P. G. et al. , A novel tracking technique for the continuous precise measurement of tumour positions in conformal radiotherapy. Phys Med Biol, 2000. 45(9): N103 – 10.

[99] Sio, T. T. et al. , Influence of patient's physiologic factors and immobilization choice with stereotactic body radiotherapy for upper lung tumors. J Appl Clin Med Phys, 2014. 15(5): 4931.

[100] Bouilhol, G. et al. , Is abdominal compression useful in lung stereotactic body radiation therapy? A 4DCT and dosimetric lobe – dependent study. Phys Med, 2013. 29(4): 333 – 40.

[101] Baba, F. et al. , Stereotactic body radiotherapy for stage I lung cancer and small lung metastasis: Evaluation of an immobilization system for suppression of respiratory tumor movement and preliminary results. Radiat Oncol, 2009. 4: 15.

第 **4** 章

治疗计划设计

YAN YU, KAMILA NOWAK CHOI, AND VIRGINIA LOCKAMY

4.1 引言

影像引导放射治疗（IGRT）的主要目标之一是降低治疗的不确定性，这些不确定性可能来自于分次治疗内和分次治疗之间的运动[1]。在治疗之前甚至在治疗期间，都可以通过成像以确认射束是否指向确切的肿瘤位置。成像检测到的任何移位都应被纠正，以确保准确治疗。IGRT 的另一个主要目标是在改善肿瘤的控制率的同时减少正常组织受照剂量[2]。高度适形、高度调制以及剂量爬坡方案正在被广泛采用。如果在治疗实施之前没有发现小的错误，则可能会导致目标区域或危及器官的欠量或过量。IGRT 能确保肿瘤被照射并降低正常结构的毒性。

4.2 靶区和关键结构的轮廓/勾画

4.2.1 靶区

计算机断层扫描（CT）仍然是肺癌检测的主要诊断工具。在获得合适的计划图像后，治疗计划的首个步骤是靶区勾画。放射肿瘤的治疗标准是使用 CT 来勾画肿瘤体积和关键结构[3]。CT 成像可以区分骨和肺等非均匀密度的差异。它还提供了 CT－ED 数据以进行异质性校正。在 CT 图像上定义敏感结构（脊髓、心脏、肺等）比较容易 。然而，大体病变的勾画却很难，如转移性区域淋巴结（纵隔、肺门）等潜在的显微结构，以及潜在的摆位误差。

常规 CT 扫描的总体质量会受运动幅度影响，包括呼吸、蠕动还是其他内部运动。基于扫描过程中的运动幅度，图像可能会变得模糊或扭曲，使得肿瘤靶区的定义受限[4]。通过简单的均匀外扩所得到计划靶区（PTV），会导致正常组织被过度照射并产生治疗相关的并发症。为更好地描述肿瘤运动特征，建议采用四维计算机断层扫描（4D－CT）。研究表明，鉴于肺部肿瘤的变化及其不可预测的运动，个体化的边界是必需的[5-8]。患者呼吸的规律性（或无规律性）对 4D－CT 图像质量会产生很大影响。如果病人存在不规律的呼吸模式，所产生的图像可能有伪影。在扫描采集过程中异常的深呼吸或浅呼吸也会导致图像重建错误。这些伪影严重程度各不相同，可能导致肿瘤或器官出现分裂、扭曲，甚至导致肿瘤的位置和体积的不正确[9-14]。如图 4.1 所示的伪影，箭头指向的器官出现不连续的地方，归咎于病人不规律的呼吸模式，如每个呼吸时相的误差条所示。运动伪影常见于肺的三维计算机断层扫描（3D－CT），应采用 4DCT 减少运动引起的伪影，并了解肺部肿瘤的运动。

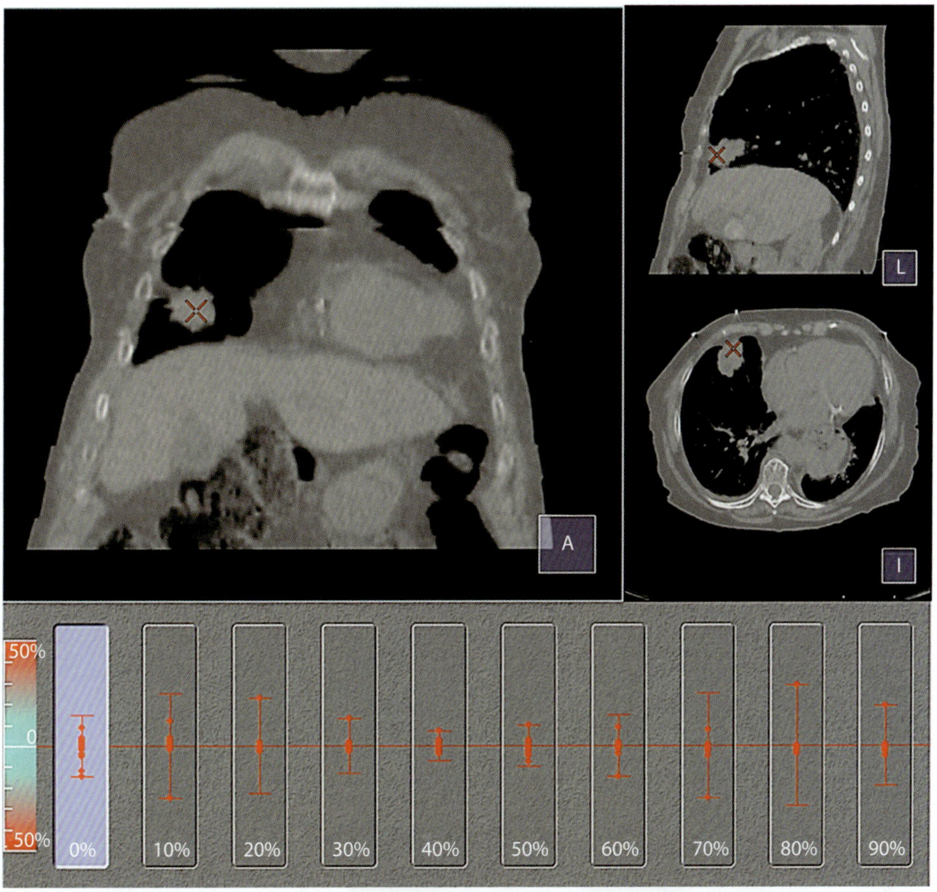

图 4.1　由呼吸运动引起的伪影。箭头指向器官因运动而不连续的例子。误差条表明病人的呼吸是不规律的，不符合所预测的呼吸模式。

为了准确包含肿瘤运动，应基于在 4DCT 不同时相上看到的运动来勾画内靶区（ITV），如图 4.2 所示。有两种方法来解释运动情况，最大密度投影（MIP）和平均密度投影（Ave－IP）。MIP 定义为在所有时相的最大像素值，并显示任一时相任一位置处的肿瘤[15]。Ave－IP 是所有时相的平均像素值[16]。图 4.3 对在 Ave－IP 和 MIP 上所勾画的 ITV 和 PTV 轮廓进行了比较。与 Ave－IP 上所显示的肿瘤相比，MIP 上所显示的肿瘤具有更高的像素。结果表明，在 MIP 上勾画的 ITV 与由 4DCT 所有 10 个时相上的肿瘤轮廓所合成的 ITV 表现出很好的一致性[1]。图 4.4 显示了肿瘤在所有 10 个时相的轮廓与仅在 MIP 上勾画的 ITV 的吻合情况的比较。使用 MIP 进行轮廓勾画有一定的局限性。一个可能的限制是，因病人不规律呼吸而导致 4DCT 图像扭曲。这可能会影响肿瘤的显示，导致了不正确的靶区勾画。另一个限制是，如果肿瘤和/或结节位于主支气管、膈肌附近，或者肿瘤周围有肺不张，则很难区分大体肿瘤区（GTV）的边界。

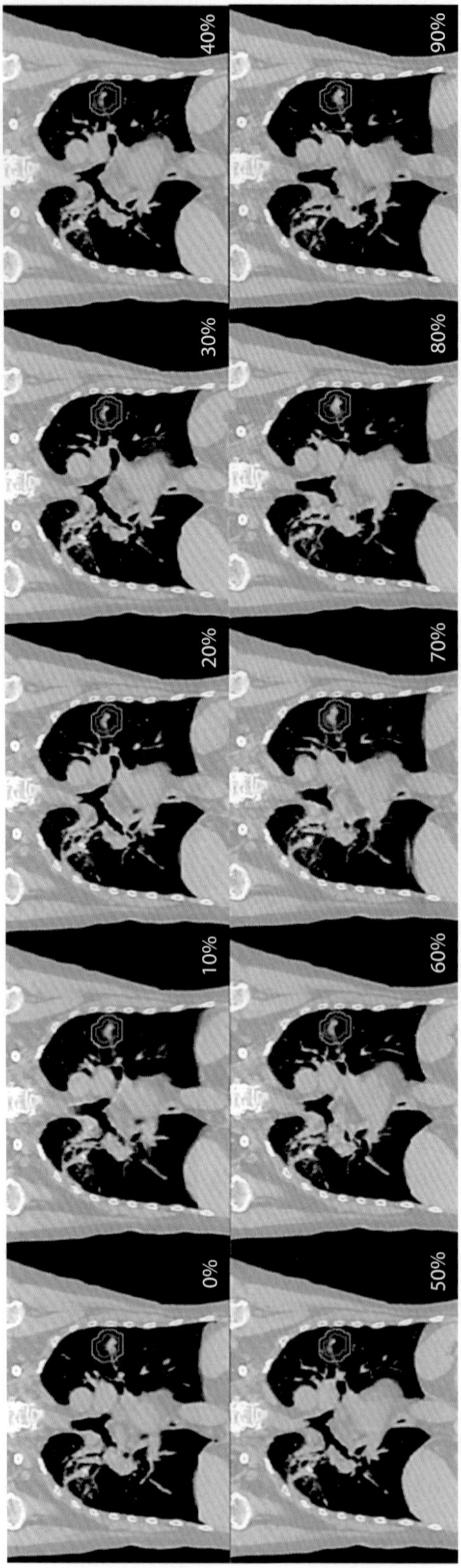

图 **4.2** 显示在 **10** 个时相上的内靶区（洋红色线）和 **PTV** 轮廓。肿瘤运动范围在每个时相上所勾画的 **ITV** 内。

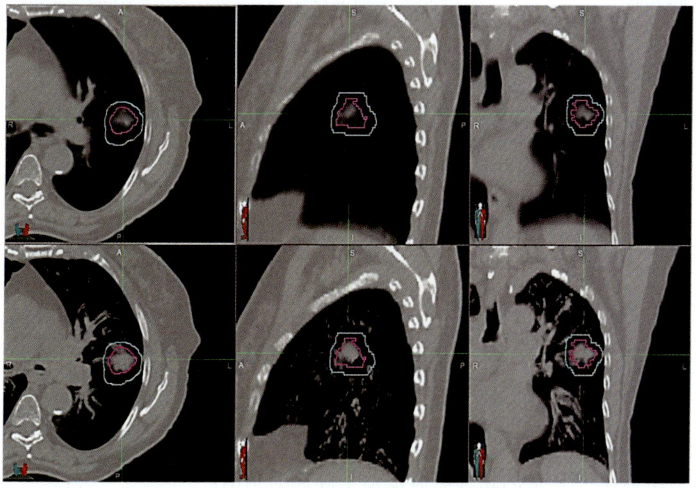

图 4.3　显示在（a）Ave – IP（上排）和（b）MIP 扫描（下排）上的 ITV 和 PTV 轮廓。

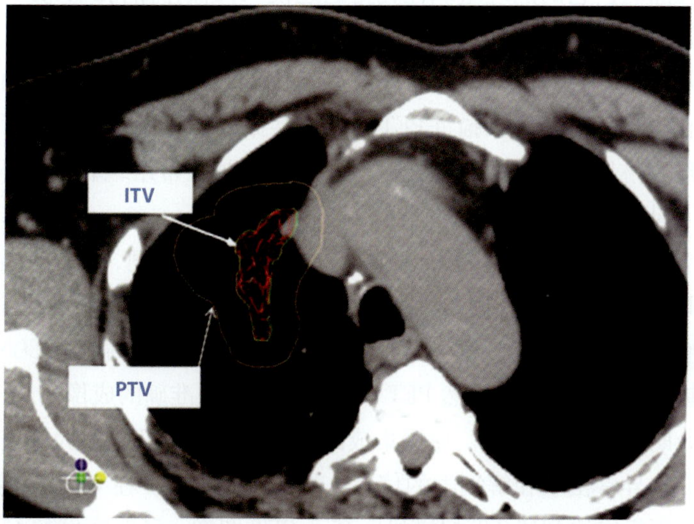

图 4.4　红线表示的是在 4DCT 所有 10 个时相上手动勾画的肿瘤轮廓。绿线表示的是 MIP 上的 ITV 轮廓。这表明，10 个时相上的所有肿瘤轮廓与 MIP 上的 ITV 轮廓之间有很好的一致性。

一旦完成初始时相的肿瘤勾画，大多数勾画软件可以自动地将肿瘤体积转移到所有 10 个时相，节省了临床医生在所有时相进行勾画的时间。只需要在 MIP 或 Ave – IP 上勾画一组轮廓。Bradley 等的一项研究表明，MIP 上的肿瘤体积略大于螺旋 CT 扫描或 Ave – IP 上的肿瘤体积[16]。图 4.5 显示了 MIP 和 Ave – IP 之间的肿瘤体积差异。为进行计划设计，Ave – IP 提供了可用于剂量计算的真实 CT 值[17,18]。无论在哪个时相进行勾画，图像集都可进行融合，所勾画的轮廓被转移到 Ave – IP 中以进行计划设计。

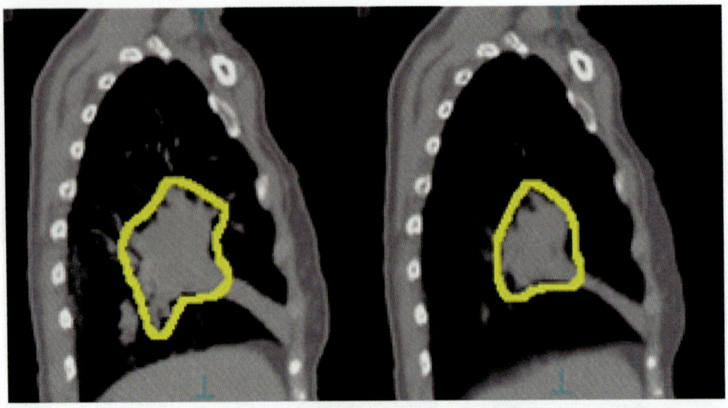

图 4.5　基于（a）MIP 和（b）Ave－IP 的肿瘤轮廓。与 MIP 上所看到的肿瘤轮廓相比，Ave－IP 上的轮廓略微低估了肿瘤的范围。

虽然靶区勾画是在计划 CT 上完成的，但它还需要整合各种临床信息，包括诊断成像和病理信息。确诊肺癌时，它的病理组织往往是通过侵入性操作而得到，如纵隔镜或超声支气管镜（EBUS），这对准确获得淋巴结分期非常重要。

近年来帮助临床医生分辨肿瘤与正常组织间范围的技术在不断增加。虽然 CT 是治疗计划所必需的，但正电子发射断层扫描（PET）和磁共振成像（MRI）也是帮助临床医生从正常组织中区分肿瘤和淋巴结靶区的两种技术。在精准勾画正常组织和癌组织的解剖结构上这三种模式可以相互补充。

^{18}F－脱氧葡萄糖（^{18}F－FDG）是 PET 扫描中最常用的示踪剂，PET 成像是基于代谢活动而不是解剖。PET 通常用于可疑病变的鉴别，能更准确地确定肿瘤体积和受累淋巴结，检测远处转移，有助于治疗计划设计[19－25]。CT 和 PET 都是所有新诊断肺癌（NCCN）的标准诊断检查的一部分。在肺癌临床分期中，虽然 PET 被认为是一种更准确的成像模式，但 PET/CT 联合方法提高了肺癌分期的准确性[26－28]。使用集成的 PET/CT 扫描机（因为它们共用一套 DICOM 坐标系）可同时获取异常摄取和解剖学的信息，如图 4.6 所示。在 Ciernik 等所进行的一项研究中发现，通过使用集成的 PET/CT 扫描机，基于 PET 图像，56% 病例的 GTV 轮廓会发生显著改变[29]。2003 年《新英格兰医学杂志》发表的另一项研究报道，一家瑞士高等教学医院为 41% 的患者两年中确诊的 NSCLC 患者采用整合的全身 PET－CT 检查作为明确分期的一部分，发现 PET－ CT 为 41% 的患者提供了额外的信息并提高了分期的准确性[30]。然而，当 PET 扫描与 CT 扫描分开进行时，图像融合效果变得较差，因为 PET 图像是基于代谢活动而不是解剖。

PET－CT 不仅是一种强大的诊断工具，而且对放射治疗计划的制订也会产生有利影响。它可用于准确识别纵隔受累区域，帮助选择性淋巴结放疗的靶区勾画。一项 2005 年荷兰的前瞻性Ⅰ/Ⅱ期研究对非转移性 NSCLC 患者根据 CT 和 FDG－PET 所定义的原发肿瘤和阳性淋巴结范围进行放射治疗。中位随访时间为 16 个月，仅有 2% 患者发生单独的淋巴结复发[31]。PET 所提供的额外信息还有利于肿瘤阻塞引起的肺不张患者的靶区勾画。在 2004 年华盛顿大学医学院的一项研究中，患者采取序列 CT 和 FDG－PET 进行模拟定位。随后，在所扫描的 PET – CT 和 CT 上为每个患者单独勾画轮廓。在 58% 的患者中，由于 PET 图像扫描显著改变了即将要治疗的区域。除了检测未知的淋巴结受侵外，PET – CT 上获得的信息还有助于区分肿瘤和肺不张[32]。总的来说，在放射治疗计划中使用 PET – CT 可降低观察者之间勾画的差异[33]，但 PET – CT 可能会高估受累淋巴结（LN）范围，如果条件允许，受累 LN 应尽量经病理证实。

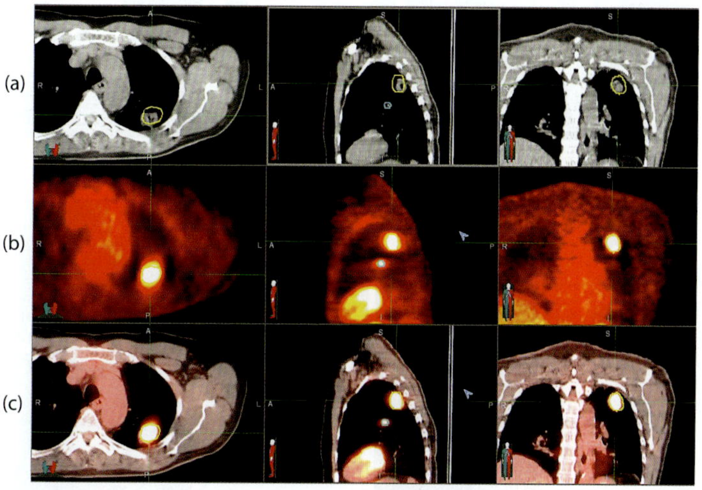

图 4.6　肺部肿瘤分别由 CT（a）和使用 PET/CT 组合系统中的 PET（b）检测得到。由于这两组图像共享 DICOM 坐标，因此图像更易融合，如（c）所示，PET 上所勾画的肿瘤体积（黄色显示）被转移到 CT 图像上。

结果表明，PET 扫描获得的数据会影响 65% 接受根治性放疗患者的放射实施计划[34]。其他放射治疗计划联合 PET 的研究表明，它能减少放射肿瘤医师之间肿瘤勾画的差异性，并允许肿瘤的自动勾画（如需要，可以手动编辑）[33,35,36]。PET 扫描能够区分恶性和良性病变，它是 CT 扫描的补充，能够识别正常大小淋巴结的转移，并排除没有任何摄取的异常增大的淋巴结[37]。因此，PET 是一种有用的成像模式，可以对 GTV 和临床靶区（CTV）的勾画进行补充，并确定 PTV 所需的外扩。

磁共振成像（MRI）要优于 CT，因为它同时提供解剖结构和生理学的信息[19,38]。与其他成像模式相比，MRI 具有更好的软组织对比。治疗计划 CT 可以与 MRI 进行融合，以更好地勾画大体肿瘤区和检测淋巴结。MRI 的另一个优点是不需要使用电离辐射便可获得高分辨率图像。有多项研究报道过使用 CT 和 MRI 对肺癌进行准确分期[39 – 44]，尽管 CT 和 MRI 都能提供解剖学信息，但这两种模式提供的准确性不同，在肿瘤分期上却未表现出哪一个具有更明显的优势。放射诊断肿瘤学小组的一项研究对比了 CT 和 MRI 在非小细胞支气管癌（NSCBC）分期中的应用[45]，发现这两种影像检查对肿瘤分类和检测纵隔淋巴结转移的准确性相似，但 MRI 在检测纵隔侵犯情况上更准确。MRI 有助于更准确地判断肺上沟癌[19,46 – 49]或外周癌[45]侵犯胸壁、神经孔、臂丛、锁骨下血管或椎体的程度。图 4.7[50] 显示了纵隔肺部肿瘤以及阻塞性肺不张的 PET/CT 和 MRI 图像。与单独使用 CT 相比，使用 PET 和/或

MRI 有助于勾画软组织侵犯（如果有的话），以及区分肿瘤和肺不张。因此，MRI 是确定 GTV（肿瘤和/或淋巴结）以及肿瘤侵犯软组织程度的有用工具。

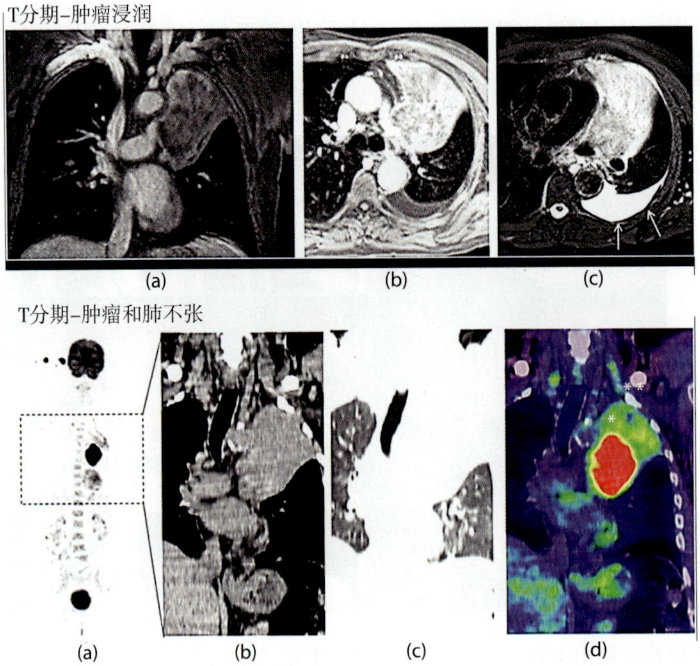

图 4.7　纵隔原发肿瘤的不同成像模式。上面一组图像显示的是肿瘤浸润血管和肺门区域的不同 MRI 成像序列。上组：（a）T1 加权增强 MRI；（b）T1 加权动脉相位 MRI；（c）T2 加权 MRI。箭头指向为其中一个胸腔积液区。下面一组图像表示的是同一患者的 CT 和 PET/CT 图像。下组：（a）PET 的最大强度投影；（b）采用软组织窗进行 CT 扫描；（c）采用肺窗进行 CT 扫描；（d）PET/CT 的融合。（＊）表示基于高 FDG 摄取的原发肿瘤，（＊＊）表示基于较低 FDG 摄取的后阻塞性肺不张区域。［转载自 Semin Nucl Med，45，Flechsig，P. et al，PET/MRI and PET/CT in lung lesions and thoracic malignancies，268－281. 版权（2015 年），经 Elsevier 许可。］

正如 Kauczor 和 Kreitner 所描述的，关于肺的 MRI 存在着三个主要问题：（1）因生理运动导致的信号丢失（心脏搏动和呼吸）；（2）多个空气组织界面引起的敏感性伪影；（3）低质子密度，低信噪比[51]。与病人的呼吸周期和心脏运动相比，用于 MRI 的标准序列太长。目前已提出各种不同的解决方法来弥补前两个缺陷，如屏气和多脉冲序列[52,53]。为减少因多个空气组织界面引起的敏感性伪影，研究了不同的顺磁性造影剂，如增氧或超极化惰性气体[51,54－59]。爱尔兰的一项研究表明，超极化的 ^{3}He－MRI 与治疗计划 CT 进行融合而得到的信息有利于治疗计划的改进，明显降低了全肺和功能肺的 V_{20} 以及功能肺的平均剂量[54]。关于各种不同超极化惰性气体用于功能 MRI 的研究一直在进行，这可能对区分功能性肺组织十分有用。

4.2.1.1　大体肿瘤区（GTV）

大体肿瘤区（GTV）指的是临床可见的恶性肿瘤。对于肺癌，它是指包括原发病变和临床累及淋巴结以及治疗计划中考虑在内的任何转移病变。如果已进行大体肿瘤全切手术而将放疗作为辅助治疗，则没有明确的 GTV，因为临床可见的肿瘤已被切除。

在治疗计划制定前要确定 GTV，而它的范围是根据之前所获得的临床、影像和病理等信息来确定的，包括 AJCC 指南中采用确定分期的技术方法（见上一节）。

4.2.1.2　临床靶区（CTV）

临床靶区（CTV）指的是包括 GTV 以及围绕 GTV 的亚临床病变区域，在亚临床病变区域中，肿瘤细胞可能存在，但不能被当前可用技术所显现。图 4.8 显示的是基于 GTV 外扩而形成 CTV 的示意图。无法确定分期但与病理相关的淋巴结（EBUS/纵隔镜检查）需包括在 CTV 中。正如 GTV 一样，CTV 也需在治疗计划制定前确定。

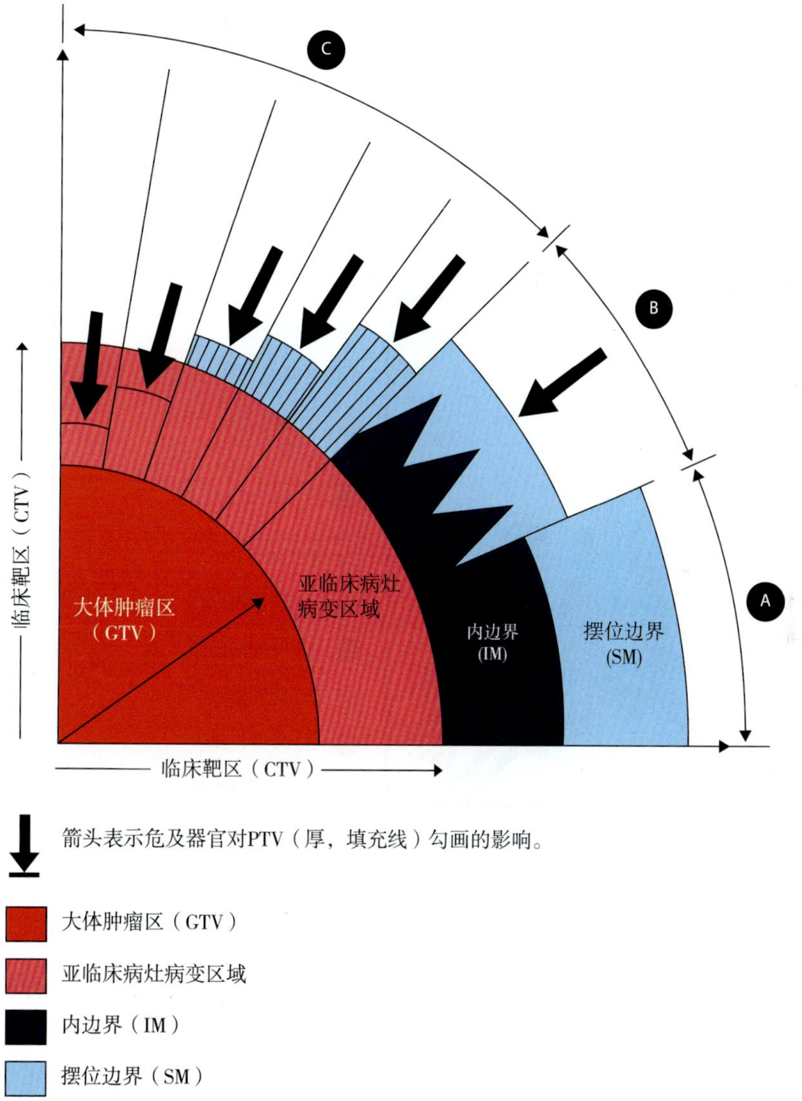

图 4.8　该图表示不同临床情境中不同体积（GTV、CTV、PTV 和 PRV）之间的关系。[经国际辐射单位和测量委员会许可引用：Prescribing，recording，and reporting photon beam therapy（ICRU Report 62），Bethesda，1993.]

胸部淋巴结分区（或者分组）见图 4.9[60]。该图提供了区域淋巴结分组并用于肺癌分期。在根治性治疗中，CTV 只包括原发肿瘤和累及淋巴结，一般不做选择性淋巴结预防照射（ENI），因为选择性淋巴结治疗失败（定义为射野外的淋巴结复发导致的局部治疗失败）很少见[61]，而且 ENI 在 NSCLC[62]或 SCLC[63]中均未显示临床获益。

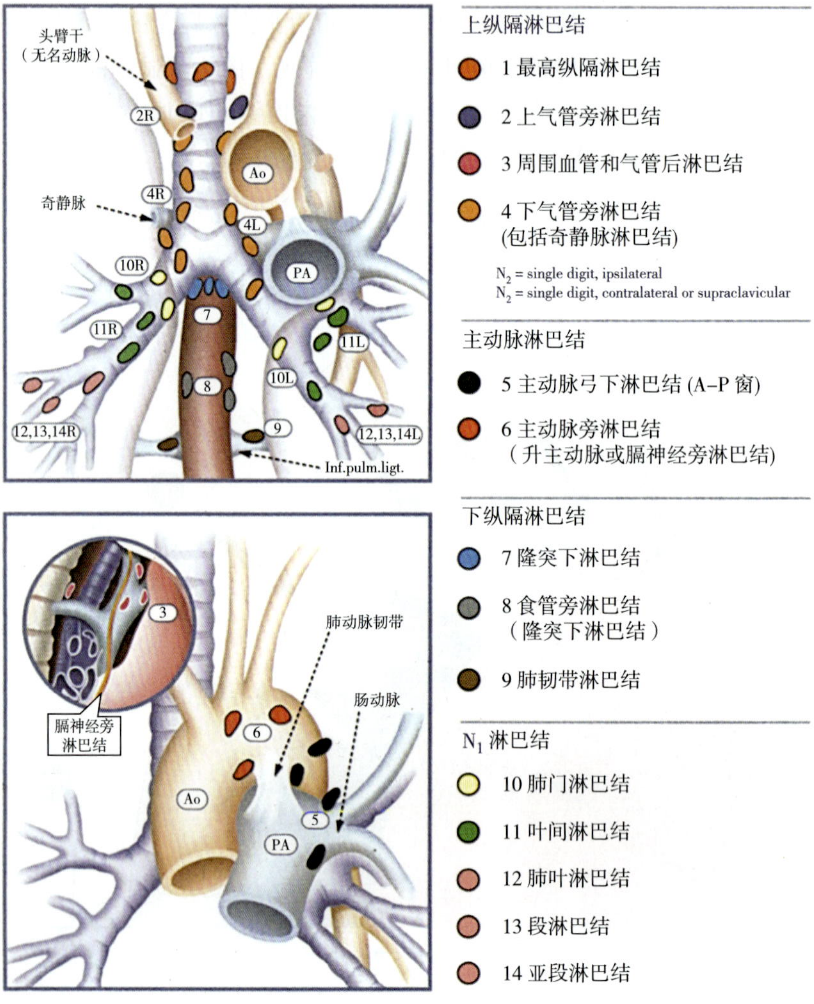

图 4.9 Mountain – Dresler 淋巴结分期系统。(转载自 Mountain, C. F. and C. M. Dresler, Chest, 111, 1718 – 1723, 1997. 已允许。)

放射治疗对 NSCLC 术后患者的作用仍然存在争议，1998 年的一项 Meta 分析纳入了有或没有术后放射治疗（PORT）的 9 项随机试验，结果显示 PORT 是有害的，导致了死亡风险的增加[64]，但这项研究受到了许多非议，包括使用过时的放射技术和大的分次剂量，使得该研究结果不适用于现代放射技术。后期报道的许多研究显示出 PORT 的潜在获益。2008 年发表了一项 ANITA 试验的 post – hoc 分析（接受完全切除的ⅠB – ⅢA NSCLC 患者术后被随机分为观察组或顺铂/长春瑞滨化疗组），发现观察组中 N1 分期患者接受 PORT 后有生存改善（有、无 PORT 组的中位生存期分别为 50.2 与 25.9 个月）。接受术后化疗的 N1 分期患者再加 PORT 治疗的生存率更差（有、无 PORT 组的中位生存期分别为 46.6 和 93.6 个月）。而对于所有 N2 分期患者，不论是否接受术后化疗均显示出生存获益（化疗组有、无 PORT 的中位生存期分别为 47.4 与 23.8 个月，观察组有、无 PORT 的中位生存期分别为 22.7 与 12.7 个月）。

当前 NCCN 指南建议在切缘阳性和 N2 分期情况下行 PORT，PORT 的 CTV 包括支气管残端和高危淋巴结引流区。典型的 PORT 剂量范围为 50～54Gy，每日 1.8～2Gy 一次。高危区域会进行剂量推量，诸如切缘阳性或 ECE 水平的淋巴结[66-68]。

PORT 在非小细胞肺癌治疗中的作用仍然是一个悬而未决的问题。正在进行的欧洲 LungART 试验是一项Ⅲ期试验，对完全手术切除且病理证实纵隔淋巴结为 N2 分期的 NSCLC 患者随机分为接受术后适形放疗组或无 PORT 组，主要研究终点为 DFS，次要研究终点为 OS、LC 和毒性等，不允许同步放化疗，但可以接受序贯放化疗。研究中的 CTV 包括支气管残端、同侧肺门淋巴结区以及基于阳性淋巴结考虑高危的淋巴结（表 4.1[69]）。

表 4.1　基于受累纵隔淋巴结的 PORT 淋巴结勾画指南

变累的纵隔淋巴结	CTV 应勾画的淋巴结
1-2R	1-2R, 4R, 7, 10R 最大上限：胸骨切迹以上 1cm，但如果需要，可治疗同侧锁骨下淋巴结位置；最大下限：隆突以下 4cm
1-2L	1-2L, 4L, 7, 10L 最大上限：胸骨切迹以上 1cm，但如果需要，可治疗同侧锁骨下淋巴结位置；最大下限：隆突以下 4cm
3（右侧肿瘤）	3, 4R, 7, 10R 最大上限：胸骨切迹以上 1cm；最大下限：隆突下 4cm
3（左侧肿瘤）	3, 4L, 7, 10L 最大上限：胸骨切迹以上 1cm；最大下限：隆突下 4cm
4R	2R, 4R, 7, 10R 最大上限：胸骨切迹；最大下限：隆突下 4cm
4L	2L, 4L, 7, 10L 最大上限：胸骨切迹；最大下限：隆突下 4cm
5	2L, 4L, 5, 6, 7 最大上限：主动脉弓顶部；最大下限：隆突下 4cm
6	2L, 4L, 5, 6, 7 最大上限：胸骨切迹；最大下限：隆突下 4cm
7（右侧肿瘤）	4R, 最大上限：主动脉弓顶部；最大下限：隆突下 5cm
7（左侧肿瘤）	4L, 5, 6, 7 最大上限：主动脉弓顶部；最大下限：隆突下 5cm
8（右侧肿瘤）	4R, 7, 8 最大上限：主动脉弓顶部；下限应为胃食管交界处
8（左侧肿瘤）	4L, 5, 6, 7, 8 最大上限：主动脉弓顶部；下限应为胃食管交界处

资源来源：转载自 Int J Radiat Oncol Biol Phys, 76, Spoelstra, F. O. B. et al., Variations in target volume definition for postoperative radiotherapy in stage III non-small-cell lung cancer: Analysis of an international contouring study, 1106-113. Copyright (2010), with permission from Elsevier.

缩写：LN = 淋巴结；CTV = 临床靶区。

[a]除非涉及其他节点。

4.2.1.3 内边界（IM）

胸内肿瘤在呼吸周期中易受位置变化、胸腔和膈肌运动的影响，而这些因素必须被考虑以确保靶区在整个呼吸周期内得到足够覆盖。内边界（IM）被添加至CTV，以考虑ICRU第62号报告所述的相对于内部参考点的大小、形状和位置的变化[70]。由于各方向位移量不同，IM通常是围绕CTV的非对称边界。

4.2.1.4 内靶区（ITV）

内靶区（ITV），指的是CTV加上IM后的区域。对于胸内病变的情况，最常见的运动是呼吸运动[70]。

4.2.1.5 摆位边界（SM）

摆位边界（SM）被添加以考虑每日病人位置的不确定性、剂量不确定性、机械不确定性和射束对准的不确定性。这些因素可能在不同机构中有所不同，在同个治疗机构，它们可能在不同治疗机器上也会有所不同。在选择SM时，还必须考虑固定装置的选择[70]。

4.2.1.6 计划靶区（PTV）

与基于临床信息定义的GTV和CTV不同，计划靶区（PTV）是一个几何概念，它取决于所采用的技术。PTV的目的是考虑摆位的不确定性、CTV周围组织的大小和形状的每日变化，以及射束几何特征的潜在变化，见图4.8[71]。

4.2.2 正常结构/危及器官（OARs）

除了准确勾画靶区外，还必须勾画治疗野内的危及器官以追踪剂量，从而避免这些结构受到过多辐射。临床正常组织效应的定量分析（QUANTEC）是关于正常组织耐受性和潜在毒性的回顾性研究。当考虑OARs的潜在风险时，必须考虑任何并行治疗（如全身治疗）或先前存在的可能导致毒性发展的情况。

4.2.2.1 肺

放射性肺炎（RP）是接受胸部放疗后最常见的毒性之一，表现为肺实质的炎症状态，其严重程度从无症状和仅在影像上呈现到危及生命或致命的呼吸损害不等。RP的发生率从5%至50%不等，这取决于所报告的肺炎等级。大多数临床病例是在接受放疗后的10个月内出现症状的。在制定治疗计划中进行肺部勾画时，应将GTV体积排除在肺总体积之外。然而并不鼓励排除PTV，因为它会明显低估肺暴露程度。几种不同的V_X值（接受≥xGy的肺百分体积）与RP风险有关，高于这个剂量阈值就可能发生肺炎。与肺炎风险相关的剂量学参数包括V_{20}，V_5，平均肺剂量（MLD）。对于每次2Gy的常规分割，推荐采用QUANTEC来对肺受量进行限制，即：$V_{20} \leq 30\% \sim 35\%$，$V_5 \leq 65\%$以及MLD≤20～23Gy，将RP风险维持在20%以内（Marks等，2010）。对于SBRT，对肺的剂量限制是不同的。在SBRT中，基于几个固定野或弧形野可以产生高度适形的剂量分布以及陡峭的剂量梯度。然而，这种做法会导致更多的肺体积暴露在低剂量中。在最近的RTOG试验中，肺SBRT采用肺V_{20}的10%～15%限制条件[72,73]。

4.2.2.2 脊髓

肺属于并行结构，即每个功能亚单位都可以独立于其他亚单位工作，辐射引起的亚单位损伤不影响周围未受辐射损伤的亚单位功能。而脊髓是一个串联结构，因此，其亚单位属于连续性组织，对亚单位的损害可能导致未受辐射损害的相邻亚单位的功能损害。放射所致脊髓损伤或脊髓病变是一种罕见但具毁灭性的晚期毒性，可能导致瘫痪、感觉异常、疼痛和直肠/膀胱失禁。放射性脊髓病在治疗完成后的前 6 个月内很少出现，大多数病例是在治疗完成后的 3 年内才发生的[74]。由于其破坏性后果，对脊髓进行剂量限制的目的是将脊髓损害的风险维持在 1% 之内。对于每次 2Gy 的常规分割，根据 QUANTEC 模型，最大剂量 50Gy 与 0.2% 的脊髓炎风险有关。在肺 SBRT 中，根据文献［75］中的建议，对于单次分割治疗方案的脊髓所受最大点剂量为 14Gy，对于 3 ~5 分次分割治疗方案的脊髓所受最大点剂量为 6Gy/次。

4.2.2.3　心脏

以心包炎表现的急性心脏损伤并不常见，而晚期损伤可表现为冠状动脉疾病（CAD）和随后的心肌梗死、充血性心力衰竭（CHF）或慢性心包炎。潜伏期从治疗完成后的几个月（心包炎）到几年（CAD）不等。心脏结构自身的勾画是极具挑战性的，易受观察者之间差异的影响，以及受边界定义以及包含整个心包还是仅包含肌肉等这些不确定性因素的影响[76]。考虑到这些变异，学者们在影像学和尸体解剖的基础上建立了一个基于解剖学的心脏图谱[77]（图 4.10）。

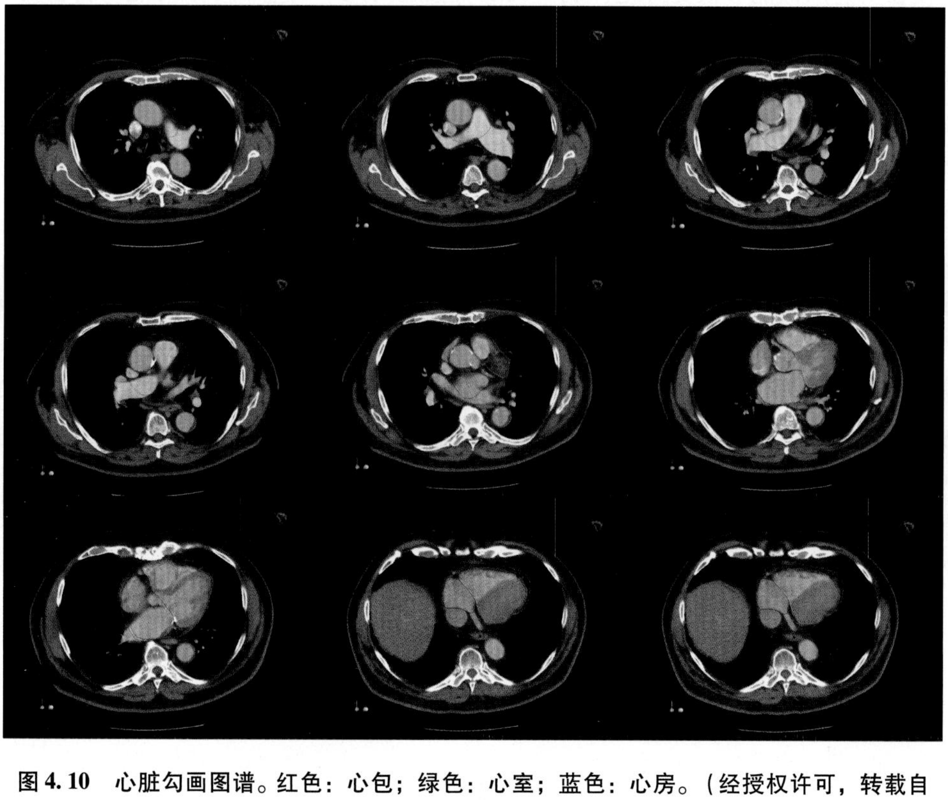

图 4.10　心脏勾画图谱。红色：心包；绿色：心室；蓝色：心房。（经授权许可，转载自 Wheatley，M. D. et al. Int J Radiat Oncol Biol Phys.，90，S658，2014.）

在2Gy分次常规分割中，心脏剂量限制包括 $V_{30}\leqslant 50\%\sim 55\%$ 和 V_{45} 的 $\leqslant 35\%\sim 40\%$（NRG肿瘤学，2015年）。SBRT中心脏所受最大点剂量限制为22Gy，3次分割放疗方案（10Gy/fx）的心脏所受最大点剂量限制为30Gy，4分次分割治疗方案（6.8Gy/fx）的心脏所受最大点剂量限制为34Gy，5分次分割治疗方案的心脏所受最大点剂量限制为105%的PTV所受处方剂量。

4.2.2.4 大血管

当勾画大血管时，对于左侧肿瘤需勾画主动脉，对于右侧肿瘤需勾画腔静脉；建议在勾画大血管时，应包含PTV的10cm上缘和10cm的下缘。不勾画肺动脉和肺静脉。建议采用纵隔窗来勾画大血管，因为在该窗位下所有层面的血管清晰可见[73]。SBRT的最大点剂量限制包括单次分割方案37Gy，4分次分割方案49Gy，5分次分割方案不超过105%的PTV处方剂量[66]。

4.2.2.5 食管

食管的急性和慢性毒性反应与其所受的辐射剂量相关。接受胸部放疗的患者常会经历急性食管炎，症状一般在治疗期间即开始出现，并可能在治疗完成后还会持续几周。而文献中报道 <1% 患者会发生延迟性食管损伤，如食道狭窄（报道较少），致死性食管损伤（文献报道≤1%的患者会发生），如气管食管（TE）瘘或穿孔[78]。食管应在CT纵隔窗上进行勾画，以便在所有层面能够被更好地识别。文献所报道的几个剂量学参数可能与食管炎的风险增加有关；因此，确定哪些剂量限制能最有效地降低食管毒性风险是一项极具挑战的工作。目前正在进行的NRG LU001建议采用 $V_{35}\leqslant 50\%\sim 55\%$，$V_{70}\leqslant 20\%\sim 25\%$ 和平均剂量≤34~37Gy的剂量限制。对于SBRT，NCCN指南建议最大剂量的限值对于单次分割方案为15.4Gy，对于3分次分割方案为27Gy（9Gy/fx），对于4分次分割方案为30Gy（7.5 Gy/fx），对于5分次分割方案为不超过105% 的PTV处方剂量[79]。

4.2.2.6 近端支气管树

来自印第安纳的Ⅱ期SBRT试验显示，SBRT治疗中央型肿瘤患者的3~5级毒性发生率较高，中央型肿瘤定义为近端支气管树的2cm以内（图4.11[80]）。毒性反应包括肺炎、胸腔积液、咯血和呼吸衰竭[81]，中央气道坏死也有报道[82]。中央型肿瘤患者在RTOG 0236协议中被排除在外，后来为研究解决中央型肿瘤患者的放疗剂量问题又开展了另一项单独的试验RTOG 0813。近端支气管树的勾画，包括最后2cm的远端气管、隆突、双侧主支气管、双侧上下叶支气管、中间支气管、右中叶支气管和舌叶支气管。应在距离隆突上缘2cm至隆突上缘5cm或最好是至PTV上缘10cm之间单独勾画气管[73]。

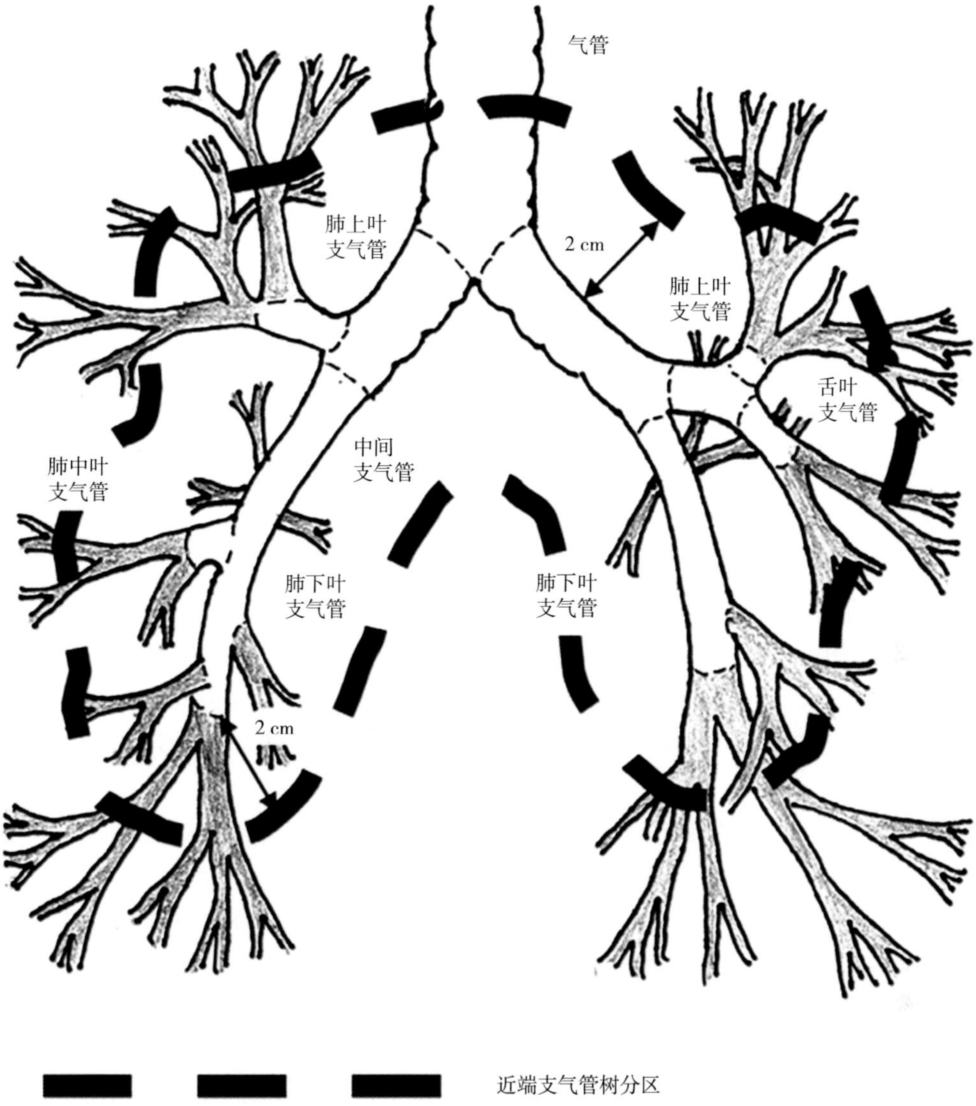

图 4.11　近端支气管。（经授权许可，转载自 Timmerman，R. et al.，J Clin Oncol.，24，4833－4839，© 2006 by American Society of Clinical Oncology. 版权所有。）

4.2.2.7　肋骨和胸壁

肋骨和胸壁放疗的暴露情况与发生骨折的风险和胸壁疼痛的产生相关。肋骨骨折的风险可能因骨质疏松等潜在风险因素而增加[83]。RTOG 0915 协议建议在 PTV 的 5cm 范围内应勾画肋骨和骨髓；相邻的肋骨不应以连续方式进行勾画。对于单次分割方案，推荐最大剂量为 30Gy，接受 22Gy 或更高剂量的体积应小于 1cc。对于 4 分次分割方案，推荐肋骨所受最大剂量为 40Gy（10Gy/fx），接受 32Gy 或更高剂量的体积应小于 1cc[72]。

4.2.2.8　臂丛神经

臂丛是由第 5～8 颈神经前支和第 1 胸神经前支构成的一个神经网络，该神经网络控制上肢的感觉和运动功能。臂丛神经的放射损伤或臂丛神经病变可表现为疼痛、感觉异常或运动无力。2012 年的一项关于 NSCLC 患者接受常规分割放疗和同步化疗的回顾性研究发现，臂丛神经病变的高发病率与臂丛神经接受大于 69Gy 的中位剂量和 0. 1cm^3 臂丛接受大于 75Gy 的剂量具有很强的相关性[84]。在印第安纳大学的一项关于 SBRT 治疗肺尖部病变的回顾性研究中，发现当臂丛神经接受最大剂量为 26Gy 或更高时，臂丛神经病变的发生率显著提高。目前的临床试验建议，常规分割下臂丛神经最大剂量≤63 ~66Gy[79]。对于 SBRT，臂丛神经剂量限制包括，对于单次分割方案，最大剂量为 17. 5Gy；对于 3 分次分割方案，最大剂量为 24Gy（8Gy/fx）；对于 4 分次分割方案，最大剂量为 27. 2Gy（6. 8Gy/fx）；对于 5 分次分割方案，最大剂量为 32Gy（6. 4Gy/fx）[66]。

4. 2. 2. 9 隆突

隆突是气管分叉成左右主支气管的节点。它是一个有用的标记，可用于 CBCT 的配准，通过对隆突进行匹配可确定摆位误差，相比较于脊柱配准，它提供了更优越的节点和靶区的联合覆盖[85]。

4. 2. 2. 10 胃

胃的急性毒性反应包括恶心和呕吐。后期潜在反应包括可能危及生命的溃疡、出血和穿孔。在常规分割中，5% ~7% 的胃溃疡风险与整个胃接受 45Gy 的剂量有关。对于 SBRT，建议将胃接受大于 22. 5Gy 剂量的体积限制在小于 4% 的器官体积或 5cc 范围之内[86]，对于单次分割方案最大剂量为 12. 4Gy，对于 4 分次分割方案最大剂量为 27. 2Gy[66]。

4. 2. 2. 11 皮肤

当观察皮肤剂量时，溃疡可能最受关注。在 RTOG 0618 中，将皮下 0. 5cm 定义为皮肤，因此将皮下均匀 0. 5cm 厚的范围勾画为皮肤。对于 SBRT 单次分割方案，推荐最大剂量为 26Gy，对于 3 分次分割方案最大剂量为 24Gy（8Gy/fx），对于 4 分次分割方案最大剂量为 36Gy（9Gy/fx），对于 5 分次分割方案最大剂量为 32Gy（6. 4Gy/fx）[70]。

4. 2. 3 计划危及器官区（PRV）

运动可能会增加一定程度的不确定性，如同 PTV，同样的情况也可能发生在 OARs，这是需考虑的。有时，在 OAR 结构中添加一个边界以考虑运动的不确定性是有益的，需构建计划危及器官区（PRV），PTV 和 PRV 可能会存在重叠。相比较于并行结构，PRV 对串联结构更重要，因为串联结构更有可能遭受重大无法弥补的损伤[87]。

4. 3 剂量分割和限制

4. 3. 1 常规分割

4. 3. 1. 1 处方剂量

同步放化疗是治疗局部晚期非小细胞肺癌的标准治疗。近几年来，非小细胞肺癌的最佳放疗剂量和分割方式一直是研究的热点。在化疗和放疗联合之前，不可手术的患者只能接受放疗。RTOG 7301 和 7302 是 20 世纪 70 年代进行的两项平行随机对照研究，探讨了不可切除或医学上不可手术肿瘤患者的剂量爬坡。在 RTOG 7301 中，患者包括局限期患者（医学上不可手术的Ⅰ期和Ⅱ期，不可手术的Ⅲ期，但不包括 T4 或 N3 分期），他们被随机分为几组：40Gy 分程治疗、40Gy 连续治疗，50Gy 或 60Gy 治疗，都以每次 2Gy 进行投照。在 RTOG 7302 中纳入了更晚期无远处转移的患者，包括 T4 和 N3 分期，治疗随机分为每次照射 3Gy 总量达 30Gy 并进行 10 次投照，每次照射 2Gy 总量达 40Gy 分程治疗或 40Gy 连续治疗。接受 50Gy 和 60Gy 组表现出较少的野内失败。60Gy 组的治疗失败中位时间也较长（19 个月，而 50Gy 组为 12 个月，40Gy 组为 8 个月），3 年总生存率略有改善（60Gy 组为 15%，50Gy 组为 10%，40Gy 组为 6%）。该试验奠定了 60Gy 作为 NSCLC[88,89] 的标准放疗剂量的基础，由于远期生存率较高，后续试验得以继续开展。

CALGB 8433 表明，联合化疗可以提高生存率。将Ⅲ期 NSCLC 患者随机分为每次照射 2Gy 总量达 60Gy 单独放疗组，及使用顺铂和长春新碱诱导化疗联合放疗组。在联合治疗组中，中位 OS 为 13.8 个月，而单独放疗（RT）组为 9.7 个月，在联合治疗组中 3 年 OS 为 23%，而在单独 RT 组中为 11%。对于不可手术的患者，联合治疗优于单独 RT 治疗。随后，RTOG 94－10 提出了同步治疗与序贯治疗的问题，并探索了一种超分割替代方案。在该试验中，610 例患者被随机分为三组：序贯治疗组，顺铂和长春新碱诱导化疗后第 50 天开始接受总剂量为 63Gy 的放射治疗；同步放化疗组，化疗和放疗方案与序贯治疗组相同，但从第 1 天开始放疗；联合治疗组，口服依托泊苷和顺铂化疗的同时，进行每日两次总剂量为 69.6Gy 的超分割放疗。中位随访 11 年后结果发现，同步放化疗患者的中位 OS 明显更好，中位 OS 为 17.1 个月，而序贯治疗组为 14.6 个月，超分割治疗组为 15.6 个月[90]。而对比同步放化疗和序贯放化疗的 Meta 分析也证实了同步放化疗具有更好的生存获益[91]。

RTOG 0617 的研究目的是探讨放射治疗剂量增加是否能作为提高患者生存率的另一策略。这是一项对不可手术Ⅲ期 NSCLC 患者的随机、多中心研究，患者接受每次 2Gy、总量为 60Gy 或 74Gy 放疗联合紫杉醇和卡铂同步化疗，并随机被分成联合使用或不使用西妥昔单抗两组。出乎意料的是，研究在中位随访 22.9 个月后发现，74Gy 放疗组并没有为患者带来更好的生存，剂量增加组的中位生存期为 20.3 个月，而标准剂量组的生存期为 28.7 个月[92]。新辅助同步放化疗对可手术的局部晚期肺癌患者是一种可选方案，如小 N2 分期（仅单站）的ⅢA 肺癌患者，也是可手术的肺上沟瘤的治疗标准[66]。

Intergroup 0139 试验将ⅢA 期非小细胞肺癌患者随机分为同步放化疗和单独放疗或术后放疗两组，两组总体生存率无差异。然而，一项探索性分析显示，接受肺叶切除手术患者的生存率与接受根治性放化疗患者相比有所提高。肺叶切除患者围手术期死亡率导致整体手术组的存活率下降[93]。

4.3.1.1.1　术后放疗

术后放疗是一个有争议的话题。一项由 1998 年发表、2005 年更新纳入了 10 项临床试验的 Meta 分析结果显示术后辅助放疗并不能获益。Pooled 分析显示，术后放疗患者 2 年生存率为 53%，而未接受辅助放疗的患者 2 年生存率为 58%，与术后放疗相关的死亡率增加 18%。亚组分析显示，PORT 对Ⅰ期和Ⅱ期患者和低淋巴结分期的患者最不利[67]，然而这项 Meta 分析的结果一直备受争议，尤其是多个中心使用过时的放疗技术和每次高剂量照射，已不符合现在的标准。

虽然 PORT meta 分析的发表明显影响了术后放疗的使用，但其他研究表明 PORT 对某些亚群患者有潜在获益。一项 2006 年针对 7465 名患者的 SEER 数据库分析显示，中位随访时间为 3.5 年，但没有显示出术后放疗对患者总生存的影响。然而，亚组分析显示出 N2 分期患者接受 PORT 组，5 年 OS 率为 27%，与观察组患者（5 年 OS 率为 20%）相比有更好的生存获益，而 PORT 对 N0 – N1 分期患者的生存不利[94]。

ANITA 试验是一项最早于 2006 年发表的随机试验，将ⅠB – ⅢA 期手术患者随机分为接受长春瑞滨和顺铂辅助化疗组和未辅助化疗两组。淋巴结阳性的患者推荐 PORT，但不作为必须要求。随后对 PORT 的 post – hoc 分析表明，无论他们是否接受辅助化疗（无 PORT 组的中位生存期为 23.8 个月，接受 PORT 组的中位生存期为 47.4 个月）或未接受辅助化疗（无 PORT 组的中位生存期为 12.7 个月，接受 PORT 组的中位生存期为 22.7 个月），PORT 患者都有明显获益。pN1 分期的患者仅在无辅助化疗的情况下才能从 PORT 中获益（无 PORT 组的中位生存期为 25.9 个月，接受 PORT 组中位生存期为 50.2 个月），而在接受化疗组中，PORT 会明显降低患者的生存时间（无 PORT 组中位生存期为 93.6 个月，接受 PORT 组中位生存期为 46.6 个月）[65]。

虽然显示 PORT 使 N2 分期患者获益的数据都不是前瞻性的，但明显预示着 N2 分期患者能从中获益。当前 NCCN 指南推荐 pN2 分期患者在辅助化疗后行 PORT 治疗。对于手术切缘阳性的患者，NCCN 指南也推荐 PORT 联合辅助化疗。而对于 N0 或 N1 患者不推荐使用 PORT[66]。

Lung ART 试验是一项正在进行的Ⅲ期随机 EORTC 试验，研究肺切除手术后 PORT 对 pN2 分期的非小细胞肺癌患者的影响。手术后患者随机被分为 PORT 组或无 PORT 组。PORT 总量为 54Gy，每日 2Gy 共 27 次或每日 1.8Gy 共 30 次，不允许同时化疗。允许术前和术后化疗但不推荐。研究推荐采用适形技术，要求使用≥6MV 但 <10MV 的光子束能量，以避免发生与高能光子束相关的肺组织内的电子转移。治疗计划必须采用异质性校正。主要研究终点是 DFS，次要研究终点是 OS、局部控制率、毒性和复发率。这项试验有望为ⅢA 期患者的 PORT 提供更多证据[95]。

与 NSCLC 相比，小细胞肺癌（SCLC）是一个完全不同的疾病，其临床病程不同。除 AJCC 分期外，与 NSCLC 一样，SCLC 患者通常被划分为可安全接受放疗计划的局限期患者和广泛期患者。SCLC 的治疗模式不同于非小细胞肺癌，它取决于疾病程度[96]。

对于局限期患者来说，标准的治疗方案是同步放化疗。Intergroup 0096 随机临床试验组将 LS – SCLC 同步顺铂和依托泊苷化疗的患者随机分为成总量 45Gy 每日一次（1.8Gy 分次）组或每日两次（1.5Gy 分次）组。每日两次放疗组患者的平均生存率明显改善，为 23 个月，而每日一次组为 19 个月。每日两次组 5 年期 OS 为 26%，每日一次组为 16%。每日两次照射与食管炎的发生率显著升高有关。鉴于每日两次放疗患者的生存率得到了极大的改善，被认为是 LS – SCLC 患者的治疗标准[97]。

对 Intergroup 0096 的一个争议是，每日一次放疗的生物等效剂量与每日两次方案不同，虽然认为是合适的剂量，但和目前的标准相比它是不够的。Ⅱ期 CALGB 39808 研究主要是前瞻性研究 LS – SCLC 患者接受 70Gy 放疗及同步化疗的可行性。化疗方案包括两周期拓扑替康和紫杉醇诱导化疗，以及三周期的卡铂和依托泊苷同步化疗。部分或完全缓解的患者随后接受 PCI 治疗。中位总生存期达 22.4 个月，与 Intergroup 0096 的 BID 治疗组结果相似。

虽然 CALGB 39808 的结果是非常令人鼓舞的，但由于没有进行正面比较，尚不清楚常规的每日一次分割方案是否可以等同于每日两次分割方案。有两个正在进行的临床试验，将每日两次放疗与常规分割进行比较。CALGB 30610 是一项随机试验，将 Intergroup 0096 中每日两次方案与放疗 35 天共 70Gy 的每日一次方案进行比较，两组均接受顺铂或卡铂联合依托泊苷同步化疗。本研究仍是开放的在纳入受试者。CONVERT 试验是一项英国试验，将患者随机分为 Intergroup 0096 中每日两次和 66Gy、33 天每日一次，两治疗组同步接受顺铂和依托泊苷化疗。试验已完成应计项目，但尚未取得结果。

广泛期（ES）SCLC 患者的治疗模式最初侧重于全身放射治疗。对于全身治疗一开始就有反应的患者，使用巩固胸部放疗是有益的[96]。

在 1999 年的一项试验中，具有远期完全反应和局部部分或完全反应的患者被随机分为两组：加速超分割巩固放疗，剂量为 54Gy、36 次、每次 1.5Gy 的 BID 分割同步卡铂和依托泊苷，然后再接受额外两个周期的顺铂和依托泊苷。对照组患者再接受额外四个周期的顺铂和依托泊苷。所有患者均给予 PCI。接受胸部放疗的患者的平均生存率（17 个月 *vs* 11 个月）和 5 年 OS（9.1% *vs* 3.7%）[98]都有改善。

一项对 4～6 个周期化疗后有反应的 ES－SCLC 患者进行的随机试验将患者分为胸部放疗（30Gy，每日 1 次，10 次）后 PCI 组和单独行 PCI 组，虽然主要研究终点是在 1 年生存率，但没有显示任何统计学差异（胸部放疗组为 33%，而 PCI 组为 28%），胸部放疗组 2 年 OS（13% *vs* 3%）和 6 个月 PFS（24% *vs* 7%）得到改善[99]。

4.3.1.2 剂量限制

前几节讨论了每个危及器官的剂量限制，表 4.2 对标准分割进行了总结[66]。

表 4.2 标准分割的 OAR 剂量约束

OAR	30～35 分次限制条件
脊髓	Max≤50Gy
肺	V_{20}≤35%；V_5≤65%；MLD≤20Gy
心脏	V_{40}≤80%；V_{45}≤60%；V_{60}≤30%；mean≤35Gy
食管	Mean≤34Gy；max ≤105%处方剂量
臂丛神经	Max≤66Gy

引自：Ettinger, D. S. et al., NCCN Guidelines (R) Non－Small Cell Lung Cancer. Version 7. 2015, National Comprehensive Cancer Network, Fort Washington, 2015. (Adapted with permission from the NCCN Clinical Practice Guidelines in Oncology (NCCN Guidelines®) for Non－Small Cell Lung Cancer V. 7. 2015. © 2015 National Comprehensive Cancer Network, Inc. All rights reserved. The NCCN Guidelines® and illustrations herein may not be reproduced in any form for any purpose without the express written permission of the NCCN. To view the most recent and complete version of the NCCN Guidelines, go online to NCCN.org. NATIONAL COMPREHENSIVE CANCER NETWORK®, NCCN®, NCCN GUIDELINES®, and all other NCCN content are trademarks owned by the National Comprehensive Cancer Network, Inc.

4.3.2 立体定向放射治疗（SBRT）分割

4.3.2.1 处方剂量

RTOG 0236 是 2010 年的一项临床试验，研究了 SBRT 在早期（T1 – T2N0M0）不能手术的 NSCLC 患者中的作用。患者接受治疗的总剂量为 54Gy、每次 18Gy、3 次，分次间间隔至少 40h。由于 SBRT 治疗中央型肺部肿瘤具有明显毒性，Ⅰ/Ⅱ期剂量爬坡试验 RTOG 0813 探讨了 SBRT 在医学上不可手术的中央型肺部肿瘤患者中的应用。最初剂量是 50Gy、每次 10Gy、5 次，随后剂量爬坡到 60Gy、每次 12Gy、5 次。试验目前已结束，我们正在等待结果。

表 4.3　SBRT 的 OAR 剂量约束

危及器官	单分次	3 分次	4 分次	5 分次
脊髓	14Gy	18Gy (6Gy/次)	26Gy (6.5Gy/次)	30Gy (6Gy/次)
食管	15.4Gy	27Gy (9Gy/次)	30Gy (7.5Gy/次)	105% PTV 处方
臂丛神经	17.5Gy	24Gy (8Gy/次)	27.2Gy (6.8Gy/次)	32Gy (6.4Gy/次)
心脏/心包	22Gy	30Gy (10Gy/次)	34Gy (8.5Gy/次)	105% PTV 处方
大血管	37Gy	NS	49Gy (12.25Gy/次)	105% PTV 处方
气管和支气管	20.2Gy	30Gy (10Gy/次)	34.8Gy (8.7Gy/次)	105% PTV 处方
肋骨	30Gy	30Gy (10Gy/次)	40Gy (10Gy/次)	NS
皮肤	26Gy	24Gy (8Gy/次)	36Gy (9Gy/次)	32Gy (6.4Gy/次)
胃	12.4Gy	NS	27.2Gy (6.8Gy/次)	NS

Source：Ettinger，D. S. et al.，NCCN Guidelines® Non – Small Cell Lung Cancer. Version 7. 2015，National Comprehensive Cancer Network，Fort Washington，2015.（Adapted with permission from the NCCN Clinical Practice Guidelines in Oncology（NCCN Guidelines®）for Non – Small Cell Lung Cancer V. 7. 2015. To view the most recent and complete version of the NCCN Guidelines，go online to NCCN. org. NATIONAL COMPREHENSIVE CANCER NETWORK® NCCN® NCCN GUIDELINES® and all other NCCN Content are trademarks owned by the National Comprehensive Cancer Network，Inc.

NS：not specified.

4.3.2.2　剂量限制

前几节讨论了每个危及器官的剂量限制，表 4.3 对 SBRT 分割进行了总结[66]。

4.3.2.3　适形指数

适形指数是治疗体积与 PTV 体积的比值，是一个有用参数，可以作为计划优化的一部分，表示治疗体积是否完全包绕 PTV 体积。

4.4　计划设计技术

对于下面描述的任何计划设计技术，所选择的光子束能量应在 4 ~ 10MV 之间[100-102]。应优先考虑较低能量的光子束，因为高能量的光子束（ >10MV）在肺中会失去侧向散射平衡[103]。多项研究报告了侧向散射失衡的影响[101, 104-107]。克服这种失衡的一种方法是增加 PTV 边界，这与 IGRT 能减少边界的优点相悖。边界越大，则更多的正常组织会接受不必要的更高剂量的照射。高能光子束可能产生的另一个问题是，如果射野尺寸太小，沿射束中心轴的电子也会失衡，导致射束百分深度剂量显著下降[101,108]。由于 SBRT 通常采用小野，可能会导致肿瘤欠量和更高的复发概率。先前的研究表明，肿瘤剂量的少量减少（7% ~ 15%）会导致肿瘤控制率显著降低[109-111]。因此，建议选择 4 ~ 10MV 光子能量制定肺计划。

任何形式的 IGRT，无论是 kV 还是 MV，都可以与下面列出的任何治疗技术一起使用。根据治疗机的性能，可以在治疗之前、期间或之后进行成像，以评估靶区分次内和分次间的运动。

4.4.1　3D

对于标准分割剂量方案，没有推荐的射野数。可以采用共面和非共面射野，可以像 AP/PA 一样进行平行对穿简单布野，也可以采取多个非共面的复杂射野布置。对于广泛期小细胞肺癌通常采用 AP/PA 布野。通过这种布野方式，可以最小化未受影响的肺组织的剂量。然而，由于脊髓耐受剂量的限制，计划只能投照 45 ~ 50Gy（每次 1.8 ~ 2Gy）。为了提高 PTV 剂量，必须制定一个“避开脊髓”计划来保护脊髓。

选择射野可提供最佳的肿瘤覆盖，同时限制正常结构所受剂量。多叶准直器（MLCs）、补偿器和挡块（没有普遍使用）这类工具可使射野端口与肿瘤形状保持一致，同时减少面积的危及器官所受剂量。由于需要为靶区提供足够的剂量，正常组织的保护受到限制。如果很大一部分的肺需要被照射，必须以满足正常肺的耐受剂量进行计划设计。为了避免放射性肺炎或其他并发症，某些剂量指数，如 V_{20}，V_5 和平均肺剂量，应在治疗开始前进行核查[112,113]。如图 4.12 所示，在使用前 - 上斜、后和左 - 后斜射野为中央型肺部肿瘤提供足够覆盖的同时，尽可能保护了脊髓和肺。

基于 3D SBRT 计划的多个 RTOG 协议（0236，0813，0915），推荐使用≥10 个照射野，至少 7 野是非对穿的。选择这么多照射野的原因是为了尽量减少皮肤和胸壁所受剂量和毒性[100]。也可使用非共面野。射野通常是等权重的。肿瘤大小也决定了射野的数量——肿瘤越大，需要更多射野以提供足够覆盖[72,73,80]。图 4.13 展示了一个 3D SBRT 肺计划，它采用了 7 野，其中 2 野是非共面的。射野角度根据肿瘤位置以及 RTOG 0813 的每个关键结构的位置进行选择（见表4.3）。同样，MLCs被用来使端口符合PTV的形状。3D计划仍然是肺部肿瘤最常见和最标准的治疗形式。

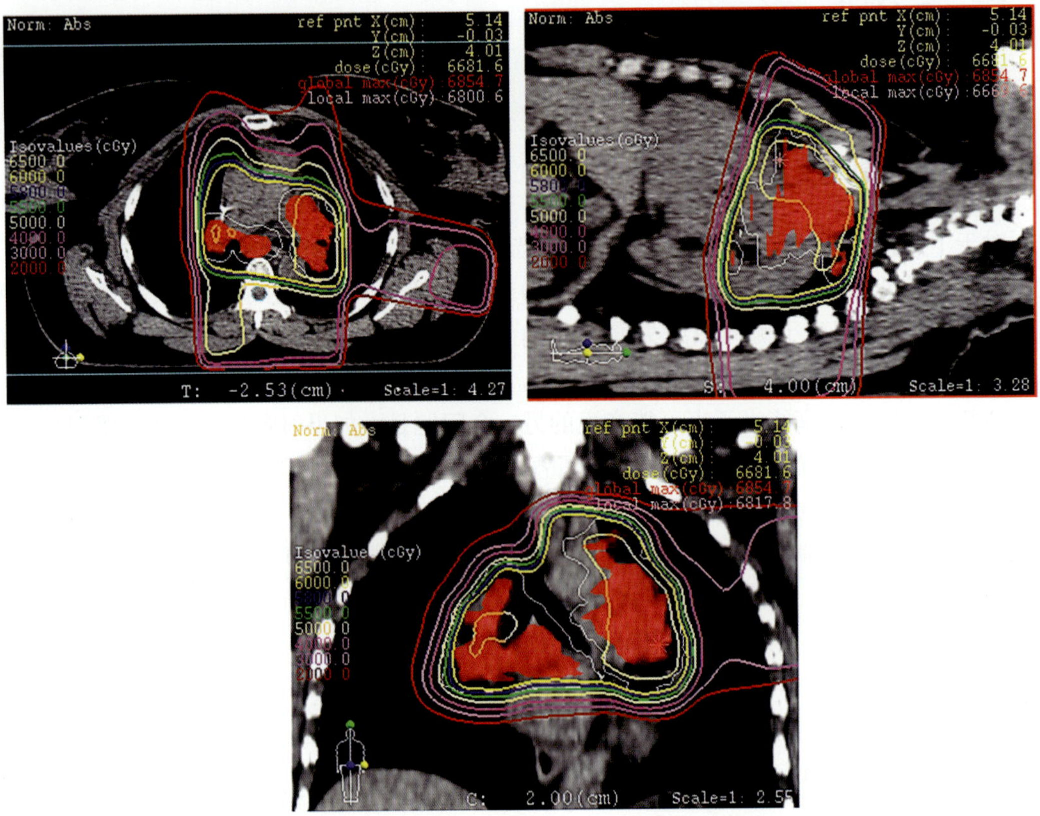

图4.12　采用前-上斜、后和左-后斜射野的三维常规计划。以充分覆盖PTV并同时保护脊髓、心脏和肺等危及器官进行布野。

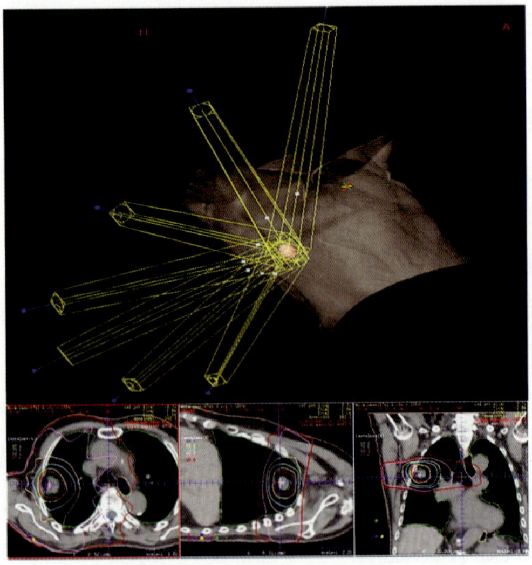

图4.13　肺SBRT的3D计划。本计划共使用7野以满足RTOG 0813协议。

4.4.2　IMRT

调强放射治疗（IMRT）是一种放射治疗，通过调节光子束或质子束，以为肿瘤提供更适形的剂量。根据直线加速器和治疗计划系统的能力，MLCs 的运动可归类为“静态”和“动态滑窗”。在静态投照中，MLCs 在射束开启时是静止的，然后当 MLCs 从一个控制点移动到下一个控制点时停止出束，直到该射野的所有控制点都得到治疗。对于滑窗技术，当 MLCs 扫过射野时，射束是连续出束的。滑窗法的 MUs 往往高于静态调强技术，因为射束是不断开启的。

IMRT 目前用于治疗身体各个部位的多种不同癌症。对于大的、位于体内关键区域且难治的肺癌，IMRT 已被证明是一个有用的治疗方式[114, 115]。图 4.14 显示的是病灶位于右中叶、纵隔和右锁骨上区的病例，考虑到肿瘤的大小和位置，需要采取 IMRT 进行治疗。剂量师首先采取 3D 进行计划设计，但无法满足危及器官的限制。没有确定的一套 IMRT 射野布置。照射野之间的间隔通常是基于使用的照射野数。然而，需要避免对穿野。在逆优化过程中，根据需要对上一节中列出的所有危及器官添加限制条件，以降低正常组织的毒性。

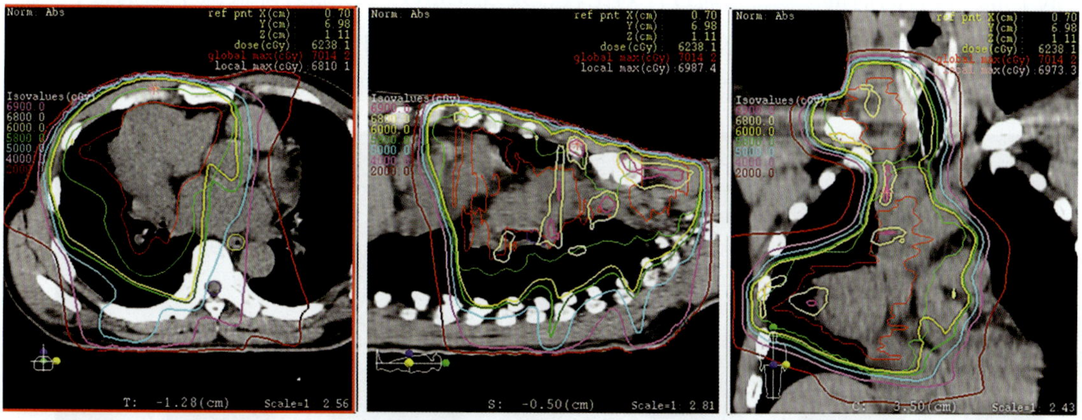

图 4.14　肺 IMRT 计划治疗右中叶、纵隔和右锁骨上区的肿瘤。

已有许多关于 IMRT 肺计划的最佳射野数方面的研究[116-120]。Christian 等对计划进行了回顾性研究，对 10 例 NSCLC 患者重新制定了五种不同的 IMRT 方案（3、5、7 和 9 个共面野和 6 个非共面野）和 6 个非共面野的 3D 方案，并将它们进行比较。他们发现，与 3D 计划相比，使用 3 野以上的 IMRT 计划中接受 20Gy 的正常肺体积（V_{20}）更低。他们还发现，正常肺所受剂量的减少与共面野的数量存在关系，9 野计划优于使用较少射野的计划[118]。Lin 等研究发现，IMRT 计划不仅降低了肺的 V_{20}、V_{30}和平均剂量，而且与 3D 计划相比，还能维持或改善心脏和食管的 V_{45}[116]。

虽然 IMRT 计划在降低肺剂量（V_{20}和 V_{30}）方面具有一定优势，但是接受低剂量的肺体积（V_5）大幅增加，它与急性和晚期肺毒性相关[19, 121, 122]。需要更多的临床数据以更好地了解并发症（早期和晚期），因为 IMRT 计划中可能更多的肺体积会受到低剂量辐射。

4.4.3 VMAT

容积旋转拉弧治疗（VMAT）也是一种放射治疗技术，它包含多叶准直器（MLCs）运动速度和位置的调制，其剂量率和机架旋转速度也是可变的。这项技术可以在保护正常组织的同时给予肿瘤高度适形的剂量。与 3D 和 IMRT 相比，VMAT 的优势在于它有更多可供选择的治疗角度以改善剂量分布和更短的治疗时间。VMAT 仍然是一个相对较新的治疗手段，并不是所有直线加速器都能实施这种治疗技术。

大多数 VMAT 计划至少有两个具有可变准直器的共面弧。肿瘤的大小和位置往往会影响弧的长度——有些弧是完整的 360°，而有一些则只是其中的一小部分。对于 SBRT 剂量分割[72,73,80]，所有弧的度数之和应大于 340°。如果需要制定一个更好的计划，也可使用非共面弧。为避免直线加速器和病人发生碰撞，需仔细选择机架和床的旋转角度。与 IMRT 计划相比，VMAT 在逆优化过程中具有更多的自由度，因为机架可以自由地围绕病人旋转。与 IMRT 的逆向优化一样，在制定 VMAT 计划时，也需添加危及器官的限制件。

许多研究发现，与高度适形 3D 计划相比，VMAT 计划在提高肺部肿瘤适形剂量的同时降低了危及器官的剂量[123,124]。通过计划比较，发现 VMAT 可以显著降低肺平均剂量、V_{20}、$V_{12.5}$、V_{10}和 V_5[124]。这样看来，VMAT 计划会使肺接受更多的低剂量照射。如果在机架角的选择过程中对弧的角度进行了限制，那么可以使肺所受低剂量最小化。如图 4.15 所示，即

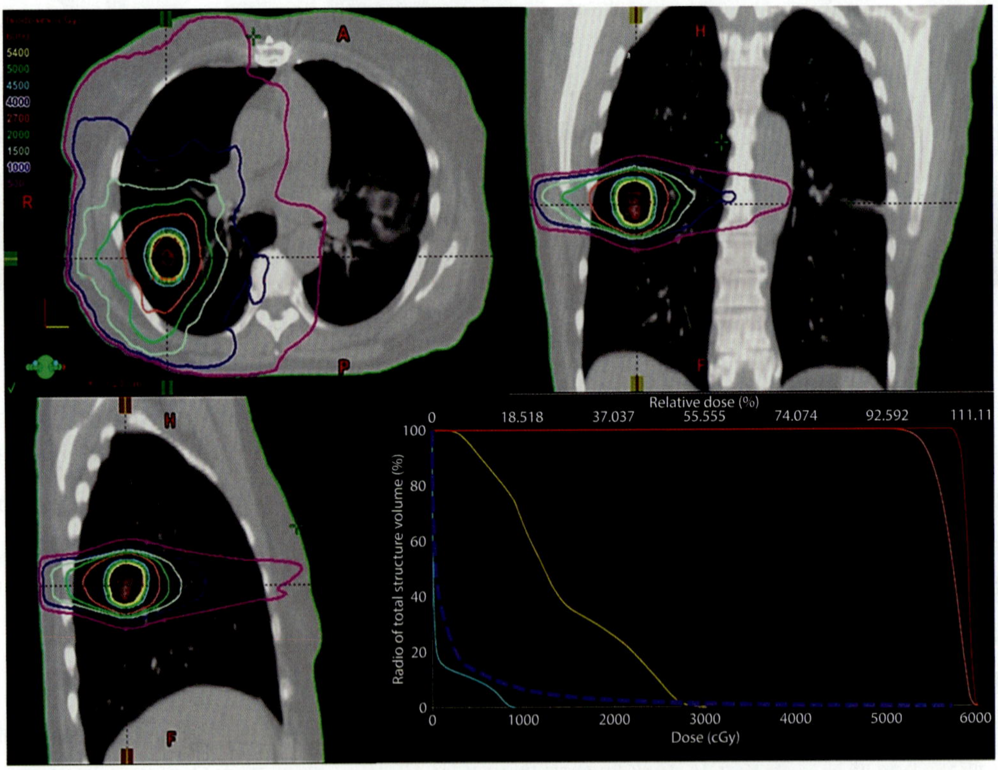

图 4.15　右肺肿块 SBRT 计划。在 DVH 曲线上，红色线为肿瘤，粉红色线为 PTV，黄色线为肋骨，青色线为脊髓，虚线为 Lung - GTV。即使使用三个全弧，肺的低剂量还是受到了限制。

使这个计划采用了三个全弧，但它还是限制了肺的低剂量受照。因肺所受剂量的减少，降低了肺功能受损患者的放射性肺炎的风险。VMAT 的另一个好处是降低了皮肤和软组织的毒性风险，因为与 3D 和 IMRT 计划相比，更多的剂量分布在表面[125]。

4.4.4 动态适形弧

拉弧治疗最初是为了解决固定野治疗（如 3D 和 IMRT）的局限性。动态适形拉弧治疗允许从所有角度对靶区进行治疗[126]。拉弧治疗的其他优点是改善治疗时间和减少跳数（MUs）。Morales - Paliza 等对 IMRT 和动态拉弧治疗之间的 MU 因子进行了研究，发现拉弧计划的 MUs 显著减少[127]。这将有利于缩短治疗时间和提高病人的舒适度。由于治疗时间更短，使得动态拉弧治疗因摆位误差和/或内部运动而导致偏离处方剂量的可能性减小[127]。

在 VMAT 和动态适形拉弧治疗中，射野形状不断变化。然而，VMAT 中的 MLCs 调节，使得 PTV 在机架旋转时部分被遮挡。对于动态适形拉弧治疗，当机架旋转时，射野形状发生变化以适合射野方向观（BEV）下的靶区形状。如果危及器官在 BEV 内，调整 MLC 使 OAR 被遮挡。动态适形拉弧计划往往有 3 ~4 个非共面弧，基于靶区的位置和大小，弧的数量会发生变化。弧的数量、长度和它们的排列都是在计划设计过程中确定的，以便充分覆盖 PTV。

4.4.5 剂量计算和异质性校正

在计算放射治疗计划时，由于肺部肿瘤领域中存在低密度肺体积，可能导致并发症的出现。带电粒子平衡（CPE）的缺失在肺等低密度体积中引起了人们的关注。当射野尺寸减小到足够小的尺寸，即二次电子的横向范围与射野尺寸相似或甚至大于射野尺寸时[128]，就会出现这种缺失。当对肺部肿瘤进行大野照射时，电子在肺中比在水中的范程更长。当对肺部肿瘤进行小野照射时，到达肿瘤的剂量大部分来自二次电子的相互作用和剂量沉积。当射束从组织穿过到低密度肺时，由于肺中的电子散射，剂量减少。一旦射束从低密度肺进入肿瘤（组织当量），剂量在沉积于肿瘤之前会在肺/肿瘤边界建成。这些剂量的减少会导致肿瘤周围明显的剂量不足。当采用更高能量光子束时，由于电子范程的增加，肿瘤周围剂量覆盖不足的情况更加严重。

剂量计算算法的准确性是至关重要的，特别是当所计算的计划涉及肺部肿瘤时。某些剂量计算算法不考虑二次电子的相互作用，因此显示的剂量是不准确的。根据美国医学物理协会（AAPM）的第 85 号报告，小至 5% 的剂量差异可能导致 50% 的肿瘤控制率（TCP）发生 10% ~20% 的变化，以及正常组织并发症概率（NTCP）发生 20% ~30% 的变化[129]。在制定肺癌治疗计划时，选择的计算算法应包括三维（3D）散射积分，如卷积/迭代或蒙特卡罗（MC），这些算法明确解释了电子传输[130]。在设计小野（小于 5 ×5cm^2）的小肿瘤治疗计划时，算法选择具有极其重要的意义，并应使用前面提到的一种算法。

根据 AAPM 工作组第 101 号报告以及其他文章的建议，笔形束算法不应用于 SBRT 肺部计划的剂量计算[130]。在 SBRT 肺病例中遇到的极其复杂几何形状的靶区时，工作组的另一项建议是，需要选择 MC 算法进行计算[130]。由 Chetty 等进行的一项研究，比较了笔形束

（1D 等效路径长度和 3D 等效路径长度）和基于模型［各向异性解析算法（AAA）、锥形束卷积迭代（CCC）、AcurosXB 和蒙特卡罗］的多种剂量计算算法，发现基于笔形束的算法提供了更好的 PTV 覆盖，但基于模型的算法显示，如图 4.16 所示，PTV 的剂量覆盖范围大大减少[131]。这证明了笔形束算法对低密度区域不敏感，以及它们不能将肺内的电子散射纳入模型。因此，与基于模型的更准确算法相比，使用笔形束算法将导致肿瘤剂量高估，笔形束算法计算得到的肿瘤剂量要低很多。

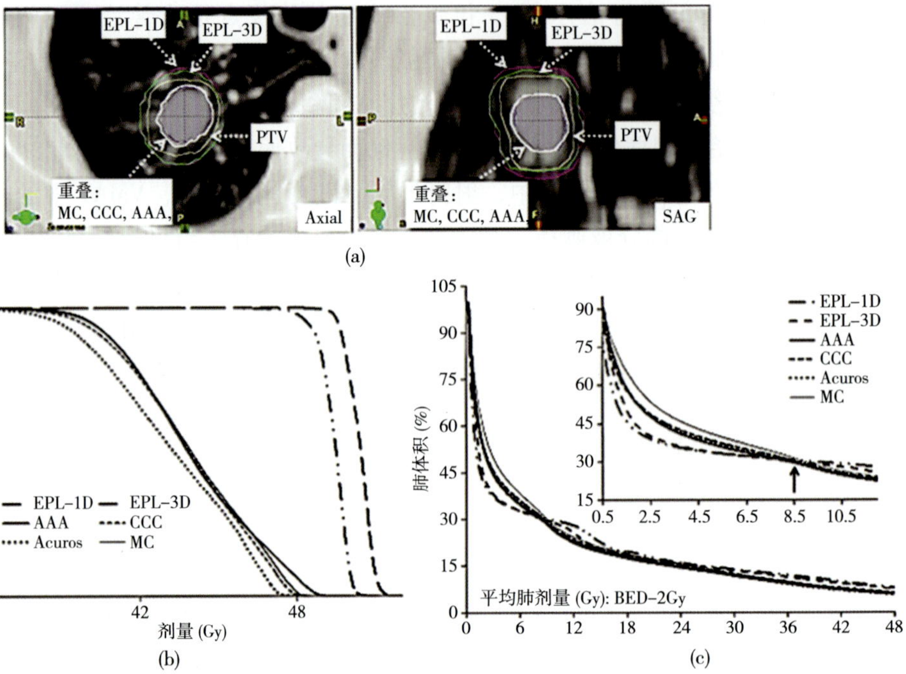

图 4.16　比较多种剂量计算算法所得到的 PTV 覆盖。（a）外周肿瘤和 PTV 的轴向和矢状位图像。显示每种算法计算得到的 90% 等剂量线（IDLs）。一维和三维笔形束算法高估了 PTV 的覆盖率（95% 剂量线），而所有基于模型的算法都显示 PTV 覆盖率是急剧下降的。（b）所有算法所得到的 PTV 的 DVH，表明基于模型的算法减少了 PTV 的覆盖率。所有基于模型的算法只有几个百分点的一致性。（c）所有算法的肺 DVH。（转载自 Radiother Oncol，109，Chetty，I. J. et al.，Correleation of dose computed using different algorithms with local control following stereotactic ablative radiotherapy（SABR） – based treatment of non – small – cell lung cancer，498 – 504. Copyright［2013］，经 Elsevier 授权许可。）

4.5　小结

将 IGRT 引入放射治疗，降低了分次治疗间和分次治疗内肺部肿瘤运动的不确定性。可以在治疗之前、期间或之后的任何时间点，使用 IGRT 对肿瘤进行可视化。通过利用 IGRT，可以根据肿瘤的运动个性化地拟定每例患者的肺部肿瘤放疗边缘。这可以使 PTVs 外扩较小，以及降低正常组织的受照量。无论计划的复杂性如何，IGRT 都是一个有用的工具。将 IGRT

与治疗相结合，有助于确保投照的剂量是治疗计划的目标剂量[132]。

参考文献

[1] Wu, Q. J. et al., Adaptive radiation therapy: Technical components and clinical applications. Cancer J, 2011. 17(3): 182 - 9.

[2] Kim, J., J. L. Meyer, and L. A. Dawson, Image guidance and the new practice of radiotherapy: What to know and use from a decade of investigation, in IMRT, IGRT, SBRT—Advances in the Treatment Planning and Delivery of Radiotherapy, J. L. Meyer, Editor. 2011, Basel: Karger. pp. 196 - 216.

[3] Mutic, S. et al., The simulation process in the determination and definition of the treatment volume and treatment planning, in Technical Basis of Radiation Therapy, S. H. Levitt, et al., Editors. 2006, Berlin Heidelberg New York: Springer. pp. 107 - 33.

[4] Wolthaus, J. W. H. et al., Comparison of different strategies to use four - dimensional computed tomography in treatment planning for lung cancer patients. Int J Radiat Oncol Biol Phys, 2008. 70(4): 1229 - 38.

[5] Stevens, C. W. et al., Respiratory - driven lung tumor motion is independent of tumor size, tumor location, and pulmonary function. Int J Radiat Oncol Biol Phys, 2001. 51(1): 62 - 8.

[6] Koste, J. R. v. S. d. et al., Tumor location cannot predict the mobility of lung tumors: A 3D analysis of data generated from multiple CT scans. Int J Radiat Oncol Biol Phys, 2003. 56(2): 348 - 54.

[7] Sixel, K. E. et al., Digital fluoroscopy to quantify lung tumor motion: Potential for patient - specific planning target volumes. Int J Radiat Oncol Biol Phys, 2003. 57(3): 717 - 23.

[8] Plathow, C. et al., Analysis of intrathoracic tumor mobility during whole breathing cycle by dynamic MRI. Int J Radiat Oncol Biol Phys, 2004. 59(4): 952 - 9.

[9] Mayo, J. R., N. L. Muller, and R. M. Henkelman, The double - fissure sign: A motion artifact on thin - section CT scans. Radiology, 1987. 165(2): 580 - 1.

[10] Ritchie, C. J. et al., Predictive respiratory gating: A new method to reduce motion artifacts on CT scans. Radiology, 1994. 190(3): 847 - 52.

[11] Shepp, L. A., S. K. Hilal, and R. A. Schulz, The tuning fork artifact in computerized tomography. Comput Graph Image Process, 1979. 10(3): 246 - 55.

[12] Tarver, R. D., D. J. Conces. Jr., and J. D. Godwin, Motion artifacts on CT simulate bronchiectasis. AJR Am J Roentgenol, 1988. 151(6): 1117 - 9.

[13] Shimizu, S. et al., Detection of lung tumor movement in real - time tumor - tracking radiotherapy. Int J Radiat Oncol Biol Phys, 2001. 51(2): 304 - 10.

[14] Keall, P. J. et al., Potential radiotherapy improvements with respiratory gating. Australas Phys Eng Sci Med, 2002. 25(1): 1 - 6.

[15] Underberg, R. W. M. et al., Use of maximum intensity projections (MIP) for target volume generation in 4DCT scans for lung cancer. Int J Radiat Oncol Biol Phys, 2005. 63(1): 253 - 60.

[16] Bradley, J. D. et al., Comparison of helical, maximum intensity projection (MIP), and averaged intensity (AI) 4D CT imaging for stereotactic body radiation therapy (SBRT) planning in lung cancer. Radiother Oncol, 2006. 81(3): 264 - 8.

[17] Cai, J., P. W. Read, and K. Sheng, The effect of respiratory motion variability and tumor size on the accuracy of average intensity projection from four - dimensional computed tomography: An investigation based on dynamic MRI. Med Phys, 2008. 35(11): 4974 - 81.

[18] Guckenberger, M. et al., Four - dimensional treatment planning for stereotactic body radiotherapy. Int J Radiat Oncol Biol Phys, 2007. 69(1): 276 - 85.

[19] Cheng, S. K. et al., Lung cancer, in Practical Essentials of Intensity Modulated Radiation Therapy, K. S. C.

Chao, Editor. 2014, Philadelphia, PA: Lippincott Williams & Wilkins. pp. 295 -314.

[20] Farrell, M. A. et al., Non - small cell lung cancer: FDG PET for nodal staging in patients with stage I disease 1. Radiology, 2000. 215(3): 886 -90.

[21] Lowe, V. J. and K. S. Naunheim, Positron emission tomography in lung cancer. Ann Thorac Surg, 1998. 65 (6): 1821 -9.

[22] Marom, E. M. et al., Staging non - small cell lung cancer with whole - body PET I. Radiology, 1999. 212 (3): 803 -9.

[23] Vanuytsel, L. J. et al., The impact of 18 F - fluoro - 2 - deoxy - D - glucose positron emission tomography (FDGPET) lymph node staging on the radiation treatment volumes in patients with non - small cell lung cancer. Radiother Oncol, 2000. 55(3): 317 -24.

[24] Munley, M. T. et al., Multimodality nuclear medicine imaging in three - dimensional radiation treatment planning for lung cancer: Challenges and prospects. Lung Cancer, 1999. 23(2): 105 -14.

[25] Silvestri, G. A. et al., The noninvasive staging of non - small cell lung cancer: The guidelines. Chest, 2003. 123(Suppl. 1): 147S -56.

[26] Gould, M. K. et al., Test performance of positron emission tomography and computed tomography for mediastinal staging in patients with non - small - cell lung cancer: A meta - analysis. Ann Intern Med, 2003. 139 (11): 879 -92.

[27] Antoch, G. et al., Non - Samll cell lung cancer: Dual - modality PET/CT in preoperative staging 1. Radiology, 2003. 229(2): 526 -33.

[28] Cerfolio, R. J. et al., The accuracy of integrated PET - CT compared with dedicated PET alone for the staging of patients with nonsmall cell lung cancer. Ann Thorac Surg, 2004. 78(3): 1017 -23.

[29] Ciernik, I. F. et al., Radiation treatment planning with an integrated positron emission and computer tomography (PET/CT): A feasibility study. Int J Radiat Oncol Biol Phys, 2003. 57(3): 853 -63.

[30] Lardinois, D. et al., Staging of non - small - cell lung cancer with integrated positron - emission tomography and computed tomography. N Engl J Med, 2003. 348(25): 2500 -7.

[31] Ruysscher, D. D. et al., Selective mediastinal node irradiation based on FDG - PET scan data in patients with non - small - cell lung cancer: A prospective clinical study. Int J Radiat Oncol Biol Phys, 2005. 62(4): 988 -94.

[32] Bradley, J. et al., Impact of FDG - PET on radiation therapy volume delineation in non - small - cell lung cancer. Int J Radiat Oncol Biol Phys, 2004. 59(1): 78 -86.

[33] Caldwell, C. B. et al., Observer variation in contouring gross tumor volume in patients with poorly defined non - small - cell lung tumors on CT: The impact of 18 FDG - hybrid PET fusion. Int J Radiat Oncol Biol Phys, 2001. 51(4): 923 -31.

[34] Kalff, V. et al., Clinical impact of (18) F fluorodeoxyglucose positron emission tomography in patients with non - small - cell lung cancer: A prospective study. J Clin Oncol, 2001. 19(1): 111 -8.

[35] Steenbakkers, R. J. H. M. et al., Observer variation in target volume delineation of lung cancer related to radiation oncologist - computer interaction: A "Big Brother" evaluation. Radiother Oncol, 2005. 77(2): 182 -90.

[36] Werner - Wasik, M. et al., What is the best way to contour lung tumors on PET scans? multiobserver validation of a gradient - based method using a NSCLC digital PET phantom. Int J Radiat Oncol Biol Phys, 2012. 82(3): 1164 -71.

[37] Macapinlac, H. A. et al., PET imaging for target determination and delineation, in Practical Essentials of Intensity Modulated Radiation Therapy, K. S. C. Chao, Editor. 2005, Philadelphia, PA: Lippincott Williams & Wilkins. pp. 62 -81.

[38] Bradbury, M. and H. Hricak, Molecular MR imaging in oncology. Magn Reson Imaging Clin N Am, 2005. 13

(2): 225 - 40.
[39] Martini, N. et al., Comparative merits of conventional, computed tomographic, and magnetic resonance imaging in assessing mediastinal involvement in surgically confirmed lung carcinoma. J Thorac Cardiovasc Surg, 1985. 90(5): 639 - 48.
[40] Musset, D. et al., Primary lung cancer staging: Prospective comparative study of MR imaging with CT. Radiology, 1986. 160(3): 607 - 11.
[41] Patterson, G. A. et al., A prospective evaluation of magnetic resonance imaging, computed tomography, and mediastinoscopy in the preoperative assessment of mediastinal node status in bronchogenic carcinoma. J Thorac Cardiovasc Surg, 1987. 94(5): 679 - 84.
[42] Poon, P. Y. et al., Mediastinal lymph node metastases from bronchogenic carcinoma: Detection with MR imaging and CT. Radiology, 1987. 162(3): 651 - 6.
[43] Laurent, F. et al., Bronchogenic carcinoma staging: CT versus MR imaging. Assessment with surgery. Eur J Cardiothorac Surg, 1988. 2(1): 31 - 6.
[44] Grenier, P. H. et al., Preoperative thoracic staging of lung cancer: CT and MR evaluation. Diagn Intervent Radiol, 1989. 1: 23 - 8.
[45] Webb, W. R. et al., CT and MR imaging in staging non - small cell bronchogenic carcinoma: Report of the radiologic diagnostic oncology group. Radiology, 1991. 178(3): 705 - 13.
[46] Heelan, R. T. et al., Superior sulcus tumors: CT and MR imaging. Radiology, 1989. 10(3 Pt 1): 637 - 41.
[47] Rapoport, S. et al., Brachial plexus: Correlation of MR imaging with CT and pathologic findings. Radiology, 1988. 167(1): 161 - 5.
[48] Castagno, A. A. and W. P. Shuman, MR imaging in clinically suspected brachial plexus tumor. AJR Am J Roentgenol, 1987. 149(6): 1219 - 22.
[49] McLoud, T. C. et al., MR imaging of superior sulcus carcinoma. J Comput Assist Tomogr, 1989. 13(2): 233 - 9.
[50] Flechsig, P. et al., PET/MRI and PET/CT in lung lesions and thoracic malignancies. Semin Nucl Med, 2015. 45(4): 268 - 81.
[51] Kauczor, H. - U. and K. - F. Kreitner, Contrast - enhanced MRI of the lung. Eur J Radiol, 2000. 34(3): 196 - 207.
[52] Bergin, C. J., J. M. Pauly, and A. Macovski, Lung parenchyma: Projection reconstruction MR imaging. Radiology, 1991. 179(3): 777 - 81.
[53] Lutterbey, G. et al., Ein neuer Ansatz in der Magnetresonanztomographie der Lunge mit einer ultrakurzen Turbo - Spin - Echo - Sequenz (UTSE). RöFo, 1996. 164: 388 - 93.
[54] Ireland, R. H. et al., Feasibility of image registration and intensity - modulated radiotherapy planning with hyperpolarized helium - 3 magnetic resonance imaging for Non - Small - cell lung cancer. Int J Radiat Oncol Biol Phys, 2007. 68(1): 273 - 81.
[55] Beek, E. J. R. v. et al., Functional MRI of the lung using hyperpolarized 3 - helium gas. J Magn Reson Imaging, 2004. 20(4): 540 - 54.
[56] Wild, J. M. et al., Comparison between 2D and 3D gradient - echo sequences for MRI of human lung ventilation with hyperpolarized 3He. Magn Reson Med, 2004. 52(3): 673 - 8.
[57] Wild, J. M. et al., 3D volume - localized pO2 measurement in the human lung with 3He MRI. Magn Reson Med, 2005. 53(5): 1055 - 64.
[58] Möler, H. E. et al., MRI of the lungs using hyperpolarized noble gases. Magn Reson Med, 2002. 47(6): 1029 - 51.
[59] Mirsadraee, S. and E. J. R. v. Beek, Functional imaging: Computed tomography and MRI. Clin Chest Med, 2015. 36(2): 349 - 63.

[60] Mountain, C. F. and C. M. Dresler, American College of Chest Physicians. Chest, 1997. 111(6): 1718 - 23.

[61] Rosenzweig, K. E. et al., Involved - field radiation therapy for inoperable non small - cell lung cancer. J Clin Oncol, 2007. 25(35): 5557 - 61.

[62] Yuan, S. et al., A randomized study of involved - field irradiation versus elective nodal irradiation in combination with concurrent chemotherapy for inoperable stage III nonsmall cell lung cancer. Am J Clin Oncol, 2007. 30(3): 239 - 44.

[63] Kies, M. S. et al., Multimodal therapy for limited small - cell lung cancer: A randomized study of induction combination chemotherapy with or without thoracic radiation in complete responders; and with widefield versus reduced - field radiation in partial responders: A southwest oncology group study. J Clin Oncol, 1987. 5(4): 592 - 600.

[64] Group, P. M. - a. T., Postoperative radiotherapy in non - small - cell lung cancer: Systematic review and metaanalysis of individual patient data from nine randomised controlled trials. Lancet, 1998. 352(9124): 257 - 63.

[65] Douillard, J. - Y. et al., Impact of postoperative radiation therapy on survival in patients with complete resection and stage I, II, or IIIa non - small - cell lung cancer treated with adjuvant chemotherapy: The adjuvant navelbine international trialist association (ANITA) randomized trial. Int J Radiat Oncol Biol Phys, 2008. 72(3): 695 - 701.

[66] Ettinger, D. S. et al., NCCN Guidlines (R) Non - Small Cell Lung Cancer. Version 7.2015. 2015, National Comprehensive Cancer Network: Fort Washington, PA.

[67] Bradley, J. D. et al., Phase II trial of postoperative adjuvant paclitaxel/carboplatin and thoracic radiotherapy in resected stage II and IIIA non - small - cell lung cancer: Promising long - term results of the radiation therapy oncology group—RTOG 9705. J Clin Oncol, 2005. 23(15): 3480 - 7.

[68] Feigenberg, S. J. et al., A phase II study of concurrent carboplatin and paclitaxel and thoracic radiotherapy for completely resected stage II and IIIA non - small cell lung cancer. J Thorac Oncol, 2007. 2(4): 287 - 92.

[69] Spoelstra, F. O. B. et al., Variations in target volume definition for postoperative radiotherapy in stage III non - small - cell lung cancer: Analysis of an international contouring study. Int J Radiat Oncol Biol Phys, 2010. 76(4): 1106 - 13.

[70] ICRU, International Commission on Radiation Units and Measurements: Prescribing, recording, and reporting photon beam therapy, supplement to ICRU report no. 50. 1999: Bethesda, MD.

[71] ICRU, International Commission on Radiation Units and Measurements: Prescribing, recording, and reporting photon beam therapy. 1993: Bethesda, MD.

[72] Group, R. T. O., RTOG 0915: A randomized phase II study comparing 2 stereotactic body radiation therapy (SBRT) schedules for medically inoperable patients with stage I peripheral non - small cell lung cancer. 2009, RTOG: Philadelphia, PA.

[73] Group, R. T. O., RTOG 0813: Seamless phase I/II study of stereotactic lung radiotherapy (SBRT) for early stage, centrally located, non - small cell lung cancer (NSCLC) in medically inoperable patients. 2010, RTOG: Philadelphia, PA.

[74] Abbatucci, J. S. et al., Radiation myelopathy of the cervical spinal cord: Time, dose and volume factors. Int J Radiat Oncol Biol Phys 1978. 4(3): 239 - 48.

[75] Kirkpatrick, J. P., A. J. v. d. Kogel, and T. E. Schultheiss, Radiation dose - volume effects in the spinal cord. Int J Radiat Oncol Biol Phys, 2010. 76(3): S42 - 9.

[76] Gagliardi, G. et al., Radiation dose - volume effects in the heart. Int J Radiat Oncol Biol Phys, 2010. 76(3): S77 - 85.

[77] Wheatley, M. D. et al., Defining a novel cardiac contouring atlas for NSCLC using cadaveric anatomy. Int J

Radiat Oncol Biol Phys, 2014. 90(1): S658.
[78] Qiao, W. B. et al., Clinical and dosimetric factors of radiation – induced esophageal injury: Radiationinduced esophageal toxicity. World J Gastroenterol, 2005. 11(17): 2626 – 9.
[79] Oncology, N., NRG – LU001: Randomized phase II trial of concurrent chemoradiotherapy +/– metformin HCL in locally advanced NSCLC. 2015, NRG Oncology: Philadelphia, PA.
[80] Timmerman, R. D. et al., RTOG 0236: A phase II trial of stereotactic body radiation therapy (SBRT) in the treatment of patients with medically inoperable stage I/II non – small cell lung cancer, in Proceedings of the 13th World Conference on Lung Cancer. 2007, San Francisco, CA: IASLC.
[81] Fakiris, A. J. et al., Stereotactic body radiation therapy for early – stage non – small – cell lung carcinoma: Four – year results of a prospective phase II study. Int J Radiat Oncol Biol Phys, 2009. 75(3): 677 – 82.
[82] Corradetti, M. N., A. R. Haas, and R. Rengan, Central – airway necrosis after stereotactic body – radiation therapy. N Engl J Med, 2012. 366(24): 2327 – 9.
[83] Thibault, I. et al., Predictors of chest wall toxicity after lung stereotactic ablative radiotherapy. Clin Oncol, 2016. 28(1): 28 – 35.
[84] Amini, A. et al., Dose constraints to prevent radiation – induced brachial plexopathy in patients treated for lung cancer. Int J Radiat Oncol Biol Phys, 2012. 82(3): e391 – 8.
[85] Lavoie, C. et al., Volumetric image guidance using carina vs spine as registration landmarks for conventionally fractionated lung radiotherapy. Int J Radiat Oncol Biol Phys, 2012. 84(5): 1086 – 92.
[86] Kavanagh, B. D. et al., Radiation dose – volume effects in the stomach and small bowel. Int J Radiat Oncol Biol Phys, 2010. 76(3): S101 – 7.
[87] ICRU, International commission on radiation units and measurements: Prescribing, recording, and reporting photon – beam intensity – modulated radiation therapy (IMRT). J ICRU, 2010. 10(1): 41 – 53.
[88] Perez, C. A. et al., A prospective randomized study of various irradiation doses and fractionation schedules in the treatment of inoperable non - oat - cell carcinoma of the lung. preliminary report by the radiation therapy oncology group. Cancer, 1980. 45(11): 2744 – 53.
[89] Perez, C. A. et al., Long - term observations of the patterns of failure in patients with unresectable non - oat cell carcinoma of the lung treated with definitive radiotherapy report by the radiation therapy oncology group. Cancer, 1987. 59(11): 1874 – 81.
[90] W. J. Curran, et al., Sequential vs. concurrent chemoradiation for stage III non – small cell lung cancer: Randomized phase III trial RTOG 9410. J Natl Cancer Inst, 2011. 103(19): 1452 – 60.
[91] Auperin, A. et al., Meta – analysis of concomitant versus sequential radiochemotherapy in locally advanced non – small – cell lung cancer. J Clin Oncol, 2010. 28(13): 2182 – 90.
[92] Bradley, J. D. et al., Standard – dose versus high – dose conformal radiotherapy with concurrent and consolidation carboplatin plus paclitaxel with or without cetuximab for patients with stage IIIA or IIIB nonsmall – cell lung cancer (RTOG 0617): A randomised, two – by – two factorial phase 3 study. Lancet Oncol, 2015. 16(2): 187 – 99.
[93] Albain, K. S. et al., Radiotherapy plus chemotherapy with or without surgical resection for stage III nonsmall – cell lung cancer: A phase III randomised controlled trial. Lancet, 2009. 374(9687): 379 – 86.
[94] Lally, B. E. et al., Postoperative radiotherapy for stage II or III non – small – cell lung cancer using the surveillance, epidemiology, and end results database. J Clin Oncol, 2006. 24(19): 2998 – 3006.
[95] Dunant, A. et al., Phase III study comparing post – operative conformal radiotherapy to no post – operative radiotherapy in patients with completely resected non – small cell lung cancer and mediastinal N2 involvement (LungART). 2010. Available at: HYPERLINK "https://na01. safelinks. protection. outlook. com/? url = http%3A%2F%2Fwww. ifct. fr%2Fimages%2Fstories%2FProtocoles%2FDocsPratiques%2FI FCT – 0503 – LungArt%2FProtocole _ LungART _ v8. pdf&data = 02%7C01%7CYan. Yu%40jefferson. edu%7C

570adaa89b7a478d931708d4cfbec833% 7C55a89906c710436bbc444c590cb67c4a% 7C0% 7C1% 7C636361865 685470558&sdata = ZHzKoEMrJGP6966MV% 2FBMn9kWycqujsOzis0lZsTSKuA% 3D&reserved =0" http://www. ifct. fr/images/stories/Protocoles/DocsPratiques/IFCT - 0503 - LungArt/Protocole_LungART_v8. pdf. Accessed March 4, 2016.

[96] Kalemkerian, G. P. et al. , NCCN clinical practice guidelines in oncology. Small Cell Lung Cancer, version 1. 2016. Available at: http://www. nccn. org/professionals/physician_gls/pdf/sclc. pdf. Accessed March 4, 2016.

[97] Turrisi, A. T. et al. , Twice - daily compared with once - daily thoracic radiotherapy in limited small - cell lung cancer treated concurrently with cisplatin and etoposide. N Engl J Med, 1999. 340(4): 265 -71.

[98] Jeremic, B. et al. , Role of radiation therapy in the combined - modality treatment of patients with extensive disease small - cell lung cancer: A randomized study. J Clin Oncol, 1999. 17(7): 2092 -9.

[99] Slotman, B. J. et al. , Use of thoracic radiotherapy for extensive stage small - cell lung cancer: A phase 3 randomised controlled trial. Lancet, 2015. 385(9982): 36 -42.

[100] Buyyounouski, M. K. et al. , Stereotactic body radiotherapy for early - stage non - small - cell lung cancer: Report of the ASTRO emerging technology committee. Int J Radiat Oncol Biol Phys, 2010. 78(1):3 - 10.

[101] Ekstrand, K. E. and W. H. Barnes, Pitfalls in use of high energy X rays to treat tumors in the lung. Int J Radiat Oncol Biol Phys, 1990. 18(1): 249 -52.

[102] Wang, L. et al. , Dosimetric advantage of using 6MV over 15MV photons in conformal therapy of lung cancer: Monte carlo studies in patient geometries. J Appl Clin Med Phys, 2002. 3(1): 51 -9.

[103] Khan, F. M. and J. P. Gibbons. Khan's the Physics of Radiation Therapy. 2014, Philadelphia, PA: Lippincott Williams & Wilkins.

[104] Kornelsen, R. O. and M. E. J. Young, Changes in the dose - profile of a 10MV x - ray beam within and beyond low density material. Med Phys, 1982. 9(1): 114 -6.

[105] White, P. J. , R. D. Zwicker, and D. T. Huang, Comparison of dose homogeneity effects due to electron equilibrium loss in lung for 6MV and 18MV photons. Int J Radiat Oncol Biol Phys, 1996. 34(5):1141 -6.

[106] Young, M. E. J. and R. O. Kornelsen, Dose corrections for low - density tissue inhomogeneities and air channels for 10 - MV x rays. Med Phys, 1983. 10(4): 450 -5.

[107] Klein, E. E. et al. , A volumetric study of measurements and calculations of lung density corrections for 6 and 18MV photons. Int J Radiat Oncol Biol Phys, 1997. 37(5): 1163 -70.

[108] Mackie, T. R. et al. , Lung dose corrections for 6 - and 15 - MV x rays. Med Phys, 1985. 12: 327 -32.

[109] Dutreix, A. , When and how can we improve precision in radiotherapy? Radiother Oncol, 1984. 2(4): 275 -92.

[110] Goitein, M. and J. Busse, Immobilization error: Some theoretical considerations 1. Radiology, 1975. 117 (2): 407 -12.

[111] Stewart, J. G. and A. W. Jackson, The steepness of the dose response curve both for tumor cure and normal tissue injury. The Laryngoscope, 1975. 85(7): 1107 -11.

[112] Allen, A. M. et al. , Fatal pneumonitis associated with intensity - modulated radiation therapy for mesothelioma. Int J Radiat Oncol Biol Phys, 2006. 65(3): 640 -5.

[113] Marks, L. B. et al. , Radiation dose - volume effects in the lung. Int J Radiat Oncol Biol Phys, 2010. 76 (3): S70 -6.

[114] Sura, S. et al. , Intensity - modulated radiation therapy (IMRT) for inoperable non - small cell lung cancer: The memorial sloan - kettering cancer center (MSKCC) experience. Radiother Oncol, 2008. 97(1):17 - 23.

[115] Yom, S. et al. , Analysis of acute toxicity reults of intensity modulated radiation therapy. Lung Cancer, 2005. 49(Suppl. 2): S52.

[116] Liu, H. H. et al., Feasibility of sparing lung and other thoracic structures with intensity – modulated radiotherapy for non – small – cell lung cancer. Int J Radiat Oncol Biol Phys, 2004. 58(4): 1268 – 79.

[117] Murshed, H. et al., Dose and volume reduction for normal lung using intensity – modulated radiotherapy for advanced – stage non – small – cell lung cancer. Int J Radiat Oncol Biol Phys, 2004. 58(4): 1258 – 67.

[118] Christian, J. A. et al., Comparison of inverse – planned three – dimensional conformal radiotherapy and intensity – modulated radiotherapy for non – small – cell lung cancer. Int J Radiat Oncol Biol Phys, 2007. 67 (3): 735 – 41.

[119] Grills, I. S. et al., Potential for reduced toxicity and dose escalation in the treatment of inoperable non – small – cell lung cancer: A comparison of intensity – modulated radiation therapy (IMRT), 3D conformal radiation, and elective nodal irradiation. Int J Radiat Oncol Biol Phys, 2003. 57(3): 875 – 90.

[120] Schwarz, M. et al., Dose heterogeneity in the target volume and intensity – modulated radiotherapy to escalate the dose in the treatment of non – small – cell lung cancer. Int J Radiat Oncol Biol Phys, 2005. 62(2):561 – 70.

[121] Stevens, C., T. Guerrero, and K. Forster, Lung cancer radiotherapy, in Intensity – Modulated Radiation Therapy: The State of the Art, J. R. Palta and T. R. Mackie, Editors. 2003, Madison, WI: Medical Physics Publishing. pp. 645 – 62.

[122] Seppenwoolde, Y. et al., Comparing different NTCP models that predict the incidence of radiation pneumonitis. Int J Radiat Oncol Biol Phys, 2003. 55(3): 724 – 35.

[123] Merrow, C. E., I. Z. Wang, and M. B. Podgorsak, A dosimetric evaluation of VMAT for the treatment of non – small cell lung cancer. J Appl Clin Med Phys, 2012. 14(1): 4110.

[124] McGrath, S. D. et al., Volumetric modulated arc therapy for delivery of hypofractionated stereotactic lung radiotherapy: A dosimetric and treatment efficiency analysis. Radiother Oncol, 2010. 95(2): 153 – 7.

[125] Brock, J. et al., Optimising stereotactic body radiotherapy for non – small cell lung cancer with volumetric intensity – modulated arc therapy—A planning study. Clin Oncol, 2012. 24(1): 68 – 75.

[126] Palma, D. A. et al., New developments in arc radiation therapy: A review. Cancer Treat Rev, 2010. 36 (5): 393 – 9.

[127] Morales – Paliza, M. A., C. W. Coffey, and G. X. Ding, Evaluation of the dynamic conformal arc therapy in comparison to intensity – modulated radiation therapy in prostate, brain, head – and – neck and spine tumors. J Appl Clin Med Phys, 2011. 12(2): 5 – 19.

[128] Glide – Hurst, C. K. and I. J. Chetty, Improving radiotherapy planning, delivery accuracy, and normal tissue sparing using cutting edge technologies. J Thorac Dis, 2014. 6(4): 303.

[129] Papanikolaou, N. et al., Tissue inhomogeneity corrections for megavoltage photon beams—Report of Task Group No. 65 of the Radiation Therapy Committee of the American Association of Physicists in Medicine. 2004, Madison, WI: American Association of Physicists in Medicine.

[130] Benedict, S. H. et al., Stereotactic body radiation therapy: The report of AAPM task group 101. Med Phys, 2010. 37(8): 4078 – 101.

[131]. Chetty, I. J. et al., Correleation of dose computed using different algorithms with local control following stereotactic ablative radiotherapy (SABR) – based treatment of non – small – cell lung cancer. Radiother Oncol, 2013. 109: 498 – 504.

[132] De Los Santos, J. et al., Image guided radiation therapy (IGRT) technologies for radiation therapy localization and delivery. Int J Radiat Oncol Biol Phys, 2013. 87(1): 33 – 45.

第 5 章

治疗验证和照射

NING WEN, CARRI GLIDE - HURST, KAREN CHIN SNYDER, MISCHA HOOGEMAN, MARTINA DESCOVICH, LEI REN, AND INDRIN CHETTY

5.1 引言

放射治疗的目的是控制肿瘤进展或使肿瘤消退，同时将对患者的伤害降到最低。它需要在对肿瘤定位达到很高的精度，保护周围放射敏感的健康组织的同时对靶区提供高适形度的剂量。对于肺部肿瘤，由于呼吸作用致使运动被放大，在肺癌放疗中是一个严峻的挑战。过去会给靶区一个大的外放边界用来处理摆位误差。在肺癌患者定位期间，如果患者固定不好或不使用影像设备成像，其系统性误差可达 3cm 之多[1,2]。如果摆位时只对患者皮肤标记线，即便采用主动运动控制的方法，需要的外放边界可能仍会达到 1.5cm[3]。大的外放边界会增加肺的毒性，从而会引起严重的并发症，尤其是对肺功能受损的癌症患者。

影像引导放射治疗（IGRT）可用于监测肿瘤运动信息，同时还可以降低摆位误差。IGRT 的发展极大地提高了放射治疗的精度，同时也改进了患者的个体化固定装置以及先进的放疗照射技术，如调强放射治疗（IMRT）[4-7]。将 IGRT 应用于肺癌治疗，可进一步减少摆位误差，从而给予更小的外放边界。它不仅可以降低正常肺受量，同时允许进一步提高靶区剂量，从而提高非小细胞肺癌患者的局部控制率。

本章节将重点讨论基于 IGRT 的肺癌治疗验证与照射的原理和理论。它包括图像指导的原则和临床工作流程概述，分次间与分次内运动管理的方法，治疗照射技术和肺癌治疗 IGRT 的临床应用。

5.2 验证和照射原则

5.2.1 靶区验证原则

靶区验证分为分次间验证和分次内验证，分次间验证是指在每次治疗前对靶区进行定位，分次内验证是对靶区实际治疗过程中进行确认。分次间验证可处理患者不同分次间的解剖结构和位置的改变，分次内验证可解决患者治疗过程中由于呼吸运动和患者位置的变化造成靶区定位不准的问题。尽管分次间验证通常是在肺癌放疗中完成，事实上过去分次内验证的作用在很大程度上被忽视了。然而许多临床研究已表明，分次内靶区验证与分次间靶区验证同样重要。尤其对大分割的肺部立体定向放射治疗（SBRT）而言更是如此，由于其治疗时间长（30 ~ 60min），有相对收紧的计划靶区（PTV）外扩边界（5 ~ 10mm）以及较高的分次剂量（10 ~ 34Gy）[8,9]。Purdie 等的研究表明，对较长时间的 SBRT 治疗，肺部肿瘤的分次内运动范围会随治疗时间的增加超过 1cm[1]。Zhao 等报道了在肺部门控 SBRT 治疗过程中，由于分次内运动导致 PTV 覆盖率由 95% 下降为 78%[10]。因此，在肺部放射治疗中，需认真考虑使用分次内验证。目前已开发了不同的技术用于分次间和分次内的靶区验证，这些技术可分为以下几类：

1. 基于 X 射线的成像技术：基于 X 射线的成像技术包括 2D 千伏（kV）或兆伏（MV）成像和 3D/4D 锥形束 CT（CBCT）。二维 kV/MV 成像的优势是成像效率高且成像剂量小，适合实时靶区验证和追踪照射。但是，Rottmann 等指出由于它不提供患者的三维体积信息，二维成像中靶区定位精度受到可追踪功能的限制，同时靶区对比度低，对比度高（如脊柱、胸壁）的区域会发生重叠等[11,12]。肿瘤植入标记物可提高二维成像的定位精度，但是这种方法可能并不适用于所有的患者，因为它需要侵入患者体内植入标记物。此外，标记物的位置不一定能准确反映肿瘤位置，比如可能会由于软组织发生形变、肿瘤的大小改变、标记物发生迁移等原因引起[13]。3D/4D CBCT 通过获取患者的 2D kV 投影，从而生成患者的 3D/4D 图像。CBCT 已被用作肿瘤分次间验证的基于 X 射线技术的金标准，是因为它提供了患者的体积信息[14,15]。然而它在肿瘤分次内验证中的应用是有限的，这是因为它扫描时间长，成像剂量高以及有限的机械间隙。3D - CBCT 扫描大约需要 1 分钟，4D - CBCT 扫描需要 4 ~5 分钟。为了实现分次内靶区验证，采集多次 CBCTs 将会大大增加总的治疗时间，造成更多的靶区分次内运动[1]，它违背了分次内验证的目的。CBCT 成像剂量可达 1 ~ 2cGy，远高于 2D kV/MV 成像，因为它有大量投影[16]，这妨碍了 CBCT 在分次内多次获得。累积的成像剂量是不可忽略的，它可能会引起对年轻患者继发性肿瘤的担忧。此外，CBCT 要求扫描角度一般为 200°或 360°，在机械操作上并非总是可行的，尤其是当需成像的靶区在身体的外周区域时。

2. 机载核磁共振成像：核磁共振集成至放射治疗设备上已被提议用于分次间和分次内的靶区验证[17,18]。与 CT 相比，MRI 无辐射剂量，有更好的软组织对比度，磁共振的以上优势对软组织中的低对比度肿瘤非常有用，比如肝癌和前列腺癌。目前，商用机载 MRI 系统可以生成 2D 电影模式的 MRI 影像和 3D 体积的核磁共振图像。2D 电影模式的 MRI 影像提供了患者在二维平面上的实时图像，可以用于肺癌的门控放疗和靶区追踪[19]。然而，2D 电影模式的 MRI 不能提供患者的体积信息以用于 3D 验证。相比之下，3D MRI 可提供高质量的体积图像用于靶区验证，但它没有获取时域的信息，这一信息对追踪肺部肿瘤的呼吸运动非常重要。4D - MRI 的研发可解决 2D 电影模式成像和 3D MRI 的局限性。与 X 射线成像系统相比，机载 MRI 成像在临床上尚未普及，部分是因为该系统的成本较高。此外，MRI 不适用于装有起搏器、金属植入物或幽闭恐怖症的患者。使用 MRI 成像进行靶区验证的精度和临床意义仍有待深入理解。

3. 使用电磁收发器进行靶区验证：已研发的 Calypso® 系统（瓦里安医疗系统公司，帕洛阿尔托，加利福尼亚州），通过追踪肿瘤的多个电磁收发器的位置来定位肿瘤[20]。该系统由无线应答器、包含激励和接收线圈的室内4D电磁阵列及相应的控制台，安装在天花板上的三个红外摄像机系统以及一个位于治疗控制室的追踪站[21,22]组成。4D电磁阵列放置在患者上方并追踪患者植入应答器的相对位置。红外摄像机可探测阵列相对于治疗加速器的位置，该信息可用于确定肿瘤中心和机器等中心点之间的偏移量。Calypso可提供门控治疗或靶区追踪的实时定位信息。类似于基于标记的二维X射线影像，Calypso的定位精度会受到电磁标记迁移、肿瘤变形和大小变化的影响。电磁标记的侵入性和永久植入也不适用于某些肺癌患者。

在选择合适的肺癌治疗验证技术时，需要仔细权衡每种技术的优缺点。需考虑的关键因素包括：（1）效率：成像效率需要考虑，特别是对分次内的靶区验证，以尽量减少对治疗的干扰。（2）成像剂量：使用X射线成像技术时，应尽量减少患者的影像剂量。这需要结合整个疗程中所使用成像技术的频率一起考虑，从而使患者接受的累积成像剂量最小化。（3）图像质量和定位精度：验证技术的定位精度是放疗成功的关键因素，它同样是确定计划设计阶段PTV外放边界的一个重要因素。（4）患者个体化情况：如植入标记物的适宜性或是否存在幽闭恐惧症，在选择适当的验证技术时需要考虑以上情况。请注意，基于治疗和靶区验证技术使用的类型，可对上述因素进行不同的权衡。SBRT治疗更注重的是图像质量和定位精度，而非患者所接受的成像剂量，这是因为该治疗技术对治疗精度要求更高且分次少。相比之下，常规分割放疗由于使用了较大的PTV边界，通常对定位误差不那么敏感，但由于使用较多分次，容易受累积成像剂量的影响。因此，当选择一种有效的低剂量成像技术进行日常验证时，在肺癌的常规分割治疗中，成像剂量可能比定位精度要优先考虑。根据是否用于分次间、分次内或是靶区追踪等情况，所选择的验证技术也会随之改变。分次内位置验证要求所选用的技术具有较高的成像效率以减少治疗的延迟。而靶区追踪需要验证技术具有高时间分辨率以提供实时的靶区定位。

5.2.2 治疗原则

肺癌治疗过程中由呼吸引起的靶区运动可以在治疗计划阶段或照射期间得到管理。在第一种方法中，靶区可相对于射束移动，靶区完整的运动轨迹可包含在计划靶区PTV中。在第二种方法中，在射束的参照系中肿瘤是静止的，该方法可以通过控制肿瘤运动（屏气，强制浅呼吸，腹部压迫）来实现，或当靶区运动到相对于治疗射束固定位置时，通过控制设备出束来实现（呼吸门控，射束追踪）。门控和追踪技术能通过控制以减少运动引起的误差，允许缩小外放边界、提升剂量，同时限制邻近正常组织接受的剂量[23,24]。运动管理方案的完整介绍可阅读第3章。本章节集中介绍呼吸门控和实时追踪的治疗照射技术。

5.2.2.1 呼吸门控

在呼吸门控治疗中，患者呼吸正常，放射治疗照射间歇进行。当肿瘤位于照射野内时，呼吸信号仅在预定义的呼吸周期部分用于触发射束[25-27]。肿瘤内部或外部替代物的运动可提供呼吸/门控信号。外部替代物包括放置在患者躯干上的红外标记（RPM，Varian），来自红外摄像机（VisionRT）的三维表面成像，或测量空气流量（肺活量测定）。摄像机可探测红外标记的位置，进而代表呼吸周期。内部标记包括金基准标记或植于肿瘤内或肿瘤附近的电磁应答器。它们的位置可通过正交透视成像或用电磁阵列来确定肿瘤中心和机器等中心点之间的偏移量。治疗验证技术的进步使靶区的直接可视化得以实现，同时生成来自靶区运动本身的呼吸信号。目前非常需要无基准的追踪方法，用来消除与标记植入程序相关的风险，如气胸[28]和标记迁移问题。

在呼吸门控中，当呼吸信号处于相对于参考位置的预定义范围内时，射线出束。这个范围称为门控窗口，在模拟定位期间建立。门控窗口的幅度决定了占空比（照射时间与总治疗时间的比值）和门控窗口内的残余靶区运动。门控窗口越小，窗口内靶区的残余运动越小，治疗时间就越长，通常门控治疗的占空比为30%~50%[25]。残余的靶区运动可通过扩大照射野以包含靶区的运动径迹的方法来解决。Gukenberger 等的研究表明，门控治疗效率可通过引入平均靶区位置的概念[29]得到进一步提高。在这种情况下，等中心被放置于时间加权的靶区平均位置，并通过基于 4D 剂量计算的安全外放边界来补偿靶区的残余运动。

患者的合作对保持可重复的呼吸信号和有效的治疗照射是非常重要的。一些研究表明，训练患者并使用视觉和听觉呼吸反馈可以提高呼吸的一致性和治疗效率[30-33]。基于外部标记的门控假设替代标记的位置与内部靶区位置之间的关系是恒定的。然而，众所周知，患者在治疗过程中（分次间）、单次治疗（分次内）的呼吸模式和肿瘤运动径迹会发生变化[34]。因此，在治疗过程中，使用例如 X 射线成像技术验证内部靶区解剖结构是很重要的[35]。

5.2.2.2　实时追踪

实时追踪是指能够跟踪靶区轨迹，使辐射出束与运动靶区同步的技术。为此，治疗期间必须连续监测靶区位置。靶区位置可以通过 X 射线成像或通过电磁收发器发出的信号来确定。基于这些信息，通过重新定位直线加速器，或通过重塑多叶（MLC）准直器[37]，亦或移动患者的定位系统[38]，实现射束重新照射靶区新位置[36]。在带电粒子辐照时，射束也可以通过电磁系统来控制。

动态追踪的优势包括以下几个方面：

1. 与屏气技术相比，动态追踪技术对患者来说会更舒适，这样患者在治疗期间可以正常呼吸；

2. 比门控放疗更有效，因为在射束照射过程中没有中断照射；

3. 与运动包绕方法（如 ITV 方法）相比，靶区追踪能够减少辐射野内的正常组织；

4. 此外，治疗中呼吸模式和肿瘤运动轨迹的改变也被考虑在内。然而，动态追踪也带来了一系列技术上的挑战，因为它依赖于复杂的成像和照射技术。理解它的全部功能及相应的的不确定性是很重要的（见第 12 章）。

对于二维离散图像采集方式，必须建立靶区运动模型以实现动态追踪。通过关联每次治疗前放置在患者胸部上的外部替代标记的实时位置和靶区位置来建立模型，该模型可以是线性的、二次的或是多项式的。研究表明，需要高阶多项式拟合（对偶二次模型）来提供呼吸周期内精准的靶区运动模拟[39]。对于二维连续图像采集（透视模式下的 keV 图像或电影模式下的 2D MRI）来说，关联模型可能是非必要的。研究表明，无模型的动态追踪能够实现1.5mm的精度[40]。无模型的动态追踪同样可使用植入在组织内的小型电磁应答器发出的连续信号来实现（Calypso，Varian）。

5.3 肺癌患者IGRT的临床实施

在线IGRT已被证明是减少放射治疗过程中系统性和随机误差的有效工具，进而可影响临床终点[5,41,42]，如图5.1所示。在这一过程中误差变化的减小可使外放边界缩小，同时可改善剂量分布，从而影响临床终点[43]。当实施IGRT并充分使用其优势时，对整个治疗流程进行彻底检查尤其重要。本节内容概述了肺部肿瘤实施IGRT的临床流程，包括在模拟定位时对固定装置和合适体位的考虑，静脉注射（IV）增强的考虑，CT/4D－CT模拟扫描，患者摆位与验证，以及在线图像配准的基本原理。

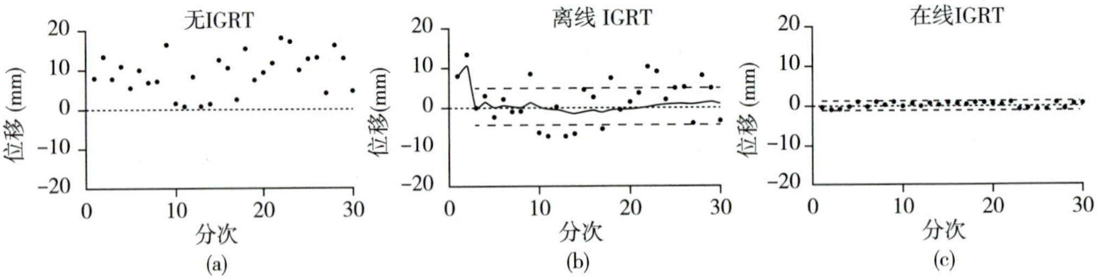

图5.1　某一患者位置“执行时间”图显示每日位置（实心圆），运行平均值（实线）和控制界限（虚线）。(a) 无影像引导的每日位置系统误差大（10mm），随机不确定性大。(b) 离线校正协议的应用会产生小的系统误差，但不能减少大的随机不确定，表现为每日位置“失控”。(c) 使用每日在线校正会产生较小的系统和随机不确定性，表明整个过程是“可控的”。（由Alexis，B. 等人提供，Sem Radiat Oncol，22，50－61，2012）

已有许多研究单位介绍了典型的在线IGRT工作流程[44－46]。图5.2给出的是一个典型的使用容积成像技术摆位的在线IGRT过程的流程图。CBCT和AVG－CT图像首先基于骨性标记（椎体和其他骨性标志）使用自动配准算法配准，然后手动进行软组织配准，将肺窗下CBCT显示的肿瘤转移到计划靶区（PTV）。在CBCT定位后，需要一个MV/kV正交对或二次CBCT扫描量化残差。如果残余误差在允许范围内，治疗将会以传统的射束照射方法进行，此时将PTV视作一个静态靶区。

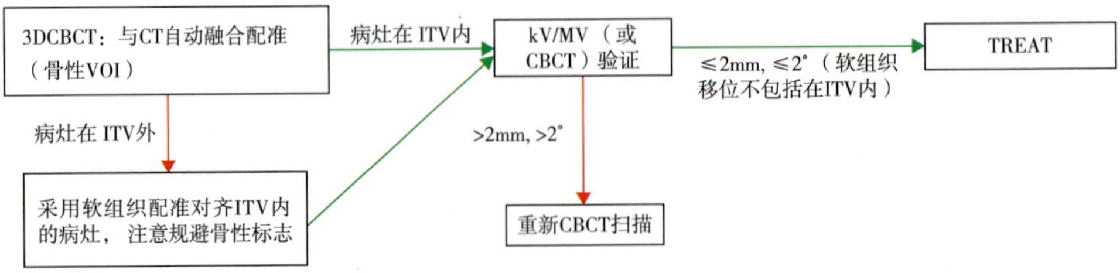

图5.2　肺癌治疗在线IGRT流程图

5.3.1　图像配准方法

图像配准中存在两种不同的对象，即固定图像和运动图像。图像配准目的是通过变换使固定图像和运动图像的相似度最大化。在配准过程中，图像度量测量图像之间的相似度距离，优化程序基于测量结果对齐图像，基于优化结果将运动图像变换为固定图像。

5.3.1.1　2D/2D 图像配准

患者在治疗室躺平且摆位完成后，通常拍摄两张正交射野影像，该图像可以与相对应的 DRRs 配准。通过叠加射野影像与 DRR 的解剖结构仅仅能得到二维转换信息。三个平移和一个旋转的自由度（DOF）可以实现患者矫正。

5.3.1.2　2D/3D 图像配准

2D/3D 图像配准可以将治疗前或治疗期间获得的一对 kV 或 MV X 射线正交图像与原始 CT 集生成的 DRRs 进行配准。DRRs 由 CT 数据迭代生成直到得到最优相似度图像[47]。研究人员提出了各种方法加速获取透视图，如射线投影法和剪切变形法[48]。六维自由度校正可以应用在患者 2D/3D 图像配准后的摆位。2D/3D 图像配准已被证明是一种准确可靠的靶区定位方法，如 ExacTrac®[49]平台，射波刀®[50]或 OBI 成像系统[51]。

5.3.1.3　3D/3D 图像配准

CBCT 可提供在线患者的摆位信息，从而可校准分次间运动的体积信息。采用刚性图像配准的方法，可将 CBCT 与六维自由度（三个平移方向和三个旋转方向）的模拟 CT 进行配准。共同信息一般用于 3D/3D 图像配准的相似度测量，尤其是在不同模式的图像之间。图像强度是使用线性部分体积插值进行随机采样。采样点的数量、噪声以及来自 CBCT 的散射会影响配准的准确性。CBCT 用于摆位已被证明是能有效降低摆位误差幅度和在肿瘤经历不同幅度的呼吸运动时减少摆位不确定性发生变化的方法。

5.4　分次间运动定位和验证

分次间运动的定位和摆位校正规范的应用是肺部肿瘤获得可治愈剂量的安全和精准照射的关键。它可以减少由于平均肿瘤位置[52]或准备阶段（定位和治疗计划设计）到执行阶段（治疗实施）之间呼吸运动轨迹变化而产生的系统误差。就外扩边界而言（从临床靶区到计划靶区）系统误差的贡献最大。分次间的运动定位不仅可用于补偿离线患者摆位修正方案的系统误差[54]，如果校准协议是治疗照射前在线执行时，同样可以补偿靶区分次间的每日的位置变化。后者被 AAPM 任务组报告强烈推荐用于 SBRT，以确保大分割治疗方案中实现精准剂量照射。下文将会介绍肺部肿瘤分次间定位的不同方法。具体可分为体积成像技术、平面成像技术（通常与植入基准标记相结合），以及植入电磁应答器的技术。体积成像技术包括 kV CBCT、在轨 kV CT、MV CT 以及集成核磁共振成像（MRI）。

5.4.1 体积成像技术

5.4.1.1 kV 级 CBCT

Jaffray 等[56]首次论证了 CBCT 系统与医用直线加速器（Linac）集成的可行性。CBCT 采用平板探测器在一次旋转过程中获取整个感兴趣区的投影图像（图 5.3 和 5.4）。利用 Feldkamp 重建技术可用二维投影图像重建成三维体积[57]。平板探测器在 Z 方向上的高空间分辨率使得其在三维方向重建高分辨率的体积成为可能。集成 CBCT 系统的主要优点是它可在等中心位置提供具有软组织对比度的体积图像，可在室内治疗前对靶区进行位置验证。另一方面，由于呼吸运动伪影和源自患者的辐射散射会使得软组织对比度低于诊断级 CT。辐射散射可以通过对 z 方向的锥形束进行准直来减少，或使用蝶形滤线器、迭代重建技术或防散射的栅极[58-60]。

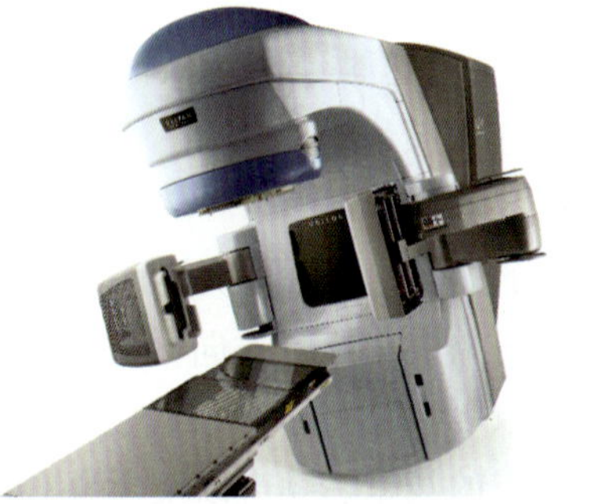

图 5.3　带有 OBI 成像设备的瓦里安 Trilogy ® 直线加速器，可用于影像引导放疗。

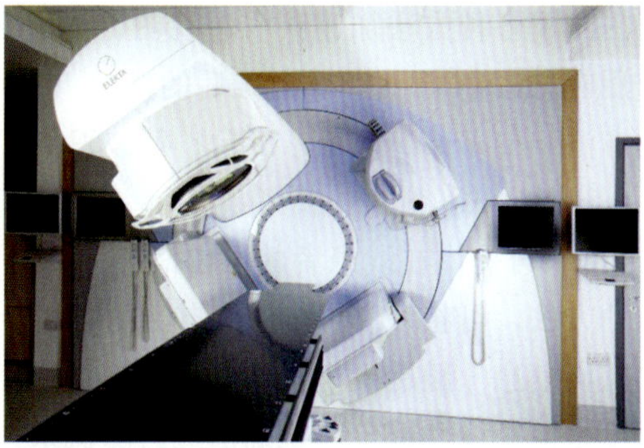

图 5.4　带有 CBCT 扫描的 Elekta Synergy ® 3 直线加速器用于影像引导放射治疗。

4D-CBCT 利用 CBCT 采集时间较慢的特点，通过回顾性排序和分类将投影图像与呼吸时相对应，随后重建呼吸周期不同时相的体积图像并转换为 4D-CBCT 数据集[61]。通过这种方式，不仅可以确认靶区的平均位置，同时也可以确认靶区的轨迹和形状。Sweeney 等认为，与 3D 或带有运动伪影的 CBCT 相比，带呼吸信息的 4D-CBCT 能改善随呼吸运动的肿瘤靶区定位精度，减少影像引导工作流程中观察者间的差异[62]。尽管在图像质量方面有不小的技术进步，但 CBCT 扫描在软组织对比度方面仍然有限。对于位于中心位置的肿瘤和受累淋巴结，CBCT 扫描往往不能提供足够的对比度来进行影像引导。另外，植入基准标记物或注射不透射线的造影剂可用于改善 CBCT 图像中的靶区定位。其他室内的成像技术，例如诊断性在轨 CT 或室内 MRI，可提供更好的软组织对比度。

CBCT 成像系统的中心，通常被称为成像（或 kV）等中心点，物理学上与治疗（或 MV）等中心点相同。为了安全使用基于 CBCT 的影像引导技术，需将成像等中心校准到治疗等中心，同时这种校准应定期进行，校准频率取决于临床应用。例如，在肺部 SBRT 患者的摆位中，强烈建议每天对其几何精度进行质量控制。校准时，使用射野成像将滚珠置于治疗等中心。分别在四个机架角（0°，90°，180°，和 270°）和两个准直器角度（0°和 180°）

下采集射野影像，这样做可消除辐射中心对机架角的依赖，同样可消除铅门位置的变化。对滚珠仔细校准后，需要获得滚珠的CBCT投影图像，随后通常是一个基于射野成像校正和验证的迭代过程。成像板上的投影图像会得到滚珠位置随机架角变化的函数关系。由于机架角转动和重力的原因会造成位置是不固定的。位置数据以弯曲图的形式存储，既可通过软件移动来修正，也可以实时调整影像板的位置。以上技术均可将影像中心校准到辐射中心。

5.4.1.2 在轨CT

一个在轨CT系统集成了诊断CT扫描仪和医用直线加速器。CT扫描仪放在治疗室里，CT扫描仪共用治疗床。Uematsu等首先开发这样一个系统用于无框架的、脑部和肺部的分次立体定向治疗的肿瘤。与传统的患者移动的CT扫描不同的是，CT的机架在患者上方移动，从而获取体积影像数据，为实现这一目的，CT扫描机架安装在轨道上，也称为滑轨CT，其最显著的优点是能够在治疗前获得CT诊断图像。另一优点是在这一过程中可使用静脉造影剂且与CBCT扫描相比剂量低[63]。这个过程的缺点是成像并未置于治疗等中心。Uematsu等研发的在轨CT在摆位过程中，治疗床必须旋转180°才能从影像位置移动到治疗位置。在旋转过程中，患者在治疗床上保持固定。图5.5显示了在轨CT与射波刀系统的结合。

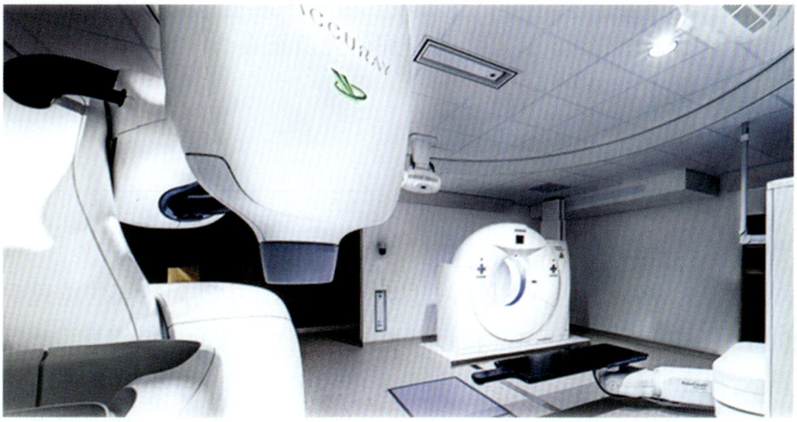

图5.5 Cyberknife® 系统与在轨CT相结合，安装在荷兰鹿特丹Erasmus MC。

在这种装置中，机械床经90°旋转将患者从成像区转移到治疗位置。与CBCT成像相似，精确的影像引导需要成像中心和治疗等中心有一个确定关系。与CBCT系统相比，这对于在轨CT系统来说更重要，因为这种关系取决于两个设备的机械精度和治疗床的精度。Court等的研究表明，对于相对直线加速器180°的在轨CT，精度需要达到亚毫米精度（1个标准偏差）[64]。另外，患者身上的不透射线标记物可用于将成像中心转移到治疗等中心[64]。与CBCT成像相比，采用在轨CT系统成像速度很慢。然而，粒子治疗领域重新燃起了人们的兴趣。采用粒子治疗时，每日监测患者的解剖结构，并准确将CT值转换成相对阻止本领，这对减小粒子范程的不确定度至关重要[65-67]。

5.4.1.3 MV CT

与单独的 kV 辐射源不同，治疗用 MV 束也可用于获得患者的容积图像，已在 TomoTherapy ® 系统（Accuray，森尼维耳市，美国）得到临床应用[68,69]。该系统可以使用经准直的治疗束产生扇形螺旋 CT 图像。治疗束的使用使影像和治疗中心的对准变得简单。经准直的扇形束产生的散射和硬化效应更小，对高原子序数的材料的敏感性低于 kV CT 和 CBCT。另一个优势是该射束可以在治疗计划系统中建模，以便成像剂量被计算和纳入治疗计划。然而，与 kV CT 成像相比，MV CT 影像的软组织对比度较低，即使成像射束的能量从 6MV 降到 3.5MV，结果并不会改善太多。

5.4.1.4 集成 MRI

显然，磁共振成像与放射治疗设备的结合可以获得最高的软组织对比度。很多团队正在开发这样的系统，但目前只有一种系统（MRIdian ®，ViewRay ®，美国克利夫兰市）上市。该系统结合了 0.35 T 磁共振扫描仪和一个使用三个钴 60 源的治疗设备。除了改进的软组织对比度，另一个优点是在获取患者体积影像时不产生电离辐射，并且在出束的同时可进行体积成像。

乌得勒支大学医学中心（UMC）与医科达和飞利浦医疗保健团队正在开发一种集成直线加速器和 MRI 系统的系统。该系统由一台 6MV 直线加速器并结合经改进的 1.5 T MRI 扫描仪组成[70]。加速器在围绕 MRI 扫描仪的一个环形机架上旋转。其他集成实时磁共振成像和治疗的项目，包括加拿大埃德蒙顿的交叉癌症研究所正在开发的 Linac – MR 系统[71]，还有澳大利亚悉尼大学的 MRI – LINAC 项目[72]。

5.4.2 平面成像技术

5.4.2.1 基于 kV 系统的立体成像

通过采集两幅正交的 X 射线 kV 图像，可以将二维图像中共同特征的位置重建三维坐标系下。其优点是图像采集只需十分之一秒且剂量低。平面成像的一个明显劣势是缺乏体积图像信息和软组织对比度低。因此，立体平面成像技术主要用于将骨性标记与计划 CT 对齐，使用数字重建 X 片（DRRs）作为参考或定位植入肿瘤内部或附近的基准标记。在后一种情况下，标记物的 2D 位置被手动或者自动从 X 射线图像中提取，并在治疗设备成像中心进行反向投影，以重建其 3D 坐标。和容积影像引导系统一样，影像中心和治疗中心应准确对齐，定期检查。对肺部肿瘤足够大且位于外周时，kV 平面成像可以提供明确的对比度以直接定位显示肿瘤（图 5.6）[73]。

通过反复采集不同呼吸时相的立体 X 射线图像，平面成像系统可用来建立植入标记物与外部呼吸信号相关联的模型。随后，该关联模型可通过调整射束的位置来实时追踪随呼吸运动的肿瘤。具有实时呼吸运动追踪特点的系统有射波刀[74]和 Vero 系统（大脑实验室，费尔德基兴，德国）[75]。

5.4.2.2 基准标记物

金属标记物，比如由黄金制成，经常被用作肺部肿瘤位置的替代物。特别是在胸部，使用 kV 平面成像可使这些标记物清晰可见，并可被影像引导或追踪系统自动探测到。现有各

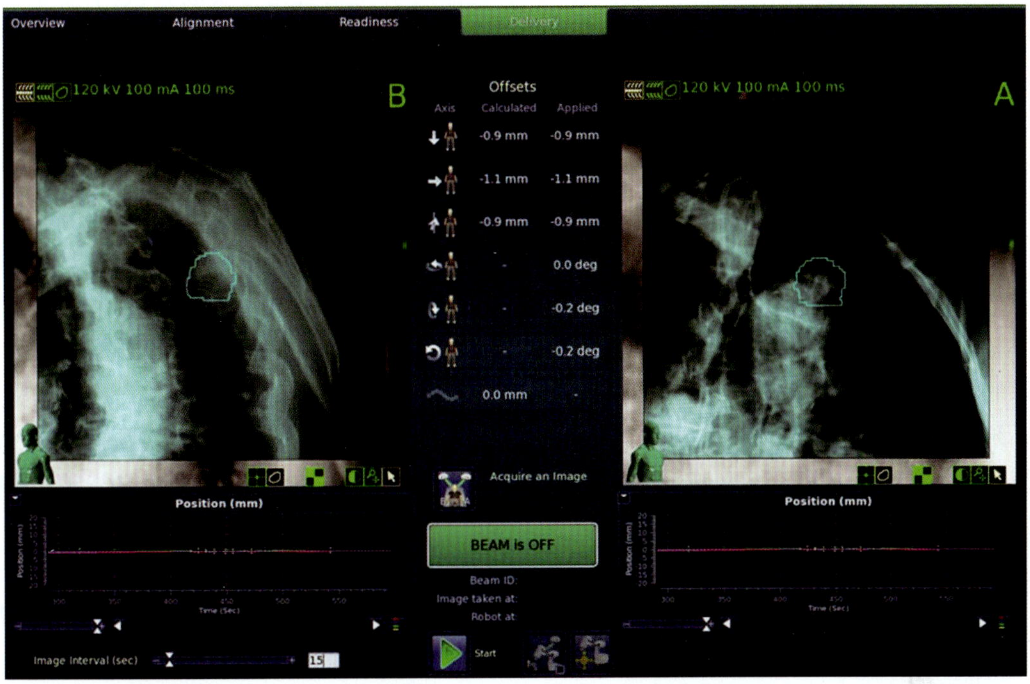

图 5.6　追踪控制台软件的截屏。DRR 上的蓝色区域是采集得到的二维图像。图 A 和图 B 分别对应于一个正交图像。蓝色实线勾画出了追踪靶区的轮廓，并放在自动追踪算法找到的肿瘤位置。

种各样的技术已能实现在肿瘤周围或内部植入基准标记。植入标记物的标准技术是在 CT 引导下经胸穿刺。然而，放置标记物后发生气胸的风险可能高得令人无法接受[76]；另一种方法是使用血管栓塞线圈[77]，这些线圈可通过股静脉植入并置于肿瘤周围的肺动脉小分支内；第三种方法是超声引导支气管镜标记物植入。

保证植入标记物相对于肿瘤的位置稳定是非常重要的，这样才能将治疗射束对准肿瘤。然而在放疗前或放疗过程中，标记物可能会从计划 CT 扫描时的位置迁移[78]。Van der Voort Van Zyp 等研究了经皮肺内方法放置标记物的稳定性[79]。重复 CT 扫描用于检测标记物相对于肿瘤的位移。尽管作者发现标记物中位位移较小，植入标志物移位超过 5mm 者占 12%，移位超过 10mm 的植入标记物者占 5%，但考虑到标记移位的风险，建议植入多个标记而不是单个标记，使用多个标记可以通过计算标记间距的变化方便地检查标记物的位移，这种方法被认为是可靠的，因为它可以检测出 97% 的肺部肿瘤 SBRT 治疗分次中≥2mm 的摆位误差。另外，植入标记物相对于肿瘤的位置也可用容积成像方法检查。

5.5　分次内运动定位和验证

5.5.1　单视野、立体、混合的二维 X 线成像

单视野成像，或使用单一源/成像仪获取数据，包括单一模态的机载 MV 和 kV 成像。然

而，由于肿瘤具有复杂的三维运动模式，单个成像仪系统无法充分获取分次内运动的位置[80]。Berbeco 等假设使用安装在机架上的单个成像源以及对肿瘤靶运动轨迹的先验知识，单视野成像足以实现实时肿瘤追踪功能[81]。然而，在一项对肺癌患者的可行性研究中发现，7 例患者肿瘤偏移大于 1cm，5 例平均摆位误差 >2mm，2 例平均摆位误差 >3mm。因此，他们推荐使用立体定位（或两个源）来实现稳健的三维靶区定位。立体成像指的是从两个不同的角度采集同一个固定的几何体的图像，通过相应特征的三角剖分可重建其三维信息。

Exactrac 门控系统（BrainLAB AG，Feldkirchen，德国）结合了红外、光学和立体 kV 成像技术。两个非晶硅探测器安装在天花板上，而相应的 kV X 射线源安装在地板上，可实现肺部肿瘤处或肿瘤附近植入标记物的三维定位[82,83]。在治疗过程中，单视野分次内"快照"图像的快照验证也可通过一个倾斜的数字射电图获得，可用来监测患者的运动[84]。红外和光学系统也可以用于监测患者的运动和监测门控治疗下的患者呼吸，而立体 kV 图像验证门控窗内靶区的位置。一组 11 例上肺叶病变的患者使用植入标记物的门控治疗，同时立体成像系统的定位精度可达 1.7mm[82]。

虽然不是同时进行，但图 5.7 显示了机载 AP 和横向 kV 图像可以一起使用来生成一个 3D 治疗床的移位信息。另外，请注意瓦里安 RPM 是如何用来采集触发图像的。在这种情况下，未对该患者实施门控，因此可在呼吸周期的任意时间点触发图像。

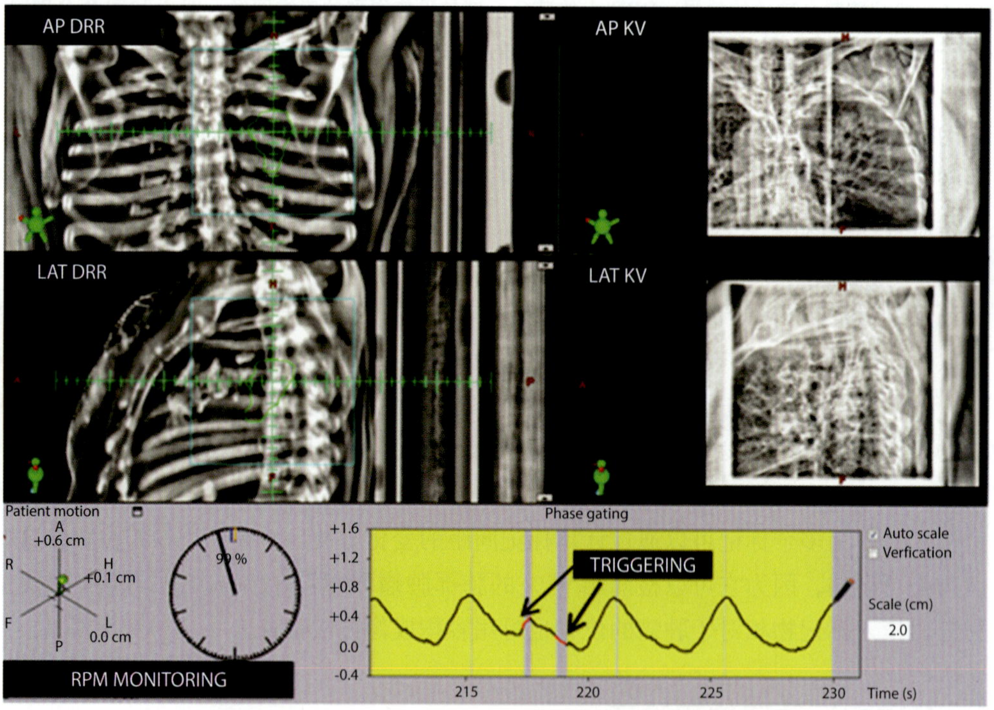

图 5.7　用于在线摆位的治疗控制台的截屏。图像是呈正交关系的平面图像（右）和相应的 DRRs（左）。瓦里安 RPM 用于触发图像采集。

对混合方法也做了一些描述，例如，单视野成像用于实时肿瘤追踪，可同时结合内部靶区监测、连续的外部替代物追踪[85]。与立体定位相比，这种混合方法的误差高出 10% 左右，成像剂量减半。

5.5.2　X 射线透视

过去，传统的模拟机采用 X 射线透视来对肺部肿瘤运动进行评估，最终用于治疗计划。随着 4D－CT 的出现，透视更常见的应用是机载 X 射线成像。与单视野成像一样，使用标准 linacs 的机载透视仅限在三维空间中评估两维方向上肺部肿瘤的分次内运动[80,86]，除非后续再使用正交射野成像。从前后方向，隔膜的顶端，肿瘤或其他感兴趣区域附近可在一帧图像中被识别，借助模板匹配技术可追踪后续帧图像，从而实现追踪运动踪迹[86]。其他专用系统，比如集成放射治疗成像系统（IRIS）[81]，由两对安装在机架上的诊断 X 球管和平板成像仪组成，能够获得用于肺部肿瘤追踪的实时正交透视图像。Seppenwoolde 等的研究表明，使用实时肿瘤追踪系统测量基准标记的三维轨迹使得实时透视成像成为可能。RTRT 系统使用四套诊断 X 射线系统进行标记追踪[26,78,80,87,88]。在实践中，TG－76 报告建议使用至少 30s 的透视成像数据来描述大体肿瘤或附近的解剖结构的运动，同时能确保外部替代物之间 $<$ 0. 5s 的延迟之间[2]。

5.5.3　使用电子射野影像装置实现电影模式成像

一些研究人员已经探索了当治疗束出束时 EPID 在电影模式下的使用，它可以在射野方向观下获取数据[89-91]。图像是被动获取的，但当射束被多叶准直器遮挡时可能受到限制（即 IMRT）。以这种方式使用 EPID 可以验证肿瘤在治疗射野内，同时不需要额外成像剂量和其他设备。老式 EPIDs 采集帧率小于 1 fps[89,92]，而更多现代 EPIDs 采集帧率为 ~9 fps[93]。最近已有研究表明，对于标记较少的肿瘤追踪，至少 ~4. 3 fps 的采集帧率是必要的[94]。

5.5.4　基准标记

与 Exactrac 类似，Synchrony ® 呼吸追踪系统是射波刀机器人放射外科系统的一部分（Accuray Inc.，Sunnyvale，CA）[34,95]，可以实时调整以适应肿瘤位置的改变，使用两个安装在天花板上发射 kV X 射线的球管作为立体定向定位系统，地面上配有正交平板成像仪。将 2 到 4 个标记物植入肿瘤处或附近，并用 kV 成像系统追踪。然后，将它们的位置进行反向投影以获得 3D 坐标，而外表面则由贴在患者胸部的三个光学标记追踪，以建立外部－内部关联模型[74]。相应模型预测肿瘤位置，然后向机器人直线加速器发送反馈信息，然后机器人将射束与肿瘤进行重新对齐。据报道相关联误差 $<$0. 3mm，且滞后于预测时间，从 115 ~ 192. 5ms 不等，具体取决于所采用的预测模型[74]。另一个实时肿瘤追踪系统（三菱，日本东京电子有限公司）采用四套面向等中心处的诊断级 X 射线系统，从几个斜角来追踪移动肿瘤处或附近的金标[26,78,80,87,88]。

5.5.5 光学表面监测系统

AlignRT®，也被称为光学表面监测系统（OSMS）（Vision RT，伦敦，英国），是一种基于视频的 3D 成像系统，使用投影散斑光的模式获得 3D 表面图像，用三个安装在天花板上的相机单元（一个位于中央和两个位于两侧）进行表面透视。对于分次内的运动监测，首先获取一个参考表面图像，同时腹部表面感兴趣区（ROI）也被选择［图 5.8（右）］。参考面与重建的实时曲面法线交点可用于计算后续每个曲面的“法向位移”[96]。如图 5.8 所示，左图给出的是使用 OSMS 的初始患者摆位，而追踪表面和合成的呼吸振幅显示在右边。三维光学表面追踪已被证明与肿瘤的机载透视得到的膈肌运动信息密切相关[86]。另一个优点是无创、在线追踪、接近实时，没有相关的成像剂量。然而，该方法可能需要与其他成像相结合，如平面图像（MV/KV）或 CBCT，以显示与内部解剖结构对齐或确定内部解剖与外部解剖的关系。

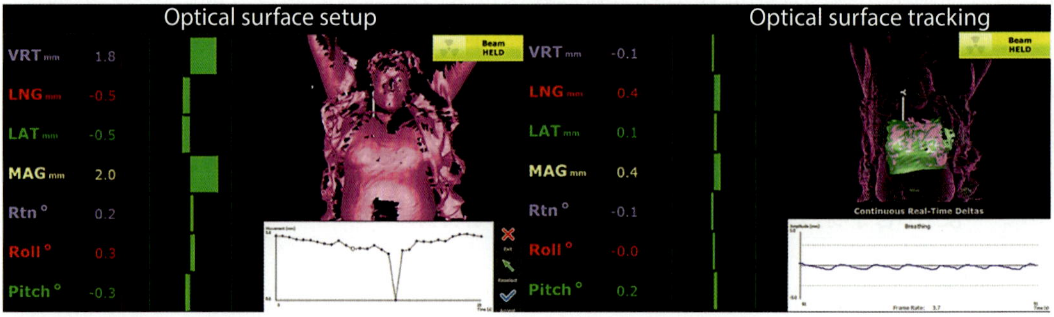

图 5.8　OSMS 控制台截屏图，左侧显示了使用 OSMS 的初始患者摆位，追踪表面和合成的呼吸振幅如右图所示。

5.5.6 电磁标记

Calypso 电磁应答系统（瓦里安医疗系统，Palo Alto，CA）被开发用于实时追踪肿瘤。D'Ambrosio[97] 和 Shah[98] 等的基于早期临床研究提供了关于这项技术的信息，它在临床上是如何使用的，以及它的优点和局限性。正如 Balter 等[21] 描述的那样，Calypso 系统使用源磁线圈阵列在植入的应答器内产生共振响应信号，随后使用一个单独的接收器线圈阵列进行探测。应答器大约长 8mm，直径 2mm。通常情况下体内植入三个信标，但该系统最少可使用两个[99]。在治疗计划 CT 上确认信标的坐标，质心和（治疗计划）等中心的偏移量可在 10Hz（或每 0.1s）频率下获取。通过校准程序定义阵列相对直线加速器等中心的位置，阵列本身是通过安装在天花板上的红外摄像机追踪。

临床上使用 Calypso 系统步骤如下：

1. 首先用皮肤标记和室内激光对患者进行定位；

2. 随后在定位模式下使用 Calypso 系统，通过在三维方向移动治疗床，直到定义的信标质心与治疗计划等中心之间的偏移为零。这个过程确定了患者的初始治疗位置；

3. 治疗期间，系统连续监测并报告实际和期望的等中心位置之间的偏移量（在三维方向上）。基于观测到的分次内运动若超过指定阈值（比如持续 30s 的不超过 3mm），选择患者重新摆位或中断治疗[100]。

在临床上，Calypso 系统已被美国食品和药物管理局（FDA）批准用于前列腺癌治疗，并已成功用于追踪前列腺内分次内运动[97,100]。根据 90% 的患者其 PTV 接受 95% 的处方剂量这一标准，Litzenberg 等[101]的研究表明，为适应肿瘤的分次内运动，在各个方向上 PTV 外放边界大约是 2mm。在没有基于 Calypso 定位情况下这些边界大约为 10mm，这表明在前列腺癌情况下使用 Calypso 系统进行每日摆位时，外放边界可大幅减少[101]。为评估使用 Calypso 进行预测运动的准确性，研究人员使用任意多维运动追踪对 4D 模体进行了研究，研究显示 Calypso 追踪误差在 1mm 以内。与广受欢迎的连续追踪透视方法相比，Calypso 系统没有电离辐射的负担[102]。

尽管 Calypso 目前还没有被批准植入肺部肿瘤，涉及肺部植入 FDA 批准的应答器的动物实验研究在犬科动物肺部已开展。这项研究（在 5 只犬中进行）分析了 57 天应答器的迁移[103]并进行了论证，植入后第一天的测量值与之后的测量值（直到第 9 天）有显著差异，可能是由于局部组织损伤。应答器之间的距离在 30d 内保持稳定，在植入后 9 ~ 29d 的平均值为 0. 9 ~ 1. 9mm[103]。其中一只动物体内 30d 后应答器之间的关系发生了变化[103]。此外，应答器的保留存在问题。在整个研究过程中，只有一只动物保留了全部三个应答器，其中四只中的两只失去了所有三个应答器[103]。其中有一个临床研究涉及将其植入人的肺部，Shah 等进行了机构审查董事会（IRB）批准的临床试验，研究人员将 Calypso 应答器植入 7 名肺癌患者的肺部评估肿瘤实时追踪情况，研究的目的是调查支气管镜转发器的安全性，应答器的植入稳定性和保留率，以及获取 4D 运动信息[20]。对以上 7 名患者，可以植入至少一个应答器，有 3 名患者的肺部植入有困难，只有一个应答器在植入时保持固定[20]。进一步的报告表明，14 个应答器中有 13 个保持稳定，且可以成功地使用 Calypso 系统进行肺部追踪。值得注意的是，有一位患者在植入应答器后出现了气胸症状[20]。作者的结论是，使用 Calypso 系统实时追踪肺部肿瘤运动，对特定患者已发现肺部肿瘤运动存在较大的分次内变化[20]。他们警告说，应答器和追踪系统的改进仍有必要，以建立一个临床可行的系统，用于常规的放射治疗[20]。

综上所述，Calypso 电磁应答器系统在追踪前列腺的实时运动时已被证明具有临床应用价值，与使用 Calypso 相关的挑战包括在肺部植入应答器后的侵袭性和发病率[20]，伪影和植入应答器的患者使用 MRI 的矛盾[104]，应答器报销的局限性和其他技术费用[98]。而将这项技术用于肺癌患者、工具的优化以及其他临床研究方面都有应用前景。在该技术常规应用于临床之前，临床研究是必要的。

5. 6　治疗技术和注意事项

用于肺癌患者治疗的技术可能因具体的治疗平台而有所不同。直线加速器用于放射治疗以获得光子能量，使其能够穿透肿瘤内部。常见的治疗平台包括 C 形臂直线加速器以及安装在机械臂上的直线加速器和滑环机架。任何治疗技术的目标都是将正确的剂量准确地照射到肿瘤体积上。主要分两类，分别是 3D－CRT 和 IMRT。

5.6.1 三维适形放射治疗

在 3D－CRT 中，射束的孔径形状与每个射野的射野方向观的靶区形状一致[105]。然后使用多叶准直器（MLCs）对射束进行整形，该准直器叶片是由高原子序数材料组成，对辐射进行衰减。在 3D－CRT 照射技术中，射束可以是静态的，也可以是动态的。在静态 3D－CRT 中，7～10 野以共面或非共面的方式均匀分布，可调整机架和治疗床的角度。射束权重和孔径形状可由剂量师手动修改，从而生成适形的剂量分布。

动态适形弧（DCA）是一种常见的三维照射技术，其中机架围绕固定的等中心旋转。一个圆弧被分割成多个控制点，用于控制机器照射。在每个控制点上，MLCs 与 BEV 方向的靶区形状一致，并且当机架旋转时，MLCs 移动到下一个控制点的位置。MLCs 通过移动来改变射束的形状，但不用于调节射束的强度。每个弧的权重可以手动修改从而实现适形。由于这种照射技术产生椭球形剂量分布，常用于颅立体定向放射外科治疗小的圆形病变[106]。然而，因为在一段弧中权重不能修改，机架角的选择通常限于胸部区域，剂量热点通常发生在靶区两侧，靶区内侧覆盖稍差，这种差异在较大的靶区上更明显。因此，DCA 技术通常用于小球形肿瘤的 SBRT。

5.6.2 调强放射治疗

在调强放疗中，使用 MLCs 对射束进行调制，以产生所需的剂量分布。与 3D－CRT 不同，射束经调制可降低靠近靶区危及器官的剂量，它是通过使用逆向优化实现的。优化使用目标函数来实现期望的靶区剂量，同时尽量减少危及器官的所受剂量。每个射束都有由一些小子野组成的独特通量图，使用两种 MLCs 技术实现投照：滑窗技术和 step－and－shot。在滑窗调强照射时，射束打开时 MLCs 持续移动。通过叶片的剂量取决于叶片之间的速度和距离，在 step－and－shot 照射技术中，MLCs 形成多个静态子野，在移动到下一个 MLC 形状之前会照射一定的剂量。

5.6.2.1 容积调强拉弧治疗

与 3D－CRT 技术一样，调强放疗可以使用固定射束或旋转技术照射。一种常见的旋转调强放疗技术是容积调强拉弧治疗，是在 Otto 等人工作基础上发展起来的[107]。在 VMAT 技术中，射束以连续的弧照射，通过调制机架速度、MLCs 和剂量率来实现所需的剂量分布。在肺癌的治疗照射中，常使用部分弧可避免与机架、治疗床发生碰撞，同时可避免射束进入对侧肺。

5.6.2.2 螺旋断层放疗

另一种常见的旋转调强放疗是螺旋断层放疗。在螺旋断层放疗中，直线加速器安装在机架滑环上。射束经准直成狭缝射束照射，并通过二进制 MLC 对狭缝射束进行调制。当直线加速器旋转时，患者沿着机器纵向平移，与 CT 机一样纵向运动可以是逐步的，也可以是连续的。

5.6.3　正常肺剂量

尽管调强放疗已被证明在治疗前列腺癌和头颈癌方面是有效的技术，适形、凹剂量分布可降低危及器官的剂量[108]，由于呼吸运动引起的剂量分布的不确定性，调强放疗在肺癌治疗中的优势仍然存在争议。

在调强放疗之前，肺癌患者采用简单的 3D－CRT 技术，如简单布前后对穿野或三到四野，目的是为更好地保护脊髓和对侧肺。研究表明，IMRT 照射技术可以降低危及器官的剂量，降低 V_{20} 以及平均肺剂量[108－111]。然而对调强放疗而言，低剂量扩散到正常肺组织的情况有所增加，这种低剂量扩散通常用 V_5 来评估，这被认为与放射性肺炎的发生率提高有关。低剂量体积的增大可能是因为射野数量的增加以及计划的复杂性提升，这进一步增加了跳数的增大，照射时间延长，通过 MLCs 泄漏的剂量增大。螺旋断层放疗技术的使用会进一步增大低剂量区域，因为它的射束是连续出束的，图 5.9 给出的是使用四种不同治疗技术实现等效靶区覆盖的治疗计划实例。

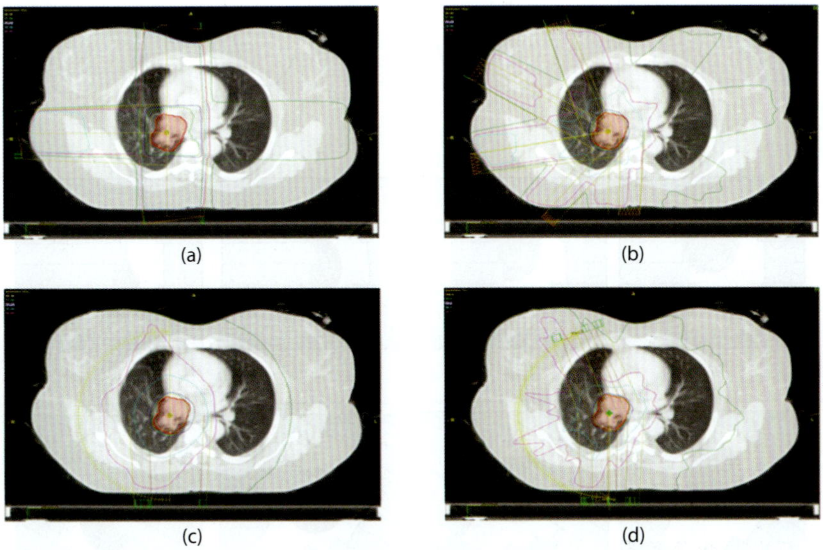

图 5.9　使用四种不同治疗技术实现等效靶区覆盖的计划实例：3 野三维计划（a），5 野调强放疗计划（b），动态适形拉弧计划（c）和 2 个弧的 VMAT（d）。注意：与 3D－CRT（a）和 IMRT（b）技术相比，在旋转技术［DCA（c）和 VMAT（d）］中 5Gy 等剂量线（深绿色）分布范围较大。此外请注意，与 3D－CRT 技术相比［3D－CRT（a）和 DCA（c）］，由调强技术［IMRT（b）和 VMAT（d）］得到的 90% 等剂量线（深蓝色）适形度提升。

5.6.4　MLC 相互作用效应

尽管调强放疗技术在降低危及器官剂量方面是一个强大的工具，但 IMRT 照射技术的复杂性是精准投射剂量的一个因素。肺癌调强放疗的一个问题是呼吸运动引起的肿瘤体积运动与 MLCs 运动之间的相互作用，如图 5. 10 所示。计划剂量和照射剂量之间的差异会随着调制量和照射复杂性增大，它取决于 MLC 速度和子野大小的组合。

其他可能加剧这种相互作用的因素包括肿瘤运动幅度大、呼吸频率高、剂量梯度高、外放边界不足和不均匀区域的出现，如肿瘤/肺相交区域。模拟研究或模体测量已量化了相互作用效应[112-115]。Jiang 等的研究表明，在一次治疗中剂量差异达 18% 是可能的。由于在治疗开始前肿瘤的位置和时相是任意的，当治疗并以 30 分次的形式执行时，其差异减少到 1% ~2%[113]。此外，通过降低叶片的最大速率、减小小野数量可降低 MLC 的调制，可以将剂量差异降到最小[112]。需要权衡的问题是，在使用较少的子野和较慢的叶片速度时，究竟是选择拥有更好剂量分布的调强计划，还是选择相对折衷剂量分布的治疗计划但可进行更稳健的照射。

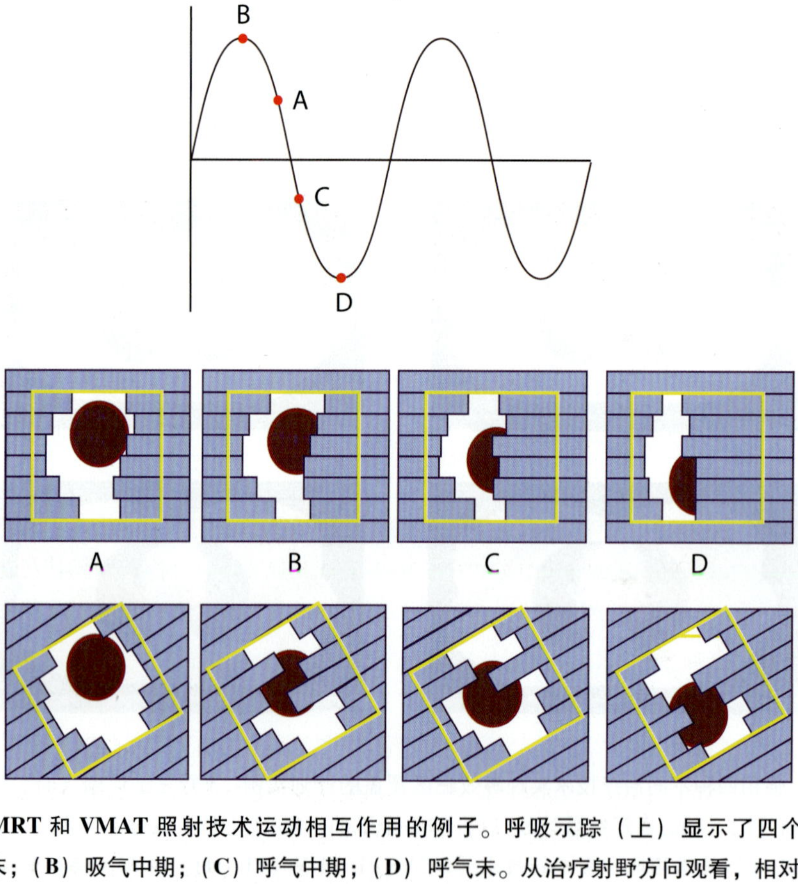

图 5. 10　IMRT 和 VMAT 照射技术运动相互作用的例子。呼吸示踪（上）显示了四个典型区域：（A）吸气末；（B）吸气中期；（C）呼气中期；（D）呼气末。从治疗射野方向观看，相对应的肿瘤位置，带有 MLC 叶片位置的 IMRT 计划（中间行）以及带有 MLC 叶片位置的 VMAT 计划（底部行）。注意：MLCs 形状的差异，在 IMRT 中，MLCs 沿一个方向（从右到左）移动时，靶区会越来越被 MLCs 遮挡；在 VMAT 中，MLCs 移动进进出出，每次遮挡靶区的一小块区域。

与调强放疗相比，关于 VMAT 照射肺部肿瘤时的相互作用研究发现，其相互作用极小[116]。VMAT 照射与 IMRT 照射的不同之处在于，计划优化时 VMAT 准直器通常旋转 30° ~

45°，MLCs 在射野内外移动，而不像滑窗 IMRT 那样只在一个方向上移动。从理论上讲，准直角和 MLC 运动的组合有助于将相互作用效应最小化；然而，VMAT 计划是高度调制的，同时包含许多小的子野，可能会抵消 MLC/准直器几何带来的益处。

Yang 等还研究了螺旋断层放疗中发生的相互作用，这里的相互作用效应指的是在靶区的头脚向运动和患者同时沿机器纵向同步运动之间的作用[117]。在某个时间点上，只有靶区一小部分被狭缝照射。因此，由于治疗床的位置和靶区运动，靶区内可能过量或欠量。当靶区运动速度与纵向治疗床速度非常接近时会出现较大的剂量差异，但可以通过减小机架转速、使用更大的射野来改善。相比较于治疗床连续移动的螺旋断层放疗，更大的剂量差异发生在序列子野照射过程中，治疗床以步进方式平移。

在 3D - CRT 中由于射野不经调制，通常不存在相互作用效应的问题；因此对于较大运动振幅的肿瘤，3D - CRT 照射技术可能是首选。然而，对射束边缘可能出现的欠量情况，仍需考虑给足够的外放边界[118]。

5.6.5　剂量率和治疗时间

另一种减少相互作用影响的方法是降低剂量率。研究表明，当肿瘤运动速度和叶片速度相近时，会产生最大的相互作用[114,115,119]。因此，通过降低剂量率，叶片速度将降低，从而使肿瘤和叶片之间产生更大的速度差异。然而，通过降低剂量率会增加患者的治疗时间，因此必须考虑患者的舒适度。延长治疗时间可能会使患者在治疗床上出现自主或非自主的移动，造成更大的剂量差异[120]。

高剂量率射束常用于早期非小细胞肺癌的 SBRT 治疗。SBRT 治疗的时间通常较长，因为与传统分割方案相比，在一个治疗分次内提供了更大的剂量。FFF 模式下剂量率高达 2400MU/min，可以减少多达 50% 的治疗时间[121]。但是，由于 SBRT 治疗次数少，相互作用会产生较大的影响。研究表明，SBRT 治疗中使用高剂量率时该相互作用是不显著的，在一定程度上是因为在高剂量率模式下，MLCs 的移动速度要慢得多；然而，调制量和小野应保持最小值。

研究还表明，与 IMRT 照射技术相比，VMAT 治疗时间的缩短并没有将剂量分布变差[122]。当连续照射时，VMAT 在照射的同时可调制射束，能更有效地利用射束。然而，在比较两种技术时，VMAT 和 IMRT 方案中的射野数量是一个重要的因素。IMRT 照射时间随使用射野数量的增加而增加，随着调制参数的增加，照射跳数也会增加。调制量在 VMAT 中，控制节点之间的 MLC 叶片位置是一个圆弧。因此，如果需要使用更多的调制参数，需额外使用的弧的数量增大，但随着 VMAT 弧的数量增加，同样治疗时间也会增加。对难度系数大的计划，IMRT 计划可能会更有效，它允许在一个射野内进行更多的调制，而不需要增加额外的射野和更多弧。

5.7　小结

肺癌的精确治疗受到许多技术因素的干扰，其中最重要的两个因素是肿瘤运动和组织不均匀性。考虑到肿瘤控制普遍较差，局部晚期非小细胞肺癌（NSCLC）的生存率约为15%，以及相对较高的正常组织毒性发生率[123]，合适的外放边界、准确的治疗计划和靶区的准确性是最重要的考虑。对于早期非小细胞肺癌来说，立体定向消融放射治疗（SABR）正成为更主流的治疗方法[124]，技术因素可能变得更加重要，因为这些患者仅需接受五次或更少的治疗，每分次剂量为10~18Gy。

5.7.1 减少外放边界

Van Herk 等[53]提出了合适的计划边界外放设计的理论框架，其中定义了系统误差和随机误差的概念，并表明系统误差可明显影响靶区剂量分布，因为对于这些误差来说，由于等中心位置的系统性移动，照射时可能会脱靶，最终可导致显著的剂量学后果[53]。针对呼吸引起的运动，如果不进行适当管理，会导致计划剂量分布与实际照射剂量分布发生系统性差异，进而影响靶区剂量和正常组织保护[2]。在模拟定位阶段，目前管理呼吸运动最常见的方法是使用4DCT，它是通过将呼吸示踪（使用呼吸运动的外部标识物）与采集时间关联起来实现的。然后将CT数据按不同的相位进行分类对应不同的呼吸的状态。肿瘤运动的信息从4D-CT数据提取用来设计外放边界从而形成ITV[125]。ITV进一步外扩并将摆位误差考虑进去形成PTV，PTV的设计是最重要的。较小的外放边界形成的PTV容易造成靶区在几何学上的丢失，而过大的外放边界又容易造成周围正常器官接受过多的剂量。在肺癌治疗背景下，呼吸引起的肿瘤运动会干扰外放边界的形成，因此在治疗过程中必须对个别患者的外放边界进行评估，最终实现最优化的计划设计。

IGRT在减小计划外放边界、最终改善肺癌患者的治疗计划方面发挥了核心作用。在线IGRT通过控制系统误差和随机误差在一定范围内实现对外放边界的管控[42]。研究人员已经证明了使用多种不同的在线IGRT技术可降低外放边界[126,127]，如CBCT成像[5,44,128-132]，基于超声的IGRT[133]，ABC[134]，门控[135]，追踪[135,136]。

5.7.2 肺癌IGRT的临床结果

在线IGRT的剂量学益处、靶区定位精度的提高和正常组织的更好保护，可改善肺癌患者的预后，尽管一级证据（基于临床试验）显示每日影像引导对疗效的影响有限。在一篇关于IGRT影响的详细综述中有报道称，证据“…支持IGRT提供的高照射剂量可提高临床控制率，降低毒性，为之前没有可行放疗选择的患者提供新的治疗方案[42]”。德国放射肿瘤学会颅外立体定向放射治疗工作组针对582例Ⅰ期NSCLC患者行SBRT治疗后的实践和结果进行了回顾性多中心分析[137]。他们发现患者摆位类型对3年未发生局部进展（FFLP）有显著影响。每天行IGRT其FFLP为83%，显著高于每日SBRT前CT再模拟（$P=0.006$）（FFLP为77%）[137]。而且，当患者摆位时仅使用立体固定装置而不使用IGRT时，FFLP显著低于67%（$P=0.006$）[137]。

捕获模拟和治疗之间的系统性漂移（基线漂移）的能力[138]，较大的运动幅度变化，都是在强调肺癌治疗期间每日IGRT的重要性[139]。对于局部晚期非小细胞肺癌，已有关于正

常器官的剂量 - 体积效应关系（例如健康的肺组织）的报道，剂量 - 体积效应关系清楚地显示出增加剂量会对健康肺组织（比如过度外放边界）造成损害，可能导致剂量限制毒性，比如放射性肺炎[140]。同时观察到对早期接受立体定向放射治疗的肺癌患者来说，超过正常肺组织的耐受剂量会造成放射性肺炎的风险增大[141]。立体定向放射治疗的应用已经扩展到早期、中央型肺部肿瘤，而肺其他部位的肿瘤（如支气管树），因其有受剂量限制的毒性，如支气管气道损坏[142]，对于这些部位的肿瘤，必须考虑运动和外放边界的设计，其目的是减少位于中心危及器官的剂量。最后，有人可能会质疑，局部晚期肺癌患者在治疗期间，每日行 IGRT 评估肿瘤反应虽然显示出肿瘤体积减少，这很可能是由于累积剂量增加导致的治疗改善。肿瘤放射治疗组（RTOG No. 1106）已经发起了一项临床试验，评估局部晚期 NSCLC 肺癌患者在治疗中使用 CT 和 PET 成像，是否对预后有影响[143]。

综上所述，肺癌治疗过程中使用 IGRT 已被证明能够更精确地定位肿瘤，同时能更好地保护正常组织。IGRT 能够降低靶区外放边界，因此可使周围正常组织的受照剂量减少，使治疗更安全。此外，IGRT 使外放边界减小，可潜在改善局部晚期 NSCLC 患者的疗效。

致谢

这项工作得到了美国癌症协会的研究学者基金资助 RSG - 15 - 137 - 01 - CCE 以及和国家卫生研究院的国家癌症研究所资助 R01CA204189。

参考文献

[1] Purdie, T. G. et al., Cone - beam computed tomography for on - line image guidance of lung stereotactic radiotherapy: Localization, verification, and intrafraction tumor position. Int J Radiat Oncol Biol Phys, 2007. 68(1): 243 - 52.

[2] Keall, P. J. et al., The management of respiratory motion in radiation oncology report of AAPM Task Group 76. Med Phys, 2006. 33(10): 3874 - 900.

[3] Yeung, A. R. et al., Tumor localization using cone - beam CT reduces setup margins in conventionally fractionated radiotherapy for lung tumors. Int J Radiat Oncol Biol Phys, 2009. 74(4): 1100 - 7.

[4] Hof, H. et al., The use of the multislice CT for the determination of respiratory lung tumor movement in stereotactic single - dose irradiation. Strahlenther Onkol, 2003. 179(8): 542 - 7.

[5] Bissonnette, J. P. et al., Cone - beam computed tomographic image guidance for lung cancer radiation therapy. Int J Radiat Oncol Biol Phys, 2009. 73(3): 927 - 34.

[6] Borst, G. R. et al., Kilo - voltage cone - beam computed tomography setup measurements for lung cancer patients; first clinical results and comparison with electronic portal - imaging device. Int J Radiat Oncol Biol Phys, 2007. 68(2): 555 - 61.

[7] Imura, M. et al., Insertion and fixation of fiducial markers for setup and tracking of lung tumors in radiotherapy. Int J Radiat Oncol Biol Phys, 2005. 63(5): 1442 - 7.

[8] Timmerman, R. D. et al., A phase II trial of stereotactic body radiation therapy (SBRT) in the treatment of patients with operable stage I/II non - small cell lung cancer. RTOG 0618, 2012. https://www.rtog.org/ClinicalTrials/ProtocolTable/StudyDetails.aspx? study = 0618.

[9] Videtic, G. et al., A randomized phase II study comparing 2 stereotactic body radiation therapy (SBRT) schedules for medically inoperable patients with stage I peripheral non - small cell lung cancer. RTOG 0915,

2012. https://www.rtog.org/ClinicalTrials/ProtocolTable/StudyDetails.aspx? study =0915.
[10] Zhao, B. et al., Dosimetric effect of intrafraction tumor motion in phase gated lung stereotactic body radiotherapy. Med Phys, 2012. 39(11): 6629 –37.
[11] Rottmann, J. et al., A multi – region algorithm for markerless beam's – eye view lung tumor tracking. Phys Med Biol, 2010. 55(18): 5585 –98.
[12] Rottmann, J., P. Keall, and R. Berbeco, Markerless EPID image guided dynamic multi – leaf collimator tracking for lung tumors. Phys Med Biol, 2013. 58(12): 4195 –204.
[13] Murphy, M. J., Fiducial – based targeting accuracy for external – beam radiotherapy. Med Phys, 2002. 29(3): 334 –44.
[14] Jaffray, D. A. and J. H. Siewerdsen, Cone – beam computed tomography with a flat – panel imager: Initial performance characterization. Med Phys, 2000. 27(6): 1311 –23.
[15] Siewerdsen, J. H. and D. A. Jaffray, Cone – beam computed tomography with a flat – panel imager: Magnitude and effects of x – ray scatter. Med Phys, 2001. 28(2): 220 –31.
[16] Ding, G. X. et al., Reducing radiation exposure to patients fromkV – CBCT imaging. Radiother Oncol, 2010. 97(3): 585 –92.
[17] Dempsey, J. et al., A real – time MRI guided external beam radiotherapy delivery system. Med Phys, 2006. 33(6): 2254.
[18] Lagendijk, J. J. et al., MRI/linac integration. Radiother Oncol, 2008. 86(1): 25 –9.
[19] Cervino, L. I., J. Du, and S. B. Jiang, MRI – guided tumor tracking in lung cancer radiotherapy. Phys Med Biol, 2011. 56(13): 3773 –85.
[20] Shah, A. P. et al., Real – time tumor tracking in the lung using an electromagnetic tracking system. Int J Radiat Oncol Biol Phys, 2013. 86(3): 477 –83.
[21] Balter, J. M. et al., Accuracy of a wireless localization system for radiotherapy. Int J Radiat Oncol Biol Phys, 2005. 61(3): 933 –7.
[22] Willoughby, T. R. et al., Target localization and real – time tracking using the Calypso 4D localization system in patients with localized prostate cancer. Int J Radiat Oncol Biol Phys, 2006. 65(2): 528 –34.
[23] Wagman, R. et al., Respiratory gating for liver tumors: Use in dose escalation. Int J Radiat Oncol Biol Phys, 2003. 55(3): 659 –68.
[24] Hugo, G. D., N. Agazaryan, and T. D. Solberg, The effects of tumor motion on planning and delivery of respiratory – gated IMRT. Med Phys, 2003. 30(6): 1052 –66.
[25] Jiang, S. B., Technical aspects of image – guided respiration – gated radiation therapy. Med Dosim, 2006. 31(2): 141 –51.
[26] Shirato, H. et al., Physical aspects of a real – time tumor – tracking system for gated radiotherapy. Int J Radiat Oncol Biol Phys, 2000. 48(4): 1187 –95.
[27] Kubo, H. D. et al., Breathing – synchronized radiotherapy program at the University of California Davis Cancer Center. Med Phys, 2000. 27(2): 346 –53.
[28] Geraghty, P. R. et al., CT – guided transthoracic needle aspiration biopsy of pulmonary nodules: Needle size and pneumothorax rate. Radiology, 2003. 229(2): 475 –81.
[29] Guckenberger, M. et al., A novel respiratory motion compensation strategy combining gated beam delivery and mean target position concept a compromise between small safety margins and long duty cycles. Radiother Oncol, 2011. 98(3): 317 –22.
[30] Kini, V. R. et al., Patient training in respiratory – gated radiotherapy. Med Dosim, 2003. 28(1): 7 –11.
[31] Nelson, C. et al., Respiration – correlated treatment delivery using feedback – guided breath hold: A technical study. Med Phys, 2005. 32(1): 175 –81.
[32] He, P. et al., Respiratory motion management using audio – visual biofeedback for respiratory – gated radio-

therapy of synchrotron – based pulsed heavy – ion beam delivery. Med Phys, 2014. 41(11): 111708.

[33] George, R. et al., Audio – visual biofeedback for respiratory – gated radiotherapy: Impact of audio instruction and audio – visual biofeedback on respiratory – gated radiotherapy. Int J Radiat Oncol Biol Phys, 2006. 65(3): 924 – 33.

[34] Seppenwoolde, Y. et al., Accuracy of tumor motion compensation algorithm from a robotic respiratory tracking system: A simulation study. Med Phys, 2007. 34(7): 2774 – 84.

[35] Korreman, S. S., T. Juhler – Nottrup, and A. L. Boyer, Respiratory gated beam delivery cannot facilitate margin reduction, unless combined with respiratory correlated image guidance. Radiother Oncol, 2008. 86(1): 61 – 8.

[36] Kilby, W. et al., The CyberKnife ® Robotic Radiosurgery System in 2010. Technol Cancer Res Treat, 2010. 9(5): 433 – 52.

[37] Keall, P. J. et al., The first clinical implementation of electromagnetic transponder – guided MLC tracking. Med Phys, 2014. 41(2): 020702.

[38] D'ouza, W. D., S. A. Naqvi, and C. X. Yu, Real – time intra – fraction – motion tracking using the treatment couch: A feasibility study. Phys Med Biol, 2005. 50(17): 4021 – 33.

[39] Poels, K. et al., A comparison of two clinical correlation models used for real – time tumor tracking of semi – periodic motion: A focus on geometrical accuracy in lung and liver cancer patients. Radiother Oncol, 2015. 115(3): 419 – 24.

[40] Tang, X., G. C. Sharp, and S. B. Jiang, Fluoroscopic tracking of multiple implanted fiducial markers using multiple object tracking. Phys Med Biol, 2007. 52(14): 4081 – 98.

[41] Guckenberger, M. et al., Intra – fractional uncertainties in cone – beam CT based image – guided radiotherapy (IGRT) of pulmonary tumors. Radiother Oncol, 2007. 83(1): 57 – 64.

[42] Bujold, A. et al., Image – guided radiotherapy: Has it influenced patient outcomes? Semin Radiat Oncol, 2012. 22(1): 50 – 61.

[43] Velec, M. et al., Effect of breathing motion on radiotherapy dose accumulation in the abdomen using deformable registration. Int J Radiat Oncol Biol Phys, 2011. 80(1): 265 – 72.

[44] Grills, I. S. et al., Image – guided radiotherapy via daily online cone – beam CT substantially reduces margin requirements for stereotactic lung radiotherapy. Int J Radiat Oncol Biol Phys, 2008. 70(4): 1045 – 56.

[45] Worm, E. S. et al., Inter – and intrafractional localisation errors in cone – beam CT guided stereotactic radiation therapy of tumours in the liver and lung. Acta Oncol, 2010. 49(7): 1177 – 83.

[46] Glide – Hurst, C. K. and I. J. Chetty, Improving radiotherapy planning, delivery accuracy, and normal tissue sparing using cutting edge technologies. J Thorac Dis, 2014. 6(4): 303 – 18.

[47] Khamene, A. et al., Automatic registration of portal images and volumetric CT for patient positioning in radiation therapy. Med Image Anal, 2006. 10(1): 96 – 112.

[48] Russakoff, D. B. et al., Fast generation of digitally reconstructed radiographs using attenuation fields with application to 2D – 3D image registration. IEEE Trans Med Imaging, 2005. 24(11): 1441 – 54.

[49] Jin, J. Y. et al., 2D/3D image fusion for accurate target localization and evaluation of a mask based stereotactic system in fractionated stereotactic radiotherapy of cranial lesions. Med Phys, 2006. 33(12): 4557 – 66.

[50] Rohlfing, T. et al., Markerless real – time 3 – D target region tracking by motion backprojection from projectionimages. IEEE Trans Med Imaging, 2005. 24(11): 1455 – 68.

[51] Li, G. et al., Clinical assessment of 2D/3D registration accuracy in 4 major anatomic sites using on – board 2D kilovoltage images for 6D patient setup. Technol Cancer Res Treat, 2015. 14(3): 305 – 14.

[52] Wolthaus, J. W. et al., Reconstruction of a time – averaged midposition CT scan for radiotherapy planning of lung cancer patients using deformable registration. Med Phys, 2008: 3998 – 4011.

[53] van Herk, M. et al., The probability of correct target dosage: Dose – population histograms for deriving treatment margins in radiotherapy. Int J Radiat Oncol Biol Phys, 2000. 47(4): 1121 –35.

[54] de Boer, H. C. and B. J. Heijmen, A protocol for the reduction of systematic patient setup errors with minimal portal imaging workload. Int J Radiat Oncol Biol Phys, 2001. 50(5): 1350 –65.

[55] Sonke, J. J. et al., Frameless stereotactic body radiotherapy for lung cancer using four – dimensional cone beam CT guidance. Int J Radiat Oncol Biol Phys, 2009. 74(2): 567 –74.

[56] Jaffray, D. A. et al., Flat – panel cone – beam computed tomography for image – guided radiation therapy. Int J Radiat Oncol Biol Phys, 2002. 53(5): 1337 –49.

[57] Feldkamp, L. A., L. C. Davis, and S. Webb, Comments, with reply, on "Tomographic reconstruction from experimentally obtained cone – beam projections" by S. Webb, et al. IEEE Trans Med Imaging, 1988. 7(1): 73 –4.

[58] Mail, N. et al., The influence of bowtie filtration on cone – beam CT image quality. Med Phys, 2009. 36(1): 22 –32.

[59] Stankovic, U. et al., Improved image quality of cone beam CT scans for radiotherapy image guidance using fiber – interspaced antiscatter grid. Med Phys, 2014. 41(6): 061910.

[60] Yan, H. et al., Towards the clinical implementation of iterative low – dose cone – beam CT reconstruction in image – guided radiation therapy: Cone/ring artifact correction and multiple GPU implementation. Med Phys, 2014. 41(11): 111912.

[61] Sonke, J. J. et al., Respiratory correlated cone beam CT. Med Phys, 2005. 32(4): 1176 –86.

[62] Sweeney, R. A. et al., Accuracy and inter – observer variability of 3D versus 4D cone – beam CT based imageguidance in SBRT for lung tumors. Radiat Oncol, 2012. 7: 81.

[63] Steiner, E. et al., Imaging dose assessment for IGRT in particle beam therapy. Radiother Oncol, 2013. 109(3): 409 –13.

[64] Court, L. et al., Evaluation of mechanical precision and alignment uncertainties for an integrated CT/LINAC system. Med Phys, 2003. 30(6): 1198 –210.

[65] Kraan, A. C. et al., Dose uncertainties in IMPT for oropharyngeal cancer in the presence of anatomical, range, and setup errors. Int J Radiat Oncol Biol Phys, 2013. 87(5): 888 –96.

[66] Lomax, A. J., Intensity modulated proton therapy and its sensitivity to treatment uncertainties 2: The potential effects of inter – fraction and inter – field motions. Phys Med Biol, 2008. 53(4): 1043 –56.

[67] Lomax, A. J., Intensity modulated proton therapy and its sensitivity to treatment uncertainties 1: The potential effects of calculational uncertainties. Phys Med Biol, 2008. 53(4): 1027 –42.

[68] Meeks, S. L. et al., Performance characterization of megavoltage computed tomography imaging on a helical tomotherapy unit. Med Phys, 2005. 32(8): 2673 –81.

[69] Woodford, C., S. Yartsev, and J. Van Dyk, Optimization of megavoltage CT scan registration settings for thoracic cases on helical tomotherapy. Phys Med Biol, 2007. 52(15): N345 –54.

[70] Raaymakers, B. W. et al., Integrating a 1.5 T MRI scanner with a 6MV accelerator: Proof of concept. Phys Med Biol, 2009. 54(12): N229 –37.

[71] Yun, J. et al., First demonstration of intrafractional tumor – tracked irradiation using 2D phantom MR images on a prototype linac – MR. Med Phys, 2013. 40(5): 051718.

[72] Keall, P. J. et al., The Australian magnetic resonance imaging – linac program. Semin Radiat Oncol, 2014. 24(3): 203 –6.

[73] Bahig, H. et al., Predictive parameters of CyberKnife fiducial – less (XSight Lung) applicability for treatment of early non – small cell lung cancer: A single – center experience. Int J Radiat Oncol Biol Phys, 2013. 87(3): 583 –9.

[74] Hoogeman, M. et al., Clinical accuracy of the respiratory tumor tracking system of the CyberKnife: Assess-

ment by analysis of log files. Int J Radiat Oncol Biol Phys, 2009. 74(1): 297 - 303.

[75] Depuydt, T. et al., Geometric accuracy of a novel gimbals based radiation therapy tumor tracking system. Radiother Oncol, 2011. 98(3): 365 - 72.

[76] Kupelian, P. A. et al., Implantation and stability of metallic fiducials within pulmonary lesions. Int J Radiat Oncol Biol Phys, 2007. 69(3): 777 - 85.

[77] Prevost, J. B. et al., Endovascular coils as lung tumour markers in real - time tumour tracking stereotactic radiotherapy: Preliminary results. Eur Radiol, 2008. 18(8): 1569 - 76.

[78] Harada, T. et al., Real - time tumor - tracking radiation therapy for lung carcinoma by the aid of insertion of a gold marker using bronchofiberscopy. Cancer, 2002. 95(8): 1720 - 7.

[79] van der Voort van Zyp, N. C. et al., Stability of markers used for real - time tumor tracking after percutaneous intrapulmonary placement. Int J Radiat Oncol Biol Phys, 2011. 81(3): e75 - 81.

[80] Seppenwoolde, Y. et al., Precise and real - time measurement of 3D tumor motion in lung due to breathing and heartbeat, measured during radiotherapy. Int J Radiat Oncol Biol Phys, 2002. 53(4): 822 - 34.

[81] Berbeco, R. I. et al., Integrated radiotherapy imaging system (IRIS): Design considerations of tumour tracking with linac gantry - mounted diagnostic x - ray systems with flat - panel detectors. Phys Med Biol, 2004. 49(2): 243 - 55.

[82] Willoughby, T. R. et al., Evaluation of an infrared camera and X - ray system using implanted fiducials in patients with lung tumors for gated radiation therapy. Int J Radiat Oncol Biol Phys, 2006. 66(2): 568 - 75.

[83] Siddiqui, F. et al., Image - guided radiation therapy for lung cancer, In Image - Guided Cancer Therapy, Dupuy, D. E., McMullen, W. N. (Eds.). 2013, New York, NY: Springer. pp. 585 - 606.

[84] De Los Santos, J. et al., Image guided radiation therapy (IGRT) technologies for radiation therapy localization and delivery. Int J Radiat Oncol Biol Phys, 2013. 87(1): 33 - 45.

[85] Cho, B. et al., A monoscopic method for real - time tumour tracking using combined occasional x - ray imaging and continuous respiratory monitoring. Phys Med Biol, 2008. 53(11): 2837 - 55.

[86] Glide - Hurst, C. K. et al., Coupling surface cameras with on - board fluoroscopy: A feasibility study. Med Phys, 2011. 38: 2937.

[87] Shimizu, S. et al., Detection of lung tumor movement in real - time tumor - tracking radiotherapy. Int J Radiat Oncol Biol Phys, 2001. 51(2): 304 - 10.

[88] Shirato, H. et al., Four - dimensional treatment planning and fluoroscopic real - time tumor tracking radiotherapy for moving tumor. Int J Radiat Oncol Biol Phys, 2000. 48(2): 435 - 42.

[89] Berbeco, R. I. et al., Clinical feasibility of using an EPID in CINE mode for image - guided verification of stereotactic body radiotherapy. Int J Radiat Oncol Biol Phys, 2007. 69(1): 258 - 66.

[90] Berbeco, R. I. et al., A novel method for estimating SBRT delivered dose with beam's - eye - view images. Med Phys, 2008. 35(7): 3225 - 31.

[91] Park, S. J. et al., Automatic marker detection and 3D position reconstruction using cine EPID images for SBRT verification. Med Phys, 2009. 36(10): 4536 - 46.

[92] Murphy, M. J. et al., The management of imaging dose during image - guided radiotherapy: Report of the AAPM Task Group 75. Med Phys, 2007. 34(10): 4041 - 63.

[93] Stanley, D. N., N. Papanikolaou, and A. N. Gutierrez, An evaluation of the stability of image - quality parameters of Varian on - board imaging (OBI) and EPID imaging systems. J Appl Clin Med Phys, 2015. 16(2): 87 - 98.

[94] Yip, S., J. Rottmann, and R. Berbeco, The impact of cine EPID image acquisition frame rate on markerless soft - tissue tracking. Med Phys, 2014. 41(6): 061702.

[95] Sayeh, S. et al., Respiratory motion tracking for robotic radiosurgery, in Treating Tumors That Move with Respiration. 2007, Berlin: Springer. 15 - 29.

[96] Cervino, L. I. et al., Frame – less and mask – less cranial stereotactic radiosurgery: A feasibility study. Phys Med Biol, 2010. 55(7): 1863 –73.

[97] D'Ambrosio, D. J. et al., Continuous localization technologies for radiotherapy delivery: Report of the American Society for Radiation Oncology Emerging Technology Committee. Pract Radiat Oncol, 2012. 2(2): 145 –50.

[98] Shah, A. P. et al., Expanding the use of real – time electromagnetic tracking in radiation oncology. J Appl Clin Med Phys, 2011. 12(4): 3590.

[99] Litzenberg, D. W. et al., Positional stability of electromagnetic transponders used for prostate localization and continuous, real – time tracking. Int J Radiat Oncol Biol Phys, 2007. 68(4): 1199 –206.

[100] Kupelian, P. et al., Multi – institutional clinical experience with the Calypso System in localization and continuous, real – time monitoring of the prostate gland during external radiotherapy. Int J Radiat Oncol Biol Phys, 2007. 67(4): 1088 –98.

[101] Litzenberg, D. W. et al., Influence of intrafraction motion on margins for prostate radiotherapy. Int J Radiat Oncol Biol Phys, 2006. 65(2): 548 –53.

[102] Parikh, P. et al., Dynamic accuracy of an implanted wireless AC electromagnetic sensor for guided radiation therapy; Implications for real – time tumor position tracking. Med Phys (abstract), 2005. 32: 2112.

[103] Lechleiter, K. et al., The effect of time on inter – transponder distance implanted in lung: An initial study in a canine model. Med Phys (abstract), 2007. 34: 2385.

[104] Turrisi, A. T., 3rd, et al., Twice – daily compared with once – daily thoracic radiotherapy in limited small – cell lung cancer treated concurrently with cisplatin and etoposide. N Engl J Med, 1999. 340(4): 265 – 71.

[105] Bevington, P. R., Data Reduction and Error Analysis for the Physical Sciences, 1st edition. 1969, New York, NY: McGraw – Hill Book Co.

[106] Jin J, W. N., Ren L et al, Advances in treatment techniques: Arc – based and other intensity modulated therapies. Cancer J, 2011. 17: 166 –76.

[107] Otto, K., Volumetric modulated arc therapy: IMRT in a single gantry arc. Med Phys, 2008. 35(1): 310 –7.

[108] Grills, I. S. et al., Potential for reduced toxicity and dose escalation in the treatment of inoperable nonsmall – cell lung cancer: A comparison of intensity – modulated radiation therapy (IMRT), 3D conformal radiation, and elective nodal irradiation. Int J Radiat Oncol Biol Phys, 2003. 57(3): 875 –90.

[109] Liu, H. H. et al., Feasibility of sparing lung and other thoracic structures with intensity – modulated radiotherapy for non – small – cell lung cancer. Int J Radiat Oncol Biol Phys, 2004. 58(4): 1268 –79.

[110] Yom, S. S. et al., Initial evaluation of treatment – related pneumonitis in advanced – stage non – small – cell lung cancer patients treated with concurrent chemotherapy and intensity – modulated radiotherapy. Int J Radiat Oncol Biol Phys, 2007. 68(1): 94 –102.

[111] Allen, A. M. et al., Fatal pneumonitis associated with intensity – modulated radiation therapy for mesothelioma. Int J Radiat Oncol Biol Phys, 2006. 65(3): 640 –5.

[112] Bortfeld, T. et al., Effects of intra – fraction motion on IMRT dose delivery: Statistical analysis and simulation. Phys Med Biol, 2002. 47(13): 2203 –20.

[113] Jiang, S. B. et al., An experimental investigation on intra – fractional organ motion effects in lung IMRT treatments. Phys Med Biol, 2003. 48(12): 1773 –84.

[114] Court, L. E. et al., Management of the interplay effect when using dynamic MLC sequences to treat moving targets. Med Phys, 2008. 35(5): 1926 –31.

[115] Yu, C. X., D. A. Jaffray, and J. W. Wong, The effects of intra – fraction organ motion on the delivery of dynamic intensity modulation. Phys Med Biol, 1998. 43(1): 91 –104.

[116] Ong, C. et al., Dosimetric impact of interplay effect on RapidArc lung stereotactic treatment delivery. Int J Radiat Oncol Biol Phys, 2011. 79(1): 305 - 11.

[117] Yang, J. N. et al., An investigation of tomotherapy beam delivery. Med Phys, 1997. 24(3): 425 - 36.

[118] Li, X. et al., Dosimetric effect of respiratory motion on volumetric - modulated arc therapy - based lung SBRT treatment delivered by TrueBeam machine with flattening filter - free beam. J Appl Clin Med Phys, 2013. 14(6): 4370.

[119] Jiang, S. B., A. L. Boyer, and C. M. Ma, Modeling the extrafocal radiation and monitor chamber backscatter for photon beam dose calculation. Med Phys, 2001. 28(1): 55 - 66.

[120] Ong, C. L. et al., Dosimetric impact of intrafraction motion during RapidArc stereotactic vertebral radiation therapy using flattened and flattening filter - free beams. Int J Radiat Oncol Biol Phys, 2013. 86(3): 420 - 5.

[121] Prendergast, B. M. et al., Flattening filter - free linac improves treatment delivery efficiency in stereotactic body radiation therapy. J Appl Clin Med Phys, 2013. 14(3): 4126.

[122] Abbas, A. S. et al., Volumetric - modulated arc therapy for the treatment of a large planning target volume in thoracic esophageal cancer. J Appl Clin Med Phys, 2013. 14(3): 4269.

[123] Bradley, J. et al., Toxicity and outcome results of RTOG 9311: A phase I - II dose - escalation study using three - dimensional conformal radiotherapy in patients with inoperable non - small - cell lung carcinoma. Int J Radiat Oncol Biol Phys, 2005. 61(2): 318 - 28.

[124] Timmerman, R. D. et al., Stereotactic body radiation therapy for medically inoperable early - stage lung cancer patients: Analysis of RTOG 0236. Int J Radiat Oncol Biol Phys, 2009. 75(3): S3.

[125] ICRU report 62: Prescribing, recording, and reporting photon beam therapy (Supplement to ICRU Report 50). 1999, International Commission on Radiation Units and Measurements: Bethesda, MD.

[126] Dawson, L. A. and M. B. Sharpe, Image - guided radiotherapy: Rationale, benefits, and limitations. Lancet Oncol, 2006. 7(10): 848 - 58.

[127] Verellen, D. et al., An overview of volumetric imaging technologies and their quality assurance for IGRT. Acta Oncol, 2008. 47(7): 1271 - 8.

[128] Chang, J. Y. et al., Image - guided radiation therapy for non - small cell lung cancer. J Thorac Oncol, 2008. 3(2): 177 - 86.

[129] Guckenberger, M. et al., Cone - beam CT based image - guidance for extracranial stereotactic radiotherapy of intrapulmonary tumors. Acta Oncol, 2006. 45(7): 897 - 906.

[130] Mageras, G. S. and J. Mechalakos, Planning in the IGRT context: Closing the loop. Semin Radiat Oncol, 2007. 17(4): 268 - 77.

[131] Mayyas, E. et al., Analysis of CBCT - based image guidance for a large cohort of lung cancer patients treated with SABR. Biomed Phys Eng Express, 2015. 1: 035203.

[132] Sonke, J. J. et al., Frameless stereotactic body radiotherapy for lung cancer using four - dimensional cone beam CT guidance. Int J Radiat Oncol Biol Phys, 2009. 74: 567 - 74.

[133] Fuss, M. et al., Daily ultrasound - based image - guided targeting for radiotherapy of upper abdominal malignancies. Int J Radiat Oncol Biol Phys, 2004. 59(4): 1245 - 56.

[134] Wong, J. W. et al., The use of active breathing control (ABC) to reduce margin for breathing motion. Int J Radiat Oncol Biol Phys, 1999. 44(4): 911 - 19.

[135] Verellen, D. et al., Gating and tracking, 4D in thoracic tumours. Cancer Radiother, 2010. 14(6 - 7): 446 - 54.

[136] Shirato, H. et al., Real - time tumour - tracking radiotherapy. Lancet, 1999. 353(9161): 1331 - 2.

[137] Guckenberger, M. et al., Safety and efficacy of stereotactic body radiotherapy for stage 1 non - small - cell lung cancer in routine clinical practice: A patterns - of - care and outcome analysis. J Thorac Oncol,

2013.8(8): 1050-8.

[138] Shah, C. et al., Required target margins for image-guided lung SBRT: Assessment of target position intrafraction and correction residuals. Pract Radiat Oncol, 2013. 3(1): 67-73.

[139] Bortfeld, T., S. B. Jiang, and E. Rietzel, Effects of motion on the total dose distribution. Semin Radiat Oncol, 2004. 14(1): 41-51.

[140] Marks, L. B. et al., Radiation dose-volume effects in the lung. Int J Radiat Oncol Biol Phys, 2010. 76(3): S70-6.

[141] Guckenberger, M. et al., Dose-response relationship for radiation-induced pneumonitis after pulmonary stereotactic body radiotherapy. Radiother Oncol, 2010. 97(1): 65-70.

[142] Timmerman, R. et al., Excessive toxicity when treating central tumors in a phase II study of stereotactic body radiation therapy for medically inoperable early-stage lung cancer. J Clin Oncol, 2006. 24(30): 4833-9.

[143] Kong, F. M., RTOG 1106/ACRIN 6697: Randomized Phase II Trial of Individualized Adaptive Radiotherapy Using During-Treatment FDG-PET/CT and Modern Technology in Locally Advanced Non-Small Cell Lung Cancer (NSCLC). Available at: https://www.rtog.org/ClinicalTrials/ProtocolTable/StudyDetails.aspx? study=1106. 2014, 2014.

第 6 章

IGRT 质量保证

KRISHNI WIJESOORIYA, TAEHO KIM, JOSH EVANS, AND QUAN CHEN

6.1 引言

放射治疗的目的是治疗已确定的肿瘤区域并使周围的正常组织免受放射损伤。减少靶区的摆位不确定性可使计划靶区（PTV）外放边界更小和正常组织毒性更低。影像引导放射治疗（IGRT）使用各种成像技术可获得治疗期间的靶位置和解剖变化，这些信息可用于引导放射治疗。尤其是对于先进的治疗照射技术来说，如调强放射治疗（IMRT），获得精确的靶区和解剖变化，可使陡峭剂量梯度的高精度剂量分布成为可能；因此通过严格制定质量保证（QA）规范确保 IGRT 的精确是至关重要的。

6.2 IGRT 成像方式的质量保证

6.2.1 IGRT 质量保证的主要组成部分

各种成像技术已用于 IGRT。这些技术可分为放射学方法，包括千伏（kV）/兆伏（MV）平面成像仪（包括机载或室内的）[1-3]，kVCT[4]，MVCT[5]，MV/kV CBCT（CBCT）[6,7]和非放射学方法，如磁共振成像（MRI）[8-10]，超声[11]，光学成像[12]和射频系统[13]。这些技术在临床的应用已有很长时间。有工作组报告推荐 QA 实践，如美国医学物理学家协会（AAPM）工作组 58（TG-58）报道了电子射野成像相关内容[14]，TG-104 是关于室内 kV 级平面成像的报告[15]，TG-154 是关于使用超声的 IGRT 报告[16]，TG-179 是基于 CT 技术的报告[17]以及 TG-147 是关于非放射定位和摆位系统的报告[18]。此外，对于那些与特定机器集成在一起的成像系统，TG-40[19]和 TG-142[20]中都有涉及相关 QA，TG-148 介绍了螺旋断层放射治疗的 MVCT[21]，TG-135 介绍了射波刀中的成像系统[22]。

虽然 QA 过程的细节因成像技术而异，但 QA 的原理是相似的。通常成像模式的 QA 应包括以下几个关键部分：成像系统性能，重复定位精度和几何精度。以上组成了 IGRT 工作流程中的三个重要方面，即靶区的识别、摆位偏移的修正和对靶区的精确照射。

6.2.1.1 成像系统性能

成像系统性能的 QA 通常包括空间完整性、图像均匀性，噪声，对比度和高/低对比度分辨率。空间完整性测试检查成像系统是否正确报告患者解剖结构的尺寸，同时没有明显的失真。空间完整性的准确性是对 IGRT 成像系统的基本要求。QA 程序通常涉及对已知尺寸的模体进行成像，并通过对图像的测量进行验证。对于某些成像系统，QA 程序还包括对多个探测器位置的测量，以验证系统缩放比例的完整性。

在 IGRT 中，成像系统的目的是定位靶区和危及器官（OARs），以保证正确治疗。因此，对于成像系统来说，保证足够的图像质量（均匀性、噪声、对比度、分辨率等）是非常重要的。研究表明，图像质量影响配准精度[23-26]。影响图像质量的因素有很多，如辐射引起的探测器灵敏度变化[27]和靶区磨损引起的成像光谱的变化[28,29]。极端情况下会出现严重的图像伪影，从而削弱影像引导能力。对此需要定期监测成像系统的图像质量。通常基线是在系统验收测试时获得的。在后续常规质量保证过程中，应检查偏离基线的情况。许多商用模体已经被用于成像系统的 QA 工作中，这些模体的设计是为了简化图像质量 QA 过程。例如，在图 6.1 中，PIPSpro 软件的 imager QA 模块和 QC 模体可用于测试。建议读者探索一个最适合他们所在临床机构需求的解决方案。

6.2.1.2　重新定位精度

患者定位装置是任何影像引导系统的重要组成部分，它通常是以电动、遥控治疗床的形式存在。大多数系统，如常规直线加速器和 Mridian® （ViewRay Inc.，Oakwood Village，OH）都配有一个能够三维平移的治疗床[30]，同样也有商用解决方案可提供 6 维运动[31,32]。一些系统具有通过移动直线加速器来校正患者摆位误差的能力，如射波刀系统（Accuray Inc.，Sunnyvale，CA）能移动其机械臂从而跟随患者三维方向的呼吸运动[33]。Vero 系统（Brainlab AG，Munich，Germany）能够改变照射计划的初始角度，从而通过实现机架环的旋转来校正角度偏移（围绕垂直轴的旋转）[34-36]。断层治疗系统（Accuray Inc.，Madison，WI）具有通过改变治疗计划的初始角度而实现旋转角度校正（围绕纵轴的旋转）[37]。为了成功实现 IGRT，必须确保校正运动的准确性和精确性。使用不同的验证方法对几种商用治疗床进行的测试表明，几种商用治疗床的定位精度都在亚毫米范围内[30-32,38-41]。但是，仍然建议用户在他们的常规 QA 工作中执行同样的验证。TG-179 推荐的一种做法是通过每天的端到端 QA 测试来执行检查[17]。

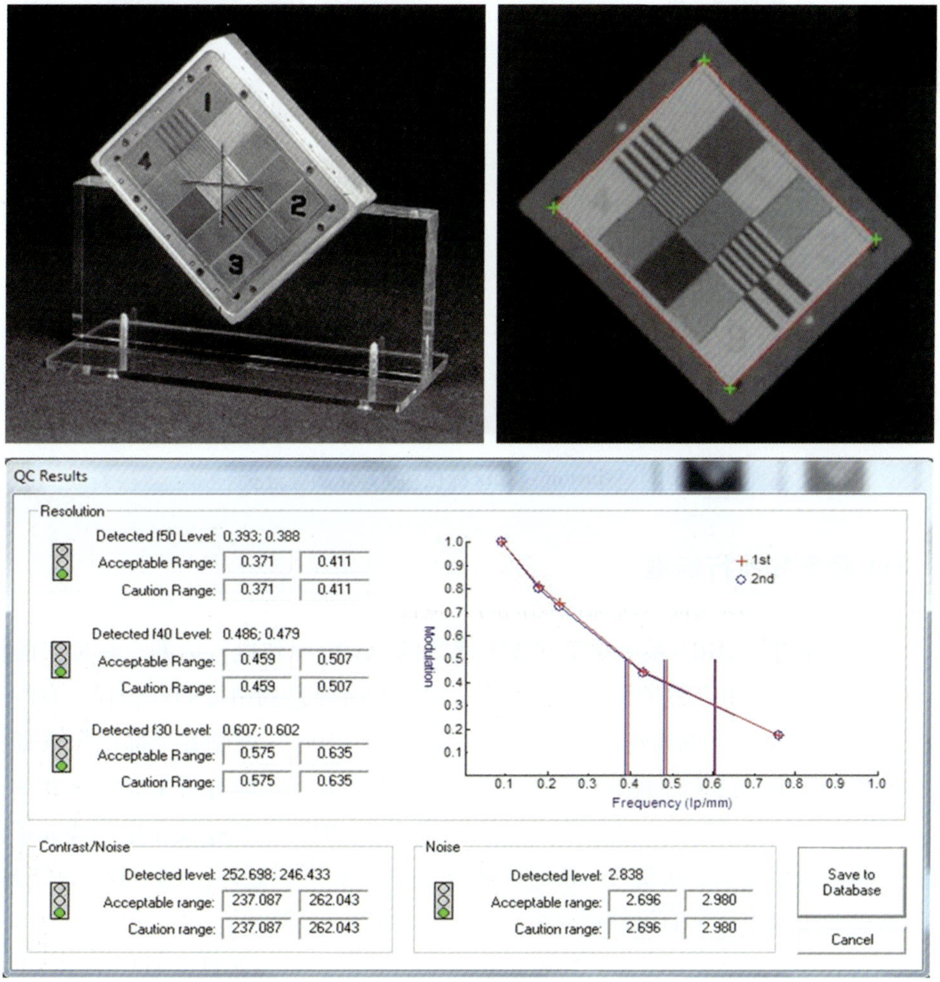

图 6.1　QA 模体的图像（QC-3 模型）及 PIPSPRO 软件界面。（摘自 PIPSpro 用户手册）

6.2.1.3 几何精度

基于IGRT，患者可以根据通过成像所确定的靶区和危及器官的位置进行重新定位。成像系统得到的几何形状与射束的几何形状一一对应是非常重要的。通常，为此可执行Winston－Lutz[42－44]类型的测试，如图6.2所示。该测试可以简述如下：对一个不透射线的小球进行成像，并基于影像引导将其移到等中心。然后用2×2cm^{2}的射野将球照射到电子射野成像设备（EPID）或胶片带上。可以从球影像的质心和射野边缘之间的相对位置来确定影像引导系统与照射系统之间的符合程度。

同时也可采用替代方法进行几何精度验证。一种方法是首先建立室内激光系统与治疗等中心之间的一致性，然后用带标记的成像模体对准激光，从而可反推成像等中心与治疗等中心之间的差异[45]。这种替代方法更适用于MRIdian系统，因为MRI系统不能找到治疗等中心。此外，包括成像、配准、复位和治疗的端到端测试也被推荐作为几何精度的测试[18,22,46]。

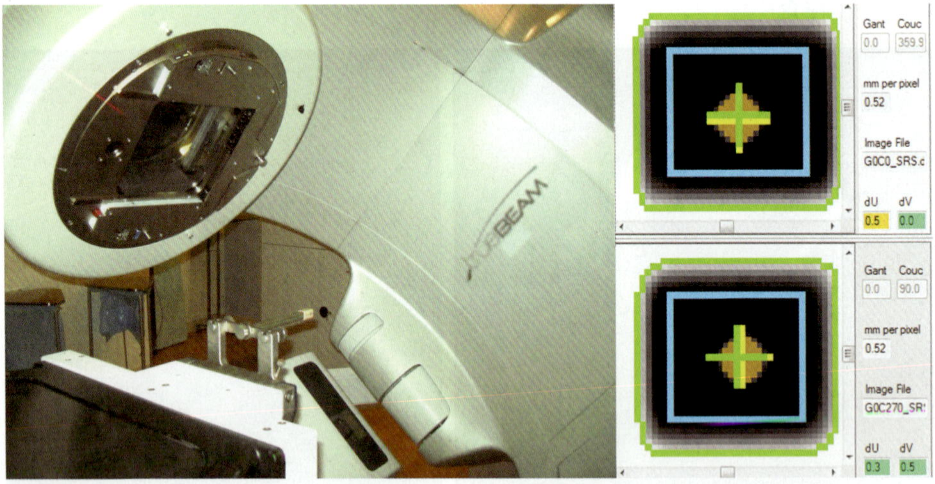

图6.2 Winston－Lutz摆位和EPID图像分析。

6.2.2 QA频率和执行标准

多个工作组推荐了IGRT系统中不同成像模式的QA频率和执行标准。在发布的报告中仔细考虑了每日、每月和年度QA的测试内容，以平衡所要达到精度的性价比。TG－142报告[20]允许在合理的情况下偏离建议值。即将出台的TG－100[47]鼓励各个部门可根据各自机构的程序和资源制定自己独特的QA项目。应使用故障模式和影响分析来研究这些偏差的影响。通过对历史数据统计分析的支持可以减少测试频率。TG－179建议在用户验证了参数稳定性后，可将图像质量测试从每月一次减少到每半年一次[17]。此外，TG－142建议IGRT系统的每日测试应确保立体定向体部放射治疗技术（SBRT）的精度在1mm以内。TG－179指出，考虑到每日QA程序的性价比，2mm的容差是合适的。建议在日常QA时有一个简单的端到端流程，包括使用室内激光进行模体摆位，执行预定义的移位，以及通过影像引导将其移回原位。该程序可在快速执行的同时实现2mm精度达到95%的置信度[48]。另一方面，如果要求小于1mm的精度，必须进行更复杂的测试，而在繁忙的临床工作之外要做到每天进行这些测试可能是不现实的。因此，建议读者仔细研究这些报告，并采用最适合本单位的QA方法。

6.3 配备运动管理的IGRT的QA

各种各样的技术，包括屏气、呼吸门控和射野追踪均已被引入到临床实践中，用以解决治疗过程中器官运动的问题。模拟定位时，许多癌症中心采用4D-CT来获取肿瘤在不同呼吸时相的位置和几何形状。当新技术引入临床时，通常应建立合适的QA措施。当新的运动管理硬件和软件到达放疗中心时，必须定量地验证每个设备的性能，以及新设备与现有技术的交互。本节以具体实例介绍此类QA。

6.3.1 4D QA

AAPM TG-76报告是关于运动管理[49]及其他内容的报告[50,51]，描述了4D QA的三个阶段：

1. 典型的QA措施；
2. 设备和临床流程的初步测试；
3. 在实施初期经常进行QA检查。

以上大多数QA程序要求机构有某种类型的运动平台和带有肺模体肿瘤的肺部模体，图6.3所示的QUASAR™（Modus Medical Devices Inc.，London，Canada）就是这样的一个模体，它可以与肺密度材料的圆柱体一起使用，在圆柱体内嵌入了更接近实际肿瘤密度的肺部肿瘤。

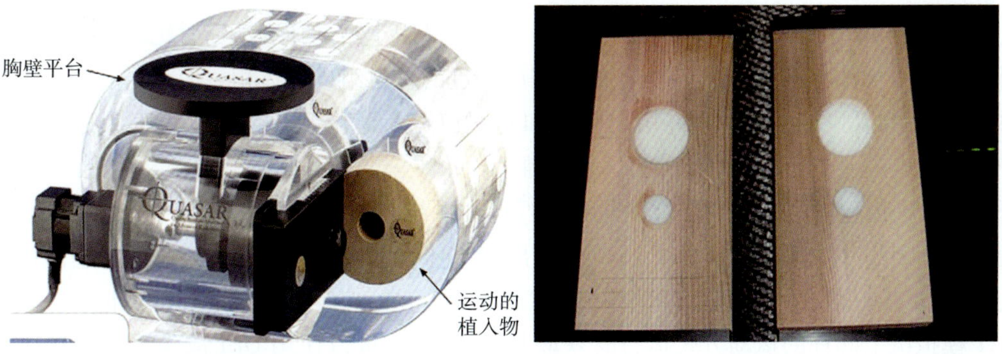

图6.3 左图：带有胸部模型的运动模体和移动平台。外部替代物放在胸壁平台上可模拟患者胸部AP方向运动，肺模体中移动的插入物模拟患者的肺部肿瘤运动，主要是S/I向。右图：一个显示肺密度的插入物和两个大小不一的肿瘤。

在某放疗中心启动肺SBRT项目前，建议经认证的物理师使用运动模体验证运动管理项目的所有方面。4D－CT 成像、图像分类和运动幅度验证将是第一项。为了对 4D－CT 扫描仪进行 QA，例如可以将运动范围设置为该模体头脚向 10mm，并且在 4D－CT 模式下使用 CT 扫描仪获取图像，层厚设置为 2mm。将图像采集与外部替代物同步，可以使用外部替代物完成回顾性图像分类，于是可创建 10 个左右的 4D－CT 图像集。图 6.4 给出的是在吸气末时相的轴向和冠状位 4D－CT 图像的例子，肿瘤用红色勾画出来，显示了呼气末时相肿瘤的位置。该示例显示了头向位移 9.87mm，相较于设置的 10mm 的已知运动振幅，产生了 0.13mm 的偏差。

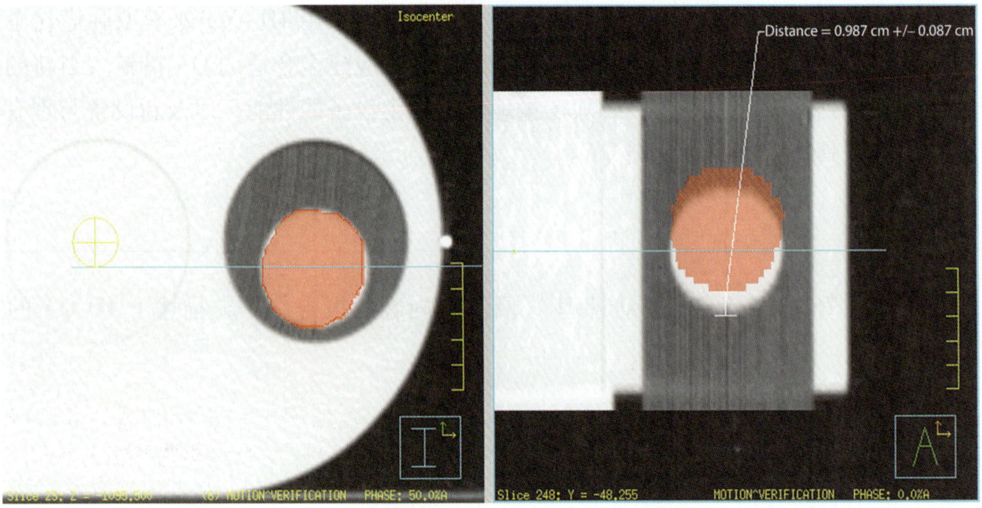

图 6.4　显示了吸气末（0%时相）和呼气末（50%时相，红色显示）之间的运动幅度。左侧显示轴向平面图像，右侧显示冠状面图像。

6.3.2　基于 CBCT 运动图像的配准

动态模体用于模拟与呼吸相关的器官运动，也可用于测试肺癌治疗时靶区的位置。理想情况下，这个模体应该由具有与典型的肺密度相近的材料组成肺体积，而将与肿瘤密度接近的材料用于模拟肿瘤。这将允许用户验证和建立窗宽及窗位等参数，以用于治疗前 CBCT/MVCT 图像与基于时间平均的计划 CT 的配准。

4D－CT 创建的时间平均图像发送到治疗计划系统，勾画必要的轮廓，并将等中心放在肿瘤中心。带有结构集的计划 CT 图像可输出到临床记录与验证（RV）系统，进而可导入到治疗加速器的影像平台。运动模体应放在加速器上，治疗等中心对准外部标记。当模体以与 CT 模拟机上同样的运动方式运行时获取其容积 CT，可以使用 OBI 成像系统软件中可用的工具来实现图像配准，并尝试建立加速器和计划 CT 获得的影像最合适的窗宽、窗位信息。通常应非常接近肺窗/位。等中心位移应在 AAPM TG－142 报告规定的容差范围内。这应该在较大和较小的肿瘤上进行验证，以确认没有失真伪影，案例如图 6.5 所示。

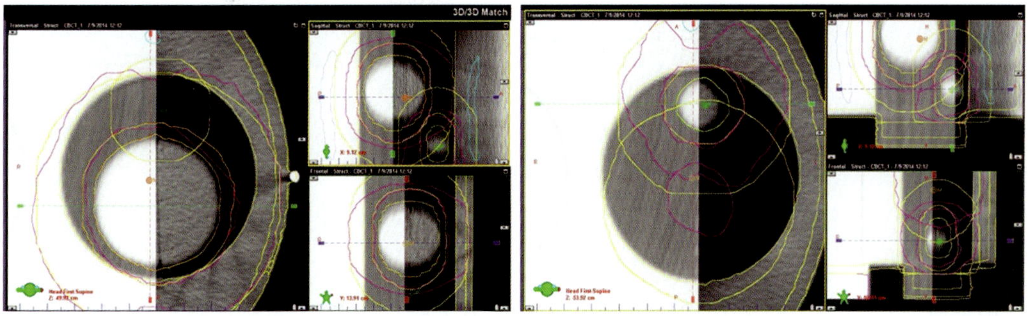

图6.5 4D-CT生成的时间平均图像与治疗前CBCT生成的图像的ITV比较。两个肿瘤体积（96.9 cc和8.1 cc）在CBCT和4D-CT产生的时间平均图像之间进行了比较。

6.3.3 带门控的治疗加速器QA程序

AAPM TG-142是关于《医用直线加速器的质量保证》的报告，其中建议用户对带有呼吸门控的加速器实施一定的QA措施，表6.1总结了这些要求。尽管有许多不同的实现呼吸门控的技术，但这些技术都要求照射束与患者的呼吸信号同步。因此，不仅要验证门控治疗过程中靶区的定位，而且要保证在门控治疗过程中不改变束流的能量和输出等特性，这是非常重要的。验证门控窗的时间准确性同样重要，此时不论治疗是基于幅度还是基于相位的。文献中用户可以参考的实际例子和技术很少，参考文献［52］给出了一种执行此类测量的方法。

表6.1 TG-142报告推荐的带呼吸门控的直线加速器的QA程序

频率	项目	容差
月检	射束输出一致性	2%
	相位、射束幅度控制	功能正常
	室内呼吸监测系统	功能正常
	门控联锁	功能正常
年检	射束能量一致性	2%
	门控开启时相/幅度的时间精度	期望值100ms
	呼吸时相/幅度替代装置的校准	期望值100ms
	联锁测试	功能正常

为了验证有门控和无门控条件下射束输出和能量的稳定性，可以使用每月输出/能量验证系统，测量有无运动模体和门控治疗时的输出和能量。虽然允许容差是2%，但我们的测量结果显示，对于瓦里安加速器的能量验证，如果深度差为5cm，测量偏差要小得多，如表6.2所示。

表 6.2　带/不带门控时治疗加速器的输出与能量变化的结果

能量/状态	输出/能量百分误差
6MV 门控	输出：0%
6MV 门控	能量：0%
15MV 门控	输出：0.1%
15MV 门控	能量：-0.2%

校准呼吸传感器的幅度和相位（表 6.1）是为了验证在已知的替代物位置/移动与其响应之间的一致性。例如，对于光学系统，它可以通过将基准块放置在射野内的一系列已知位置，并将报告的位移与已知值对比来实现。一旦验证了空间精度，第二步就是使用运动模体验证相位精度。

为了验证门控窗口的时间准确性，可以在呼吸系统打开的情况下执行患者计划，因此射束仅在呼吸信号的门控打开期间开启。同时可以使用一种测量剂量的装置来记录快照，并且具有超过 50ms 的时间分辨率。在计划执行后，可以获得仅在快照期间上射束照射的平均时间，并将其与门控中基于呼吸运动信号的波束打开时间进行比较。在此过程中，运动模体的移动速度应保持在 20mm/s 以内。图 6.6 中给出的示例显示，在门控窗口期间，运动幅度仅为 4.1mm，门控窗口时间为呼吸周期 5.5s 的 43%。通过对瓦里安实时位置管理（RPM）软件和剂量测量软件的分析可获得门控窗口的平均时间精度，并与运动模体预测的门控窗口进行比较。这两种技术都产生了优于 100ms 的时间精确度，这也是 AAPM TG-142 报告推荐的限值。

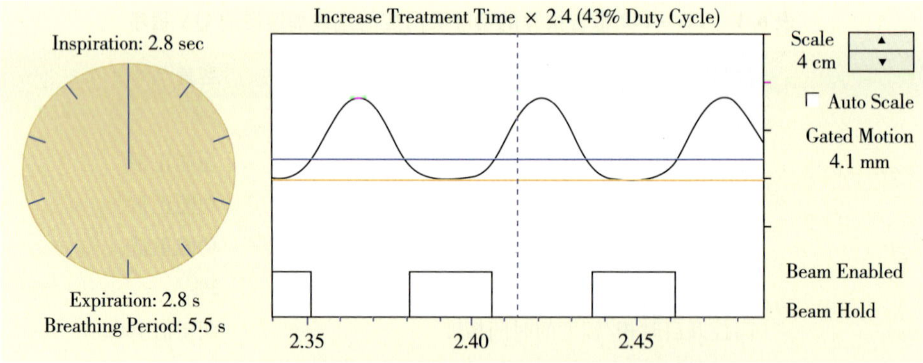

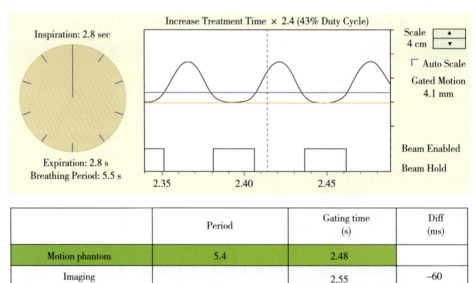

	Period	Gating time (s)	Diff (ms)
Motion phantom	5.4	2.48	
Imaging		2.55	-60
RPM		2.50	20

图 6.6　上图：瓦里安 **RPM** 信号门控窗口，在时间精度验证过程中使用了振幅门控，下图：使用两种不同技术得到的门控窗口时间精度结果与运动模体期望值的对比。

6.3.4　接受门控/屏气成像特定患者的 QA

当使用外部和内部的门控/屏气替代物，尤其是在使用外部替代物时需格外当心，并且在临床实践中需要实施特殊的 QA 措施，以免内部靶区运动与外部替代物不同步引起较大的误差[53-55]。为了确保门控和屏气治疗期间精确的肿瘤定位，当使用外部替代物来预测内部靶区运动时，可以遵循以下五个 QA 步骤：

1. CT 模拟定位时，应准确测量参考位置。应该使用某种合适的成像方式，如 4D-CT、X 线透视来评估肿瘤的运动并建立参考位置，通常在更接近呼气末，在此期间进行治疗。如图 6.7 所示，肿瘤附着于胸壁，在下/上方向以及前/后方向移动。

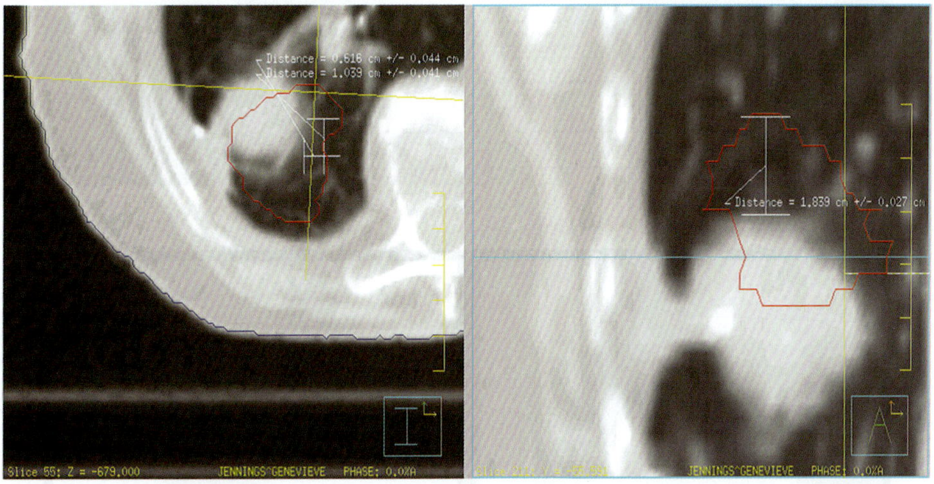

图 6.7　肿瘤的 4D-CT 轴向和冠状薄层图像。红色轮廓为呼气末期时的肿瘤（50%），图像为吸气末期时的肿瘤（0%）

2. 在治疗计划过程中，应使用与门控窗或屏气幅度相对应的患者肿瘤影像。除了在正确的 4D 图像集上定义 ITV 外，如果期间使用了门控治疗，则应使用对应于门控相位的最大密度投影（MIP）图像来勾画门控 ITV。如果使用非门控治疗，则应使用包括所有呼吸相位的完整 MIP 以创建 ITV。然而，计划应该做在时间平均密度投影图像集上，因为该图像集对于不运动的解剖结构具有更高的基于体素的衰减系数的统计精度。此外，传输到加速器用于 CBCT 或 MVCT 等 IGRT 验证的图像，原则上也应是包含整个运动信息的时间平均图像。

3. 在患者摆位期间，每分次治疗前对肿瘤位置进行成像，然后与参考位置相配准。在计划过程中，应使用 50% 时相的图像集或使用对应于门控相位的 MIP 来创建门控 DRRs。图 6.8a 是门控 DRR，显示的是肺左下叶肿瘤和位于 AP 射束治疗方向的多叶准直器。可以采用植入标记物，同侧膈肌定位或肿瘤定位，并使用电子网格在加速器上进行位置验证，如图 6.8b 所示。如果门控窗口中允许的运动为 5mm，则 DRR 肿瘤位置和治疗前图像肿瘤位置之间允许最多有 5mm 的位移。

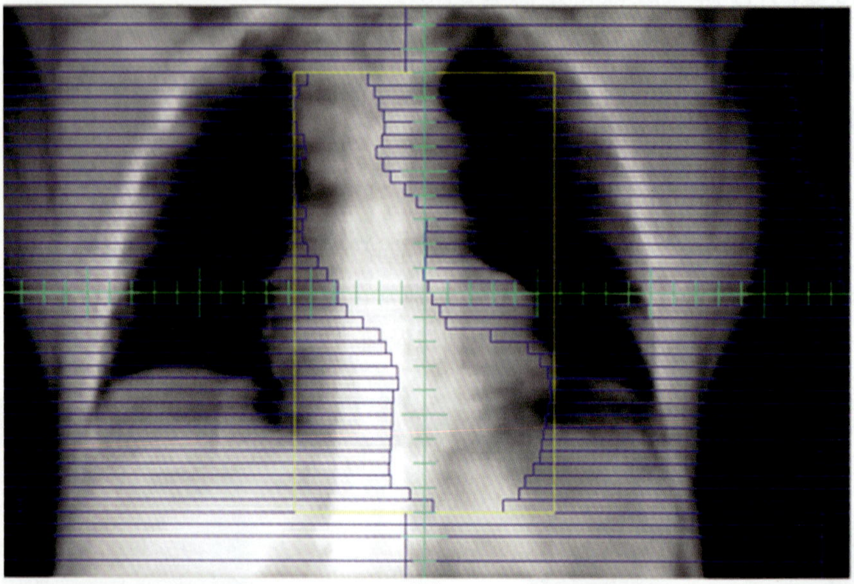

(a)

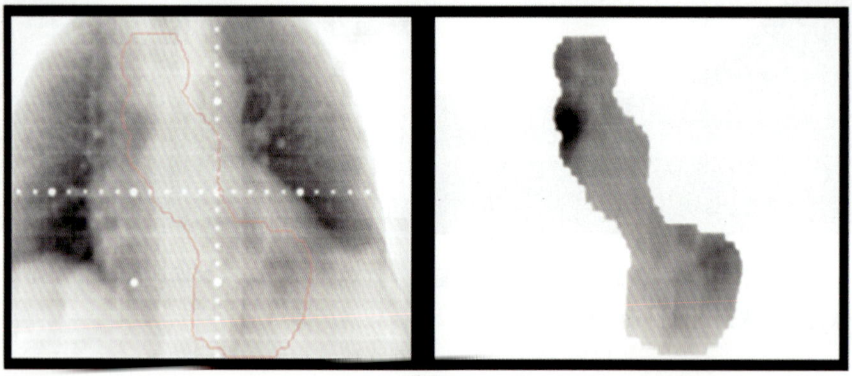

(b)

图 6.8 （a）左下叶肿瘤 50%时相图像的 DRR，MLCs 在 AP 图像的位置；（b）在加速器上，治疗前，门控 AP 射野图像，开野的同时 MLCs 处于治疗位置，肿瘤位置如图所示

4. 在治疗照射过程中，应采取措施确保肿瘤位置不变，当射束开启时保证肿瘤处于计划位置，它可以通过视听训练技术来实现。图 6.9（左）显示了在屏气技术中使用的视觉辅助装置。患者可以通过视觉辅助装置观察到他/她的屏气信号的允许变化范围（以蓝色和橙色显示）。图 6.9（右）引用自参考文献［56］，显示了通过视听训练对不规律呼吸（c 到 d）和基线偏移（a 到 b）的改善。

5. 在治疗过程中，测量门控窗口对应的肿瘤位置，并通过在线或离线观察的方式将其与参考位置进行比较。电影模式下的 EPID 可用于体形小的患者和非调强放疗治疗[57]，而机载 kV 图像可用于其他患者。在屏气治疗照射时，可使用 kV 正交图像来验证基于内部解剖的屏气幅度，并将其与屏气 CT 扫描的治疗计划 DRR 图像进行比较[58]。由于与脊柱相比，肋骨和胸骨解剖结构会随患者的深呼吸而扩大，因此深吸气屏气（DIBH）计划图像 DRR 对和 kV 图像对的共同配准是患者屏气位移可重复性的最佳测量方法。图 6. 10 所示为胸廓全骨解剖配准。在侧位图像共配准中，通过等中心测量一个起于脊柱、止于胸骨的向量，以量化胸壁位置，从而量化 DIBH 位移的可重复性。

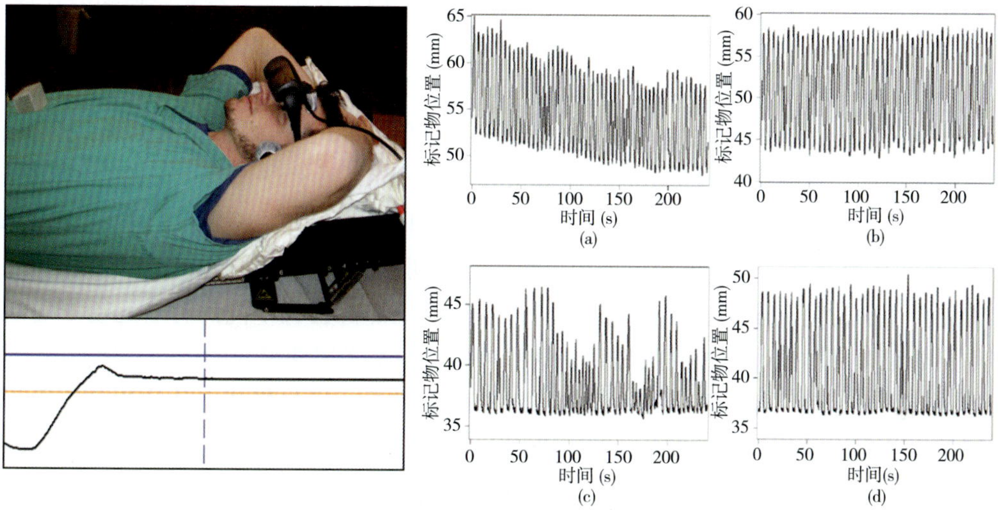

图 6. 9　左图：通过使用视觉监测设备作为生物反馈，以保持屏气幅度稳定，右图：（**a**）和（**c**）－自由呼吸－基线移位 & 不规律呼吸；（**b**）和（**d**）－视听训练

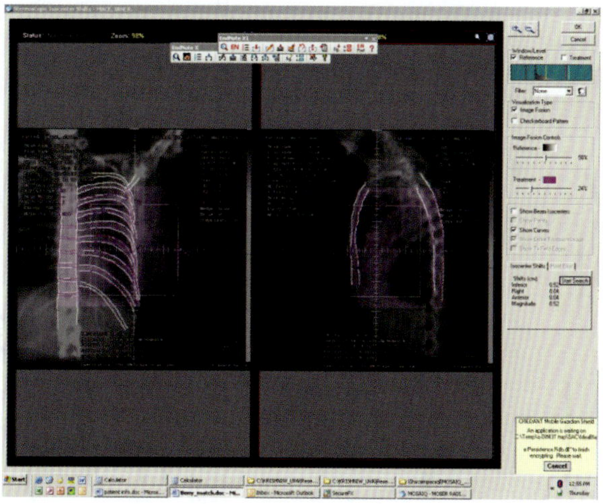

图 6. 10　深吸气屏气治疗期间，计划 **CT DRR** 和治疗前 **kV** 正交图像的骨解剖配准结果。注意：这两幅图像的精细特征高度一致。

6.4 运动自适应影像引导的 QA

运动自适应影像引导放射治疗（简称 IGART）是一项令人兴奋和有前途的技术，它可以减少运动肿瘤的外放边界，降低正常组织的剂量和相关的治疗毒性。该技术也被称为实时肿瘤追踪或呼吸同步治疗技术。总之，运动自适应 IGART 是一种技术，其中照射野紧密与 GTV 适形，这是一种概念上不同于运动包围外放边界或门控方法的处理靶区运动的方式。

在为运动自适应 IGART 执行 QA 程序之前，您必须先退后一步，确认要实现的运动自适应 IGART 技术的具体细节。只有当您理解了运动自适应 IGART 程序的细节（其细节将在本书的其他部分进行讨论）之后，才能设计出一套合理的 QA 流程和测试，以确保解决最大不确定性的风险。这些系统和技术大多是高尖技术，因此还没有建立起严格的 QA 标准。本节的目标是确定当前实施的或提议的运动自适应 IGART 程序的主要特征，这些特征需要合理进行 QA，已经有在文献中发表的成果，也在开始朝着该目标努力。

首先要了解的是靶区可能会如何移动，不同的解剖部位会有不同的肿瘤运动不确定性。本书重点介绍肺部肿瘤，由于呼吸作用，这些肿瘤一般呈半周期模式的运动。然而由于呼吸引起的肺部肿瘤运动可能是不规律的，其与肿瘤位置相关，且与模拟定位和治疗阶段不同，并且可能在分次内表现出滞后现象。TG－76 报告提供了一个出色的示意图，显示了肺内不同肿瘤位置典型的平均肿瘤运动路径（图 6.11）[49]。但请记住，个体的运动可能与人群平均运动有很大差异，患者在治疗期间的运动或呼吸可能与模拟时有很大不同，因此还需要花费时间和精力来设计分次内图像验证方案，并对每个治疗部位进行具体考虑。本节致力于运动自适应 IGART 系统的硬件和软件组件的 QA，不涉及患者。

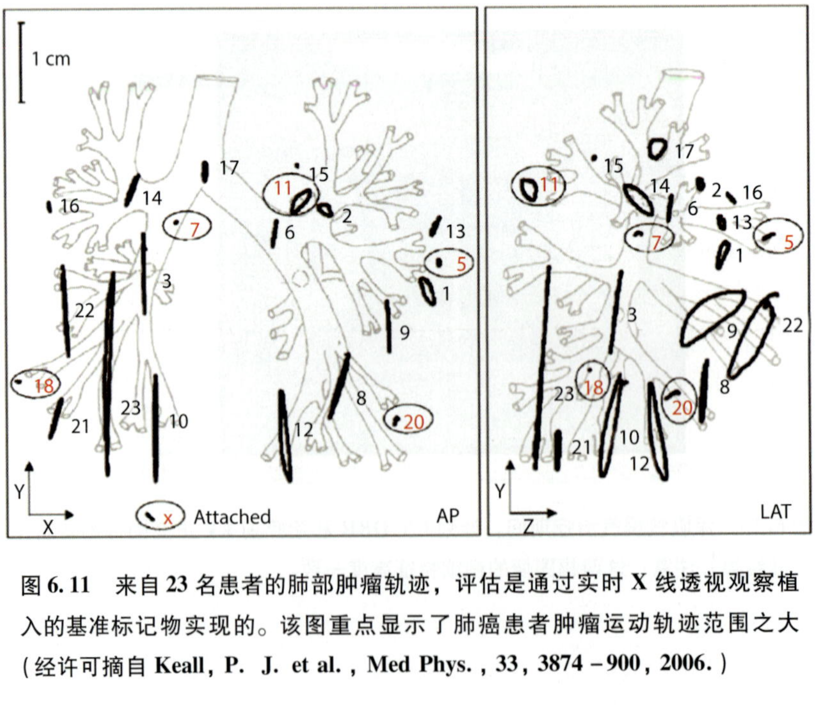

图 6.11　来自 23 名患者的肺部肿瘤轨迹，评估是通过实时 X 线透视观察植入的基准标记物实现的。该图重点显示了肺癌患者肿瘤运动轨迹范围之大（经许可摘自 Keall，P. J. et al.，Med Phys.，33，3874－900，2006.）

6.4.1　运动自适应 IGART 系统的主要组成部分

接着是了解运动自适应 IGART 系统的主要组成部分，以及它们是如何用于追踪运动中的肺部肿瘤的。正如 TG－76 报告[49]中所明确的，要实现精准的肺部肿瘤追踪和实时射束重新校准大概需要四方面任务：

1. 实时识别肿瘤位置；
2. 预测肿瘤的位置，以考虑系统响应的时间延迟；
3. 重新定位治疗射束，使其与肿瘤位置对齐；
4. 根据非静态患者几何形状调整剂量。

不同的运动自适应 IGART 系统都将使用不同的技术和系统来解决这四个主要任务中的前三个。最后一项调整剂量是目前最不完善的，特别是在 QA 方面，大部分的工作仍集中在任务 1，2 和 3。了解您的运动自适应 IGART 系统是如何处理每一项任务，有助于选择实施何种类型的 QA，从而确保系统整体性能在误差范围内运行，从而满足临床目标。

6.4.1.1　识别

靶区识别方法对运动自适应 IGART 的准确性和可靠性至关重要。有些系统会直接识别靶区，有些系统识别靶区内部的高对比度基准标记，而有些系统将依赖于靶区本身的外部替代物。不同的识别方法会产生不同的不确定性和风险优先级。如果您的系统依赖于实时追踪替代物，定期更新替代物－靶区模型的方法将是确保靶区和替代物之间相关性保持一致的重要组成部分。如果系统依赖对肿瘤直接成像，图像对比度将是一个重要的质量检查指标。

具有已知二维（2D）运动轨迹的平台或模体可用于评估系统追踪运动靶区的精度。静态已知的移位和动态已知运动轨迹测试通常用于评估系统基本的追踪性能[22,59,60]。选择具有合适特征比如噪声和对比度的模体来代表肺癌患者是非常重要的。如果系统总是使用高对比度的基准标记，那么使用具有类似基准的模体是合适的。如果您的系统将单独追踪软组织，应考虑更精确的解剖学肺模体。3D 打印的使用是一项激动人心的技术发展，它允许临床医生设计运动自适应 IGART QA 模体，更接近模拟真实患者的特征。例如，Jung 等设计了一个 3D 打印肺植入体，可以与 QUASAR 运动平台一起使用，可用于比较射波刀的无标记追踪系统 Xsight 和射波刀的基于标记的追踪系统的总体追踪精度[61]。系统特定故障模式的测试也应包括在常规 QA 中，例如，确保正确识别 Calypso® 系统中交换或迁移的电磁收发器[60]。尽管在评估追踪精度时，使用模体永远不能确保对单个患者的精确追踪，但这些模体评估仍有助于为给定系统建立追踪精度的基线，可用于确保精度不会随时间而降低。

直观地说，在具有明确靶区和轨迹的简单模体中，良好的追踪结果并不一定意味着同一系统能够很好地追踪所有患者，比如靶区较小、对比度较低或者表现出异常不规律的呼吸模式的病例。虽然模体测试无法测试真实病例中出现的所有情况，目前关于追踪算法精度作为成像参数的函数的指南很少，并且是系统专用的，但仍应包括严格的图像质量 QA，以确保图像质量从系统调试时起不会显著下降。TG－135 报告提供了一个描述日常执行的特定成像系统 QA 测试的表格，例如，kVp 年检，筛选，对比度噪声比和信噪比年检，并建议与试运行期间获得的基线值进行比较[22]。TG－135 报告还提供了如何测试系统追踪算法极限的建议，方法是故意降低图像质量，以评估已知偏移的追踪精度何时开始变差，这可能是在调试期间告知这些更基本的图像质量测试的临床操作极限的有用方法。

对于所有团队成员来说，重要的是要意识到，由于患者特有的因素（如体型过大或金属植入物）而导致的图像质量差，可能会降低追踪精度。具有适当叠加信息的实时追踪图像的可视化，例如在射波刀系统[22]中的实时荧光透视图像顶部“被追踪”基准标记位置的轮廓，可以为团队成员在患者治疗期间监控算法追踪性能提供极好的方法，允许出现偏差时尽快停止治疗。

6.4.1.1.1　成像和治疗等中心对准和成像剂量

在考虑了追踪肺部肿瘤所涉及的诸多技术因素之后，自然要立即考虑系统如何将 MV 治疗束重新对准靶区当前的位置，但还有其他步骤需要考虑。无论追踪靶区和重新对准射束的方法是什么，确保成像和治疗坐标系彼此对齐是至关重要的。我们已充分认识到这种系统校准的必要性，通常供应商提供的模体和程序有助于实现这一点。然而需要提醒的是，一些供应商提供的校准程序假定初始模体设置为基础值，并且内置的验证检查可以保持一致。也就是说，在某些情况下，如果成像系统的校准模体与激光器对齐，而激光器与真正的照射等中心相距 2mm 量级，那么经校准后的成像系统离真正的照射等中心相距 2mm，而内置流程可能无法捕捉到这一点。在这些场景中，需要使用独立的端到端 QA 测试（使用 MV 辐射束本身）来验证成像系统，以准确地将模体重新定位到真正的照射等中心。

此外，必须考虑准实时的 X 射线的成像剂量。Depuydt 等提出了一个通过 X 射线追踪进行剂量评估的典型例子，他们使用频率为 1Hz 的 VerokV 成像来提供 1.8 mGy/min 的平均皮肤剂量[62]。

6.4.1.2　预期

由于拟动态追踪的肺部肿瘤靶区可以相对快速地移动，并且这些系统具有一定的滞后时间，因此大多数系统将需要执行某种前向的靶区位置预测，以将射束定位到靶区将要到达的位置，而不是它刚刚到达的位置。Krauss 等[63]对呼吸运动的四个运动预测模型进行了比较，发现对于 0.2s 系统滞后来说，其预测误差的方均根误差（RMSE）约为 1mm 量级，对于 0.6s 系统滞后来说，其预测误差的 RMSE 为 2mm，AAPM TG－76 报告建议总的追踪系统滞后时间不应超过 0.5s[49]。滞后时间是系统对突发的、不可预测的非周期性运动做出反应的一个主要组成部分，因此应该定期测量和量化，同时系统对异常情况的响应也应该明确和定期检查。

Santanam 等提出利用 Calypso 电磁收发器系统评估运动自适应 IGART 追踪部件滞后时间的方法[60]，他们使用了一个以正弦波模式驱动的四维运动平台。然后该团队使用视频摄像系统同时记录模体运动和 Calypso 工作站的追踪结果。通过离线分析视频文件，可以确定两个正弦波模式之间的相位移动，从而量化 Calypso 实时追踪系统的延迟时间。注意：这仅是运动自适应 IGART 过程的靶区识别和追踪部分的滞后时间；重新对准照射束所需的时间也需要考虑在内。Depuydt 等描述了采用类似的正弦相移方法和使用照射光野的视频追踪，利用红外标记表面追踪来确定 Vero 系统的射束重新对齐的迟滞时间[64]，如图 6.12 和 6.13 所示。在关闭系统运动预测的情况下执行测试，以评估系统自带的滞后时间，然后在打开运动预测算法的情况下再次执行测试，以验证预测算法是否正常工作。

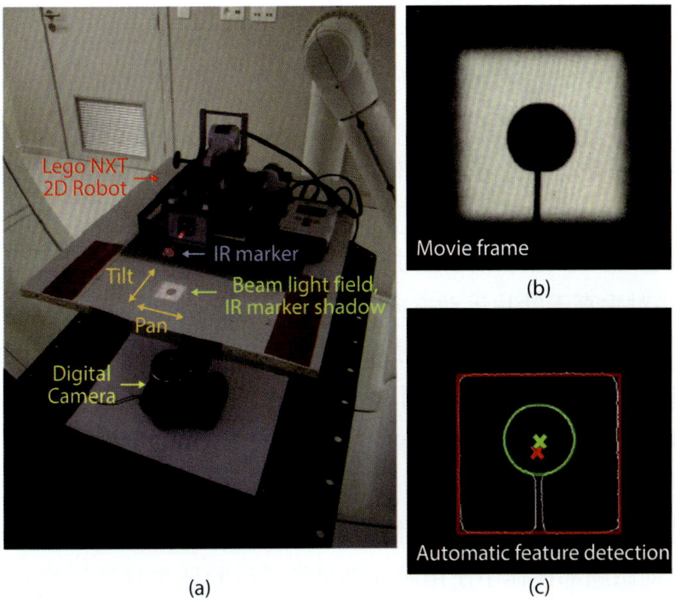

图 6.12　**Depuydt** 等提出的实验装置，以评估其直线加速器的追踪精度。顶部面板显示的是二维运动平台，带有红外标记的靶和用于独立验证靶区质心和射野边界的数码相机。（经许可转载自 **Depuydt, T., et al, Radiother Oncol., 98, 365–72. Copyright [2011]**）

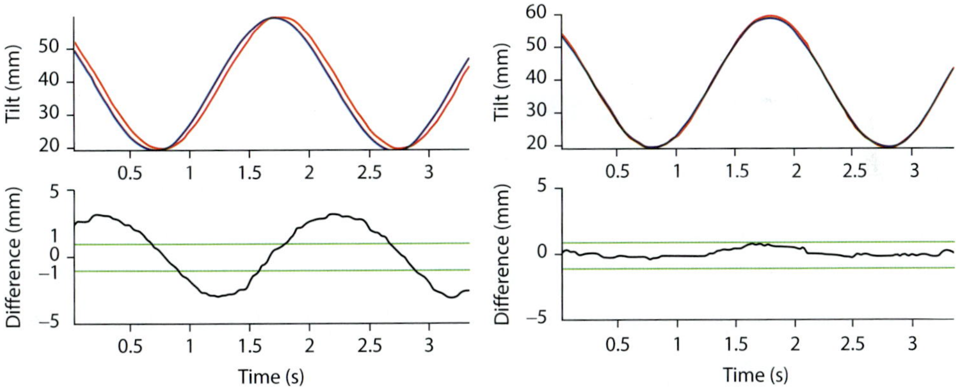

图 6.13　标记的实时目标位置（蓝色）和射束位置（红色）形成简单的正弦运动路径。左下图显示滞后补偿前向预测位置关闭（可以用来评估系统滞后时间），右下图显示前向预测位置打开，说明系统的延迟时间补偿算法是有效的。使用典型的患者运动轨迹来评估系统追踪不规律运动的精度是同样重要的（摘自 **Depuydt, T. et al., Radiother Oncol., 98, 365–72, 2011.**）

如果系统使用的是替代物 - 靶区相关模型，那么可以在系统调试期间和之后定期测试相关性。Depuydt 等提出了在 Vero 系统上获得的回顾性患者追踪数据，显示了替代物和靶区之间的相关模型的质量直接影响追踪的残差[65]。他们的患者工作流程包括：在治疗前几天的一次演练，在此过程中患者在 Vero 机器上成像，并建立一个靶区 - 替代物相关模型，这使得他们能够更好地识别那些相关模型拟合度较差的患者，最终可能会限制实时肿瘤追踪的效果。然后可以使用显示基线偏移的呼吸轨迹来检查相关模型的更新。

6.4.1.3 射束重新对准

了解各种射束与靶重新对齐方法的不同之处很重要，因为它与靶运动有潜在的同步效应；并且在设计相关 QA 测试时，需要了解系统的具体情况。例如，虽然 Vero 的直线加速器系统已被证明能够以几乎相等的延迟时间和精度追踪二维运动[64]，但由于叶片速度有限，动态 MLC 追踪方法对垂直于叶片运动方向的运动系统响应慢得多[66]。在某些情况下，由于靶运动的速度超过了射束调整的速度，射束因此可能需要中断。使用超出系统运动物理限制的 QA 测试应被纳入，以确保系统在适当的时间关闭 MV 射束；并且在设计这些测试时，了解系统响应时间和对任何方向或其他因素的依赖关系的知识是至关重要的。

6.4.1.4 自适应和评估

最后一个难题是如何自适应和/或评估动态追踪治疗的剂量学。Poulsen[67]介绍了在治疗计划系统计算、在动态胸部模体中使用胶片剂量学进行验证含时剂量的工作。然而，这项研究受到简单的一维运动轨迹的限制，该运动轨迹是作为整个患者在没有解剖变形情况下的刚性移动。像 Graves 等最近提出的用于头颈部放疗的可变形模体[68]，可用于评估与运动自适应 IGART 照射系统联合使用的剂量计算和可形变图像配准（DIR）算法的有效性。由于复杂性和成本等因素，这些类型的模体很可能用于新系统研究中，或至多用于新系统安装和验收。长期观察研究评估治疗后患者的治疗效果，才能真正了解监控运动自适应 IGART 患者治疗的成本/效益比。

6.5 临床试验的 IGRT 认证流程

IGRT 可以检测、评估、减少分次间的摆位误差，减小分次内运动。对于肺部 SBRT，数据支持各种 IGRT 技术改进 PTV 边界以及剂量分布[69-74]。由于使用 IGRT 比不使用 IGRT 能够更好地理解一开始所涉及的不确定性，因此未来治疗时肯定会使用在线成像和配准功能。相反，大趋势是倾向于采用增强成像质量以进一步减少治疗的外放边界，例如追踪技术。表 6.3 列出了一些与肺部 SBRT 相关的 RTOG 协议。

尽管这是一个很有价值的工具，但不同部位使用的 IGRT 工具和程序仍有很大的差异，而且不同操作者之间也会有差异。这种变化可能会导致不同的临床试验结果。因此，在临床试验的认证过程中必须有 IGRT 的 QA 流程，以确保参与特定临床试验的各机构在照射治疗时的一致性[74-77]。

影像引导放射治疗是一个复杂的过程[78,79]，3D IGRT 的质量保证尤其具有挑战性。这些问题包括不同模式成像系统之间图像质量存在较大的区别，图像中复杂的解剖结构以及图像配准的复杂过程。对不同来源的三维 IGRT 数据制定统一的 QA 程序非常重要。此外，为了适应大型临床试验的要求，例如由放射治疗肿瘤学组（RTOG）发起的试验，评估来自不同机构 IGRT 数据的有效的远程评估协议是必不可少的。

治疗过程包含众多步骤，如 4D－CT 扫描（有无运动管理），ITV 定义过程，治疗计划过程，治疗前的成像处理（用于识别并移动至肿瘤等中心），以及最后的精确治疗照射过程都需要验证其准确性，本节内容将讨论认证过程。

表 6.3　肺部 SBRT 的 RTOG 临床试验描述

协议号	试验名称
0813	不可手术早期中央型小细胞肺癌无创 Ⅰ/Ⅱ 期患者的 SBRT 研究
0618	可手术的 Ⅰ/Ⅱ 期非小细胞肺癌患者的 SBRT Ⅱ 期试验
0915	Ⅰ 期外周型不可手术非小细胞肺癌患者两个 SBRT 方案的随机 Ⅱ 期对照研究

6.5.1　IGRT 协议

为达到认证目的，至少需要来自同一患者三次或更多分次的 IGRT 数据。纳入的 IGRT 数据包括：计划 CT（CT），放射治疗计划（RT PLAN），轮廓勾画（RTSTRUCT），剂量（RT DOSE），以及以 DICOM 格式存储的每日室内图像数据集。还需要 IGRT 电子数据表格，其中包括 IGRT 特有的信息，如每日移位，IGRT 安排时间，成像模式，成像技术，图像配准过程，以及填写表格的说明。所有上述信息应以数字数据格式导出提交给影像与放射肿瘤学中心。

6.5.1.1　单个机构特定图像配准偏移量的独立验证

这一过程的目标是独立核实和复制个人在认证机构获取的配准偏移量。图 6.14 给出了文献［80］中 IGRT 认证的整个工作流程图。文献［80］给出的是特定机构提交的 IGRT 配准偏移量的结果，以及对 3D 数据集（如 CBCT）偏移的独立验证。对于来自 RTOG 0813（治疗中央型肺癌肿瘤）和 RTOG 0915（治疗周围型肺癌肿瘤）的肺部 SBRT 病例，他们给出的平均标准差分别为 1.80 ± 1.06mm，2.05 ± 1.05mm 和 2.01 ± 0.93mm（左右，上下和前后方向的平均值 ± 标准差）。

6.5.2　运动管理协议

在为临床试验积累肺癌病例时，需注意减小由于呼吸运动引起的器官运动的过程，或在自由呼吸期间进行治疗，同时考虑肿瘤的完整运动轨迹。

为了获得此类临床试验的认证状态，需要执行端到端测试（从 4D 模拟到治疗照射）来确定整个过程的准确性。机构可以要求放射物理中心（RPC）提供带运动平台的不均匀胸部模体。RPC 的肺模体包括两个密度为 0.33 g/cm^3 的肺，一个心脏和一个密度接近 1.2g/cm^3 的脊髓。密度为 1.2g/cm^3 的靶位于左肺中央，如图 6.15 所示。热释光剂量计用于剂量测定，并埋设在靶内。位于轴向、冠状面和矢状面的放射性铬胶片用于相对剂量测量，胶片剂量归一化为 TLD 剂量。

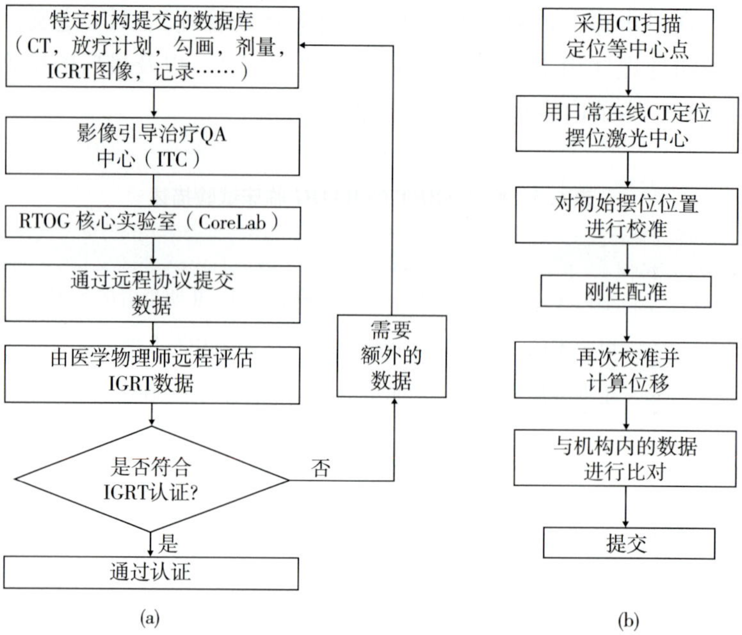

图 6.14　3D IGRT 数据远程认证流程。（a）整体工作流程；（b）使用第三方软件系统验证图像配准

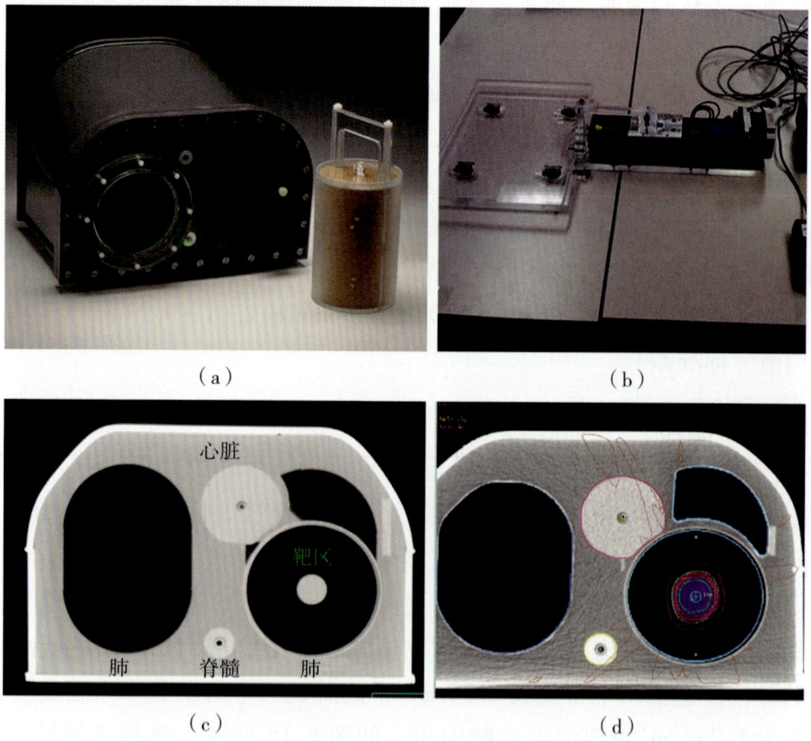

图 6.15　（a）RPC 肺模体；（b）载有运动平台；（c）插入物代表靶区和危及器官，（d）600 cGy 处方的等剂量图

不同机构可以使用屏气、门控和 ITV 追踪技术来处理呼吸运动。收到模体后，物理师可以将模体装满水，同时设置运动平台使其以已知的幅度运动，然后进行 4D－CT 扫描。这可使该机构通过 4D－CT 成像技术独立验证运动幅度的精度。

利用 4D－CT 图像可以生成 ITV 和希望进行门控治疗的运动相位。准备治疗计划，在照射前，在加速器上获得门控窗口期间的 kV 正交图像，根据所得结果进行相应的移动。最后当运动小于 5mm 时照射有或无门控时的计划。用门控照射 RPC 肺模体的结果如图 6.16 所示。

RPC 使用的 TLD 通过标准是剂量偏差在 ±5% 内时比率为 0.97。使用的胶片标准是每个平面内感兴趣区内≥80% 的像素必须通过 5%/5mm 的伽马阈值，所有三个平面的平均值应≥85%。RPC 对提交运动肺模体认证数据的机构进行的一项研究[81]显示，79% 的使用运动模体进行的照射达到或超过了 RPC 标准，而在胶片剂量测定中，30% 的运动模体未能达到 RPC 标准。来自文献［81］的表 6.4 显示了不同运动管理系统和静态照射的通过率。

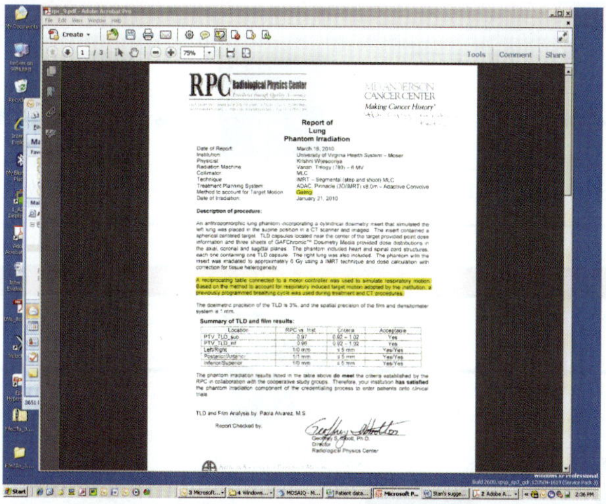

图 6.16　门控治疗的 RPC 肺体模照射结果

表 6.4　与自由呼吸相比，不同的运动管理系统在认证过程中的区别

运动管理	通过率（%）	尝试次数	失败标准		
			剂量	胶片	剂量和胶片
屏气	100	4	0	0	0
门控	79	68	2	7	5
内靶区	70	61	0	13	5
追踪	96	24	1	0	0
静态	87	270	8	24	4
所有		427	11	44	14

6.6　IGRT QA 的发展

目前 IGRT QA 这一领域的研究非常活跃，有不少针对运动自适应 IGART 系统或子系统

QA 程序的很好的示例。射波刀系统是第一个广泛应用的临床系统，通过将小型直线加速器安装到工业机器人上治疗移动的肺部肿瘤。从该系统中获得的经验对于任何负责新 QA 系统的研发来说都是一个很好的起点。关于机器人射波刀系统的 AAPM TG－135 报告[22]是必须阅读的，它代表了在成本、时间和检测有意义的系统误差的能力方面需要做出的一些权衡。最近已上市的 Viewray®集成了 MRI－^{60}Co 设备令人欢欣鼓舞，它给大家带来了无电离辐射的 MRI 肿瘤追踪的希望[82,83]。Green 等在 2015 年 AAPM 年会上报告了为 ViewRay MRIdian 系统调试同步肿瘤追踪和射束控制的努力[84]。Ng 等介绍了他们的临床过程以及实时千伏分次内监测（KIM）系统的 QA 研发，该系统使用安装在机架上的 X 射线成像系统来追踪肿瘤运动[59]，如图 6.17 所示。Santanam 等报道了为 Calypso 电磁基准系统开发的 QA，该系统用于

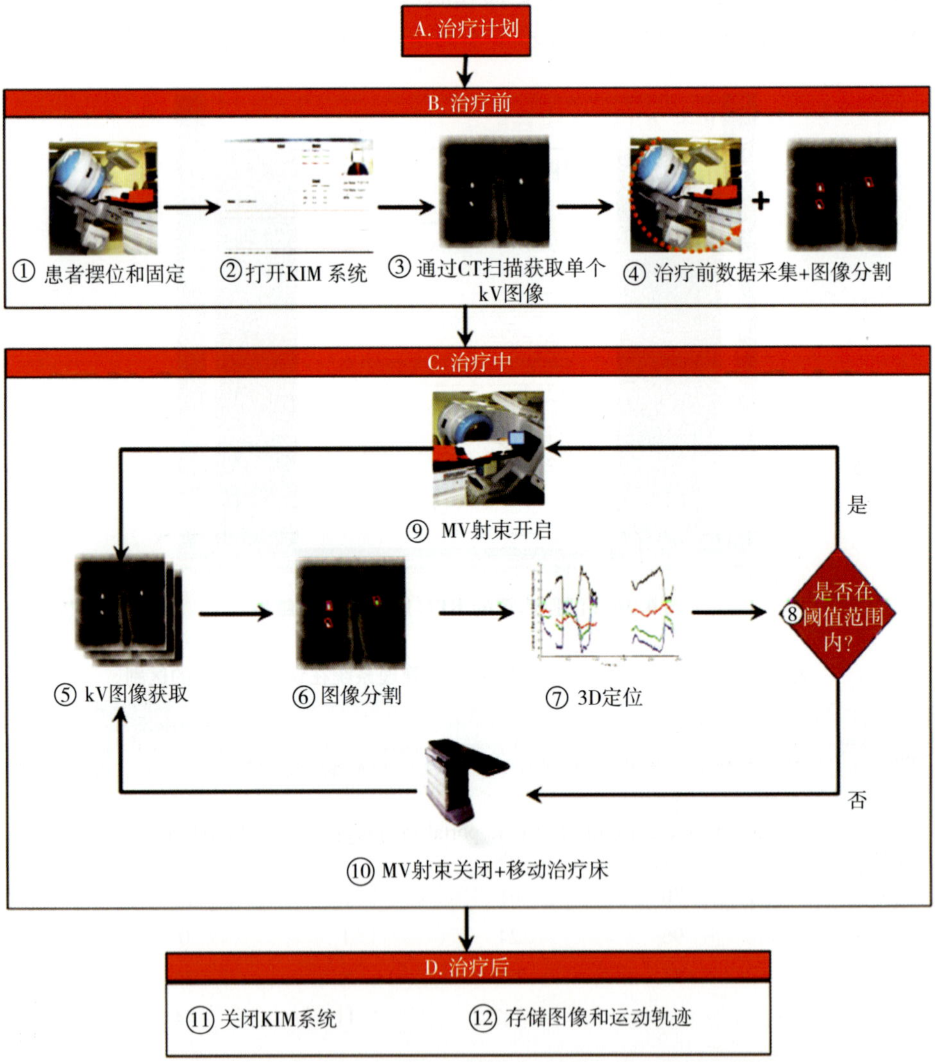

图 6.17　千伏分次内监测（KIM）系统的临床工作流程。这种类型的临床过程图的关键第一步是失效模式与效应分析（FMEA），FMEA 是一种量化风险优先级的方法，有助于在 QA 程序的开发中确定高风险系统并且消除这些风险（经许可摘自 Ng，J. A. et al.，Med Phys.，41，111712，2014.）

前列腺分次内的运动追踪[60]。此报告给出了系统进行动态追踪（而不仅仅是初始靶区定位）所需的不同测试。Sawant 等利用 FEMA 为他们的动态 MLC 追踪系统提供 QA 程序的研发信息[85]，同时他们给出了一个详细的过程图，并基于相关的 RPNs，为得分最高的项目设计了 QA 检测。在这个运动自适应 IGART 技术快速发展的时代，FEMA 方法在设计有效的 QA 程序方面必将会发挥越来越大的作用。

参考文献

[1] Murphy, M. J. and R. S. Cox, The accuracy of dose localization for an image – guided frameless radiosurgery system. Med Phys, 1996. 23: 2043 – 9.

[2] Schewe, J. E. et al., A room – based diagnostic imaging system for measurement of patient setup. Med Phys, 1998. 25: 2385 – 7.

[3] Shirato, H. et al., Physical aspects of a real – time tumor – tracking system for gated radiotherapy. Int J Radiat Oncol Biol Phys, 2000. 48: 1187 – 95.

[4] Lattanzi, J. et al., Daily CT localization for correcting portal errors in the treatment of prostate cancer. Int J Radiat Oncol Biol Phys, 1998. 41: 1079 – 86.

[5] Mackie, T. R. et al., Image guidance for precise conformal radiotherapy. Int J Radiat Oncol Biol Phys, 2003. 56: 89 – 105.

[6] Pouliot, J. et al., Low – dose megavoltage cone – beam CT for radiation therapy. Int J Radiat Oncol Biol Phys, 2005. 61: 552 – 60.

[7] Jaffray, D. A. et al., A radiographic and tomographic imaging system integrated into a medical linear accelerator for localization of bone and soft – tissue targets. Int J Radiat Oncol Biol Phys, 1999. 45: 773 – 89.

[8] Lagendijk, J. J. et al., MRI/linac integration. Radiother Oncol, 2008. 86: 25 – 9.

[9] Jaffray, D. A. et al., A facility for magnetic resonance – guided radiation therapy. Semin Radiat Oncol, 2014. 24: 193 – 5.

[10] Mutic, S. and J. F. Dempsey, The ViewRay system: Magnetic resonance – guided and controlled radiotherapy. Semin Radiat Oncol, 2014. 24: 196 – 9.

[11] Lattanzi, J. et al., Ultrasound – based stereotactic guidance of precision conformal external beam radiation therapy in clinically localized prostate cancer. Urology, 2000. 55: 73 – 8.

[12] Schoffel, P. J. et al., Accuracy of a commercial optical 3D surface imaging system for realignment of patients for radiotherapy of the thorax. Phys Med Biol, 2007. 52: 3949 – 63.

[13] Litzenberg, D. W. et al., Positional stability of electromagnetic transponders used for prostate localization and continuous, real – time tracking. Int J Radiat Oncol Biol Phys, 2007. 68: 1199 – 206.

[14] Herman, M. G. et al., Clinical use of electronic portal imaging: Report of AAPM Radiation Therapy Committee Task Group 58. Med Phys, 2001. 28: 712 – 37.

[15] Yin, F. F. et al., The role of in – room kv x – ray imaging for patient setup and target localization. Report of AAPM Task Group 104. 2009. American Association of Physicists in Medicine. Available from http://www.aapm.org/pubs/reports/detail.asp? docid = 104 ISBN: 978 – 1 – 888340 – 89 – 1

[16] Molloy, J. A. et al., Quality assurance of U. S. – guided external beam radiotherapy for prostate cancer: Report of AAPM Task Group 154. Med Phys, 2011. 38: 857 – 71.

[17] Bissonnette, J. P. et al., Quality assurance for image – guided radiation therapy utilizing CT – based technologies: A report of the AAPM TG – 179. Med Phys, 2012. 39: 1946 – 63.

[18] Willoughby, T. et al., Quality assurance for nonradiographic radiotherapy localization and positioning systems: Report of Task Group 147. Med Phys, 2012. 39: 1728 – 47.

[19] Kutcher, G. J. et al., Comprehensive QA for radiation oncology: Report of AAPM Radiation Therapy Committee Task Group 40. Med Phys, 1994. 21: 581 -618.

[20] Klein, E. E. et al., Task Group 142 Report: Quality assurance of medical accelerators. Med Phys, 2009. 36: 4197 -212.

[21] Langen, K. M. et al., QA for helical tomotherapy: Report of the AAPM Task Group 148. Med Phys, 2010. 37: 4817 -53.

[22] Dieterich, S. et al., Report of AAPM TG 135: Quality assurance for robotic radiosurgery. Med Phys, 2011. 38: 2914 -36.

[23] Biggs, P. J., M. Goitein, and M. D. Russell, A diagnostic X ray field verification device for a 10MV linear accelerator. Int J Radiat Oncol Biol Phys, 1985. 11: 635 -43.

[24] Morrow, N. V. et al., Impact of computed tomography image quality on image - guided radiation therapy based on soft tissue registration. Int J Radiat Oncol Biol Phys, 2012. 82: e733 -8.

[25] Handsfield, L. L. et al., Determination of optimal fiducial marker across image - guided radiation therapy (IGRT) modalities: Visibility and artifact analysis of gold, carbon, and polymer fiducial markers. J Appl Clin Med Phys, 2012. 13: 3976.

[26] Stock, M. et al., Image quality and stability of image - guided radiotherapy (IGRT) devices: A comparative study. Radiother Oncol, 2009. 93: 1 -7.

[27] Bissonnette, J. P., D. J. Moseley, and D. A. Jaffray, A quality assurance program for image quality of conebeam CT guidance in radiation therapy. Med Phys, 2008. 35: 1807 -15.

[28] Staton, R. J. et al., Dosimetric effects of rotational output variation and x - ray target degradation on helical tomotherapy plans. Med Phys, 2009. 36: 2881 -8.

[29] Yadav, P. et al., The effect and stability ofMVCT images on adaptive TomoTherapy. J Appl Clin Med Phys, 2010. 11: 3229.

[30] Bel, A. et al., A computerized remote table control for fast on - line patient repositioning: Implementation and clinical feasibility. Med Phys, 2000. 27: 354 -8.

[31] Meyer, J. et al., Positioning accuracy of cone - beam computed tomography in combination with a HexaPOD robot treatment table. Int J Radiat Oncol Biol Phys, 2007. 67: 1220 -8.

[32] Guckenberger, M. et al., Precision of image - guided radiotherapy (IGRT) in six degrees of freedom and limitations in clinical practice. Strahlenther Onkol, 2007. 183: 307 -13.

[33] Pepin, E. W. et al., Correlation and prediction uncertainties in the CyberKnife Synchrony respiratory tracking system. Med Phys, 2011. 38: 4036 -44.

[34] Solberg, T. D. et al., Commissioning and initial stereotactic ablative radiotherapy experience with Vero. J Appl Clin Med Phys, 2014. 15: 4685.

[35] Kamino, Y. et al., Development of an ultrasmall C - band linear accelerator guide for a four - dimensional image - guided radiotherapy system with a gimbaled x - ray head. Med Phys, 2007. 34: 1797 -808.

[36] Kamino, Y. et al., Development of a four - dimensional image - guided radiotherapy system with a gimbaled X - ray head. Int J Radiat Oncol Biol Phys, 2006. 66: 271 -8.

[37] Boswell, S. A. et al., A novel method to correct for pitch and yaw patient setup errors in helical tomotherapy. Med Phys, 2005. 32: 1630 -9.

[38] Mamalui - Hunter, M., H. Li, and D. A. Low, Linac mechanic QA using a cylindrical phantom. Phys Med Biol, 2008. 53: 5139 -49.

[39] Li, W. et al., Accuracy of automatic couch corrections with on - line volumetric imaging. J Appl Clin Med Phys, 2009. 10: 3056.

[40] Fenwick, J. D. et al., Quality assurance of a helical tomotherapy machine. Phys Med Biol, 2004. 49: 2933 -53.

[41] Cheng, C. W. et al., Commissioning and clinical implementation of a sliding gantry CT scanner installed in an existing treatment room and early clinical experience for precise tumor localization. Am J Clin Oncol, 2003. 26: e28 -36.

[42] Lutz, W., K. R. Winston, N. Maleki, A system for stereotactic radiosurgery with a linear accelerator. Int J Radiat Oncol Biol Phys, 1988. 14: 373 -81.

[43] Rahimian, J. et al., Geometrical accuracy of the Novalis stereotactic radiosurgery system for trigeminal neuralgia. J Neurosurg, 2004. 101(Suppl. 3): 351 -55.

[44] Glide - Hurst, C. et al., Commissioning of the Varian TrueBeam linear accelerator: A multi - institutional study. Med Phys, 2013. 40: 031719.

[45] Mutic, S. et al., Quality assurance for computed - tomography simulators and the computed - tomographysimulation process: Report of the AAPM Radiation Therapy Committee Task Group No. 66. Med Phys, 2003. 30: 2762 -92.

[46] Langen, K. M., S. L. Meeks, and J. Pouliot, Quality assurance of onboard megavoltage computed tomography imaging and target localization systems for on - and off - line image - guided radiotherapy. Int J Radiat Oncol Biol Phys, 2008. 71: S62 -65.

[47] Huq, M. S. et al., The report of Task Group 100 of the AAPM: application of risk analysis methods to radiation therapy quality management. Med Phys. 2016;43:4209 -62.

[48] Bissonnette, J. P. et al., Quality assurance for the geometric accuracy of cone - beam CT guidance in radiation therapy. Int J Radiat Oncol Biol Phys, 2008. 71: S57 -61.

[49] Keall, P. J. et al., The management of respiratory motion in radiation oncology report of AAPM Task Group 76. Med Phys, 2006. 33: 3874 -900.

[50] Jiang, S. B., J. Wolfgang, and G. S. Mageras, Quality assurance challenges for motion - adaptive radiation therapy: Gating, breath holding, and four - dimensional computed tomography. Int J Radiat Oncol Biol Phys, 2008. 71: S103 -7.

[51] Timmerman, R. et al., Accreditation and quality assurance for Radiation Therapy Oncology Group: Multicenter clinical trials using Stereotactic Body Radiation Therapy in lung cancer. Acta Oncol, 2006. 45: 779 -86.

[52] Bayouth, J. et al., Evaluation of 4DRT: CT acquisition and gated delivery system. Med Phys, 2006. 33: 2188 -9.

[53] Jiang, S. B., Technical aspects of image - guided respiration - gated radiation therapy. Med Dosim, 2006. 31: 141 -51.

[54] Shirato, H. et al., Real - time tumour - tracking radiotherapy. Lancet, 1999. 353: 1331 -2.

[55] Mageras, G. S. et al., Fluoroscopic evaluation of diaphragmatic motion reduction with a respiratory gated radiotherapy system. J Appl Clin Med Phys, 2001. 2: 191 -200.

[56] Neicu, T. et al., Synchronized moving aperture radiation therapy (SMART): Improvement of breathing pattern reproducibility using respiratory coaching. Phys Med Biol, 2006. 51: 617 -36.

[57] Berbeco, R. I. et al., A technique for respiratory - gated radiotherapy treatment verification with an EPID in cine mode. Phys Med Biol, 2005, 50: 3669 -79.

[58] McIntosh, A. et al., Quantifying the reproducibility of heart position during treatment and corresponding delivered heart dose in voluntary deep inhalation breath hold for left breast cancer patients treated with external beam radiotherapy. Int J Radiat Oncol Biol Phys, 2011. 81: e569 -576.

[59] Ng, J. A. et al., Quality assurance for the clinical implementation of kilovoltage intrafraction monitoring for prostate cancer VMAT. Med Phys, 2014. 41: 111712.

[60] Santanam, L. et al., Quality assurance for clinical implementation of an electromagnetic tracking system. Med Phys, 2009. 36: 3477 -86.

[61] Jung, J. et al., Verification of accuracy of CyberKnife tumor – tracking radiation therapy using patientspecific lung phantoms. Int J Radiat Oncol Biol Phys, 2015. 92: 745 – 53.

[62] Depuydt, T. et al., Initial assessment of tumor tracking with a gimbaled linac system in clinical circumstances: A patient simulation study. Radiother Oncol, 2013. 106: 236 – 40.

[63] Krauss, A., S. Nill, and U. Oelfke, The comparative performance of four respiratory motion predictors for real – time tumour tracking. Phys Med Biol, 2011. 56: 5303 – 17.

[64] Depuydt, T. et al., Geometric accuracy of a novel gimbals based radiation therapy tumor tracking system. Radiother Oncol, 2011. 98: 365 – 72.

[65] Depuydt, T. et al., Treating patients with real – time tumor tracking using the Vero gimbaled linac system: Implementation and first review. Radiother Oncol, 2014. 112: 343 – 51.

[66] Sawant, A. et al., Management of three – dimensional intrafraction motion through real – time DMLC tracking. Med Phys, 2008. 35: 2050 – 61.

[67] Poulsen, P. R. et al., Image – based dynamic multileaf collimator tracking of moving targets during intensity – modulated arc therapy. Int J Radiat Oncol Biol Phys, 2012. 83: e265 – 271.

[68] Graves, Y. J. et al. A deformable head and neck phantom with in – vivo dosimetry for adaptive radiotherapy quality assurance. Med Phys, 2015. 42: 1490 – 7.

[69] Bissonnette, J. P. et al., Cone – beam computed tomographic image guidance for lung cancer radiation therapy. Int J Radiat Oncol Biol Phys, 2009. 73: 927 – 34.

[70] Sonke, J. J. et al., Frameless stereotactic body radiotherapy for lung cancer using four – dimensional cone beam CT guidance. Int J Radiat Oncol Biol Phys, 2009. 74: 567 – 74.

[71] Galerani, A. P. et al., Dosimetric impact of online correction via cone – beam CT – based image guidance for stereotactic lung radiotherapy. Int J Radiat Oncol Biol Phys, 2010. 78: 1571 – 8.

[72] Ikushima, H. et al., Daily alignment results of in – room computed tomography – guided stereotactic body radiation therapy for lung cancer. Int J Radiat Oncol Biol Phys, 2011. 79: 473 – 80.

[73] Masi, L. et al., On – line image guidance for frameless stereotactic radiotherapy of lung malignancies by cone beam CT: Comparison between target localization and alignment on bony anatomy. Acta Oncol, 2008. 47: 1422 – 31.

[74] Verellen, D. et al., Gating and tracking, 4D in thoracic tumours. Cancer Radiother, 2010. 14: 446 – 54.

[75] Purdy, J. A., Quality assurance issues in conducting multi – institutional advanced technology clinical trials. Int J Radiat Oncol Biol Phys, 2008. 71: S66 – 70.

[76] Middleton, M. et al., Successful implementation of image – guided radiation therapy quality assurance in the Trans Tasman Radiation Oncology Group 08. 01 PROFIT Study. Int J Radiat Oncol Biol Phys, 2011. 81: 1576 – 81.

[77] Galvin, J., TH – A – M100E – 05: Credentialing IGRT Verification Techniques for Clinical Trials. Medical Physics. 2007;34:2616 – 16.

[78] Potters, L. et al., American Society for Therapeutic Radiology and Oncology (ASTRO) and American College of Radiology (ACR) practice guidelines for image – guided radiation therapy (IGRT). Int J Radiat Oncol Biol Phys, 2010. 76: 319 – 25.

[79] Cui, Y. et al., Multi – system verification of registrations for image – guided radiotherapy in clinical trials. Int J Radiat Oncol Biol Phys, 2011. 81: 305 – 12.

[80] Cui, Y. et al., Implementation of remote 3 – dimensional image guided radiation therapy quality assurance for radiation therapy oncology group clinical trials. Int J Radiat Oncol Biol Phys, 2013. 85: 271 – 7.

[81] Alvarez, P. et al., Results of irradiations performed on radiological physics center's anthropomorphic lung phantom and respiratory simulating motion table, 2013.

[82] Dempsey, J. et al., A real – time MRI guided external beam radiotherapy delivery system. Med Phys,

2006. 33: 2254.

[83] Olsen, J. et al., Feasibility of single and multiplane cine MR for monitoring tumor volumes and organs - at-risk (OARs) position during radiation therapy. Int J Radiat Oncol Biol Phys, 2012. 84: S742.

[84] Green, O. et al., TH - AB - 303 - 12: Commissioning of Magnetic Resonance Imaging - Based Tumor Tracking and Beam Control. Med Phys, 2015. 42: 3713.

[85] Sawant, A. et al., Failure mode and effect analysis - based quality assurance for dynamic MLC tracking systems. Med Phys, 2010. 37: 6466 - 79.

第三部分

肺癌 IGRT 实践

第 **7** 章

L 形直线加速器

DAVID HOFFMAN, JULIAN PERKS, STEVE GOETSCH,
AND STANLEY BENEDICT

7.1 引言

直线加速器（linacs）在1953年问世，当时，由Metropolitan - Vickers制造的设备安装在英国伦敦的Hammersmith医院，光子能量为8兆伏（MV）。随后，在英格兰的其他医院安装了两台由Mullard设备公司（Philips Medical的一个部门，后来被Elekta收购）制造的4兆电子伏（MeV）机器[1]。1956年，斯坦福大学的一个研究小组制造的6MeV机器用于治疗患者[2]。这些机器的价值立竿见影，为放射治疗的发展做出了重要贡献。第一台机器很长（长达3m！）而且笨重。部分早期的机器无法实施旋转照射。1962年，在加利福尼亚大学洛杉矶分校（UCLA）医疗中心，瓦里安公司（Varian）安装了其第一台直线加速器，具有6 MV的完全等中心装置。当时，世界上只有15台临床直线加速器，另外还有一些Van de Graaf装置和约50个电子回旋加速器[1]。

现代的直线加速器已经变得更紧凑，更稳定，而且能够产生多种能量光子和电子线[2]。这些装置的旋转稳定性已显著提高；它们可以在三个旋转方向上达到1mm或更小的机械精度。20世纪80年代初期开始，随着Leksell伽玛刀的早期成功应用，一些研究中心随后试验性地添加设备，将细小而精准的光子束通过圆形准直仪照射到颅内立体定向靶区。不久，几家制造商开始销售用于直线加速器的立体定向治疗的附加配件和计划系统。

最新一代的直线加速器提供了全方位照射模式，包括多种能量级电子和光子线，常规或无均整模式（FFF，最高剂量率2400MU/min），微型多叶准直器（MLC）和/或圆形准直器可用于精确的小照射野治疗。同时提供了多种机载成像功能，包括千伏级（kV）和兆伏级（MV）数字平片探测器，千伏和兆伏级锥形束计算机断层扫描（CBCT）功能，红外和/或正交X射线位置检测设备，现在还有视频定位设备。患者体位固定技术使立体定向放射外科和立体定向放射治疗的广泛应用成为可能。治疗实施方面的最新成果被称为调强弧形放射治疗（IMAT），是旋转疗法的一种先进形式，它利用了输出剂量率、机架速度的调制优势和多叶准直器精确运动。这些先进的治疗方案已被纳入现代治疗计划系统中，现在通过2～3分钟1～2个弧形野就可为患者提供非常复杂的治疗方案[3]。

7.2 目前市售L形直线加速器概述

本章比较了三款商用直线加速器：Elekta Versa HD™（图7.1）、Varian TrueBeam™（图7.2）和Brainlab Novalis®（图7.3）。表7.1和7.2总结了三种直线加速器及其治疗床的特点。

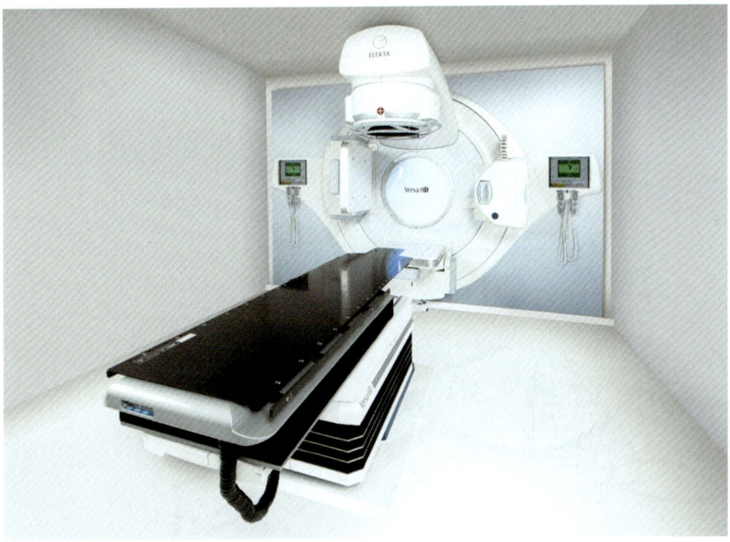

图 7.1　Elekta Versa HD™ 提供了一系列 IGRT 工具，包括两个分别用于 MV 射野成像，垂直 kV 成像和 kV CBCT 的非晶硅面板。4D CBCT 可以表征患者的运动，在肺部病变的情况下尤其有用。

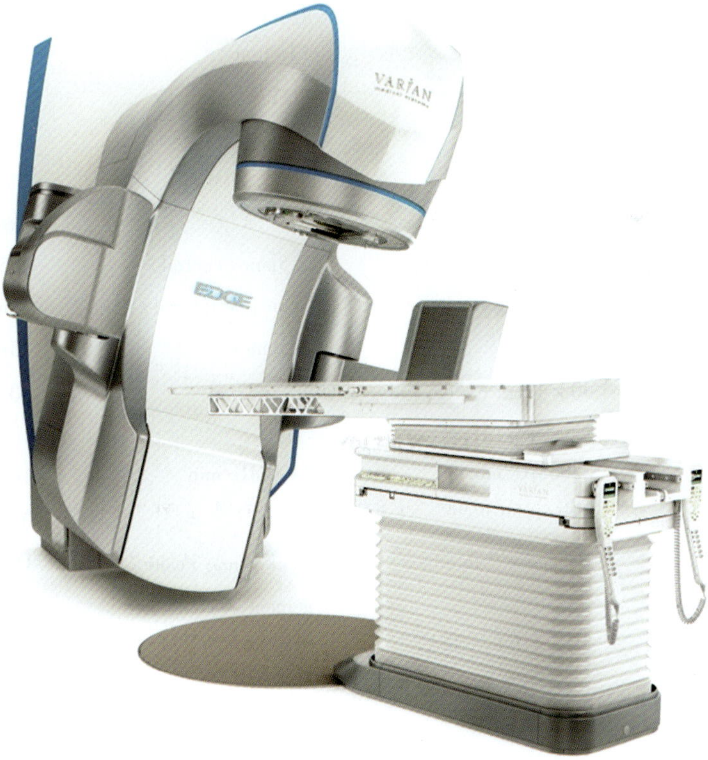

图 7.2　Varian TrueBeam™ 直线加速器可以整合到 Edge 放射外科系统中，该系统结合了垂直机架安装的 MV 电子门射野成像和 kV 成像装置，以进行平面成像，透视及 CBCT 图像引导。

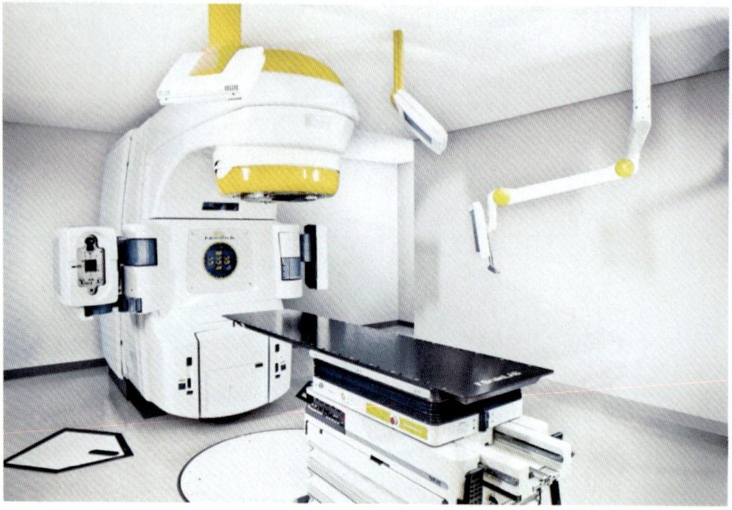

图 7.3 Novalis® 系统的 IGRT 工具包括 MV 电子射野成像以及 kV 平面，透视和 CBCT。

表 7.1 三种直线加速器参数

生产制造商	Elekta	Varian	Brainlab
加速器	Versa HD™	TrueBeam™	Novalis®
射频源	Magnetron	Klystron	Klystron
均整光子线模式	6MV, 10/15/18MV	6MV	6MV, 10/15/18/20MV
无均整光子线模式	6MV	6MV, 10MV	None
电子线能量	Yes	No	Yes
MLC 叶片尺寸	5mm	2.5mm (central) 5mm (peripheral)	2.5mm (central) 4mm (peripheral)
MLC 叶片速度	65mm/s	2.5cm/s	25mm/s
最大静态野尺寸	40 ×40cm (35cm with corners)	40 ×22cm	40 ×22cm
最大剂量率	2200MU/min	2400MU/min	1000MU/min
门控功能	Yes	Yes	Yes
门控输入信号	Response™ interface	Real – time Position Management™/Open	Open
治疗技术支持	3D, IMRT, VMAT	3D, IMRT, VMAT	3D, IMRT, VMAT

表7.2　治疗床参数

生产制造商	Elekta	Varian	Brainlab
加速器	Versa HD	TrueBeam	Novalis
自由度	3 degrees	6 degrees	6 degrees
承重能力	200 kg	150 kg	-
摆位标引配置	BodyFIX® 14	Vac - Q - Fix indexer	Indexed Immobilization®

7.2.1 Elekta Versa HD

Elekta Versa HD 于2013年4月投入临床使用。该加速器使用非网格状加热的钨丝电子枪，从磁控管中提取一定的RF能量。可用光子线能量为6、10、15、18 MV，电子线能量为6、9、12、15、18、20 MeV；这些射线是由施加到波导上的能量产生的。波导本身是行进设计的，经过加速后，电子束通过一组波纹管，被传输到偏转系统。该偏转系统包括一个消色差三重磁铁阵列（激流回旋），以使电子束双聚焦；射束偏转角度等效于112°（从水平上方的22°到水平下方的90°）。Versa HD的FFF模式可提供1400（译者注：经咨询医科达工程师，6XFFF最大剂量率为1400MU/min，10XFFF为2200MU/min）MU/min的6MV X射线。Versa HD的多叶准直器由80对5mm叶片组成，最大射野尺寸为40×40cm^2。最大叶片速度为65mm /s，除了传统照射方案之外，该机器还可以提供调强放射治疗（IMRT）和容积调强弧形治疗（VMAT）[4]。

Versa HD的影像系统是一对非晶硅面板，一个在射束线上，另一个垂直于射束线。嵌入式面板提供标准的兆伏级窗口成像，垂直系统提供千伏级CBCT。CBCT系统针对临床部位的解剖范围提供了一组有不同kV、mAs、帧速率和射野大小的方案。用户可根据具体需要调节所有成像参数，例如kV可以从100 kV调节到150 kV，可使用200°~360°的弧长生成图像。可定制功能允许用户优化扫描，以平衡成像剂量和图像质量。还可以使用四维（4D）CBCT来获取肺部疾病患者的呼吸运动。通过单弧CBCT，机架缓慢地移动获取肺部运动形成总长约20cm的肺部容积成像，并分割成10个时相，整个扫描过程大约需3分钟。

7.2.2 Varian TrueBeam

Varian TrueBeam于2010年推出。它被设计为一台具备现代放射肿瘤科可能需要的各种放射治疗程序的直线加速器。6级光子能量分别为4、6、8、10、15和20MV，除4MV（250MU/min）以外，每种能量的输出功率为600MU/min。可用的FFF模式为6X（1400MU/min）和10X（2400MU/min）。该直线加速器还提供6、9、12、15、16、18、20和22MeV的八级电子能量。两种特殊的全身皮肤电子模式（HDTSE）分别为6和9MeV（1000MU/min）。TrueBeam使用Millennium™120片多叶准直器，其中40对叶片宽为5mm，20对叶片宽为10mm，总长为40×40cm[5]。

TrueBeam配备了PerfectPitch™的六维床，是全自动的治疗床。机架和准直器的指定旋转精度≤0.5mm。制造商保证机架旋转精度≤0.3°。

TrueBeam 的成像系统包括 kV 平面成像，kV 锥形束 CT 和透视。像素矩阵为 2048×1536 或 1024×768。Calypso® 4D Localization System™用于对准除肺以外的身体任何部位。借助 RFID 追踪设备，Calypso 识别可手术植入目标区域的标记物。该系统会以 25 次/秒的速度报告标记位置，如果目标移出位置，则会自动关闭射束。Calypso 系统还包括 SurfaceBeacon® 应答器，用于外部放置以追踪肺部运动。

7.2.3 Novalis 系统

Novalis 系统是 Varian（瓦里安，加利福尼亚州帕洛阿尔托）和 Brainlab（博医来，德国慕尼黑）医疗系统公司合作的结果。最初的 Novalis 系统是升级后的 Varian Clinac 600 SR 直线加速器，配备了一挡光子能量（6MV），没有电子。1997 年，Novalis 系统安装在加州大学洛杉矶分校放射肿瘤学医学中心，包括一个永久安装在直线加速器上的微型多叶准直器。它也可以在配件座上使用圆柱状的圆形准直器[6]。剂量率为 800MU / min，有效区域尺寸为 9.8×9.8cm。原始系统采用 ExacTrac® X 射线（ETX）系统，该系统由安装在天花板的正交 X 射线发生器和安装在地板的非晶硅固态检测器构成，用于定位患者标记和/或患者解剖结构。最初的“经典 Novalis”设备已链接到 BrainScan 治疗计划软件。之后的机组都配有可拆卸的 Brainlab 多叶准直器。最初的 UCLA 装置包括一个联锁系统，该系统可以检测圆柱形附加式准直器的存在和尺寸，而该装置的后续版本缺少这种重要的安全联锁装置。

2007 年，基于安装了 Varian 高清多准直器（HDMLC）的 Varian Tx 直线加速器，Novoalis 系统演变为 Novalis Tx，具有 6MV、15MV 及 6MV 光子高剂量（1000MU/min）剂量率模式[7,8]。

Novalis 系统目前由 Varian Medical 和 Brainlab 提供，现称为配备 Novalis 放射外科系统的 TrueBeam STx，或 Novalis Tx 影像引导放射外科直线加速器系统。两者都使用 iPlan 治疗计划软件、ExacTrac X 线系统、红外线病人定位系统和六维（6D）自动治疗床。每种系统都具备 $40\times40cm^2$ 大小的射野，并具有高剂量率的 FFF 模式。

Novalis Tx 可提供五挡能量（6～25MV）的光子束，在立体定向放射外科手术模式下具有 1000MU / min 的剂量率，以及六挡电子束（4～22MeV）。Novalis Tx 配备了 HD 120 MLC，具有 120 个叶片，包括 64 个 2.5mm 的内叶片和 56 个 5mm 的外叶片，最大射野为 $40\times22cm^2$。叶片最大速度为 25mm/s。IMRT 治疗时机器能提供的的最大剂量率为 600MU / min，放射外科手术模式时为 1000MU / min。Novalis 成像系统包括具有 1024×768 像素（$400\times300mm^2$ 射野）的兆伏级电子射野影像设备（EPID）成像（PortalVision a S1000）和具有 2048×1536 像素（$400\times300mm^2$ 射野）的 Paxscan 4030 CB CBCT 。ExacTrac 红外患者位置追踪系统和 X 射线 6D 系统是可选配件。可选的 PortalVision 射野剂量装置可记录 IMRT 场的强度分布。实时位置管理（RPM）系统有呼吸门控，能够在患者治疗过程进行运动管理。6D 自适应门控模块也可用于在治疗过程中对运动目标进行高分辨率扫描，该系统还提供 RapidArc IMRT 治疗。

TrueBeam STx 直线加速器是 TrueBeam 直线加速器的立体定向方案[5]。STx 方案包括四挡光子能量（6、8、10 和 15MV，600MU / min），以及 6 和 10 MV（剂量率分别为 1400 和

2400 MU / min）的 FFF 模式。TrueBeam STx 标配 2.5mm 中央叶片的高清多叶准直器（HD－MLC），而 TrueBeam 系统（中央叶片宽 5mm）则配备 Millennium 多叶准直器。机架和准直器的等中心精度配置为最大 0.5mm，而机架、准直器和床的等中心精度配置为最大 0.75mm，旋转精度最大 0.5°。Glidehurst 等报告了五台不同直线加速器的机架/准直器精度为 0.265～0.283mm [5]。机载非晶硅 6－MV 成像仪的像素矩阵为 1024×768 像素，有效成像面积为 30.1×40.1cm²。kV 成像仪的工作电压为 75、100 或 125kVp，并使用 2048×1536 像素（面积 39.7×29.8cm²）的非晶硅探测器。kV CBCT 系统以 100kVp 运行，具有 512×512 矩阵，层面厚度为 2mm。

7.3　应用 L 形直线加速器的影像引导放射治疗（IGRT）

图像引导放射治疗（IGRT）是根据获取的图像来校准接受放疗的患者位置，从而对准照射束。用图像对患者定位时，不得不承认，患者的解剖结构每天都在变化，只有了解患者体内解剖结构才能将患者与投照射束准确对齐。大量研究证实了实时成像的必要性，进一步地研究着重于分析期望的成像频率（每天或更短的时间），预期的移位差异的大小以及干预方案[9]。

人们已经开发了许多技术用于机载成像（OBI）。机载成像技术已经从二维投影发展到了三维（3D）图像序列，以及最近的可以捕获运动结构和整体解剖的四维扫描（4D）。最初，人们将胶片放入暗盒中实现机载成像，胶片垂直放置于射束线，源皮距（SSD）通常为 140 cm。在没有 CT、辅助规划和虚拟仿真的情况下，该射野胶片可与由常规模拟器形成的图像（例如等中心 kV X 射线设备）进行比较。

平板成像系统的发展，包括离子室阵列和非晶硅，使人们可以更快地在临床上实施 2D IGRT。电离室面板上铺有 1mm 液面的异辛烷，作为电离发生层。开关和静电计可将电离空间像素化为 256×256 矩阵，并形成图像。最近，人们发现将非晶硅作为电离检测介质可以增加像素数，因此用其取代了异辛烷。

由于二维平面成像的局限性，立体成像在放射治疗中用于影像引导具有明显优势。为了能够在治疗过程中对放射治疗患者进行 CT 扫描，首选的解决方案是将诊断 CT 扫描仪引入治疗室。通常将所谓的 CT－on－rails（滑轨 CT）放置在内径的轴线与未旋转的治疗床成 90°的位置。然后通过一系列的移床和旋转，使患者通过 CT 扫描仪进行成像，设置（虚拟）等中心点，然后平移回治疗等中心点。显然该过程依赖于高精度的移床功能，因为校正患者位置所需的偏移量约为毫米级，因此 CT 扫描仪和治疗床的机械精度需要提高大约一个数量级。

考虑到在 X 射束机架上安装 CT 成像设备的几何结构便捷性，人们用锥形束 CT 取代了滑轨 CT。CBCT（锥束计算机断层扫描）的基本概念是指通过在患者周围旋转一圈而创建一个测定体积的数据集。这一概念在用于放射治疗之前，已经在牙科成像得到充分应用。通过 X 射线围绕对象旋转期间，可以收集一个基于正方形的锥体（金字塔形）的图像信息。对比传统 CT 技术，其优点是仅需要旋转一圈。然而，随着收集数据而增加的光子散射会降低图像质量，导致分辨率降低。

表 7.3 和 7.4 分别总结了三种常见的商用直线加速器的 kV 图像引导和 MV 图像引导的

特点。图 7.4 说明了典型的 L 形直线加速器上的肺癌患者的 IGRT。

表 7.3 kV 图像引导

生产制造商	Elekta	Varian	BrainLab
加速器	Versa HD™	TrueBeam™	Novalis®
2D 摄像	Yes	Yes	Yes
透视	Yes	Yes	Yes
CBCT	Yes	Yes	Yes
CBCT 视野	50×26cm		39.7×29.8cm
4D CBCT	Yes	No	No
管电流	40mA	0.1～1000mAs	
管电压	100～150kV	40～140kVp	40～150kVp

表 7.4 MV 图像引导

生产制造商	Elekta	Varian	Brainlab
加速器	Versa HD™	TrueBeam™	Novalis®
2D 平面图像	Yes	Yes	Yes
透视	Yes	Yes	Yes
CBCT	No	No	No

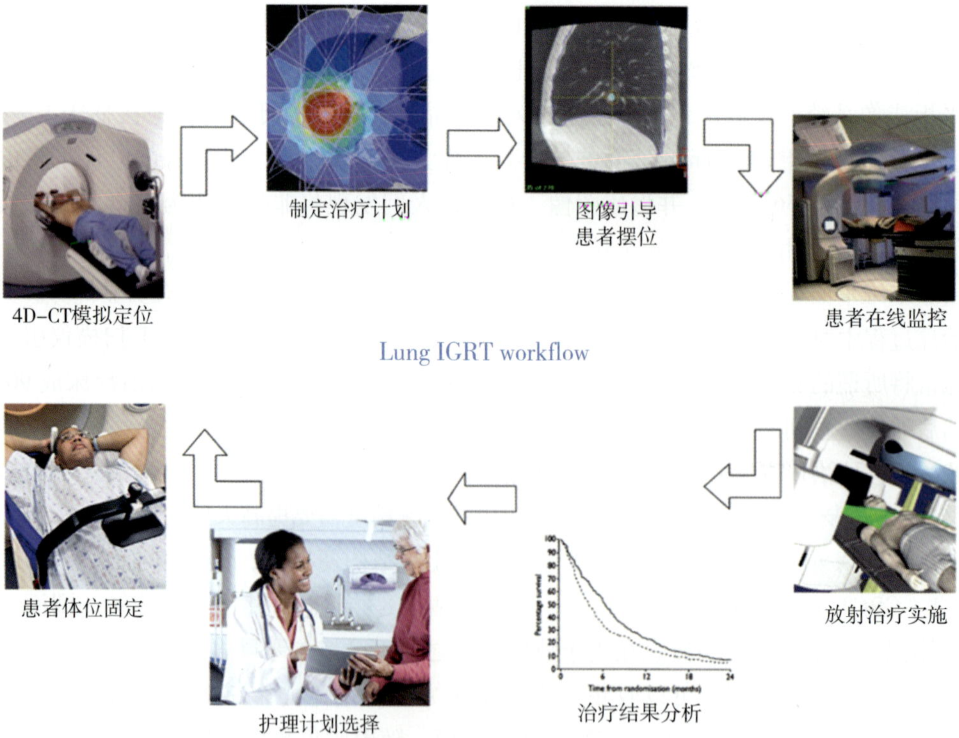

图 7.4 典型肺癌患者 IGRT 临床工作流程。临床工作流程与临床结局分析可影响医疗计划选择和整个过程的提升

7.3.1　MV 射野成像

使用治疗射束对放射肿瘤患者进行现场成像可能是最直观的成像形式。使用治疗射束的优点包括：患者在拍摄图像之前就准备好进行治疗；射束与治疗等中心线对齐；并且有时可以将成像剂量视为“无”。MV 辐射治疗束应与室内等中心线对齐，且偏差应在 2mm 以内[10]。MV 射束成像可以利用这种对准优势，因为治疗束就是用于成像的光子源。图像本身形成在一个面板上，该面板在电枢上延伸以捕获透射的射束，射束透射患者，其通量随后形成图像。当患者接受治疗射束时，患者的任何对位偏差可以通过移床纠正，然后如果需要，可以拍摄第二张确认片。在某些情况下，形成图像的光子甚至可能是计划射野的第一部分，例如，具有大正交射野的四视野骨盆治疗[11]。

与所有成像方法一样，MV 射野影像也有缺点和妥协之处。首先，6MV 的射束能量（峰值，因此平均为 2MV）不是理想的。完全在 kV－MV 谱图的康普顿散射占主导地位的范围内，散射在患者体内占主导地位，导致图像模糊和对比度降低。在这种射束能量下成像，图像对比度的降低非常明显，通常只有骨骼可见，而且即使训练有素的眼睛也只能通过正交成像分辨出大体的位移。将现场获得的射野影像与治疗计划期间通过 CT 数据进行数字重建的 X 射线照片（DRR）进行比较。DRR 和 MV 射野影像的图像分辨率都限制了 MV 射野影像可被应用的准确性。MV 射野影像形成于非晶硅面板上，非晶硅面板必须特别厚才能拦截足够的光子形成图像。这导致射野影像图像分辨率降低。总体而言，MV 射野影像的成像只能提供平移精度（没有足够的信息进行旋转校正），最小位移分辨率为 3～5mm。

7.3.2　MV 透视

由于 MV 射野影像图像是由从患者体内射出的治疗束形成，因此理论上在有束流的时间内可以获得任何数量的图像。图像的数量一般受限于成像面板的刷新率。同样，成像信息的有用性将受到 MV 射野影像性质的限制，即只能看到骨解剖结构和且仅能看到被照射区域的解剖结构。也就是说，不需要给予患者额外的剂量用于成像。因此，如果在我们仅需要考虑到骨性移位即可的情形，一系列的 MV 射野影像图像就可以解决这个问题，此时在临床中可以使用 MV 透视模式。

7.3.3　kV 射线照相

尽管本质上是二维的，但由于 X 射线能量较低，增加了患者体内光电效应的可能性，kV 平面图像的分辨率相对于 MV 射野影像有明显提高。光电效应可以减少图像中的散射线。另外，kV 成像可以使用更薄敏感更高的面板。因此，kV 射野成像的分辨率可以允许临床使用非正交图像进行匹配和患者定位。从质量控制的角度来看，kV 成像系统需要考虑与室内等中心点的对齐。此外图像质量提高的同时也伴随着更多相应的质控检查工作[12]。

7.3.4 kV 透视

kV 成像的另一个优点是可以快速拍摄图像，并且每次成像所需的剂量都相对较低。由于不必中断治疗束即可拍摄，因此 kV 成像可以拍摄数张图像以反复确认位置信息，从而推动了呼吸门控模式的应用。快速采集的 kV 图像也可以轻易组合起来像电影一样连续播放。该技术的主要用途是获取病人呼吸模式和膈肌运动的透视图。通常需要捕获的图像为 100 ~ 150 帧，每帧 120kV，长度 50 ms [13]。

7.3.5 kV CBCT（锥束计算机断层扫描）(4D CBCT)

装有 kV 成像装置的直线加速器，等距地安装在 MV 射束线上，可以在机架旋转时捕捉大量图像数据来形成 CT 数据集。拍摄足够的平面图像后，可以使用软件反投影技术来生成 3D 数据集。锥形束图像的反投影原理与传统的单层或多层 CT 有所不同，但 CBCT 算法已得到很好的确立和验证[14]。

kV CBCT 的优势在于，与平面投影图像相比，可以生成容积图像序列。通过多次 CT 重建的优势可以平衡来自多个投影的额外剂量，每个 CBCT 的患者剂量通常在 1 ~ 3mGy [15]。kV CBCT 和立体平面投影一样都具有六维校正模块，但是完整 3D 图像序列的优势在于，对于成像得到的解剖结构，可以选择相应的匹配算法参数，以优先进行软组织匹配或骨匹配。

此外，通过患者治疗过程拍摄的一组 CBCT 图像可以显示治疗区域（肿瘤和周围组织）如何随时间变化。这是自适应放疗的关键步骤之一。可解释为，采用自适应方法，追踪靶区中剂量的时间变化，直到达到某个剂量阈值为止，此时将实施新计划。这个计划的简易程度等同于：原计划四周的疗程在实行两周后，为适应患者体重减轻而重新计划。对自适应放射治疗的更深入的分析严重依赖于每日机载 CT 成像。在这里，每日计划是根据靶区和危及器官调整的。

7.3.6 固定在地板上的 2D – 3D 定位：Brainlab

Brainlab ExacTrac 系统是一种室内系统，它利用两个落地安装的 kV X 射线装置和两个天花板安装的检测器面板进行立体投影。从 kV 系统得到的图像可与从 CT 扫描生成的数字重建的 X 线照片进行比较。治疗计划软件将相机方向和焦距一起规划进来，这样就可以在计划系统的 DRR 和摆位的图像之间进行比较。利用两个立体投影，可实现六个维度的定位，即三个旋转方向和三个平移方向[16]。

7.3.7 内置 CT 的直线加速器

内置 CT 是在 CBCT 之前的机架式成像系统的前身。这里的前提是，在治疗时对病人进行 3D 扫描的解剖评估非常有用，以至于在治疗室内使用诊断用 CT 扫描仪的技术难度是合理的。全套诊断型扫描仪的主要技术难题是扫描仪本身的尺寸，尺寸大小影响扫描仪等轴安装。为了克服这个难题，通常使用非常精确的工作台重定位机制，其可以将患者从 CT 扫描通过重定位（每日图像引导）移动到治疗等中心点；这意味着可能需要将患者在治疗台上旋转 90°[17]。

7.4 室内患者摆位和运动监控策略

目前已经开发出了几种引导放射束流投照和处理患者在治疗过程中的偏向及靶区运动的技术。

7.4.1 Calypso（前列腺）

Calypso 系统通过植入追踪标记，在束流传输期间定位除肺外的任何身体部位。Calypso 的大部分临床经验是用于前列腺定位和追踪。该系统由三个标记信标和一个追踪站组成，信标在病人进行 CT 计划前被植入前列腺，而追踪站则在病人接受治疗时监测信标的位置。信标大约米粒大小，由铜丝包绕铁芯，并套在无菌玻璃管中。为了追踪信标，会在患者身上放置线圈阵列；当交流电通过阵列时，会在信标中产生共振频率，该共振频率由同一面板检测到。三个植入的信标各自具有不同的谐振频率，因此可以实现空间区分。然后利用信号三角定位实现空间定位和追踪。按照推荐使用三个信标检测结果最准确，但是如果仅存在两个信标，系统也可以运行（定位和追踪）[18]。

通过经直肠超声引导，信标在前列腺中呈三角形放置，通常位于左尖部、右尖部和前列腺尖部。在治疗计划制订期间确定信标，并将 3D DICOM 坐标以及等角点坐标输入 Calypso 控制台中。在治疗时，将患者照常送至等中心，然后引入 Calypso 系统以定位并追踪前列腺。系统中还包括一个室内盖革计数器，可以记录治疗射束开启的时间。在治疗结束时，该系统将生成一份报告，显示将信标带到等角点所需的移动，以及如何追踪信标并添加条形图以显示出束时间。

7.4.2 附带视频/红外的非电离技术：AlignRT

患者摆位和每天的摆位重复性是放射治疗中的重要挑战。治疗技术愈趋精确，外放边界更小。这促进了固定装置和室内成像系统的发展。芝加哥大学医学中心的 Milliken 等研究人员报道了一种视频图像减影系统，该系统可以帮助患者在治疗时尽可能接近患者在模拟定位时的位置[19]。这种技术基于摄影测量学，这一领域可以追溯到早期摄影。立体摄影测量法是一门专业技术，利用两幅或多幅图像在三维空间中精确定位物体。斯坦福大学医学中心的 Yan 等人开发了一套带有三个摄像机的系统，可以将患者的实时体表图像与 DRR 进行比较[20]，推动了该领域的发展。该技术现在称为体表引导放射疗法或 SGRT [21]。

Vision RT（英国伦敦）成立于2001 年，2006 年开始销售 AlignRT® 产品。麻省总医院的 Bert 等人在 2006 年[22]报道了该系统，并分别引用了激光和射野验证胶片的平均位移 7.3 mm 和 7.6 mm。最近，加州大学圣地亚哥医学中心的 Cervino 等人报道了对 23 名接受无框无面罩立体定向放射治疗的患者使用 Align RT[23]。他们用视频系统为病人固定好位置，然后用 CBCT 确认他们的位置。他们发现 AP 方向的平均位移为 1.85mm，左右方向和头脚方向的平均位移为 1.0mm。AlignRT 系统利用 2～3 个安装在天花板上的摄像头，将图案投射到病人身上，并以高达 7.5 帧/秒的速度测量反射信号。专用图像评估软件可以连接直线加速器接口，如果患者移动超出指定的对齐参数，则停止治疗。

C－Rad（瑞典乌普萨拉）在 2011 年推出了一款类似的产品，名为 Catalyst[24]。光学表面扫描系统将治疗位置的偏差实时投射到患者的皮肤上。该系统使用了三个大功率发光二极管，始终投射三种不同颜色的光（蓝、绿、红）。蓝色灯（405 nm）用于位置检测，而红色灯（624 nm）和绿色灯（528 nm）用于投影偏差。Stieler 等人报道，对人类患者的重复性为 0.25 ±0.21cm，准确性为 0.52 ±0.42cm[24]。

7.4.3 植入标记

自放射时代开始，植入标记就被用来划定肿瘤的边界。几十年来，外科医师一直通过植入钛夹来划定手术切除的界限，并期待随后的“巩固”放射治疗。这通常是放射肿瘤医师（放射治疗的最初 50～60 年中，通常也是经过培训的放射科医师）能勾勒出病人需要治疗的放射领域的唯一方法。

1971 年 CT 时代到来，影像学研究中很容易看到不透明的标记物应用于植入标记[25]。标记物通常是由高原子序数惰性金属（如金）制成，通常只有几毫米大小，呈球形或圆柱形。这些标记物的第一个值得注意的用途是帮助描绘前列腺尖，而该部位很难在普通的透射 X 射线上看到。另一个早期报道的应用是在无框架立体定向放射外科治疗中植入颅骨标记[26]。

植入标记物的一个缺点是必须通过手术植入，通常由外科医师或介入放射科医师操作。近年来 IMRT 技术的快速发展使得人们需要对整个靶区实时三维定位。这通常需要植入至少三个有良好间隔的基准点，这可能很难操作。虽然如此，植入基准点已成功用于治疗肝、肺部肿瘤[27]。

植入标记的另一个缺点是它们易于从最初的位置发生移位。放射肿瘤学家多年来一直警告患者，前列腺粒子种子植入物（通常带有 100 个或更多的粒子）有可能迁移到肺部或脑部[28]。一项研究追踪了 32 名患者，他们植入了 147 个肺标记物，这些标记物的平均位移达 1.28 mm（范围在 0.78～2.63 mm 之间）[29]。通过重新优化放疗计划，可以减少 VMAT 照射中移动的 MLC 对基准点的阻塞[7]。

7.5 L 形直线加速器的发展方向

为达到最佳放射治疗，肺部 IGRT 仍需不断开展技术研究来解决诸多挑战。这些新技术可以提高治疗计划的灵活性，缩短治疗传输时间，并且处理靶体积的运动问题。

7.5.1　利用 MLC 的 MLC 肿瘤追踪

治疗的指导原则之一是使放射治疗剂量分布符合不规律的形状，这样既能治疗肿瘤，同时又能规避正常组织。许多技术已经被开发来匹配复杂的、三维的，甚至折叠的肿瘤，但是，在治疗计划中，这些技术都以静态靶区为基础。而实际上颅外靶区位置在治疗分次内和分次间都是不停变化的。人们已经提出了许多技术用于解决肿瘤的运动问题。MLC 追踪是最具创新性的技术之一。在整个治疗阶段都采用成像技术来精确定位并持续追踪靶区。在追踪靶区运动的同时，运动数据被反馈到 MLC 处理器，通过调节 MLC 叶片位置，使靶区可以在移动过程中被精准覆盖。

7.5.2　4 π 投照

自 2000 年问世以来，IMRT 的使用急剧增长[31]。然而，非共面射束与直线加速器机架的动态运动，MLC，射束强度和床角的应用还没有发挥其全部潜力[32]。加州大学洛杉矶分校医学中心[33]的 Sheng 等人提出了一种称为 4 π 非共面 IMRT 的新技术。该技术尚未在临床上使用，它涉及利用直线加速器和患者支撑装置的全部功能来创建非共面射束和可变源皮距离的新组合。

这项新技术的关键在于：（1）荷兰鹿特丹伊拉斯谟医学中心开发的一种名为 iCycle[34] 的新算法，该算法使用帕累托优化技术来搜索可能的照射方法的多维表面，直到出现最佳治疗效果；（2）直线加速器机架和治疗床必须创建一个非常可靠的计算机辅助设计（CAD）模型，从而消除直线加速器与治疗床或患者发生任何形式的碰撞的可能性[35]。来自加州大学洛杉矶分校、密歇根大学医疗中心的第二项研究的作者回顾性地重新制订了 10 例肝脏立体定向放射治疗（SBRT）病例计划，使 50% 的剂量溢出区域体积减少了 2%，累积剂量减少了 19%。

该技术包括使用完全的 MLC 运动（如在 VMAT 中）扫掠弧，也包括病人支撑组件从左后方向右的全旋转运动，以及在等中心点上下升降治疗床以改变源皮距离。

参考文献

[1] Karzmark, C. J. and N. C. Pering, Electron linear accelerators for radiation therapy: History, principles and contemporary developments. Phys Med Biol, 1973. 18(3): 321 - 54.

[2] Thwaites, D. I. and J. B. Tuohy, Back to the future: The history and development of the clinical linear accelerator. Phys Med Biol, 2006. 51(13): R343 - 62.

[3] Bortfeld, T. and R. Jeraj, The physical basis and future of radiation therapy. Br J Radiol, 2011. 84(1002): 485 - 98.

[4] Narayanasamy, G. et al., Commissioning an Elekta Versa HD linear accelerator. J Appl Clin Med Phys, 2016. 17(1): 5799.

[5] Glide - Hurst, C. et al., Commissioning of the Varian TrueBeam linear accelerator: A multi - institutional study. Med Phys, 2013. 40(3): 031719.

[6] Solberg, T. D. et al., Dynamic arc radiosurgery field shaping: A comparison with static field conformal and

noncoplanar circular arcs. Int J Radiat Oncol Biol Phys, 2001. 49(5): 1481 - 91.

[7] Chang, Z. et al., Dosimetric characteristics of Novalis Tx system with high definition multileaf collimator. Med Phys, 2008. 35(10): 4460 - 3.

[8] Wurm, R.E. et al., Novalis frameless image - guided noninvasive radiosurgery: Initial experience. Neurosurgery, 2008. 62(5 Suppl): A11 - 7; discussion A17 - 8.

[9] De Los Santos, J. et al., Image guided radiation therapy (IGRT) technologies for radiation therapy localization and delivery. Int J Radiat Oncol Biol Phys, 2013. 87(1): 33 - 45.

[10] Herman, M.G. et al., Clinical use of electronic portal imaging: Report of AAPM Radiation Therapy Committee Task Group 58. Med Phys, 2001. 28(5): 712 - 37.

[11] Mubata, C.D. et al., Portal imaging protocol for radical dose - escalated radiotherapy treatment of prostate cancer. Int J Radiat Oncol Biol Phys, 1998. 40(1): 221 - 31.

[12] Sorcini, B. and A. Tilikidis, Clinical application of image - guided radiotherapy, IGRT (on the Varian OBI platform). Cancer Radiother, 2006. 10(5): 252 - 7.

[13] Werle, F. et al., Evaluation and choice of imaging protocols on the Elekta XVI (R) kilovoltage cone - beam computed tomography imaging system. Cancer Radiother, 2014. 18(1): 47 - 54.

[14] Lehmann, J. et al., Commissioning experience with cone - beam computed tomography for image - guided radiation therapy. J Appl Clin Med Phys, 2007. 8(3): 2354.

[15] Perks, J.R. et al., Comparison of peripheral dose from image - guided radiation therapy (IGRT) usingkV cone beam CT to intensity - modulated radiation therapy (IMRT). Radiother Oncol, 2008. 89(3): 304 - 10.

[16] Jin, J.Y. et al., Use of the BrainLAB ExacTrac X - Ray 6D system in image - guided radiotherapy. Med Dosim, 2008. 33(2): 124 - 34.

[17] Ma, C.M. and K. Paskalev, In - room CT techniques for image - guided radiation therapy. Med Dosim, 2006. 31(1): 30 - 9.

[18] Willoughby, T.R. et al., Target localization and real - time tracking using the Calypso 4D localization system in patients with localized prostate cancer. Int J Radiat Oncol Biol Phys, 2006. 65(2): 528 - 34.

[19] Milliken, B.D. et al., Performance of a video - image - subtraction - based patient positioning system. Int J Radiat Oncol Biol Phys, 1997. 38(4): 855 - 66.

[20] Yan, Y., Y. Song, and A.L. Boyer, An investigation of a video - based patient repositioning technique. Int J Radiat Oncol Biol Phys, 2002. 54(2): 606 - 14.

[21] Willoughby, T. et al., Quality assurance for nonradiographic radiotherapy localization and positioning systems: Report of Task Group 147. Med Phys, 2012. 39(4): 1728 - 47.

[22] Bert, C. et al., Clinical experience with a 3D surface patient setup system for alignment of partial - breast irradiation patients. Int J Radiat Oncol Biol Phys, 2006. 64(4): 1265 - 74.

[23] Cervino, L.I. et al., Initial clinical experience with a frameless and maskless stereotactic radiosurgery treatment. Pract Radiat Oncol, 2012. 2(1): 54 - 62.

[24] Stieler, F. et al., A novel surface imaging system for patient positioning and surveillance during radiotherapy. A phantom study and clinical evaluation. Strahlenther Onkol, 2013. 189(11): 938 - 44.

[25] Sandler, H.M. et al., Localization of the prostatic apex for radiation therapy using implanted markers. Int J Radiat Oncol Biol Phys, 1993. 27(4): 915 - 9.

[26] Gall, K.P., L.J. Verhey, and M. Wagner, Computer - assisted positioning of radiotherapy patients using implanted radiopaque fiducials. Med Phys, 1993. 20(4): 1153 - 9.

[27] Wunderink, W. et al., Potentials and limitations of guiding liver stereotactic body radiation therapy set - up on liver - implanted fiducial markers. Int J Radiat Oncol Biol Phys, 2010. 77(5): 1573 - 83.

[28] Sugawara, A. et al., Incidence of seed migration to the chest, abdomen, and pelvis after transperineal inter-

stitial prostate brachytherapy with loose (125)I seeds. Radiat Oncol, 2011. 6: 130.

[29] Hong, J. C. et al., Migration of implanted markers for image - guided lung tumor stereotactic ablative radiotherapy. J Appl Clin Med Phys, 2013. 14(2): 4046.

[30] Poulsen, P. R. et al., Image - based dynamic multileaf collimator tracking of moving targets during intensity - modulated arc therapy. Int J Radiat Oncol Biol Phys, 2012. 83(2): e265 - 71.

[31] Intensity Modulated Radiation Therapy Collaborative Working Group, Intensity - modulated radiotherapy: Current status and issues of interest. Int J Radiat Oncol Biol Phys, 2001. 51(4): 880 - 914.

[32] Sheng, K., D. M. Shepard, and C. G. Orton, Point/Counterpoint. Noncoplanar beams improve dosimetry quality for extracranial intensity modulated radiotherapy and should be used more extensively. Med Phys, 2015. 42(2): 531 - 3.

[33] Nguyen, D. et al., Integral dose investigation of non - coplanar treatment beam geometries in radiotherapy. Med Phys, 2014. 41(1): 011905.

[34] Breedveld, S. et al., iCycle: Integrated, multicriterial beam angle, and profile optimization for generation of coplanar and noncoplanar IMRT plans. Med Phys, 2012. 39(2): 951 - 63.

[35] Dong, P. et al., 4pi non - coplanar liver SBRT: A novel delivery technique. Int J Radiat Oncol Biol Phys, 2013. 85(5): 1360 - 6.

第 8 章

螺旋断层治疗

KE SHENG

8.1　引言

8.1.1　旋转调强放疗和螺旋断层治疗系统出现前

螺旋断层放疗 TomoTherapy® 是一种集成软件和硬件的影像引导调强放射治疗（IMRT）平台。该平台是拉弧治疗和静态射束调强放疗的结合。使用拉弧进行放射治疗的历史悠久，优点在于提高剂量一致性、均匀性和皮肤规避[1]。Brahme 首先在旋转放射治疗系统中提到使用强度调制来治疗环形结构[2]。他们提出了通过调节强度流来改善靶剂量均匀性的概念[3]。该研究团队还提出了一种名为多叶准直器（MLC）的设备，可用于调强放疗[4]，并对装置的设计和剂量学特性进行了研究。虽然 MLC 最初是为 C 型臂机架系统上的步进－投照调强放疗而创建的，但第一个用于患者治疗的商业化 MLC 是旋转照射，称为串行螺旋断层治疗[6,7]。该系统被 NOMOS 注册为 Peacock，如图 8.1 所示。用于治疗的 6 兆伏（MV）X 射线被准直为狭缝扇形束。有两对相对的二元准直器，商标为 MIMiC。该机械允许完全打开或关闭一个小射束孔径，这在逆向优化和治疗计划中也称为像素。

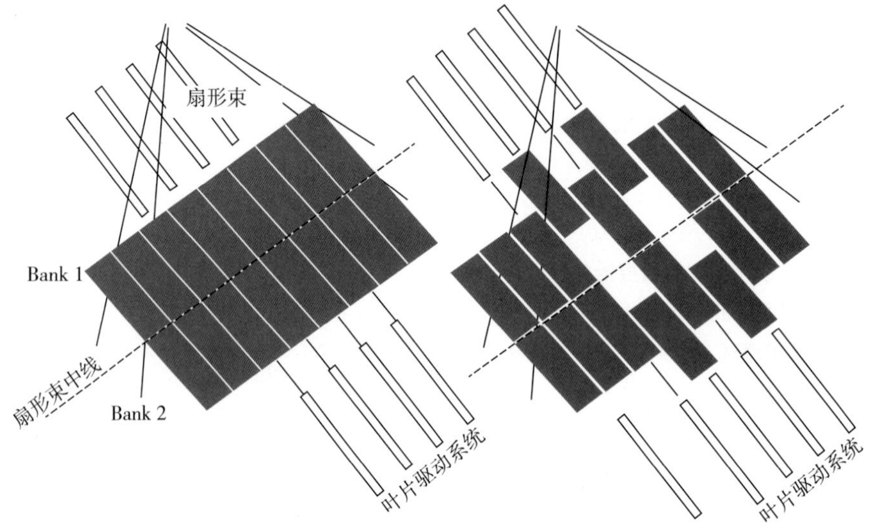

图 8.1　MIMiC 及其遮光板的缝束示意图。左侧面板显示所有叶片关闭，右侧面板显示两对打开的叶片。（摘自 Mackie，T. R. et al.，Med Phys.，20，1709－19，1993.）

串行 TomoTherapy 的运行方式很像螺旋 CT 扫描仪之前的 CT 扫描仪，在机架旋转时治疗床是静止的，可以在移至后续的扇形段之前对患者的一个颅尾段进行治疗，直到覆盖整个治疗体积。与建立在专用旋转机架平台上的螺旋 TomoTherapy 系统不同，串行 TomoTherapy 是现有 C 臂直线加速器的一个附加组件。串行 TomoTherapy 是最早通过投照与计算的剂量分布相匹配的凹面等剂量分布显示 IMRT 投照可行性的系统之一。然而，串行断层治疗的实用性受到限制。除了投照时间较长外，静态野相接部位还容易产生危险的热点和冷点（剂量过多和剂量不足），这是由不可避免的轻微射野不匹配导致的。

8.1.2　螺旋断层治疗的出现

1993 年，T. Rock Mackie[8]首次发表了一种更实用的旋转调强放疗设计。机制类似螺旋 CT，在放疗过程中机架在不停旋转，同时治疗床不断移动。螺旋轨道很大程度上减轻了相交的问题，并且投照完成时间更短。这篇论文具有里程碑意义，它从概念上描述了螺旋断层治疗技术的几个关键组成部分，包括二元 MLCs、用于 MV 级 X 射线源的 CT 探测器阵列、一个滑环和基于在线 CT 图像的自适应放疗。这些组成部分后来被广泛应用于治疗患者。螺旋断层治疗系统的最初设计还包括正交 kV X 射线源和单独的 kV 扇形束 CT 探测器阵列。考虑到系统的复杂性和成本，kV 图像系统没有得到商用。这一设计也考虑到可以使用 MV X

射线源和氙气 CT 探测器生成图像[9]。

作为一个有意义的概念，螺旋断层治疗投照的可行性最初由 Scanditronix Microtron MLC 系统和 1997 年生产的传统 C 臂直线加速器的单笔形束进行了验证[10]。经过几年的研究、发展和商业化，第一台螺旋断层治疗原型机于 2000 年进入临床，并开始在动物和人类患者身上获取 MVCT 图像。该系统在 2002 年获得了 FDA 的批准，并迅速被用于治疗包括脑、头颈、前列腺和肺等部位的癌症患者。到目前为止，全世界已经安装了 500 多台螺旋断层治疗系统。

8.2　螺旋 CT 的技术概述

8.2.1　直线加速器

TomoTherapy 使用了 6MV S 波段直线加速器。直线加速器最初由西门子肿瘤护理系统提供，直到 TomoTherapy 收购了一家直线加速器公司之后才由公司内部生产。西门子直线加速器使用由冷却水驱动的旋转靶。该设计提高了冷却能力，允许使用较小的焦点（大约 1mm），并且体积约为传统 C 臂系统中直线加速器的一半。较小的焦点对于 MVCT 图像质量尤为重要。在 TomoTherapy 系统中，S 波段直线加速器由磁控管供电，在等中心（距焦点 850mm）处产生 850 cGy/min 的能量。输出接近直线加速器能力的极限。由于对直线加速器和 TomoTherapy 监控单元的高需求，导致直线加速器和靶的迅速老化。除了较高的成本外，由于直线加速器的频繁维修和更换，许多 TomoTherapy 早期用户遇到过停机，并且给后续校准的物理师带来了沉重负担。在收购了一家直线加速器制造商之后，TomoTherapy 逐渐用内部生产的直线加速器取代了西门子直线加速器。这种直线加速器的特点是老化速度变慢，使用寿命更长；与西门子直线加速器相比，两者的焦点基本相同，稳定性得到了显著提高。稍低的能量（5.2MV 和 5.7MV）不会导致计划在剂量学上出现显著变化[11]。

TomoTherapy 直线加速器的另一个重要方面是不使用均整器，形成一个向射野边缘扩散的锥形输出。这种射束适用于单纯使用 IMRT 的系统。不使用均整器，X 射线不会衰减，从而提高了投照时间和效率。这一改进对 TomoTherapy 尤为重要，它使用的扇形束的投照效率本身就比使用锥形束的平台要低得多。图 8.2 显示了典型的螺旋断层治疗侧面轮廓。许多 C 臂直线加速器也可使用无均整射野（FFF），主要用于高剂量治疗，如立体定向放射外科（SRS）或体部立体定向放射治疗（SBRT）。

C 臂直线加速器系统通常配备两对正交钨门以形成方形或矩形野，而 TomoTherapy 使用一对钨门，在头 - 脚方向准直出狭窄的扇形野。在治疗模式下，可根据靶区的大小和对纵向剂量调制分辨率的不同需求，将照射野宽度设置为 1cm、2.5cm 或 5cm。在早期的 TomoTherapy 系统中，一个治疗计划仅可以使用一个固定的射野宽度。为突破这一局限，之后的系统中应用了 TomoEdge™ 动态钨门。在开始和结束治疗时，射野宽度为 1cm，中间则使用更长的射野宽度[12,13]。横向射野的大小和调制由 TomoTherapy 二元多叶光栅决定，这将在下一节中介绍。

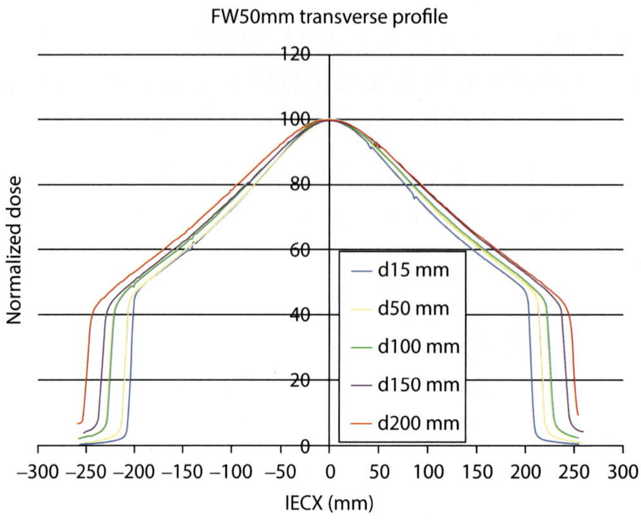

图 8.2　五个不同深度处 5cm TomoTherapy 开野的侧向剖面图。到射野边缘，剂量降低至不到 50% 中心处的剂量。

8.2.2　MVCT 和 CT 探测器

如前所述，由于在 TomoTherapy 系统中集成 kV 系统的高成本和复杂性，当前一代的放射治疗系统不包括 kVCT。取而代之的，是用与治疗同源的 MV X 射线源和与之匹配的氙气线性 CT 探测器阵列进行 MVCT 成像。由于较高的能量和与氙气的较低交叉点，仅加压通道室本身就导致了非常低的检测器效率和信噪比。为了减轻这一缺陷，探测器从其初始预期位置被移动到了更接近 MV 源的位置。因此，钨隔片没有对准放射源，而是偏向侧面通道。由于这种刻意不对准，X 射线被隔片阻挡，从而产生了次级带电粒子，供氙气室吸收。这种设置显著提高了探测器的量子效率，但也导致了中心较低而射野边缘较高的响应变化。图 8.3 所示为 CT 探测器测得的典型横向曲线。与在水中使用电离室测量的峰值相比，中心通道信号有一个急剧下降；这些通道能够更好地对齐放射源，并且钨隔片拦截的光子更少。

CT 探测器的另一个功能是检测从治疗射束中逸出的 X 射线。CT 探测器始终处于启动状态，在 X 射线穿透患者或体模后记录脉冲 - 脉冲的信号。离体探测器信号可用于监测 MLC 叶片打开时间[14]，结合 kVCT 和 MVCT 显示的患者几何形状，可以高精度地重建出投照的剂量[15]。

为了进一步提高 MVCT 的质量和降低成像所需剂量，降低了直线加速器谐振频率以产生能量较低的 X 射线（3.5MV）。该成像系统已被证明能够产生主要基于骨骼解剖结构和对比度较高的软组织（例如脂肪和肌肉之间的对比度）的有效图像。kVCT 通常会受到金属伪影的干扰，而 MVCT 对有金属植入物的患者的优势格外明显。金属伪影通常为牙科或假体植入，影响头颈部和前列腺图像质量。脊柱的金属植入物也会影响肺部 CT 图像质量。

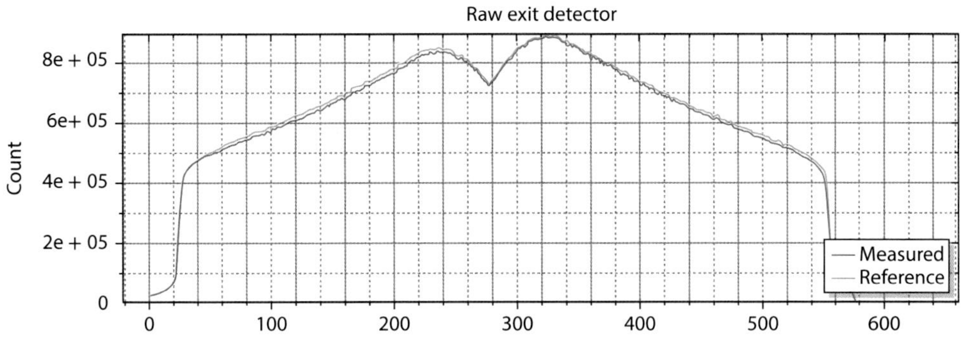

图 8.3　利用机载 CT 探测器测量 TomoTherapy® 的输出。注意中心通道处的信号下降。略微的不对称形状是由靶向探测器未对齐引起的，而该未对齐是可接受的。

MVCT 的成像剂量与 kV CBCT 相当，但噪声较大[16]。与 kV 图像相比，尽管 MVCT 较少受到 kV CBCT 中普遍存在的散点伪影的影响，但其劣势为高噪声和低组织对比度。

8.2.3　MLC

如上所述，TomoTherapy 的一个显著特点是二元 MLC。

MLC 被分成两个相对组，每组有 32 个叶片（图 8.4）。每个叶片的宽度投影到等中心点为 6.25mm。相互交叉排列的叶片组成一个 40cm 的射野。钨制的 MLC 叶片厚度为 10cm，凹凸槽设计，可将射线的总漏射降低到 0.3% 以内[17]。MLC 叶片通过压缩空气以气动方式驱动，处于全开或全闭这两个位置之一。叶片移动平均时间约为 20ms，在剂量计算中可忽略不计。

8.2.4　剂量计算和优化算法

TomoTherapy 计划系统中使用的剂量计算是一种卷积/迭代算法（CCC），最初由 Mackie 等人开发，并在 Pinnacle 计划系统中使用[18]。结果表明，该算法在均质和非均质环境下具有较高的精度，在密度差异较大的组织界面附近存在明显的误差。使用 TomoTherapy 剂量计算异质组织时的误差通常很小，除了针对较小的肺部肿瘤，主要原因是在这种情况下缺乏电子平衡，致使 95% 靶体积的剂量中发现了高于 3% 阈值的偏差[19,20]。该算法最初是用 FORTRAN 语言开发的，随后用更现代化的 C 语言和 C ++ 语言编写，提高了计算速度。结果表明，由于单源算法没有均整器，因此非常适合计算辐射剂量。当前，有两种剂量计算方法并存，取决于计算平台如何选用。对于传统的基于 CPU 的平台，使用 CCC 算法需预先计算单个子野然后再进行优化。每个子野是单个 MLC 叶片的开口投影的矩形射野。对于一个典型的放疗计划，需要成千上万的子野，所以这是一个耗时的步骤。但是，一旦计算出子野，就可以相对快速地执行优化迭代，并且优化剂量接近最终剂量计算。经过子野计算，将优化问题化为二次代价函数，然后使用梯度下降法对其

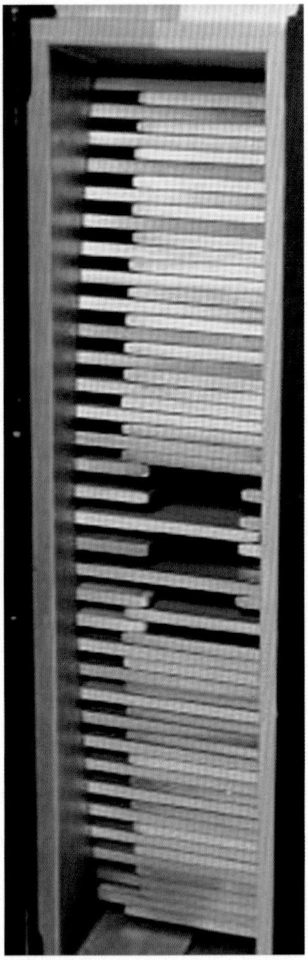

图 8.4　交错排列的 TomoTherapy® 二进制 MLC。

进行求解[21]。第二种计算方法是基于一种新的图形计算处理单元平台，该平台与 CPU 不同，它为并行计算提供了更多但更简单的计算核心（几千核/GPU vs 几核/CPU）。利用该平台，可在优化迭代过程中快速计算给定 MLC 模式的全局剂量。此外，通过采用宽射束非体素（NVBB）框架，不再需要使用 CCC 对大量子野进行耗时的剂量计算[22]。该方法允许不等待子野计算，立即开始优化。利用快速的 GPU 剂量计算平台，在迭代过程中周期性地使用 CCC 进行完整剂量计算，从而修正了使用射线追踪和总衰减来代替实际剂量所造成的误差。研究者将基于 GPU 的剂量计算与基于 CPU 的剂量计算进行比较，发现准确性基本相同，计算速度有了显著提高[23]。在另一项针对全骨髓照射的对照研究中，使用 GPU 比使用 CPU 计算总体计划时间的效率提升了 20 倍[24]。

8.3 肺癌的治疗计划

8.3.1 剂量学特点

为了进行放射治疗剂量的计算和优化，通过以 7°间隔分布的 51 个等间隔的离散射野来模拟全弧投照。子野的权重与叶片的打开时间成正比。由于机架连续旋转，子野的实际位置会因运动而模糊，并散布形成 7°的弧。尽管在计划系统中未对模糊效应进行建模，但对于接近等中心点的目标和中等偏心的靶区，模糊效应可以忽略不计[21,25]。后来人们发现，由于模糊效应，偏离中心的小靶点的剂量可能会被低估。于是所有现行的 TomoTherapy TPS 系统又都安装了一个软件补丁来解决这个问题。结果，TomoTherapy 靶区的剂量趋向于高度均匀[26]。对于许多非 SBRT 治疗来说，这种剂量学特性是需要的，但也可以认为这是其应用于 SBRT 治疗的局限性。因为 SBRT 治疗允许靶区中存在更大的热点以换取靶区外的较高剂量梯度，通常来讲剂量是较不均匀的。

如前所述，标准的 TomoTherapy 提供了三种固定的钨门尺寸。不仅可以确定纵向强度调制，还可以在选择两个较大的 2.5cm 或 5cm 钨门尺寸时确定头 - 脚方向半影。由于 SBRT 治疗需要单次高剂量照射，尽管 1cm 的钨门宽度在头 - 脚方向半影中有明显优越性，但其低输出因子和较小的射野覆盖范围是其应用于 SBRT 治疗的劣势。在 TomoTherapy 中动态钨门模式的应用突破了这一限制。动态钨门模式，商标为 TomoEdge，以 1cm 的射野宽度在开始和结束时治疗，在治疗过程中可以由用户选择，将射野扩大到 2.5 ~ 5cm 之间。该方案减少了头脚方向半影而不增加治疗时间[27]。图 8.5 显示了使用或不使用 TomoEdge 的等剂量线比较。与使用 2.5cm 固定射野宽度的计划相比，使用 TomoEdge 可以在射野的头 - 脚方向获得锐利的剂量梯度。

在整个治疗中，TomoTherapy 使用恒定的旋转周期，机架的旋转周期取决于最长叶片打开时间。最长叶片打开时间与平均叶片时间之比称为调制因子，是由用户选择的参数。显然，较高的调制因子意味着允许叶片打开更长时间和较慢的机架旋转时间，以实现少量的长叶片开启时间。另一方面，具有较大调制因子的计划效率较低，需要更多的 MU 和更长的治疗时间才能完成剂量投照。

与平面内调制不同，纵向强度调制是通过部分重叠的螺旋带来实现的，螺旋带的宽度由所选的射野尺寸决定。另一个由用户选择的参数称为螺距（pitch），重叠数与螺距成反比。更小的螺距允许纵向有更多的重叠和更多的强度调制。然而，在选择螺距时还有三个其他的考虑因素。首先，小螺距通常会导致投照速度变慢，但对于分次剂量高的计划除外，我们将在下文中进行解释。其次是机架旋转时间。对于常规分次计划，将 2 Gy 剂量投照到等中心点，使用较小的螺距可能会导致机架快速旋转（接近 5rpm）和 MLC 快速移动，这往往会增加投照误差。对于需要较大剂量的 SBRT 治疗，使用大螺距可能导致机架旋转速度低于最低限制（1rpm），需要将计划分为多个阶段。在这种情况下，更小的螺距可能允许单次投照，实际上比大螺距节省时间。第三个要考虑的问题是“螺纹效应”，最初由 Kissick 表征，是由于螺旋射束不完全匹配而引起的剂量波动[28]。基于一个简单的几何模型，Kissick 推导出

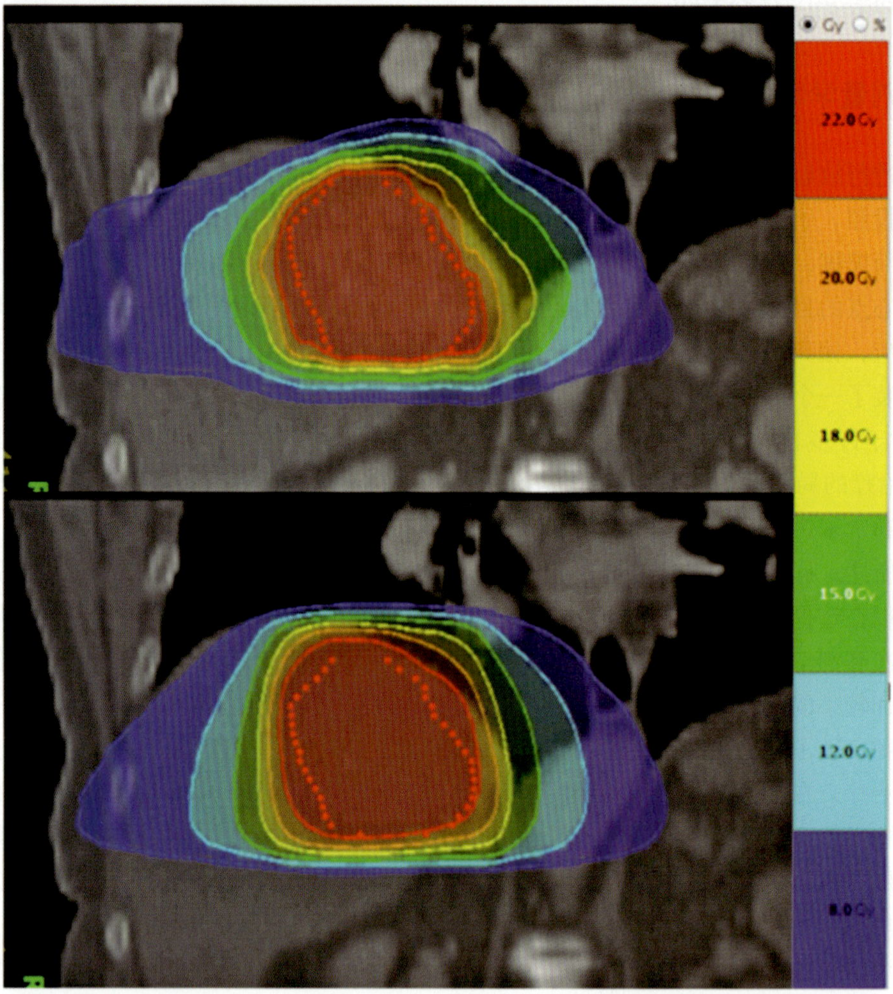

图 8.5　使用（下面）或不使用（上面）TomoEdge® 的剂量比较。与使用 2.5cm 固定射野宽度的计划相比，使用 TomoEdge 可以在射野的头－脚方向获得锐利的剂量梯度。

可将螺纹效应最小化的螺距。2011 年，Chen 对等中心点和非等中心点靶区的推荐值进行了修正[29]。图 8.6 显示了典型的 TomoTherapy 肺部 SBRT 计划剂量。

TomoTherapy 优化的用户界面如图 8.7 所示。剂量师可以通过该端口与优化过程进行动态交互。剂量师首先设置一个严格限制的处方，通常是 PTV 的一定百分比的剂量，以及对 PTV 和危及器官（OAR）的初始限制集。限制可以是最大剂量、最小剂量或剂量体积点；优先级和权重可以分配给各个结构；可以对剂量限制点进行单独惩罚；每次迭代都会更新剂量分布和剂量体积直方图。剂量师可以选择暂停优化过程，然后调整权重和罚分，并添加或删除剂量限制点。典型的迭代次数是 100 次以上。由于剂量体积的限制，放疗目标函数不是严格的凸函数，不能保证全局最优性。优化结果取决于系统计算和剂量师的反复交互。如果多次迭代后剂量分布结果仍不满意，或者需要改变射野大小或螺距，则应中止当前迭代，在

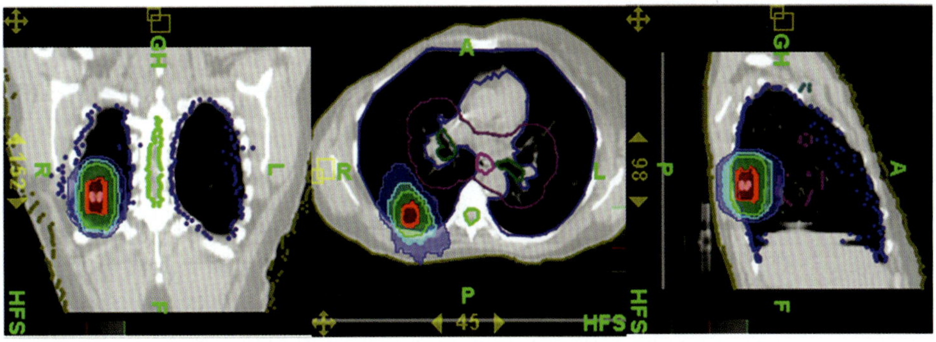

图 8.6　小的外周肺部肿瘤的典型 TomoTherapy® SBRT 计划。

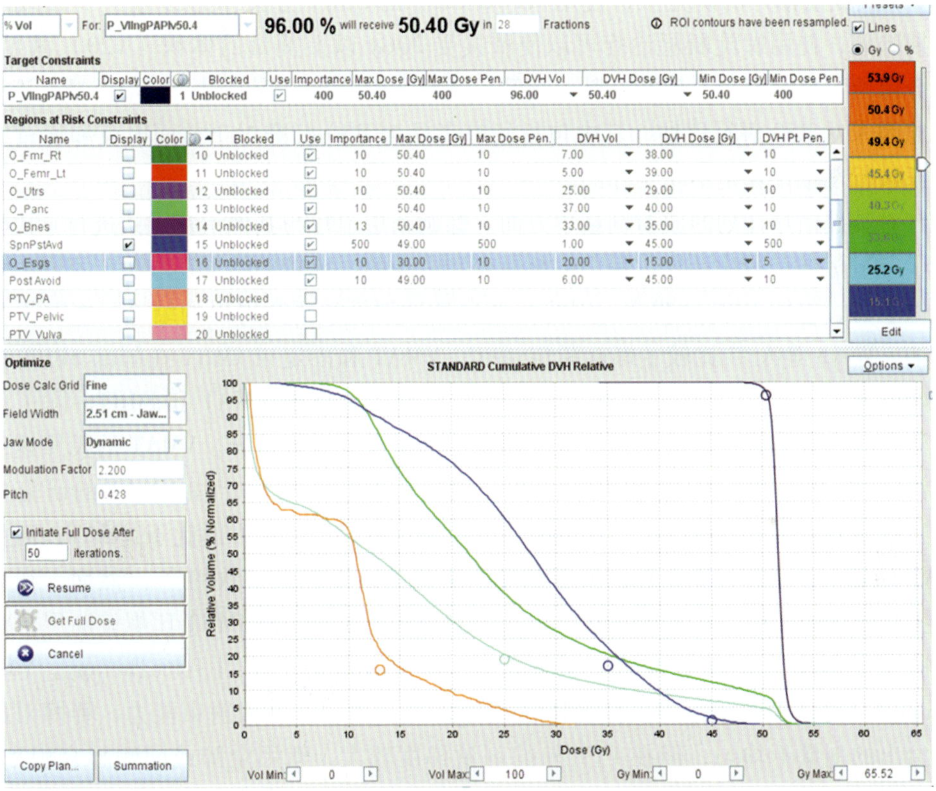

图 8.7　TomoTherapy® 的优化界面。在这一特别病例中，射野宽度、调制因子和螺距分别设置为 2.5cm、2.2 和 0.428。采用动态铅门。DVH 曲线中的圆圈表示 DVH 的剂量限制点。

重新设置参数后重新启动。螺旋断层治疗的剂量投照是严格共面的。治疗床送入机架孔时，虽然理论上可以有轻微偏移，但从小的非共面角度获得的剂量学增益是微不足道的[30]。除螺旋模式外，TomoTherapy 还具有固定的射束模式，在该模式下，射束投照时床纵向平移，机架保持固定的角度[31]。该模式的商标为 TomoDirect®[32]，主要是为通过模拟切线野来满足乳腺放射治疗的需要而开发的。由于 TomoDirect 在肺癌治疗中的作用较小，本章不作进一步讨论。

8.3.2 IMRT（调强放疗）和 VMAT（容积调强拉弧治疗）的放射剂量学比较

适形度指数（CI）的定义为 100% 等剂量线包绕的体积和 PTV 之间的比率。R50 是指 50% 等剂量线包绕的体积除以 PTV。均匀性指数（HI），指接受最高剂量的 PTV 的 5% 所需的最小剂量除以达到该 PTV 95% 所需的最小剂量，通常用于描述 PTV 的覆盖率和高剂量溢出。危及器官（OAR）的剂量是根据器官的放射生物学特征单独确定的。对于串联的和中心位置的器官，剂量限制由该器官的一小部分所接受的最高剂量决定。对于并联器官（例如肺），将平均剂量和接受特定百分比处方剂量的器官体积作为器官耐受性指标。在一项肺部 SBRT 螺旋断层治疗的研究中，使用 RTOG 0236 的 SBRT 方案作为参考[33]，发现对于周围型早期肺癌，使用螺旋断层治疗可以使肺接受 20Gy 以上剂量的体积（V20）满足要求，同时充分保留了串联器官，包括心脏、气管、主要血管和支气管的耐受剂量余量。该研究由于多种原因未对 R50 进行评估，其中包括研究者认为 R50 标准对于共面射束和通过组织异质性校正进行剂量计算是不切实际的。

在针对肺癌治疗计划的放射剂量学方面，螺旋断层治疗与其他治疗方式进行了比较。虽然使用了定量标准，治疗计划过程仍然是易变和主观的。比较的结果还取决于不同的软件版本和硬件平台，包括 MLC 分辨率。因此，来自各种剂量学研究得出的结论可能并不总是一致。例如，Weyh 等人[34]比较了螺旋断层治疗、VMAT 和固定束 IMRT 在肺部 SBRT 计划的优劣。研究显示，在 CI、HI 和 R50 上，螺旋断层放疗都优于 VMAT 和 IMRT。除了使用螺旋断层治疗时最大肋骨剂量最低外，危及器官的剂量没有显著差异。VMAT 的投照速度比螺旋断层治疗快 60%，比 IMRT 快 40%。在一项比较螺旋断层治疗和 VMAT 的研究中，在 PTV 覆盖范围基本相同的情况下，螺旋断层治疗在规避危及器官方面优于 VMAT，而且即使在 VMAT 计划中使用超过 2 个弧，关于剂量学优势的结论也是一致的[35]。然而，在一项评价放射生物学的研究中，在相同正常组织毒性的剂量下，固定束 IMRT 比螺旋断层治疗具有更高的肿瘤控制率[36]。在最近的一项研究中，研究者对比了使用 TomoTherapy、VMAT 和 CyberKnife® （赛博刀）治疗中央位置肺癌的剂量[37]。由于非共面射束能力，赛博刀虽然在 PTV 内给出的剂量不均匀，但在 PTV 外的剂量梯度较大。使用全肺或同侧肺容积来评估，与螺旋断层治疗相比，赛博刀和 VMAT 可降低放射性肺炎的发生概率。但值得指出的是，在治疗后肺部肿瘤时，赛博刀不能使用多个背向射束角度，否则会导致肺剂量明显增大[38]。

8.3.3 MVCT 的图像质量

螺旋断层治疗采用同一 X 线靶进行成像和治疗。在成像模式下，X 射线能量降低，以显著降低输出，并提升检测效率。Chan 等[39]使用 Catphan CT 体模，将 TomoTherapy 的 MVCT 图像质量与其他主要供应商进行了比较。图 8.8 和 8.9 显示了空间分辨率和低对比度测试的对比结果。与 Varian 和 Elekta 的 kV CBCT 相比，TomoTherapy MVCT 的分辨率（3～5lp/cm *vs.* 8～10lp/mm）和低对比度下的灵敏度（3% *vs.* <1%）明显较差。图像噪声水平

是 kV CBCT 的 2 ~ 4 倍。因此，TomoTherapy MVCT 的质量比 Varian 和 Elekta 使用的 kV CBCT 差很多。然而，由于扇形射束几何形状和束流硬化效应，MVCT 受伪影的影响反而更少。尤其对于肺部，由于组织密度异质性很大，kV CBCT 通常存在严重的伪影。实际应用过程中，MVCT 与 kVCT 图像质量的差异没有体模测试中显示的那么大。此外，与 kVCT 相比，MVCT 在为剂量计算提供精确的电子密度测量方面具有优势。

目前有大量的研究试图提高 MVCT 图像质量。理想的方法是在不增加成像剂量的情况下提高探测器对 MV X 射线的量子效率。几种实验性固态 CT 探测器[40,41]可以增加 MV X 射线 DQE，但均未应用于临床或商用。另一种直接的方法是增加 MVCT 的剂量，从而增加可被检测到[42]的光子数量。通过将成像剂量从 2. 2 cGy 增加到 8. 5 cGy，图像噪声由 5. 2% 下降到 2. 6% 。

标准的 MVCT 重建使用滤波反投影算法。为了提高图像质量，人们尝试了不同的降噪方法。例如，kVCT 重建次优投影数据时，包括低 mAs、不完全投影和存在金属伪影，使用了迭代代数重建在这些条件下比反投影方法更可靠。这一方法也可以很容易地表述为一个最小二乘 L1 型正则化问题，以利用人体解剖学通常假定的分段连续性[43,44]。最近，Gao 等人使用了一种 L1 规范的严格小框架正则化方法来重构 MVCT 图像，得到了噪声降低、边缘良好的清晰图像[45]。但是该方法降低了分辨率，没有改善低对比度对象的对比度。成像后处理采用不同的方法对滤波后向投影 MVCT 图像降噪。一种各向异性扩散（AD）滤波也被应用于处理 MVCT 图像，以便用于形变配准[46]。

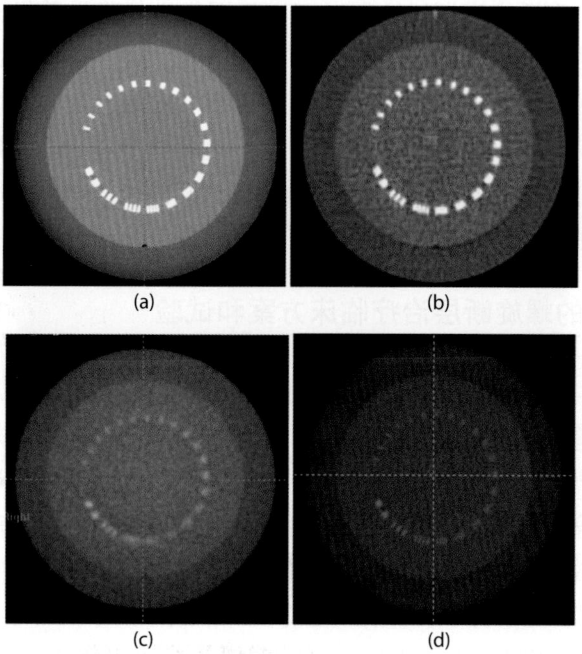

图 8. 8　分辨率测试。（a）瓦里安 kV CBCT；（b）医科达 kV CBCT；（c）西门子 MV CBCT；（d）托姆 MV FBCT。

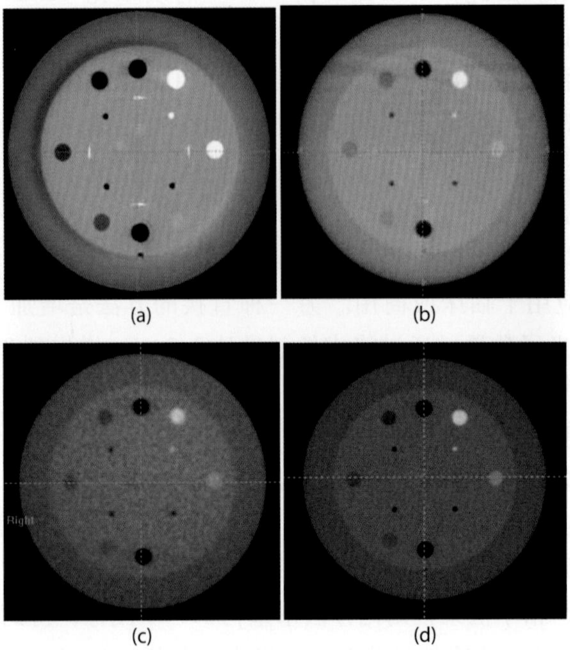

图 8.9　低对比度测试。（a）瓦里安 kV CBCT；（b）医科达 kV CBCT；（c）西门子 MV CBCT；（d）托姆 MV FBCT。

另一项研究采用了自适应高斯滤波器对 MVCT 图像进行降噪并提升了基于 MVCT 的轮廓线一致性。这些方法都有不同程度的降噪效果，同时保持骨骼和组织之间的“硬”边缘（清晰的分界线）。然而，它们不能改善低对比度精细结构的显现性，而且常常降低了对器官描绘很重要的精细特征和纹理的对比度。Sheng 等人在 MVCT 图像上应用了非局部均值降噪滤波器（3D 挡块匹配），显示对比度噪声比提高了 10 倍，并在最终图像中保留了精细结构[48]。目前这些方法尚未整合到 TomoTherapy 的临床应用中。

8.3.4　肺部 SBRT 的螺旋断层治疗临床方案和试验

TomoTherapy 系统是最早提供图像引导放射治疗（IGRT）体积图像的临床系统之一。尽管软组织的 MVCT 图像对比度较差，但这些图像足以根据骨骼解剖结构为患者定位[49]。对于肺癌患者来说，肿瘤和肺实质之间的巨大反差使肿瘤可以直接定位。这对肺部肿瘤来说非常重要，因为肺部肿瘤相对于骨骼通常会移动。即使是亚厘米大小的肺部小肿瘤，MVCT 也能提供有用的可视化效果，使患者精确定位（图 8.10）。这种大小的肿瘤很难在二维成像中显示出来，而在 CT 用于图像引导放射治疗之前，二维成像技术就已经在使用了。与早期提供 IGRT 的其他竞争平台相比，TomoTherapy 的 IGRT 工作流程整合良好，非常适合肺 SBRT 治疗。一项研究统计了 8 名接受 3～5 个 SBRT 分割治疗的患者，显示 MVCT 可以达到亚毫米精度[50]。因此，当计划靶区中包含足够的几何外扩时，TomoTherapy 可以准确地将高分次剂量投照给一个高活动性的小肿瘤。治疗结果如图 8.11 所示：治疗后 3 个月，肿瘤体积明显缩小；治疗后 6 个月，以原发肿瘤部位为中心，肺组织形成的球形磨玻璃实变形态，显示治疗的准确性。

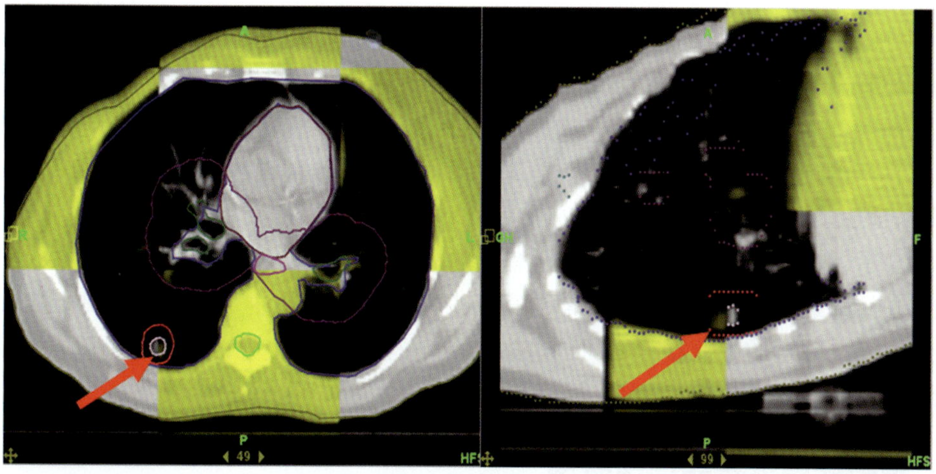

图 8.10　基于 MVCT 和 kVCT 配准的肺 SBRT 患者摆位。肺部肿瘤直径为 9mm。

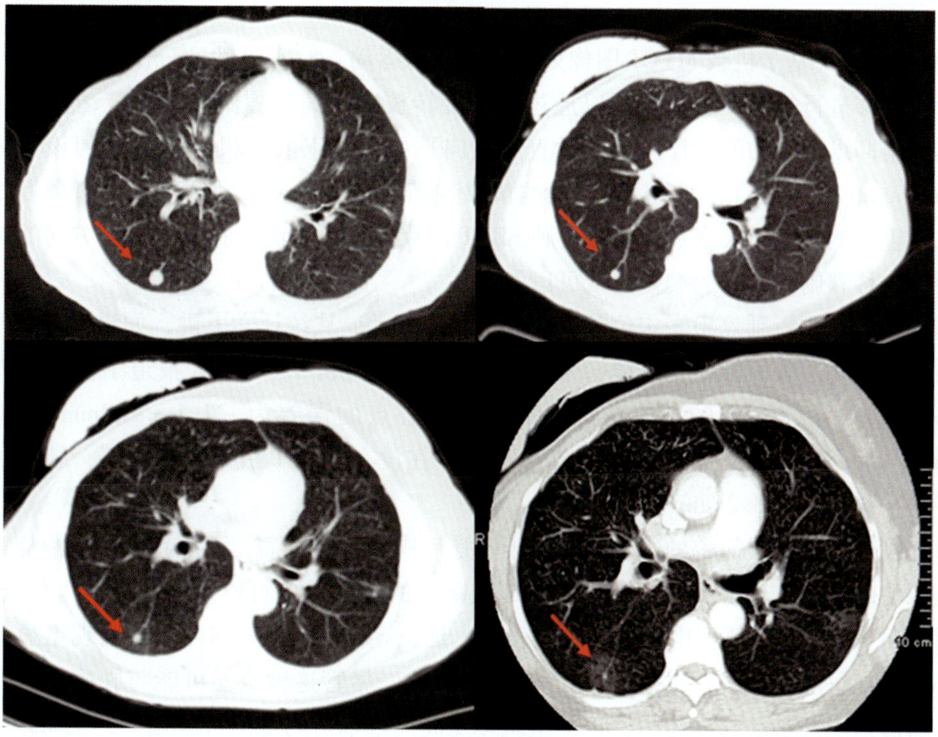

图 8.11　治疗结果随访 CT 显示肿瘤退缩以及治疗后肺部肿瘤周围球状毛玻璃肺组织的改变。这些图像显示的是治疗前和治疗后 2 个月、3 个月和 6 个月的 CT。

由于 IGRT 方案成熟，且调强放疗计划系统相对于同期的系统较为先进，所以在最初商业化使用的几年中，TomoTherapy 就得到了广泛的普及和临床应用。与此同时，与差强人意的常规分次剂量递增研究相比，肺部 SBRT 已经成为不可手术的早期非小细胞肺癌（NSCLC）患者的一种值得期待的治疗方式。威斯康辛大学首次证明了，应用螺旋断层治疗实施肺 SBRT 的可行性，整个过程没有出现重大技术限制或急性毒性[51]。Dunlap 等人报道使用螺旋断层治疗早期 NSCLC 有很好的局部控制[52]。Aibe 报道了螺旋断层治疗对早期肺癌患者具有良好的局部控制和生存率[53]，GTV 尺寸依赖的严重毒性率很低（6.7%）。最近，Nagai 等人证明了通过螺旋断层治疗实施肺 SBRT 是安全有效的[54]。对于多发性肺转移的患者，Kim 表示，螺旋断层治疗提供了安全有效的局部控制[55]。肺 SBRT 的一个主要问题是，当肿瘤的位置靠近中枢器官时，对正常器官的毒性需要格外关注[56-60]。使用螺旋断层治疗可以在肿瘤及其邻近的中枢器官之间创造一个陡峭的剂量梯度[61]，从而能够降低严重毒性的风险。

8.4 螺旋断层治疗的运动管理

8.4.1 分次间运动管理

TomoTherapy 基于机载 MVCT 图像处理分次间的运动。对于刚性的分次间运动，可以通过治疗床平移进行校正。翻转角可以通过机架旋转校正。偏移和俯仰不能自动校正（建议使用具有俯仰纵向运动的治疗床通过垂直和横向平移来校正偏移和俯仰[62]，但该方法尚未在 TomoTherapy 系统中生产应用）。较大的偏移和俯仰必须通过手动调整和调节患者的固定位置来纠正。然而，对大多数适合接受肺 SBRT 治疗的患者来说，肿瘤沿头脚方向的扩展尺度有限，偏移和俯仰方向的偏差通常可以忽略[63]。

基于 MVCT 进行肺癌患者定位的方法如图 8.7 所示。从统计学上讲，如果没有 MVCT 的图像引导而仅使用表面标记，可能会发生明显的摆位错误。Zhou 等人报道了使用最先进的 BodyLoc 双真空系统固定的 225 位患者的肺等中心点的误差为 −1.1 ±2.8mm，−2.5 ±8.7mm 和 4.1 ±2.6mm[50]。Schubert 等[64]报道，在没有 MVCT 引导的情况下，肺部肿瘤治疗的平均平移误差为 3.2mm。

纠正刚性移位是最简单的一步，但对于治疗反应良好的肿瘤，适配新的放射治疗方案被认为是可取的[65-68]。SBRT 治疗期间非小细胞肺癌的治疗反应可以忽略不计[69]。最近的一项针对 SBRT 治疗的肺部肿瘤反应的研究表明，延长 SBRT 治疗时间可能会出现更显著的肿瘤缩小，例如每周 1 次或 2 次，2~5 周完成治疗[70]，尽管这种收缩可能与肿瘤组织病理学相关。通过适配缩小的肿瘤体积，正常组织接受高剂量辐射的范围可以减少，从而减少组织毒性。具有 MVCT 图像功能的 TomoTherapy 有助于进行这种评估，但据作者所知，对该平台下自适应 SBRT 的临床研究尚无报道。

8.4.2 分次内运动管理和相互作用效应

越来越多的人认识到，在治疗过程中内脏器官的运动会造成靶区遗漏和增加正常组织对电离辐射的暴露，从而对剂量学分布产生不利影响。分次内器官的运动会有不同的时间频率。对于较慢的非周期运动，由于 CT 采集速度较慢，因此 MVCT 可被视为运动的肺部肿瘤的平均 CT 图像。有两项研究独立地使用了重复的 TomoTherapy MVCT 来量化运动幅度[50,71]。两项研究都表明，对于使用双真空锁体系统固定良好的患者，肺部肿瘤的平均位移 < 1mm。

另一个较快的内脏运动来自呼吸，主要影响胸部和上腹部器官的运动。在过去的十年里，医学物理学研究的很大一部分致力于表征其剂量学意义并发展对肺部肿瘤运动的运动管理。关于肺部肿瘤运动特征的广泛研究超出了本章的范围，但在下文我们会做一个简短的总结。第一，肺部肿瘤的运动是准周期的。吸气和呼气具有基本的周期性，但是它会受到不规律行为的进一步调节，包括呼吸模式的变化、基线漂移和肺迟滞。第二，患者不同和肿瘤位置不同会造成运动幅度的巨大差异。第三，虽然大多数肿瘤主要表现为头 - 脚方向运动，但大幅度的前 - 后或侧向肿瘤运动也并不少见。

管理肺部肿瘤运动并避免靶区遗漏的最直接的方法是将运动偏离包括在内靶区（ITV）中[72]，这样可以进一步将其扩展到 PTV 以应对摆位不确定性。4D - CT 和动态 MRI[73,74]已被用于估计患者和肿瘤的特异性运动偏移。通常采用最大密度投影来简单地确定 ITV。一旦确定了 PTV，使用 TomoTherapy 进行的运动管理在原则上与其他治疗方式没有什么不同，但是有几个值得注意的地方。首先，已有研究显示 4D - CT 低估了呼吸模式高度可变的患者肺部肿瘤的运动偏移[75]，可能导致肿瘤的剂量不足。另一方面，考虑到基于动态 MRI 的整个运动偏移，需要一个大尺度的 ITV 扩展，从而增加正常组织的受照剂量。研究表明，除了体积较小且移动超过 10mm 的肺部肿瘤外，相比最大密度的投影，采用中间位置的策略可能适合大多数肺部肿瘤[76]。TomoTherapy 的另一个关注点是治疗投照时间通常很长，尽管有两项研究表明长投照时间对患者移动和基线变动的可能性影响较小，但这一概率确实增加了[50,71]。

此外，动态调强放疗与肿瘤运动之间的相互作用一直是备受关注的研究课题。特别是对于螺旋断层治疗，除了 MLC 运动之外，还需要考虑额外的恒定机架旋转，才能仔细检查可能出现的问题。

在制造出实体机的几年前，Yang 首次描述了螺旋断层治疗滑动窗口和移动肿瘤之间的相互作用[10]。结论是，如果肿瘤和机架同步运动，则可能发生与预期剂量的严重偏差。但是，由于机架旋转明显比正常呼吸运动慢得多（对于使用机架周期超过 30s 的 TomoTherapy SBRT 治疗来说更慢），因此相互作用的影响很小。某项研究探索了一种一维模型，评估由于滑动钨门和呼吸运动之间的相互作用而引起的同轴强度变化。据报道，可能出现未满足期望的较大的剂量异质性，超过处方剂量的 50%[77]。如此大的误差引起人们对肺部放射治疗的极大关注。2005 年，人们对这种相互作用的影响进行了细化的分割治疗模型研究[78]。

结论是，快速移动的治疗床和高运动幅度的肿瘤的相互作用确实会导致大约20%的剂量异质性。随后，在短机架周期和长呼吸周期（10s）的方案中，实验重现了剂量异质性的程度[79]。另一方面，由于每个治疗阶段都有随机呼吸阶段，相互作用引起的剂量异质性有望减少到几个百分点以内。这一结论与Bortfeld对MLC与肿瘤运动相互作用的估计一致[80]。Kanagaki[81]使用EDR2胶片和运动体模对这种相互作用的影响进行了实验研究。对于各种TomoTherapy计划参数和纵向运动曲线，除了由于预期的剂量随运动回旋而在PTV边缘出现冷点之外，没有观察到相互作用的影响。在一项4D蒙特卡洛治疗计划研究中，相互作用的影响对于同时进行的同步推量（SIB）和超分割肺癌治疗的最终剂量分布的影响微乎其微[82]。研究结论为，通过定义ITV来处理分次内运动就足够了。但是，当包括前-后和侧向运动时，剂量投照对肿瘤运动和MLC运动之间的相互作用很敏感，在PTV中显示出高达29%的冷点[79]。有理由相信，这些极端情况不太可能发生在呼吸周期与典型的肺SBRT断层治疗计划的机架期完全分开的患者中。此外，患者的呼吸模式在分次治疗内不是完全周期性的。在机架循环和呼吸循环没有完全同步的情况下，相互作用的效果会大大减弱。

尽管在许多情况下正确实施的ITV方法可提供足够的肺部肿瘤覆盖率和危及器官规避，但它不可避免地会增加正常组织受照。对于移动超过1cm的肿瘤，这种增加尤为显著。在现代放射疗法中，已经考虑基于概率密度函数（PDF），门控或运动自适应放射疗法来治疗具有较大运动幅度的肺部肿瘤。

有别于基于PDF的治疗计划中将PTV治疗设置为均匀剂量，假设通过基于该位置肿瘤亚体积的概率把PTV剂量分布优化成非均匀的，与标准ITV方法相比，正常组织受照剂量可能会减少。Trofmov报道了使用该方法的剂量学增益和效率优于门控法[83]。在简化的TomoTherapy模拟平台上，Sheng的研究表明，通过将肺部肿瘤PDF纳入优化代价函数，肺V10和V20可大幅减少40%~50%[84]。但是，这种方法的缺点是实际治疗效果对PDF的可重复性极为敏感，可能与模拟时间和治疗时间不同相关。由于PDF是通过肺部肿瘤累积运动位置得到的结果，不能通过实时图像进行测量。尽管目前仍在报道这方面的研究，可以预见为了适应PDF的可重复性问题，该处理方法将很快变得相当复杂[85]。

多种形式的门控和运动自适应放射治疗已应用于临床，但对于螺旋断层治疗而言，这是一个比在其他竞争平台上更具有挑战性的领域。门控放疗[86-90]应用于治疗处于运动轨迹特定阶段的移动肿瘤，可以有效地降低ITV外扩，但要以减少工作周期和延长治疗时间为代价。对于肺SBRT治疗，通常采用4D-CT建立门控位置。在治疗时，使用外部或内部替代物来显示肿瘤的位置，可以进一步通过X射线成像来验证。然后通过门控信号控制束流，以治疗特定门控窗口内的肺部肿瘤。对于固定射束IMRT技术，射束控制组件相对简单，只需要一个简单的射束开关。对于动态弧形投照要困难得多。由于惯性，旋转的机架不能立即停止然后再开始移动。而螺旋断层治疗的难度更大，因为TomoTherapy一次只能治疗一个肿瘤断层，并且该断层垂直于肿瘤的主要运动方向。为了跟上运动，需要对肿瘤进行多次治疗。Kim等人描述了这种呼吸门控螺旋断层治疗的理论可行性[91]，但由于其可想象的复杂性、进一步延长的治疗时间和不确定的鲁棒性，目前只在体模上应用过。

肿瘤运动自适应放射治疗发展成为门控放射治疗的替代方法[92,93]。它对工作周期的影响较小，并且处理肿瘤变形的灵活性更高。在常规的 C 臂直线加速器上，这类治疗的理论和设备已有广泛报道，但由于其复杂性，尚未在患者身上实施。另一方面，临床上已经使用 CyberKnife（赛博刀）进行了基于主动追踪肿瘤运动的适应性治疗[94,95]。赛博刀注册商标为 Synchrony®，使用数学模型预测肿瘤运动，并利用其高度灵活的机械化直线加速器来追踪。根据植入或外部标记物的立体定向 X 射线图像，实时更新或校正预测模型。尽管理论和实验研究证明了这种可能性，但目前尚无 TomoTherapy 相应的治疗方案。基于形变配准，Zhang 等人[96]证明呼吸运动可以以变形射束的形式纳入放疗计划中。然后，治疗时获得的呼吸轨迹可与 4D 治疗同步进行[97]。Lu [98-100]描述了一种用于 TomoTherapy 的多通道运动自适应优化（MAO），它可以使部分剂量与呼吸周期同步。如图 8.12 所示，该方法可以很大程

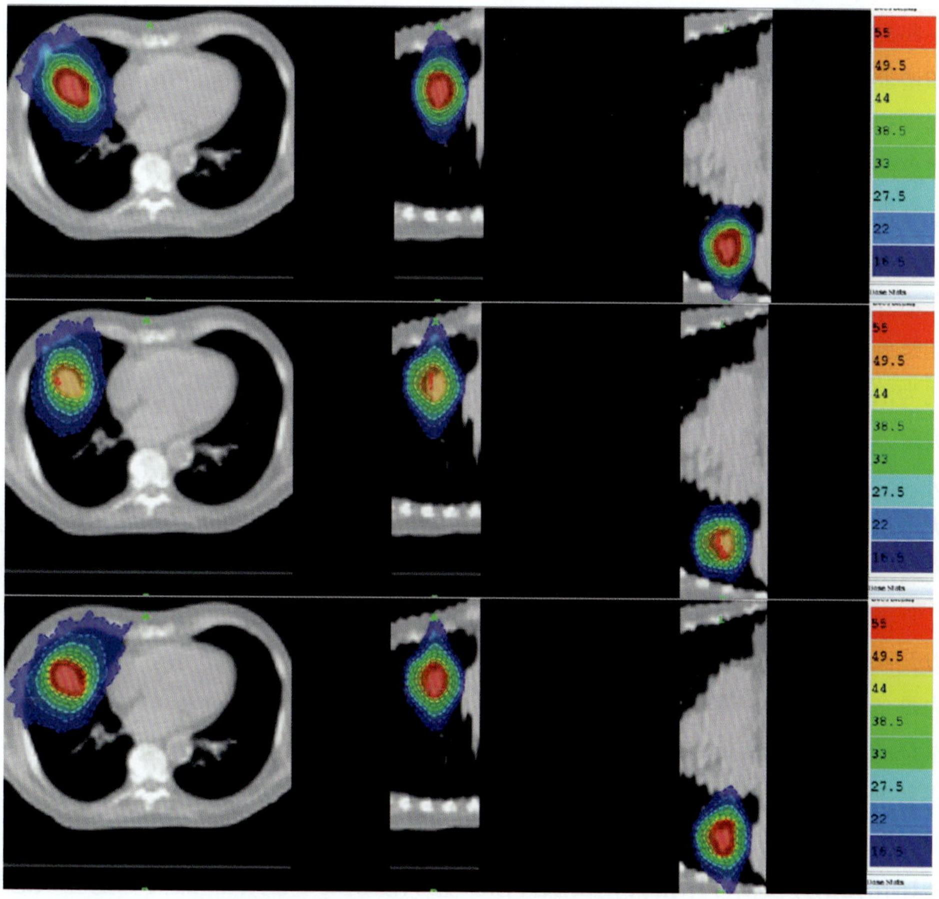

图 8.12　TomoTherapy® 的运动自适应优化演示。第一行显示的是静态野剂量分布的横断（T）、矢状（S）和冠状（C）视图；中间行显示的是没有运动补偿的剂量分布的 TSC 视图；最下面一行显示的是 MAO 剂量分布的 TSC 视图。等剂量线的单位是 Gy。[经允许摘自 Lu，W. et al.，Phys Med Biol，54（14）：4373－98，2009.]

度上补偿运动引起的剂量不足。但是，这种方法尚未得到进一步开发和商业化。除了连续旋转的环形机架，不灵活的扇形束治疗几何结构外，由于孔径闭塞而缺乏实时监控，是无法在当前的 TomoTherapy 上可靠地进行运动自适应放射治疗的主要原因。要实现这种高级的运动管理方法，似乎需要对其硬件平台进行重大改造。

8.5 螺旋断层治疗的未来发展

大约 15 年前，TomoTherapy 进入临床应用，对放射治疗实践产生了重大影响。它推动了其他平台上旋转 IMRT 技术的开发，包括现在在 C 臂加速器平台上广泛流行的 VMAT[101,102]。螺旋断层治疗的历史与肺 SBRT 的开发和采用相吻合，对于早期肺癌，SBRT 被证明比传统的分割放射治疗更有效。TomoTherapy 提供了一个高度集成的、易于使用的治疗计划，成像和投照平台，这对肺 SBRT 的成功实施至关重要。然而，目前的螺旋断层治疗存在一些局限性。如前所述，TomoTherapy 中使用的恒定机架旋转速度迫使用户在减少剂量调制和增加治疗时间之间进行选择。恒定的机架旋转倾向于提供较均匀的靶剂量，该目标剂量在剂量梯度中不太陡峭。它也很难提供预期的异质目标剂量以同时进行整合增强[103]。非共面射束的缺失是一个不容忽视的缺陷。与共面弧形射束相比，非共面 IMRT 射束在充实靶区剂量和保护危及器官方面已表现出明显的改善效果[104]。环形机架平台不易用于提供运动管理功能，而运动管理在肺 SBRT 治疗中尤其重要。为了对肺部肿瘤进行门控或 4D 治疗，需要在治疗过程中需要实时显示其位置，然而，目前的断层治疗中缺乏实时成像技术。

在螺旋断层治疗发展的同时，常规 C 臂加速器 IGRT 的优化和投照已得到完善。VMAT 的出现为治疗计划的创建和投照提供了类似的工作流程，使螺旋断层治疗在此方面不再是唯一的治疗方案。CyberKnife 的机械化追踪系统为肺癌治疗提供了备受关注的工具。从许多意义上讲，肺癌的治疗方式已经发生了变化，这种改变已经不太有利于 TomoTherapy 的应用。

为了保持相关性，TomoTherapy 必须发展其技术并与肺 SBRT 的未来发展保持一致，旨在提高它对局部晚期肿瘤[105]，再治疗[106]以及更具挑战性位置（例如中心位置）的肿瘤[107-109]的患者匹配度。使用激进的 SBRT 剂量治疗肺部肿瘤，需要显著改进肿瘤的剂量适形性以及肿瘤与邻近器官之间的剂量梯度。此外，利用现有的分子影像学，选择性地增强显示体内具备代谢活动较多[110]、低氧或增殖区域的技术非常具有吸引力。

本章的结尾列出 TomoTherapy 的一些可能的改进方案。可变的机架速度有助于在束流传输效率和剂量测定质量之间实现更好的平衡。可变的机架速度对于同步整合推量的投照也很有价值，在这种情况下，需要从特定的角度投照大量剂量。为了提供非共面射束，或许需要显著增加孔径以方便治疗床扭转，又或许需要提供倾斜的 X 射束。然而，这些设想已经在 Vero 测试中失败，并由于各种原因被否定，其中包括成本考量以及无法覆盖整个 4π 弧面角[111]。重新启用原有机载 kVCT 的想法可能至关重要。kV 成像不仅可以提供良好的图像质量，而且可以实时监测肿瘤位置以进行 4D 放射治疗。必须采用稳定且易于使用的 4D 治疗方法来消除肺部肿瘤运动的不利影响。使用 MVCT 探测器进行离体剂量测定[14,15]是目前尚未充分利用的有价值方案，理论上可结合实时成像为肺 SBRT 提供实时剂量重建。

参考文献

[1] Nuttall, A. K. , Dose distribution in arc therapy. Br J Radiol, 1956. 29(338): 110 –20.

[2] Brahme, A. , J. E. Roos, and I. Lax. Solution of an integral equation encountered i + n rotation therapy. Phys Med Biol, 1982. 27(10): 1221 –9.

[3] Brahme, A. Optimization of stationary and moving beam radiation therapy techniques. Radiother Oncol, 1988. 12(2): 129 –40.

[4] Kallman, P. et al. Shaping of arbitrary dose distributions by dynamic multileaf collimation. Phys Med Biol, 1988. 33(11): 1291 –300.

[5] Galvin, J. M. et al. , Evaluation of multileaf collimator design for a photon beam. Int J Radiat Oncol Biol Phys, 1992. 23(4): 789 –801.

[6] Oldham, M. and S. Webb, Intensity – modulated radiotherapy by means of static tomotherapy: A planning and verification study. Med Phys, 1997. 24(6): 827 –36.

[7] Carol, M. P. , Peacock. : A system for planning and rotational delivery of intensity – modulated fields. Int J Imag Syst Tech, 1995. 6(1): 56 –61. doi:10. 1002/ima. 1850060108.

[8] Mackie, T. R. et al. , TomoTheraphy: A new concept for the delivery of dynamic conformal radiotherapy. Med Phys, 1993. 20(6): 1709 –19.

[9] Ruchala, K. J. et al. , Megavoltage CT on a tomotherapy system. Phys Med Biol, 1999. 44(10): 2597 –621.

[10] Yang, J. N. et al. , Thomadsen BR. An investigation of tomotherapy beam delivery. Med Phys, 1997. 24(3):425 –36.

[11] Movahed, A. and B. Rabbani, Experience with helical tomotherapy commissioning and quality assurance of twin peaks linac vs. earlier models. Med Phys, 2010. 38(6).

[12] Rong, Y. et al. , Helical tomotherapy with dynamic running – start – stop delivery compared to conventional tomotherapy delivery. Med Phys, 2014. 41(5): 051709.

[13] Sterzing, F. et al. , Dynamic jaws and dynamic couch in helical tomotherapy. Int J Radiat Oncol Biol Phys, 2010. 76(4): 1266 –73.

[14] Chen, Q. et al. , TomoTherapy MLC verification using exit detector data. Med Phys, 2012. 39(1): 143 –51.

[15] Sheng, K. et al. , 3D dose verification using tomotherapy CT detector array. Int J Radiat Oncol Biol Phys, 2012. 82(2): 1013 –20.

[16] Shah, A. , E. Aird, J. Shekhdar, Contribution to normal tissue dose from concomitant radiation for two commonkV – CBCT systems and oneMVCT system used in radiotherapy. Radiother Oncol, 2012. 105(1): 139 –44. doi:10. 1016/j. radonc. 2012. 04. 017.

[17] Balog, J. P. et al. , Multileaf collimator interleaf transmission. Med Phys, 1999. 26(2): 176 –86.

[18] Mackie, T. R. , J. W. Scrimger, J. J. Battista, A convolution method of calculating dose for 15 – MV x rays. Med Phys, 1985. 12(2): 188 –96.

[19] Sterpin, E. et al. , Monte Carlo evaluation of the convolution/superposition algorithm of Hi – Art tomotherapy in heterogeneous phantoms and clinical cases. Med Phys, 2009. 36(5): 1566 –75.

[20] Zhao, Y. L. et al. , Monte Carlo evaluation of a treatment planning system for helical tomotherapy in an anthropomorphic heterogeneous phantom and for clinical treatment plans. Med Phys, 2008. 35(12):5366 –74.

[21] Shepard, D. M. et al. , Iterative approaches to dose optimization in tomotherapy. Phys Med Biol, 2000. 45(1): 69 –90.

[22] Lu, W. , A non – voxel – based broad – beam (NVBB) framework for IMRT treatment planning. Phys Med

Biol, 2010. 55(23): 7175 -210.

[23] Chen, Q. et al., Validation of GPU based TomoTherapy dose calculation engine. Med Phys, 2012. 39(4): 1877 -86.

[24] Nalichowski, A. and J. Burmeister, Dosimetric comparison of helical tomotherapy treatment plans for total marrow irradiation created using GPU and CPU dose calculation engines. Med Phys, 2013. 40(7):071716.

[25] Shepard, D. M. et al., A simple model for examining issues in radiotherapy optimization. Med Phys, 1999. 26(7): 1212 -21.

[26] Sheng, K., J. A. Molloy, P. W. Read, Intensity - modulated radiation therapy (IMRT) dosimetry of the head and neck: A comparison of treatment plans using linear accelerator - based IMRT and helical tomotherapy. Int J Radiat Oncol Biol Phys, 2006. 65(3): 917 -23.

[27] Rudofsky, L. et al., Lung and liver SBRT using helical tomotherapy—A dosimetric comparison of fixed jaw and dynamic jaw delivery. J Appl Clin Med Phys, 2014. 15(3): 114 -21.

[28] Kissick, M. W. et al., The helical tomotherapy thread effect. Med Phys, 2005. 32(5): 1414 -23.

[29] Chen, M. et al., Theoretical analysis of the thread effect in helical TomoTherapy. Med Phys, 2011. 38(11): 5945 -60.

[30] Yang, W. et al., Feasibility of non - coplanar tomotherapy for lung cancer stereotactic body radiation therapy. Technol Cancer Res Treat, 2011. 10(4): 307 -15.

[31] McIntosh, A. et al., Evaluation of coplanar partial left breast irradiation using tomotherapy - based topotherapy. Int J Radiat Oncol, 2008. 71(2): 603 -10. doi:10.1016/j. ijrobp. 2008. 01. 047.

[32] Catuzzo P, et al., Technical note: Patient - specific quality assurance methods for TomoDirect. whole breast treatment delivery. Med Phys, 2012. 39(7): 4073 -8.

[33] Baisden JM, et al. Dose as a function of lung volume and planned treatment volume in helical tomotherapy intensity - modulated radiation therapy - based stereotactic body radiation therapy for small lung tumors. Int J Radiat Oncol, 2007. 68(4): 1229 -37. doi:10.1016/j. ijrobp. 2007. 03. 024.

[34] Weyh A, Konski A, Nalichowski A, Maier J, Lack D. Lung SBRT: Dosimetric and delivery comparison of RapidArc, TomoTherapy, and IMR. J Appl Clin Med Phys, 2013. 14(4): 4065.

[35] Chi A, et al. Critical structure sparing in stereotactic ablative radiotherapy for central lung lesions: Helical tomotherapy vs. volumetric modulated arc therapy. PLOS ONE, 2013. 8(4):e59729.

[36] Mavroidis, P. et al., Treatment plan comparison between helical tomotherapy and MLC - based IMRT using radiobiological measures. Phys Med Biol, 2007. 52(13): 3817 -36.

[37] Kannarunimit, D. et al., Analysis of dose distribution and risk of pneumonitis in stereotactic body radiation therapy for centrally located lung tumors: A comparison of robotic radiosurgery, helical tomotherapy and volumetric modulated arc therapy. Technol Cancer Res Treat, 2015. 14(1): 49 -60.

[38] Ding, C. et al., A dosimetric comparison of stereotactic body radiation therapy techniques for lung cancer: Robotic versus conventional linac - based systems. J Appl Clin Med Phys, 2010. 11(3): 3223.

[39] Chan, M. et al., Evaluation of imaging performance of major image guidance systems. Biomed Imaging Interv J, 2011. 7(2):e11. Epub 2012/01/31. doi:10. 2349/biij. 7. 2. e11.

[40] Monajemi, T. T. et al., A bench - top megavoltage fan - beam CT using CdWO4 - photodiode detectors. II. Image performance evaluation. Med Phys, 2006. 33(4): 1090 -100.

[41] Monajemi, T. T. et al., Modeling scintillator - photodiodes as detectors for megavoltage CT. Med Phys, 2004. 31(5): 1225 -34.

[42] Westerly, D. C. et al., High - doseMVCT image guidance for stereotactic body radiation therapy. Med Phys, 2012. 39(8): 4812 -9.

[43] Jia, X. et al., GPU - based iterative cone - beam CT reconstruction using tight frame regularization. Phys Med Biol, 2011. 56(13): 3787 -807.

[44] Tian, Z. et al., Low – dose CT reconstruction via edge – preserving total variation regularization. Phys Med Biol, 2011. 56(18): 5949 – 67.

[45] Gao, H. et al., Megavoltage CT imaging quality improvement on TomoTherapy via tensor framelet. Med Phys, 2013. 40(8): 081919.

[46] Lu, W. et al., Deformable registration of the planning image (kVCT) and the daily images (MVCT) for adaptive radiation therapy. Phys Med Biol, 2006. 51(17): 4357 – 74.

[47] Martin, S. et al., Evaluation of tomotherapyMVCT image enhancement program for tumor volume delineation. J Appl Clin Med Phys, 2011. 12(3): 3505.

[48] Sheng, K. et al., Denoised and texture enhancedMVCT to improve soft tissue conspicuity. Med Phys, 2014. 41(10): 101916.

[49] Boswell, S. et al., Automatic registration of megavoltage to kilovoltage CT images in helical tomotherapy: An evaluation of the setup verification process for the special case of a rigid head phantom. Med Phys, 2006. 33(11): 4395 – 404.

[50] Zhou, J. N. et al., Image – guided stereotactic body radiotherapy for lung tumors using Bodyloc with tomotherapy: Clinical implementation and set – up accuracy. Med Dosim, 2010. 35(1): 12 – 8.

[51] Hodge, W. et al., Feasibility report of image guided stereotactic body radiotherapy (IG – SBRT) with tomotherapy for early stage medically inoperable lung cancer using extreme hypofractionation. Acta Oncol, 2006. 45(7): 890 – 6.

[52] Dunlap, N. E. et al., Size matters: A comparison of T1 and T2 peripheral non – small – cell lung cancers treated with stereotactic body radiation therapy (SBRT). J Thorac Cardiovasc Surg, 2010. 140(3): 583 – 9.

[53] Aibe, N. et al., Outcome and toxicity of stereotactic body radiotherapy with helical tomotherapy for inoperable lung tumor: Analysis of Grade 5 radiation pneumonitis. J Radiat Res, 2014. 55(3): 575 – 82. Epub 2014/01/25.

[54] Nagai, A. et al., Safety and efficacy of intensity – modulated stereotactic body radiotherapy using helical tomotherapy for lung cancer and lung metastasis. Biomed Res Int, 2014. 2014: 473173.

[55] Kim, J. Y. et al., Helical tomotherapy for simultaneous multitarget radiotherapy for pulmonary metastasis. Int J Radiat Oncol Biol Phys, 2009. 75(3): 703 – 10. Epub 2009/05/08. doi:10.1016/j.ijrobp.2008.11.065; S0360 – 3016(09)00196 – 5 [pii]. PubMed PMID: 19419818.

[56] Rowe, B. P. et al., Stereotactic body radiotherapy for central lung tumors. J Thorac Oncol, 2012. 7(9): 1394 – 9.

[57] Haasbeek, C. J. et al., Outcomes of stereotactic ablative radiotherapy for centrally located early – stage lung cancer. J Thorac Oncol, 2011. 6(12): 2036 – 43. Epub 2011/09/06.

[58] Song, S. Y. et al., Fractionated stereotactic body radiation therapy for medically inoperable stage I lung cancer adjacent to central large bronchus. Lung Cancer, 2009. 66(1): 89 – 93.

[59] Joyner, M. et al., Stereotactic body radiation therapy for centrally located lung lesions. Acta Oncologica, 2006. 45(7): 802 – 7.

[60] Timmerman, R. et al., Excessive toxicity when treating central tumors in a phase II study of stereotactic body radiation therapy for medically inoperable early – stage lung cancer. J Clin Oncol, 2006. 24(30): 4833 – 9.

[61] Chi, A. et al., Feasibility of helical tomotherapy in stereotactic body radiation therapy for centrally located early stage nonsmall – cell lung cancer or lung metastases. Int J Radiat Oncol Biol Phys, 2011. 81(3): 856 – 62.

[62] Boswell, S. A., et al., A novel method to correct for pitch and yaw patient setup errors in helical tomotherapy. Med Phys, 2005. 32(6): 1630 – 9.

[63] Kaiser, A. et al., Pitch, roll, and yaw variations in patient positioning. Int J Radiat Oncol Biol Phys, 2006. 66(3): 949 – 55.

[64] Schubert, L. K. et al., A comprehensive assessment by tumor site of patient setup using daily Mvct imaging from more than 3,800 helical tomotherapy treatments. Int J Radiat Oncol, 2009. 73(4): 1260 – 9.

[65] Ramsey, C. R. et al., A technique for adaptive image – guided helical tomotherapy for lung cancer. Int J Radiat Oncol Biol Phys, 2006. 64(4): 1237 – 44.

[66] Sonke, J. J. and J. Belderbos, Adaptive radiotherapy for lung cancer. Semin Radiat Oncol, 2010. 20(2): 94 – 106.

[67] Guckenberger, M. et al., Adaptive radiotherapy for locally advanced non – small – cell lung cancer does not underdose the microscopic disease and has the potential to increase tumor control. Int J Radiat Oncol Biol Phys, 2011. 81(4): e275 – 82.

[68] Guckenberger, M. et al., Potential of adaptive radiotherapy to escalate the radiation dose in combined radiochemotherapy for locally advanced non – small cell lung cancer. Int J Radiat Oncol Biol Phys, 2011. 79(3): 901 – 8.

[69] Haasbeek, C. J. et al., Is adaptive treatment planning required for stereotactic radiotherapy of stage I nonsmall – cell lung cancer? Int J Radiat Oncol Biol Phys, 2007. 67(5): 1370 – 4.

[70] Tvilum, M. et al., Clinical outcome of image – guided adaptive radiotherapy in the treatment of lung cancer patients. Acta Oncol, 2015: 1 – 8.

[71] Boggs, D. H. et al., Stereotactic radiotherapy using tomotherapy for early – stage non – small cell lung carcinoma: Analysis of intrafraction tumour motion. J Med Imag Radiat Oncol, 2014. 58(6): 706 – 13.

[72] Gregoire, V. and T. R. Mackie, ICRU committee on volume and dose specification for prescribing, recording and reporting special techniques in external photon beam therapy: Conformal and IMRT. Radiother Oncol, 2005. 76: S71.

[73] Chi, T. W. and S. H. Chen, Dynamic magnetic resonance imaging used in evaluation of female pelvic prolapse: Experience from nine cases. Kaohsiung J Med Sci, 2007. 23(6): 302 – 8.

[74] Cai, J. et al., Evaluation of the reproducibility of lung motion probability distribution function (PDF) using dynamic MRI. Phys Med Biol, 2007. 52(2): 365 – 73.

[75] Cai, J. et al., Estimation of error in maximal intensity projection – based internal target volume of lung tumors: A simulation and comparison study using dynamic magnetic resonance imaging. Int J Radiat Oncol Biol Phys, 2007. 69(3): 895 – 902.

[76] Wanet, M. et al., Validation of the mid – position strategy for lung tumors in helical TomoTherapy. Radiother Oncol, 2014. 110(3): 529 – 37.

[77] Yu, C. X., D. A. Jaffray, J. W. Wong, The effects of intra – fraction organ motion on the delivery of dynamic intensity modulation. Phys Med Biol, 1998. 43(1): 91 – 104.

[78] Kissick, M. W. et al., Confirmation, refinement, and extension of a study in intrafraction motion interplay with sliding jaw motion. Med Phys, 2005. 32(7): 2346 – 50.

[79] Kim, B. et al., Motion – induced dose artifacts in helical tomotherapy. Phys Med Biol, 2009. 54(19): 5707 – 34.

[80] Bortfeld, T. et al., Effects of intra – fraction motion on IMRT dose delivery: Statistical analysis and simulation. Phys Med Biol, 2002. 47(13): 2203 – 20.

[81] Kanagaki, B. et al., A motion phantom study on helical tomotherapy: The dosimetric impacts of delivery technique and motion. Phys Med Biol, 2007. 52(1): 243 – 55.

[82] Sterpin, E. et al., Helical tomotherapy for SIB and hypo – fractionated treatments in lung carcinomas: A 4D Monte Carlo treatment planning study. Radiother Oncol, 2012. 104(2): 173 – 80.

[83] Trofimov, A. et al., Temporo – spatial IMRT optimization: Concepts, implementation and initial results.

Phys Med Biol, 2005. 50(12): 2779 - 98.

[84] Zhao, W. H., et al., Apoptosis induced by preoperative oral 5′- DFUR administration in gastric adenocarcinoma and its mechanism of action. World J Gastroenterol, 2006. 12(9): 1356 - 61.

[85] Watkins, W. T. et al., Multiple anatomy optimization of accumulated dose. Med Phys, 2014. 41(11): 111705. Epub 2014/11/06. doi:10.1118/1.4896104.

[86] Berbeco, R. I. et al., Residual motion of lung tumors in end - of - inhale respiratory gated radiotherapy based on external surrogates. Med Phys, 2006. 33(11): 4149 - 56.

[87] Korreman, S. et al., Comparison of respiratory surrogates for gated lung radiotherapy without internal fiducials. Acta Oncol, 2006. 45(7): 935 - 42.

[88] Underberg, R. W. et al., A dosimetric analysis of respiration - gated radiotherapy in patients with stage III lung cancer. Radiat Oncol, 2006. 1: 8.

[89] Jin, J. Y. et al., A technique of using gated - CT images to determine internal target volume (ITV) for fractionated stereotactic lung radiotherapy. Radiother Oncol, 2006. 78(2): 177 - 84.

[90] Underberg, R. W. et al., Benefit of respiration - gated stereotactic radiotherapy for stage I lung cancer: An analysis of 4DCT datasets. Int J Radiat Oncol Biol Phys, 2005. 62(2): 554 - 60.

[91] Kim, B. et al., Feasibility study of multi - pass respiratory - gated helical tomotherapy of a moving target via binary MLC closure. Phys Med Biol, 2010. 55(22): 6673 - 94.

[92] Keall. P. J. et al., On the use of EPID - based implanted marker tracking for 4D radiotherapy. Med Phys, 2004. 31(12): 3492 - 9.

[93] Neicu, T. et al., Synchronized moving aperture radiation therapy (SMART): Average tumour trajectory for lung patients. Phys Med Biol, 2003. 48(5): 587 - 98.

[94] Ozhasoglu, C. et al., Synchrony—CyberKnife respiratory compensation technology. Med Dosim, 2008. 33(2): 117 - 23.

[95] Casamassima, F. et al., Use of motion tracking in stereotactic body radiotherapy: Evaluation of uncertainty in off - target dose distribution and optimization strategies. Acta Oncologica, 2006. 45(7):943 - 7.

[96] Zhang, T. et al., Treatment plan optimization incorporating respiratory motion. Med Phys, 2004. 31(6): 1576 - 86.

[97] Zhang, T. et al., Breathing - synchronized delivery: A potential four - dimensional tomotherapy treatment technique. Int J Radiat Oncol Biol Phys, 2007. 68(5): 1572 - 8.

[98] Lu, W. et al., Real - time motion - adaptive - optimization (MAO) in TomoTherapy. Phys Med Biol, 2009. 54(14): 4373 - 98.

[99] Lu, W., Real - time motion - adaptive delivery (MAD) using binary MLC: I. Static beam (topotherapy) delivery. Phys Med Biol, 2008. 53(22): 6491 - 511.

[100] Lu, W., Real - time motion - adaptive delivery (MAD) using binary MLC: II. Rotational beam (tomotherapy) delivery. Phys Med Biol, 2008. 53(22): 6491 - 511.

[101] Yu, C. X., Intensity - modulated arc therapy with dynamic multileaf collimation: An alternative to tomotherapy. Phys Med Biol, 1995. 40(9): 1435 - 49.

[102] Otto, K., Volumetric modulated arc therapy: IMRT in a single gantry arc. Med Phys, 2008. 35(1): 310 - 7.

[103] Yang, W. et al., Standardized evaluation of simultaneous integrated boost plans on volumetric modulated arc therapy. Phys Med Biol, 2011. 56(2): 327 - 39.

[104] Dong, P. et al., 4pi noncoplanar stereotactic body radiation therapy for centrally located or larger lung tumors. Int J Radiat Oncol Biol Phys, 2013. 86(3): 407 - 13.

[105] Karam, S. D. et al., Dose escalation with stereotactic body radiation therapy boost for locally advanced non small cell lung cancer. Radiat Oncol, 2013. 8: 179.

[106] Parks, J. et al., Stereotactic body radiation therapy as salvage for intrathoracic recurrence in patients with previously irradiated locally advanced non – small cell lung cancer. Am J Clin Oncol, 2014.

[107] Chang, J. Y., A. Bezjak, and F. Mornex. Stereotactic ablative radiotherapy for centrally located early stage non – small – cell lung cancer: What we have learned. J Thorac Oncol, 2015. 10(4): 577 – 85.

[108] Schanne, D. H. et al., Stereotactic body radiotherapy for centrally located stage I NSCLC: A multicenter analysis. Strahlentherapie und Onkologie: Organ der Deutschen Rontgengesellschaft [et al.], 2015. 191(2):125 – 32.

[109] Shen, G. et al., Stereotactic body radiation therapy for centrally – located lung tumors. Oncol Lett, 2014. 7(4): 1292 – 6.

[110] Henriques, B. et al., Use of FDG – PET to guide dose prescription heterogeneity in stereotactic body radiation therapy for lung cancers with volumetric modulated arc therapy: A study of feasibility. Int J Radiat Oncol, 2014. 90: S902 – S3.

[111] Solberg, TD et al., Commissioning and initial stereotactic ablative radiotherapy experience with Vero. J Appl Clin Med Phys, 2014. 15(2): 4685.

第 9 章

机械臂直线加速器

JUN YANG, ANDREW CARDIN, JING FENG, XING LIANG, AND ENMING WANG

9.1 引言

对于那些希望提供格外精确放射治疗（例如立体定向放射治疗 SBRT）的人来说肺部肿瘤是一个挑战，这涉及多重复杂因素，包括接近关键结构、显著的组织密度异质性以及呼吸引起的相对较大和不规律的运动。赛博刀（CyberKnife®）提供了几种技术来实现对肺癌患者的精确治疗。赛博刀系统是一个无框机械化立体定向放射外科系统。如图 9.1 所示，系统由几个主要组件组成：（1）小型 X 波段直线加速器，产生 6MV 光子束，由固定的锥形准直器，12 面 IRIS 可变准直器或新设计的多叶准直器准直；（2）附有直线加速器的六轴工业机械臂（机械手）；（3）标准或自动治疗床；（4）一对正交的 kV X 射线管和探测器。与传统的基于“C 臂”的医用加速器不同，赛博刀系统使用非共面方式投照治疗射束，这可以减少靶区周围健康组织受照剂量。此外，赛博刀系统配备先进的追踪系统，能够在高效管理肿瘤运动的同时保持较高的准确性和精度。该追踪系统提供了四种主要的解剖追踪模式：（1）六维（6D）颅骨，专门用于颅内治疗；（2）Xsight®，进一步分为用于追踪脊柱解剖结构的 Xsight－Spine 和用于追踪肺解剖结构的 Xsight－Lung；（3）基准追踪，可准确追踪植入基准的位置；（4）Synchrony®，使用外部发光二极管（LED）标记作为替代物，以便实时追踪肿瘤的运动。这些成像方式可在治疗过程中以亚毫米级的精度确定肿瘤的真实位置。在治疗过程中，即使在射线传输和肿瘤运动的过程中，机械化操纵器也可以补偿实际位置与计划位置之间的差异。这确保了束流始终入射到目标区域上。

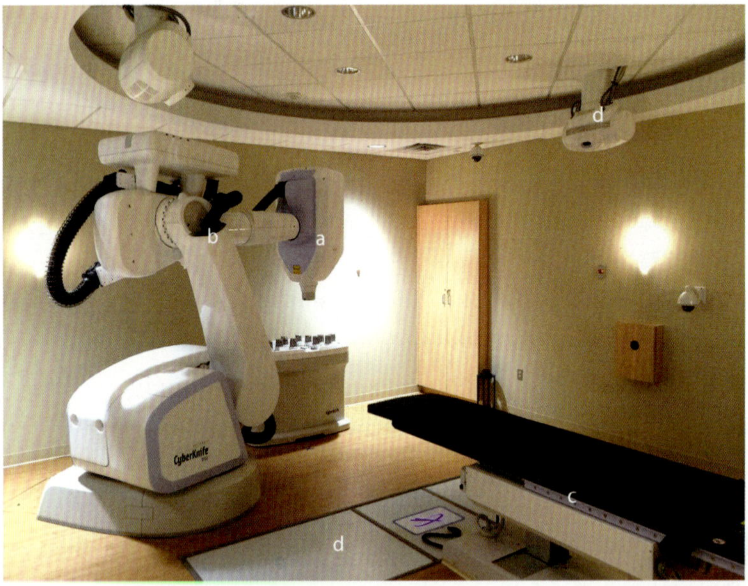

图 9.1 典型的 CyberKnife® 治疗室（Model G4）。部件组成：（a）X 射线直线加速器；（b）6 轴工业机械臂；（c）标准治疗床；（d）X 射线管和探测器。

在本章中，将描述赛博刀系统的运动管理技术以及针对肺部治疗的注意事项。我们概括了赛博刀系统在临床上的应用方式及其在治疗肺部肿瘤中的工作流程。最后，我们对肺部肿瘤治疗的质量保证（QA）和质量控制（QC）提出了一些建议。

9.2 运动管理

在肺部肿瘤放疗中，运动管理一直是备受关注的问题。根据肿瘤在肺内的位置和患者的呼吸深度，肺部肿瘤可以从完全不运动扩展到几厘米的运动范围。另外，呼吸运动可能会不规律并显示出滞后现象，因此有必要对每个患者的呼吸运动进行个性化管理。美国医学物理学家协会（AAPM）任务组 76 号报告[1]中详细描述了运动管理的常用方法，包括在射束投照范围内包含肿瘤的全部运动区域、束流的呼吸门控、屏气、强制浅呼吸和实时肿瘤追踪。赛博刀系统采用实时肿瘤追踪，并在必要时采用运动包围方法。使用带有或不带有基准的 Synchrony 系统（同步系统）都可以实现实时肿瘤追踪。如果同步无法完成肿瘤追踪，CyberKnife 会生成一个内靶区体积（ITV）以便把肿瘤的运动包含在照射野范围内。

9.2.1　基准追踪和同步基准追踪

CyberKnife 系统具有两个涉及基准识别的追踪选项：基准追踪或同步基准追踪。通常，基准追踪用于追踪位于放射治疗目标内或附近的标记，并自动校正其位移。这种追踪方法要求在进行放射线计划 CT 扫描之前，靶区或靶区附近已植入不透明基准标记物。如果目标不随患者的呼吸而移动，则基准追踪就足够了。但是，对于随呼吸移动的目标，基准追踪可与同步系统 Synchrony 配合使用。在这两种情况下，基准标记都代表治疗目标的位置，如果目标中植入了三个及以上的标记物，则可根据标记物勾画治疗的几何形状。

当肿瘤的运动与患者表面的某些外部替代物的运动相关时，Synchrony 能够追踪这些肿瘤，这使其成为治疗受呼吸运动影响的肿瘤的理想选择。Synchrony 的实时追踪功能允许照射野在目标移动时连续追踪并对其进行治疗。在同步治疗过程之前和治疗期间，肿瘤的位置由正交 X 射线成像系统确定，同时，由呼吸引起的运动由固定在治疗仪上的光学追踪系统确定。根据同步的肿瘤定位数据和呼吸运动数据的相关性，建立了运动预测数学模型。该模型利用实时呼吸运动数据，在三个维度上主动确定肿瘤的位置，从而使机械的运动与肿瘤的运动同步。该系统可以适应病人呼吸模式的变化，在整个治疗过程中通过拍摄新的 X 光片定期自动更新运动模型。这样病人的呼吸就可以不受限制，同时也不影响治疗的准确性。尽管如此，呼吸训练对于减少呼吸模式的剧烈变化至关重要。有关同步追踪算法的详细信息已发布和应用[2]。大量的研究已经肯定了同步系统的精度，并证明了它具有亚毫米级的准确性[3-6]。

基准点是赛博刀治疗肺部肿瘤的标准。有软件辅助的基准锁定，使用基准追踪很容易进行治疗，而且可以直观地确认锁定状态。然而，基准放置需要侵入性操作，因此存在相关风险。比如，基准植入可能引起气胸等并发症，事实证明，经皮肤穿刺植入基准物的患者中有很大比例出现气胸[7,8]。除了侵入性植入手术的风险外，使用基准还有另外两个潜在的问题：基准偏移和基准定位。具体而言，无论是在 CT 模拟操作之前还是之后，基准在植入后的任何时候都可能会出现偏移。在这种情况下，进行治疗之前必须植入新的基准点。如果基准点在 CT 模拟后发生偏移，且没有植入新的基准点，那么治疗很可能不准确。实际上，甚至连追踪都无法完成。为了避免这种情况，通常建议在基准放置后至少 1 周再进行患者肺部模拟。这样基准点有较为充足的时间在组织内稳定位置，从而最大程度地减少 CT 模拟和实施治疗之间基准点迁移的风险。如上所述，基准的位置也是一个问题。如果基准放置在靶区外部，或者基准未能均匀分布在靶区周围，则基准和靶区之间的组织可能会在呼吸过程中发生变形。这可能加大靶区治疗的不确定性，从而导致治疗不准确。

9.2.2 无基准肺部治疗

肺优化治疗（LOT）是一套追踪解决方案，旨在避免使用基准治疗。LOT 分为三个追踪选项：0－视图追踪，1－视图追踪和2－视图追踪（也称为 Xsight 肺部追踪或 XLT）。临床用户选择使用哪种追踪方式取决于肿瘤在 X 射线图像中的可见性：在两幅正交 X 射线图像上可见的肿瘤可以采用2－视图追踪进行治疗，仅在一张 X 射线图像中可见的肿瘤采用1－视图追踪，而完全不可见的肿瘤采用0－视图追踪。但是在临床上，追踪方式的选择可能还取决于其他因素，例如肿瘤的呼吸运动，与危及器官的接近程度以及患者的整体健康状况。在“1－视图追踪”选项中，在肿瘤可见的平面内，机器人可以补偿肿瘤运动，并在与该平面正交的轴上创建部分内靶区（ITV）。这是上一节中提到的运动包含方法，该方法用于补偿运动信息的损失，该损失也可以在“2－视图追踪”中捕获。为了将治疗目标在成像中心正确定位，首先要将患者脊柱的骨骼对准以匹配治疗计划中的数字重建射线照片（DRR），然后应用预先计算的治疗床移位来使部分 ITV 进入治疗区域。将同步呼吸追踪与2或1－视图追踪结合使用，以追踪治疗期间的肿瘤运动。0－视图追踪与传统的运动包含方法基本相同；首先将患者靶区附近的椎体对准，由完整的 ITV 和临床靶区（CTV）生成计划靶区（PTV），无须机械臂进行任何实时追踪或运动补偿。在这种情况下，成像、对准和目标定位算法与 Xsight－Spine（脊柱）追踪模式相同。

9.2.2.1 LOT 模拟定位

LOT 可以生成用于确定最佳追踪模式的模拟治疗计划。该模拟计划基于一对正常呼气－屏气和吸气－屏气的 CT 扫描，呼气－屏气 CT 扫描用于治疗计划剂量测定和 DRR 生成。为了使治疗计划可实施，两次 CT 扫描必须进行配准，要么在一次扫描中同时获得图像，要么在治疗计划系统中进行图像配准。如果两次 CT 扫描均已在治疗计划系统中配准，那么配准区域应为脊柱。完成后，模拟计划可在治疗投照控制台的专用应用程序中使用，并允许用户监测 LOT 追踪的任何局限。患者躺在治疗床上，在治疗体位上拍几张 X 线片，即可完成定位。在患者呼吸周期的每个阶段拍摄图像，并根据靶区体积的可见度分别评估每个 X 射线源的图像。通过这一过程，用户可以确定患者的最佳追踪方法。一旦确定了最佳追踪模式，就在每次 CT 扫描中对 CTV 进行轮廓处理，然后使用治疗计划系统中的自动化程序自动生成完整或部分的 ITV。

由于这些 CT 扫描图像是治疗计划过程的基础，因此它们必须代表患者在治疗过程中的呼吸运动程度。在 CT 采集过程中，患者过度屏气将导致 ITV 形成不准确，导致对健康肺组织不必要的辐射暴露。有几种方法可以解决，质量控制的方法取决于可用的技术和临床偏好。质量控制方法包括：（1）获取一幅慢速扫描的自由呼吸 CT，并将其与呼气－屏气 CT 融合；（2）获取四维（4D）CT 扫描，提取呼气时相和吸气时相，然后直接使用这些时相来生成模拟计划，或者使用它们来确认屏气扫描的有效性；（3）在自由呼吸期间（如在治疗期间）和屏气期间，使用外部标记（发光或红外反射）观察和/或量化患者胸部的运动/位置。另外，利用两次屏气 CT 扫描生成 ITV 是因为默认了靶区体积呈线性平移，但真实情况并非如此。因此，可能有必要通常通过 4D CT 采集来辨别靶区体积的真实轨迹，以确保生成准确的ITV。

9.2.2.2　0－视图追踪

0－视图追踪实际上并不追踪肿瘤，而是追踪肿瘤附近的脊椎椎体。该追踪仅校正患者在治疗期间的整体运动，而不追踪由呼吸引起的肿瘤运动。如前所述，对包含ITV的肿瘤运动进行照射时，治疗计划人员应根据肿瘤的真实轨迹绘制ITV轮廓，而不是假设它可以通过CTV在吸气和吸气之间的线性平移来绘制。

9.2.2.2.1　0－视图追踪方案的患者选择和注意事项

0－视图追踪最适合在任何一张正交X射线图像中都不可见的肿瘤。它可以在多种情况下发生，取决于多种不同的因素。较小或弥漫性的肿瘤可能缺乏足够的对比度，无法与周围组织区分开来；或者相反，肥胖患者过厚的组织可能会使肺部肿瘤的图像变得模糊不清。简单而言，肿瘤可能被其附近的致密解剖结构（如心脏、大血管或脊柱）挡住。

由于“0－视图追踪”需要完整的ITV，该追踪模式必定会照射PTV内的周围肺组织，并可能增加组织毒性。因此，相对于基准植入相关的风险，临床医师评估这种组织毒性的风险更为重要。实际上，对仅出现微小呼吸运动的肺部肿瘤（例如位于肺上叶的肺部肿瘤），使用0视图追踪可能是一种谨慎的临床策略。

最终患者选择标准是选将“0－视图追踪”的应用限制为肿瘤在脊柱附近的患者。这是因为当使用骨解剖结构作为替代标志来校准ITV时，位置不确定性更大[9]。

9.2.2.3　1－视图追踪

如前所述，两张X射线图像之一中可见的肿瘤的定位使用1－视图追踪。通常，当肿瘤大到肉眼可见，但在X线图像上却被心脏或脊柱等主要结构所阻挡时，通常需要进行1－视图追踪。

1－视图追踪利用了赛博刀的X射线成像系统的共享上下轴功能。由于两个成像器共享一个轴，所以肿瘤运动的上下部分可以只用其中一个成像装置来确定。图9.2显示了包括1－视图追踪在内的不同追踪模式。对于随着呼吸作用显著移动的肺部肿瘤，主要以上下方向运动为主，因此1－视图追踪可适应肿瘤的大部分运动。与“2－视图追踪”一样，肿瘤的二维位置和运动信息被发送到同步系统，并允许机械臂在照射时追踪肿瘤的运动。然而，与X射线源－探测器轴线平行的一维信息无法确定。正如前面提到的，这可以用部分ITV来补偿。这种部分ITV不是吸气CTV和呼气CTV的简单组合，而是沿未追踪方向的体积扩展。在正确规划了CTV的情况下，部分ITV会在治疗计划系统应用程序中自动生成。

9.2.2.4　2－视图追踪

2－视图追踪又称Xsight肺部追踪（XLT），由于肿瘤与周围肺组织之间的密度差异，可以在正交X线图像上识别肿瘤区域。这种密度差异会导致图像出现对比差异，从而可以通过编程到追踪软件中的反投影算法来识别。利用图像中肿瘤的位置可以计算出三维空间中的肿瘤位置。为了持续追踪肿瘤的位置，患者胸部放置了LED灯管，XLT与LED结合使用，可以检测LED实时位置与肿瘤位置信息的相关性。利用这些信息，直线加速器机头既可以照射肿瘤，又可以与肿瘤同步移动。通过对移动目标的实时追踪，可以使用CTV代替ITV，

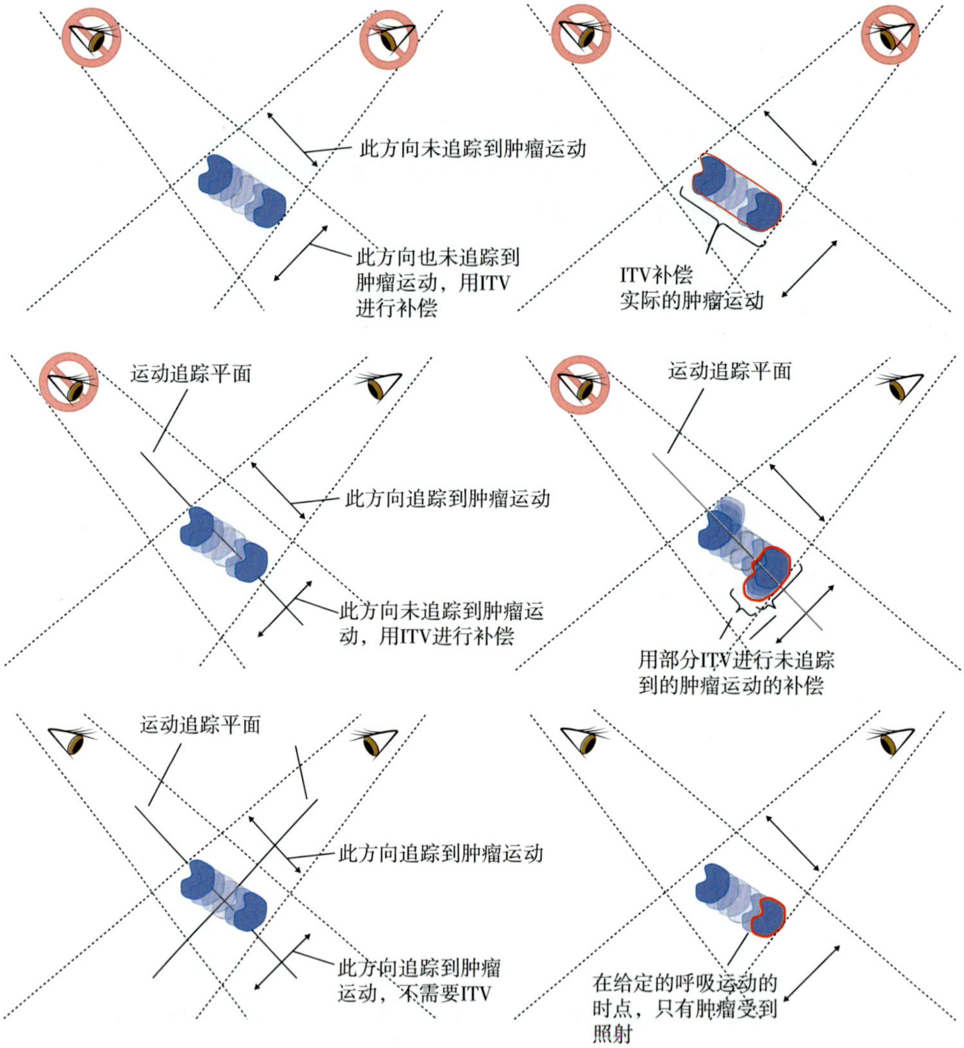

图 9.2　各种 Xsight® 肺运动追踪概念的描述。(上部图) 0 – 视图追踪：没有可见的肿瘤运动成分；因此 ITV 应该包含肿瘤运动的整个体积。(中间图) 1 – 视图追踪：仅在 1 张 X 射线图像上可见肿瘤运动。可见的部分肿瘤运动，是运动方向与 X 射线成像器中心轴相垂直的部分。部分 ITV 被用以补偿未被追踪到的肿瘤运动，即用括弧勾出的部分。(底部图)：2 – 视图追踪：在所有三个方向都可见肿瘤运动，因此不需要 ITV。PTV 直接由 CTV 产生。

更大程度地保护健康组织。

2 – 视图追踪程序分两步执行。首先，将患者放在治疗床上，位置与 CT 扫描时相同。随后如同 0 视图追踪一样，基于最接近肺部肿瘤的椎骨，用 Xsight – Spine 追踪算法来计算平移和旋转床校正。在过渡到第二步时，进行治疗床移位，使成像中心与肿瘤区域重合。在进行照射之前，同步相机会追踪放置在病人胸部或腹部的 LED 的位置，同时拍摄几对正交的 X 射线图像。尽管意义不大，但最好将 LED 和同步摄像头放置在适当的位置，以使 LED

垂直于摄像头的中心轴移动，并将 LED 放在患者呼吸最大的区域。一旦建立了充分关联的模型，就可以开始治疗，并定期获取额外的正交 X 射线图像以追踪肿瘤并更新模型。在最新版本的软件中，XLT 追踪的体积基于肿瘤区域 DRR。肿瘤区域 DRR 仅由 CT 扫描肿瘤内及附近的体积产生。此肿瘤区域 DRR 作为一个模型，允许追踪算法在实时 X 射线图像中识别肿瘤的密度模式。在追踪肿瘤的过程中，应用了实时平移校正，但未应用旋转校正，因为同步系统建立的关联模型是将 LED 位置与肿瘤区域的具体中心点位置关联起来，无法基于一个点的位置来计算旋转偏差。

如前所述，2 - 视图追踪用于治疗在两个 X 射线图像中均可见肺部肿瘤的患者。然而，仅肉眼看到是不够的，追踪算法在两个图像中都必须能识别肿瘤。因此，2 - 视图追踪通常用于治疗直径 1.5cm 以上的实体瘤。选择使用 2 - 视图追踪的患者考虑的因素与 0 - 视图追踪部分中提到的使肺部肿瘤能见度模糊的因素相同，这些会影响肺部肿瘤可见性的因素包括患者胸壁厚度、肿瘤位置、其他解剖结构遮挡等。考虑到这些因素，2 - 视图追踪的难点是对两个 X 射线图像的追踪准确性进行人眼验证。如上所述，适当患者的选择对于治疗结果至关重要。根据目前的经验，2 - 视图追踪通常局限于约 30% 的肺部肿瘤患者。

9.3　临床过程

9.3.1　基准点和基准放置

如果确定需要使用基准追踪方式来治疗肿瘤，则应从植入基准标记物开始进行治疗管理。对于肺部患者，重要的是将基准植入在肿瘤内部或非常接近肿瘤的位置。医师可以选择几种不同的植入方法和基准类型。通常，放射介入科医师在图像或视频引导下经由皮肤植入一个或多个标准圆柱形金标。金标的直径为 0.8 ~ 1.2mm，长度为 3 ~ 6mm，并预装在 17 或 18 号针头中。由于肺部疾病患者存在气胸的风险，因此有更先进的放置技术。利用支气管镜可以准确植入，引起气胸的风险不高[10,11]。支气管镜检查的最新技术称为电磁导航支气管镜检查（ENB），具有微创性，可用于肺部难以触及的部位。一个案例是 superDimension™ 肺部导航系统（明尼苏达州明尼阿波利斯，美敦力公司）。这项技术允许医师使用电磁导航系统进行基准放置，就像肺部细支气管的 GPS 一样。其他类型的基准也用于临床，例如 VISICOIL™（Core Oncology，加利福尼亚州圣巴巴拉）和金锚基准，可使用较细的针头经皮植入。金锚基准点在植入后偏移的可能性较低，因为标记物植入后立即在组织内皱缩成球状并固定。有研究证实这一结构可以降低标记物偏移的风险[12]。这里讨论的三种不同类型的基准标记物如图 9.3 所示。

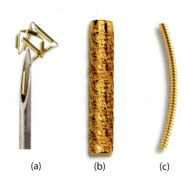

图 9.3　CyberKnife® 的肺 SBRT 基准标记实例：（a）Gold Anchor® 基准标记，（b）Civco Cyber Mark® 柱状基准标记，（c）VISICOIL® 基准标记。

虽然基准标记的最佳数量仍存在争议[13]，但赛博刀制造商建议植入 3～6 个基准，以允许追踪系统确定平移和旋转信息。具有多个基准点也意味着基准点的位置可以相互比较，以确认是否发生偏移。如果植入了多个标记物，它们之间应至少间隔 2cm。这种间隔增加了追踪系统在治疗期间计算旋转校正的准确性，并降低了基准点在倾斜采集获得的 X 射线图像中看起来相互重叠的概率。Wu 等人建议可以在肿瘤中放置一个单一的中心基准点，估算边界以补偿呼吸过程中肿瘤的变形[14]。这是一种普遍接受的方法，可进一步降低气胸的风险，然而，这要求操作者在治疗期间仔细排除基准偏移的可能。

9.3.2　治疗前成像

在治疗之前可以获取多个系列的图像，但是通常都要做的扫描是非对比屏气计划 CT，用于剂量学计算和生成目标追踪所需的 DRR 图像。可能需要额外的成像方式，如 PET/CT 和增强 CT。对于有中央肺部病变的患者，进行 IV 造影剂对比的 CT 扫描是一种常见的做法，因为造影剂可以更清楚地确定靶区和危及器官。计划必需的所有扫描结果最终都会与计划 CT 共同配准，这样可以准确地描绘出肿瘤和关键结构。

像传统的 C 臂直线加速器一样，肺部肿瘤的患者以仰卧位进行扫描。接受肺部治疗的患者可以固定在 Vac－Lok 坐垫（Civco Medical Solutions，Kalona，IA）等设备上。由于固定装置可能会使患者在长期治疗过程中感到不适，进而造成患者移动，因此使用固定装置时应该采取更易被接纳的模具。最好使用 Vac－Lok 靠垫，可以使患者肩部重复摆位。患者在 Vac－Lok 装置中感到不适时，也可以更换软垫。使用厚度较大的护垫（例如 Jim Hevezi 开发的护垫）效果较好，可以使患者的手臂放置在身体下方，这样可以使用更多背部侧向的照射野[15]。

使用赛博刀治疗的肺癌患者应使用快速螺旋多层 CT 成像。由于患者必须在扫描过程中屏住呼吸，因此 CT 应至少有 64 排探测器（64 层），以保证扫描时间最短。理想的选择是连续的薄层扫描（1～2mm），覆盖患者的整个胸部。为了获得治疗计划所需的足够容量，CT 扫描应从高于靶区 20cm 开始，到低于靶区 20cm 结束。如前所述，应对肺癌患者进行呼气

-屏气和吸气-屏气 CT 扫描[16]。通常的做法是将呼气 CT 用作放疗计划 CT，然后通过在吸气和呼气 CT 扫描之间执行基于脊柱的刚性配准，估算由于呼吸运动导致的肿瘤目标和附近关键结构的总运动。这使医师可以更好地确定适当的追踪方法以及治疗余量。除了屏气 CT 扫描之外，理想的是同时进行 4D CT 扫描，然后根据与每个呼吸时相相关的个体序列生成最大强度投影（MIP）CT 序列。该 MIP 系列突出显示了患者呼吸周期各个时相的肿瘤位置。这有利于计划制订，因为许多患者的肿瘤的呼吸运动不是线性的，而是在三个维度上呈椭圆形。根据 MIP 系列提供的额外信息，可以更准确地描述 ITV。这种靶区呼吸运动的模式可以帮助医师预测肿瘤的运动。此外，由于需要医师人眼验证交付软件执行的自动图像识别，也促进了同步模型的建立。因此该靶区运动模式可以作为治疗质量控制中的参考[16]，在下文的质量控制部分会进一步解释。

9.3.3 治疗计划

赛博刀系统包括其专用的治疗计划系统（TPS），称为 MultiPlan。该 TPS 为用户提供了一个分步的、面向任务的过程，并且对用户非常友好。计划过程从一组预定义的“节点”中有效地选择要用于治疗的照射野的最佳子集，其中每个节点都是潜在的治疗射野。这些节点分布在虚拟球体的表面，虚拟球体的中心与图像追踪中心重合。该成像中心在视觉上近似于图 9.1，位于蓝色徽标的正上方，位于地板上两个成像面板之间，大约在治疗床的高度。对于颅内治疗来说，这个近似球体的半径 800 ~ 850mm，对于颅外治疗来说，这个节点空间更像一个椭球体，半径 800 ~ 1000mm。这两组预定义节点中的每一个都称为“路径”。颅内路径约有 130 个节点，颅外路径约有 110 个节点，与颅内路径相比在顶点方向上少大约 20 个节点。根据治疗参数和定制优化，TPS 在每个节点上生成几个候选照射野。赛博刀可投照的射束总数为 1200 ~ 6000 束。大多数临床计划的射束范围是 50 ~ 250 束。

9.3.4 剂量计算

赛博刀是单能量机器，可产生 6 MV 的光子。因此，赛博刀的输出校准方式类似于传统的 C 臂直线加速器。经校准后一个监测单元（MU）意味着以 800mm 源轴距（SAD）和 15mm 水深（6-MV 光子束的 d_{max}）处，使用 60mm 锥形准直器的中心轴上投照 1 cGy 的剂量。默认情况下，MultiPlan TPS 使用射线追踪剂量计算算法。该射线追踪功能可计算出治疗计划中每个射野对用户定义的计算区域中每个体素的剂量贡献。贡献的总和构成了治疗计划的完整剂量分布。该算法基于列表射野数据的查找程序（在系统调试期间测量和记录），其简单性允许快速剂量计算。使用有效路径长度执行非均匀校正，并通过在每个射野内投射多条射线进行轮廓校正。剂量按以下公式计算：

$$\text{Dose/MU} = \text{OCR} \times \text{IVS} \times \text{TPR} \times \text{OF}$$

其中 OCR 是离轴比，IVS 是 $(800/\text{SAD})^2$，TPR 是组织-体模比，OF 是输出因子。

MultiPlan 还可以执行蒙特卡洛计算，以实现更精确的剂量测定，这对于肺部患者的治疗尤其理想。蒙特卡洛通常被认为是用于剂量学计算的最准确的算法，并且在计算具有各种密度的组织区域的剂量时最有优势[17]。有研究显示，由于其简单的非均匀校正计算，射线追踪算法将肺部病变的剂量高估了5% ~25%。尽管这些校正对于诸如脑转移这样的简单病例是足够的，但它们不能补偿从低密度肺组织到高密度肿瘤的建成剂量[6,18]。图9.4显示了使用射线追踪算法和蒙特卡洛算法计算的治疗计划的剂量分布。因此，蒙特卡洛算法应该用于所有肺癌患者的剂量测定。为了与使用射线追踪算法的传统剂量保持一致，Van der Voort van Zyp 等人建议使用蒙特卡洛算法时，将肺部肿瘤的处方剂量降低10%，并使用较低数值的等剂量线来完成足够的靶区覆盖率[19]。

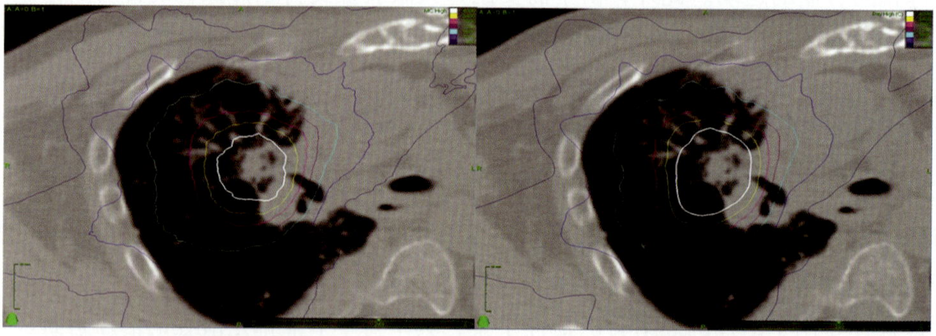

图9.4 针对相同患者采用相同治疗计划和剂量归一的 Monte Carlo 计算（左）和射线追踪计算（右）的比较。能清晰看到使用射线追踪算法的白色处方剂量线（4000cGy）包含更大的体积，相比较于 Monte Carlo 算法计算而言，它高估了那块区域的剂量。

9.3.4.1 与肿瘤追踪有关的剂量学注意事项

通常，赛博刀系统的准确性及其非共面治疗投照方法使正常组织接受的剂量非常少。具体来说，计划治疗体积外的剂量梯度比大多数调强放疗病例要大得多。图9.5对三种不同治疗方式的剂量测量方法进行了直观的比较。尽管赛博刀系统更有优势，正常组织仍然存在细微的剂量学并发症，这是运动的肺部病灶所特有的，应在治疗计划制订过程中予以考虑。使用实时追踪来处理ITV而不是GTV时，会产生四种副作用。最明显的是，ITV中包含了GTV中没有包含的额外的肺组织，由于组织的非均匀性，这部分肺组织将因此接受到处方剂量，甚至可能超过处方剂量的照射。这非常重要，因为典型的SBRT处方剂量通常高于肺组织的剂量耐受。其次，较大的治疗体积其周围能实现的剂量梯度一般小于小体积PTV周围的剂量梯度。因此，对于更大的治疗体积，周围组织可能会接受到小于处方剂量但高于组织耐受性的剂量。如果在呼吸过程中肿瘤运动的方向朝向附近的危及器官，那么与仅在GTV上进行计划时相比，在ITV上进行计划将对危及器官接受更高的剂量。最后，因为治疗计划是在一个静态的3D体积上制订的，所以在治疗计划系统上显示的肿瘤剂量很可能与治疗期间肿瘤在ITV内移动时累积接受的剂量有所不同。这也意味着，如果附近的关键组织在呼吸过程中进入或非常接近ITV，那么它们受到的剂量可能比计划的要高。这增加了超过这些关键结构的组织耐受剂量的可能性，特别是如果患者以前在相同或附近区域接受过放疗。对于较大的肿瘤呼吸运动，治疗计划中计算的剂量与实际给予肿瘤的剂量之间存在较大的不确定性。

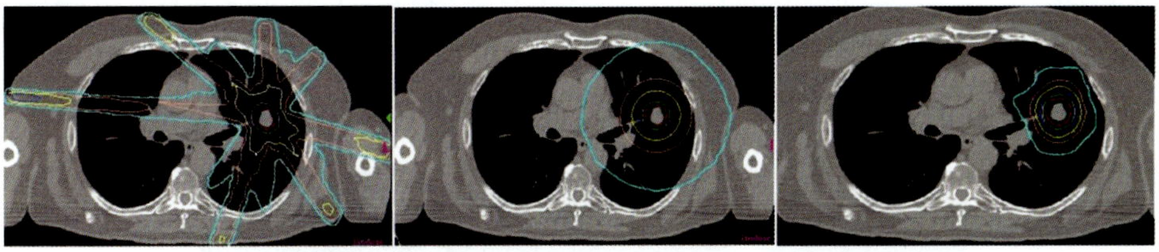

图 9.5　治疗计划比较：左：7 野调强放射治疗（IMRT）。中：VMAT 立体定向放射治疗（SBRT）。右：非共面 CyberKnife® 计划。这三种技术都给予肿瘤相似的剂量，但是非共面技术可以降低周边组织的剂量。

对于均匀剂量分布和常规分次治疗，虽然可以忽略计划剂量和接收剂量之间的剂量差异，但是当靶区的剂量不均匀而且是大分割剂量治疗时，则不应将此剂量差异视为可以忽略不计，SBRT 治疗即是如此。虽然前三种剂量学效应可以在治疗计划系统中量化，但是如果该软件不具有 4D 功能，第四种效应就很难量化。因此了解这些剂量差异如何产生以及在治疗计划期间如何减轻其影响，是非常重要的工作。基于以上考虑，已有的正面经验是仅在肿瘤的总呼吸运动小于 5 ~ 10 mm 并且肿瘤中心距离脊柱中心不超过 10 cm 时使用 0 - 视图追踪。

一种可以应用于 0 - 和 1 - 视图追踪的技术是在 ITV 上使用 CT 密度覆盖。这将防止计划系统过高估计向 ITV 内的低密度肺组织投照处方剂量所需的 MU 的数量。当使用蒙特卡洛算法时，这一点尤为重要，因为该算法可以正确解决组织异质性问题，因此可以准确（但不理想地）计算出向此类低密度组织投照大剂量所必需的高 MU。肺部病灶与其他软组织的密度大致相同，因此对于该技术而言，将密度覆盖成相当于水即可。最后一个小问题，在治疗计划系统中可以检测到并修正最小射野 MU。应对此进行调整，以使最小的持续射束时间等于或大于呼吸周期。

9.3.5　治疗实施

与常规放射疗法一样，治疗始于患者躺在治疗台上，使用相同的固定和支撑装置，按 CT 模拟过程进行复位。医师应特别注意患者的舒适度，以最大程度地减少患者在长期治疗过程中移动的机会。一旦患者的身体处于与 CT 模拟过程中相同的大致位置，治疗师便会手动移动治疗台，直到靶区靠近成像中心为止。聚焦在成像中心的室内激光通常用于引导治疗师摆位。接下来拍摄一对 X 射线图像，以更准确地确定如何摆位和复位。对准可以由图像引导系统自动执行，也可以手动将 X 射线图像中的解剖结构与 DRR 叠加图像进行匹配。无论哪种情况，治疗台都会根据治疗师的调整自动平移和旋转。然后根据需要获取其他 X 射线图像，并对患者的位置进行调整，直到图像引导系统和治疗师都确认精确锁定。图像引导系统始终显示其计算出的患者应该如何移动的估计值。制造商对这些估计值的治疗极限为 10mm 和 1°，但在临床上，将较小的估计值保持在 1 ~ 2mm 和 1°既容易又谨慎。即使引导系统确定患者从其 CT 模拟位置横向移位了几毫米，该偏差也会在治疗过程中由机械臂自动纠正。对于使用 Synchrony 追踪的肿瘤，必须在治疗之前完成一个额外的过程，即通过获取不同呼吸时相的 X 射线图像来建立同步模型。医师需要纠正任何计算机在肿瘤/基准识别中的错误，然后开始治疗。图 9. 6 显示了一些典型的肺部治疗图像。

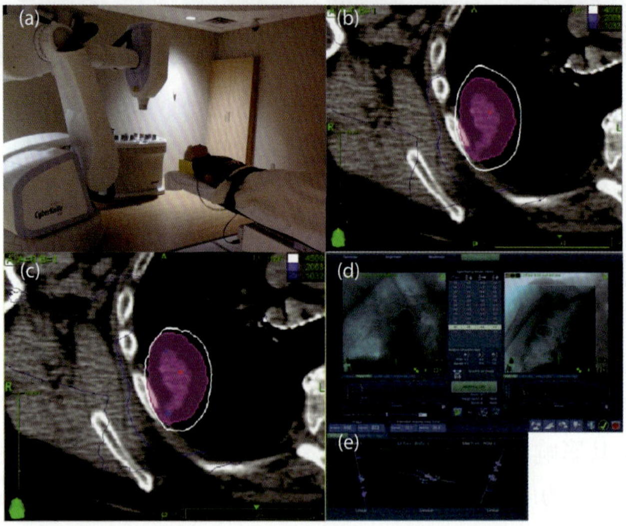

图 9. 6　2 – 视图 Xsight® 肺部治疗实例。(a) Xsight 肺部治疗的患者摆位。患者穿 Synchrony® 背心，其上三个光学标记由 Velcro 固定。(b) 对于 2cm 肺部病灶采用 5mm 外扩的等中心治疗计划，采用射线追踪算法进行剂量计算。(c) 采用 Monte Carlo 算法对 (b) 中计划进行重新计算。相较于射线追踪计算，Monte Carlo 计算得到的包绕 PTV 的 45Gy 等剂量线（白色）更紧。(d) Xsight 肺治疗期间，将肿瘤作为追踪目标的治疗控制面板截图。基于 DRR 的实时 X 射线影像用以识别肿瘤（勾画出来的）。(e) 同一治疗控制面板的截图显示了同步关联模型。每个数据点对应了一维运动方向（下/上，左/右，前/后）。

建立一个基准追踪的患者治疗方案涉及两个过程。在这种方案中，一组坐标用于定义每个时相的成像中心。在治疗计划中，追踪中心（X_1，Y_1，Z_1）被定义在呼气 – 屏气 CT 坐标上，作为基准的几何中心或靶向肿瘤的质心。此外还要创建一个摆位计划，其在最靠近治疗靶区的脊柱上定义脊柱追踪成像中心（X_2，Y_2，Z_2）。这样，预计算的治疗床移位（X_1-X_2，Y_1-Y_2，Z_1-Z_2）可以计算并在患者摆位期间使用。治疗师使用摆位计划，直到他们确认放置好了患者脊椎的位置，然后进行治疗床移位以将患者移至治疗位置。这样，患者摆位完成，在床移动后基准点会出现在图像的中间。当然，这也是一种质量保证措施，确保基准在治疗计划 CT 扫描后没有偏移。如果在呼气末时相的患者图像中，基准点与 DRR 中的基准点不完全匹配，可能是基准点偏移了。

在赛博刀治疗期间，机械臂移动通过预定位置或节点投照治疗计划中的射束。通过路径遍历算法优化运动，使机械臂跳过那些没有治疗束的节点。在活动节点处，机械臂会根据最新的图像引导来校正其平移和旋转位置，以补偿靶区运动。用户可以根据临床情况调整 X 射线图像引导的频率。在某些节点上，机器臂或直线加速器可能会挡住患者图像，此时将采用最后一个有效图像进行运动追踪。如果靶区运动或患者运动超出临床允许范围，治疗会自动暂停，以便用户调整患者位置。如果机械臂在“安全区域”的 5cm 范围内移动，治疗也可自动停止。用户可以根据患者的体形和治疗床位置定义安全区域。该系统的另一个安全功能包括直线加速器头部的触摸传感器，一旦被碰触，就可触发紧急停止。如果中断的计划需要在其他时间继续执行，则系统会生成补充计划。

治疗时间由成像时间、机械臂移动时间和射野出束时间组成。使用同步系统时，同步模型建立时间（通常为 5 ~ 10min）也需要包括在总治疗时间中。使用 V8.5 赛博刀完成肺 SBRT 治疗的平均时间约为 40min。

9.4　质量评估和质量控制

关于赛博刀系统的质量评估和质量控制最相关的指南是美国医学物理学家协会的 135 号课题，名为《机械化放射外科的质量保证》[20]。该报告以及 51 号课题和 101 号课题分别讨论了高能光子的临床参考剂量测定和立体定向体放射治疗（SBRT）[21,22]，为赛博刀系统及其提供的立体定向治疗的总体质量保证提供了明确的指导。虽然物理师是 101 号课题组的主要受众，但该报告提供了有关 SBRT 的技术方面的广泛概述，并提出了适用于肺部治疗的许多具体建议。医师应定期密切关注这些文件中的指南，以确保和控制非患者特异性的放射治疗质量。接下来的两个小节讨论了一些针对赛博刀肺部治疗的建议。

9.4.1　质量评估（QA）

一种称为 XLT 体模的拟人化肺部模体可用于端到端（E2E）QA 测试。该体模模拟人体上半身，具有放射学上等效的肺、胸壁、脊柱和肋骨。插入“肺部”的一根杆由电机带动，沿上下方向拉动和推动，以模拟呼吸运动。杆内是一个小方块，里面有一个塑料球，代表肺部肿瘤。立方体容纳一张轴向和一张矢向的辐射变色胶片。图 9.7 显示了该模体、样品胶片和 E2E 分析结果。

在 XLT 体模的 CT 扫描图像上创建一个 QA 计划。设计一个球形剂量云分布，其中心以胶片立方体为中心，与立方体内部的塑料球（肿瘤）同心。在 QA 计划投照完成后，E2E 软件对胶片进行分析，以量化射野剂量投照的准确性。

模体中的塑料球可以在两个 X 射线图像中可视化，这意味着可以使用“2 - 视图追踪”对其进行追踪。虽然目前尚无专为 1 - 或 0 - 视图追踪设计的 LOT 专用 QA 设备，但现场的物理师仍然可以通过创建新的 QA 治疗计划并将其投照到 XLT 体模上，将 XLT 体模用于 1 - 和 0 - 视图追踪的质控。

通常建议执行具体患者射野投照剂量的质量评估，以分析由患者的治疗计划投照给体模的实际剂量分布。对于 C 臂直线加速器的 IMRT，通常使用二极管检测器阵列来完成。然而，由于传输给大多数肺部患者的剂量分布区域较小，因此二极管检测器阵列没有足够的分辨率来充分评估分布的准确性。因此，任何针对患者射野投照剂量的质量评估均应使用胶片进行。当计划使用赛博刀固定或 Iris 准直器进行治疗时，鼓励但非必需进行具体患者射野剂量投照的质量评估。这是因为用于 TPS 中剂量学计算的剂量信息直接来自调试测量，就像

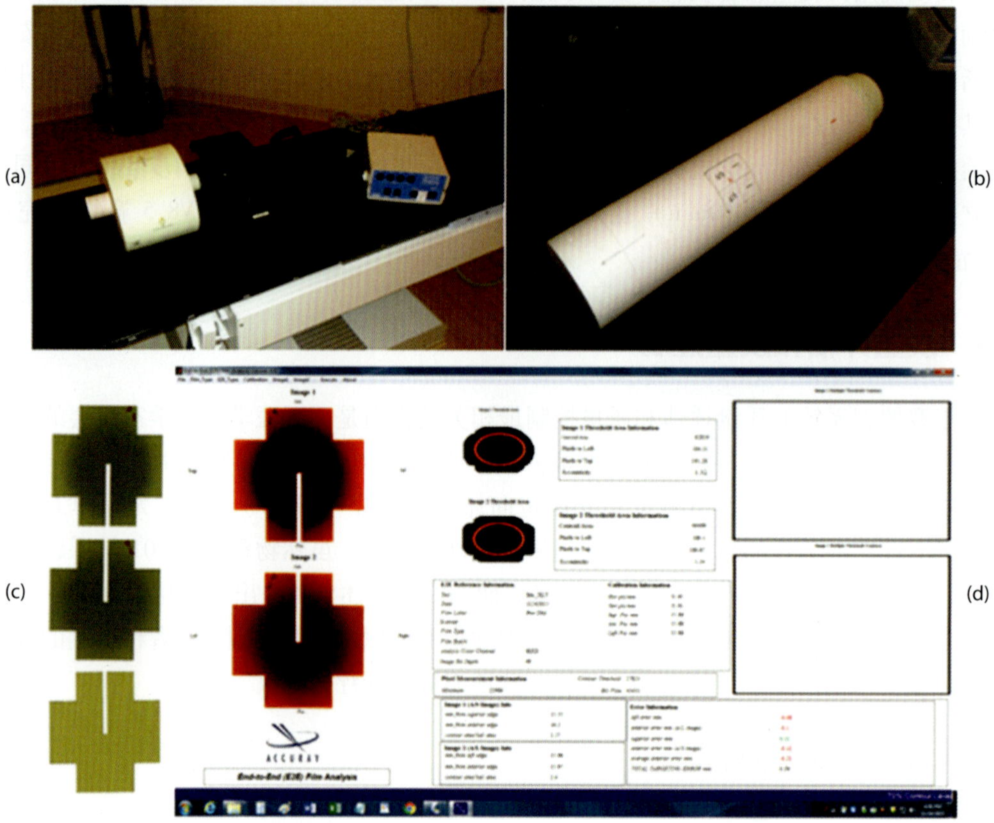

图 9.7 （a）Xsight ® 肺追踪模体是由 CIRS 公司生产。左图是插有棒的肺模体。（b）该棒内部包含胶片。（c）QA 计划执行后，胶片所受辐射实例。计划所得到的球状剂量云的圆形截面在上面两张胶片上清晰可见。（d）E2E 软件分析的截图。

其他现代 TPS 中用于从 C 臂直线加速器的 $10 \times 10cm^2$ 方形射野计算剂量的剂量信息一样。C 臂直线加速器在常规物理质量控制下提供的 $10 \times 10cm^2$ 治疗野不需要通过任何射野投照来进行质量保证。但是，也类似于 C 臂直线加速器的情况，如果患者的赛博刀治疗是由多叶准直器（MLC）准直的，那么就需要针对具体患者射野投照剂量的质量保证。

9.4.2 质量控制（QC）

肺部优化治疗的患者选择受到许多因素影响，例如肿瘤大小和位置，通过目测验证目标定位系统的锁定可能并不准确。因此，下文描述了质量控制（QC）程序，该程序可帮助操作员验证软件的图像识别结果。此 QC 程序将患者呼吸末时相的肿瘤位置、治疗过程中肿瘤的总呼吸运动与治疗计划中估计的肿瘤位置进行比较：

1. 评估肿瘤在模拟和治疗计划中的呼吸偏移：获得一次呼气 - 屏气 CT 扫描和一次吸气 - 屏气 CT，并使用呼气 - 屏气 CT 作为计划 CT。在脊柱匹配的基础上融合吸气 - 屏气 CT 和呼气 - 屏气 CT，在两次 CT 扫描中都有相同的临床轮廓肿瘤体积。记录肿瘤呼吸运动的大小作为两个肿瘤体积中心之间的相对距离。

2. 设置治疗期间肿瘤位置的呼气末时相验证：脊柱对齐后，治疗床移至肿瘤区域，并在患者的呼气相获取 X 线图像锁定肿瘤。如果锁定报告了最小的治疗床校正，则表明锁定与计划的一致。

3. 基于同步设置过程中的肿瘤偏移进行验证：在不同的呼吸时相可获得其他 X 射线图像。然后将吸气时肿瘤的报告位置与呼气时肿瘤的位置进行比较。位置的差异是由目标定位系统确定的肿瘤呼吸偏移的大小。另一种方法是先建立同步呼吸模型，然后从同步模型图中估计出总的呼吸运动。无论哪种情况，摆位期间测量的偏移与治疗计划期间估计的偏移处于相同的范围和趋势，则定为第二次验证，即锁定与治疗计划一致。

由于存在与多个追踪选项相关的复杂概念及微妙的技术细节，物理师应积极参与 LOT 程序的所有步骤：患者评估、模拟定位、治疗计划和治疗监督。医学物理师科室应培训临床团队使其理解 LOT 治疗所涉及的概念并实施 QC 程序。

参考文献

[1] Keall, P. J. et al., The management of respiratory motion in radiation oncology report of AAPM Task Group 76. Med Phys, 2006. 33(10): 3874 – 900.

[2]. Sayeh, S. et al., Respiratory motion tracking for robotic radiosurgery, in Treating Tumors That Move with Respiration, H. C. Urschel et al., Editors. 2007, Berlin: Springer. pp. 15 – 29.

[3] Muacevic, A. et al., Technical description, phantom accuracy, and clinical feasibility for single – session lung radiosurgery using robotic image – guided real – time respiratory tumor tracking. Technol Cancer Res Treat, 2007. 6(4): 321 – 8.

[4] Wong, K. H. et al., Quantitative measurement of CyberKnife robotic arm steering. Technol Cancer Res Treat, 2007. 6(6): 589 – 94.

[5] Nioutsikou, E. et al., Dosimetric investigation of lung tumor motion compensation with a robotic respiratory tracking system: An experimental study. Med Phys, 2008. 35(4): 1232 – 40.

[6] Hoogeman, M. et al., Clinical accuracy of the respiratory tumor tracking system of the CyberKnife: Assessment by analysis of log files. Int J Radiat Oncol Biol Phys, 2009. 74(1): 297 – 303.

[7] Bhagat, N. et al., Complications associated with the percutaneous insertion of fiducial markers in the thorax. Cardiovasc Intervent Radiol, 2010. 33(6): 1186 – 91.

[8] Kothary, N. et al., Safety and efficacy of percutaneous fiducial marker implantation for image – guided radiation therapy. J Vasc Interv Radiol, 2009. 20(2): 235 – 9.

[9] Guckenberger, M. et al., Cone – beam CT based image – guidance for extracranial stereotactic radiotherapy of intrapulmonary tumors. Acta Oncol, 2006. 45(7): 897 – 906.

[10] Reichner, C. A. et al., The placement of gold fiducials for CyberKnife stereotactic radiosurgery using a modified transbronchial needle aspiration technique. J Bronchol, 2005. 12(4): 193 – 5.

[11] Anantham, D. et al., Electromagnetic navigation bronchoscopy – guided fiducial placement for robotic stereotactic radiosurgery of lung tumors: A feasibility study. Chest, 2007. 132(3): 930 – 5.

[12] Hong, J. C. et al., High retention and safety of percutaneously implanted endovascular embolization coils as fiducial markers for image – guided stereotactic ablative radiotherapy of pulmonary tumors. Int J Radiat Oncol Biol Phys, 2011. 81(1): 85 – 90.

[13] Wu, X., S. Dieterich, and C. G. Orton, Point/counterpoint. Only a single implanted marker is needed for tracking lung cancers for IGRT. Med Phys, 2009. 36(11): 4845 – 7.

[14] Wu, X. et al. , Patient alignment and target tracking in radiosurgery of soft – tissue tumors using combined fiducial and skeletal structures tracking techniques, in Treating Tumors That Move with Respiration, H. C. Urschel et al. , Editors. 2007, Berlin: Springer. pp. 31 –6.

[15] Hevezi, J. M. , A new patient support pad for CyberKnife planning & delivery—A technical note. Cureus, 2010. 2(10): e16.

[16] Yang, J. et al. A quality control procedure for using Xsight ® lung. CyberKnife ® Users ® Meeting. 2009, Munich, Germany.

[17] Papanikolaou, N. et al. , Tissue inhomogeneity corrections for megavoltage photon beams, in Report of Task Group No. 65 of the Radiation Therapy Committee. 2004, American Association of Physicists in Medicine, One Physics Ellipse, College Park, MD.

[18] Mardirossian, G. et al. , Validation of accuray MultiPlan ® Monte Carlo treatment plans. CyberKnife Users ® Meeting. 2009, Munich, Germany.

[19] van der Voort van Zyp, N. C. et al. , Clinical introduction of Monte Carlo treatment planning: A different prescription dose for non – small cell lung cancer according to tumor location and size. Radiother Oncol, 2010. 96(1): 55 –60.

[20] Dieterich, S. et al. , Report of AAPM TG 135: Quality assurance for robotic radiosurgery. Med Phys, 2011. 38(6): 2914 –36.

[21] Almond, P. R. et al. , AAPM's TG –51 protocol for clinical reference dosimetry of high – energy photon and electron beams. Med Phys, 1999. 26(9): 1847 –70.

[22] Benedict, S. H. et al. , Stereotactic body radiation therapy: The report of AAPM Task Group 101. Med Phys, 2010. 37(8): 4078 –101.

第 **10** 章

质子治疗

CLEMENS GRASSBERGER, GREGORY C. SHARP, AND HARALD PAGANETTI

10.1 引言

10.1.1 质子治疗原理

10.1.1.1 质子治疗物理学简介

质子治疗的优势源于质子束的物理性质，质子束产生的剂量分布一般优于光子治疗的剂量分布。预期这一特点会降低治疗的副作用，同时提升肿瘤剂量。

光子深度 - 剂量曲线显示在一个较小的建成区后，随着深度的增加能量沉积呈指数下降，并在穿透患者之后辐射消失。相比之下，质子在组织中会减速甚至最终停止。随着越来越多质子停止，以及转移到组织的能量随着质子能量的减少而增加这一事实的结合，共同导致布拉格峰在组织中明确的深度出现。通过调节质子束能量，每个射束方向的最大剂量峰值可沉积在靶内。另一个优点是，由于没有射出剂量，因此可以将剂量跌落止于危及器官。这些优点最终形成深度 - 剂量曲线。相比之下，质子在侧向射束半影中几乎没有优势，尤其是在较大深度处。

使用质子束治疗癌症的想法可以追溯到 20 世纪 40 年代[1]。最初，质子治疗仅限于物理研究实验室，但自 20 世纪 90 年代以来，越来越多的医院建立了质子设备。由于高昂的成本和具有挑战性的技术，仍然只有少数几个中心提供质子治疗，但这一现象正在慢慢改变。这项技术现在正在广泛应用中，目前仅美国就有 17 个质子中心在运作。

与光子技术相比，质子治疗将“累积剂量”（患者体内沉积的总能量）降低了 2 ~ 3 倍[2]。这与光子或质子照射技术无关（图 10.1[3]）。与调强光子放疗与 3D 适形光子疗法（累积剂量基本保持不变）不同的是，质子治疗的累积剂量明显减少；但当使用 IMRT 时，光子治疗剂量分布适形度会更好，因为它允许在照射区域内重新分配剂量。因此纯粹从剂量学观点来看，质子治疗对所有放射治疗患者都有优势。很明显，质子放疗能够更好地保护正常组织（图 10.2[4]）。然而，剂量学上的优势不一定能转化为显著的临床获益。

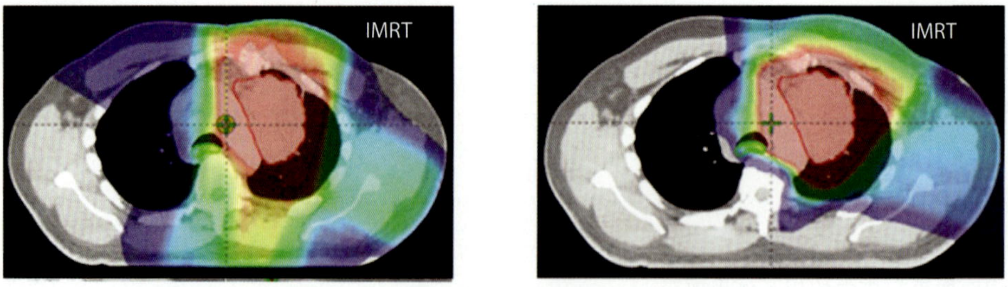

图 10.1　与光子（左）治疗相比，使用质子（右）治疗累积剂量减少。注意，由于质子治疗中的射程不确定边界，光子剂量分布适形度稍高。（经许可转载自 Chang，J. Y. et al.，Int J Radiat Oncol Biol Phys.，90，809 – 818，2014.）

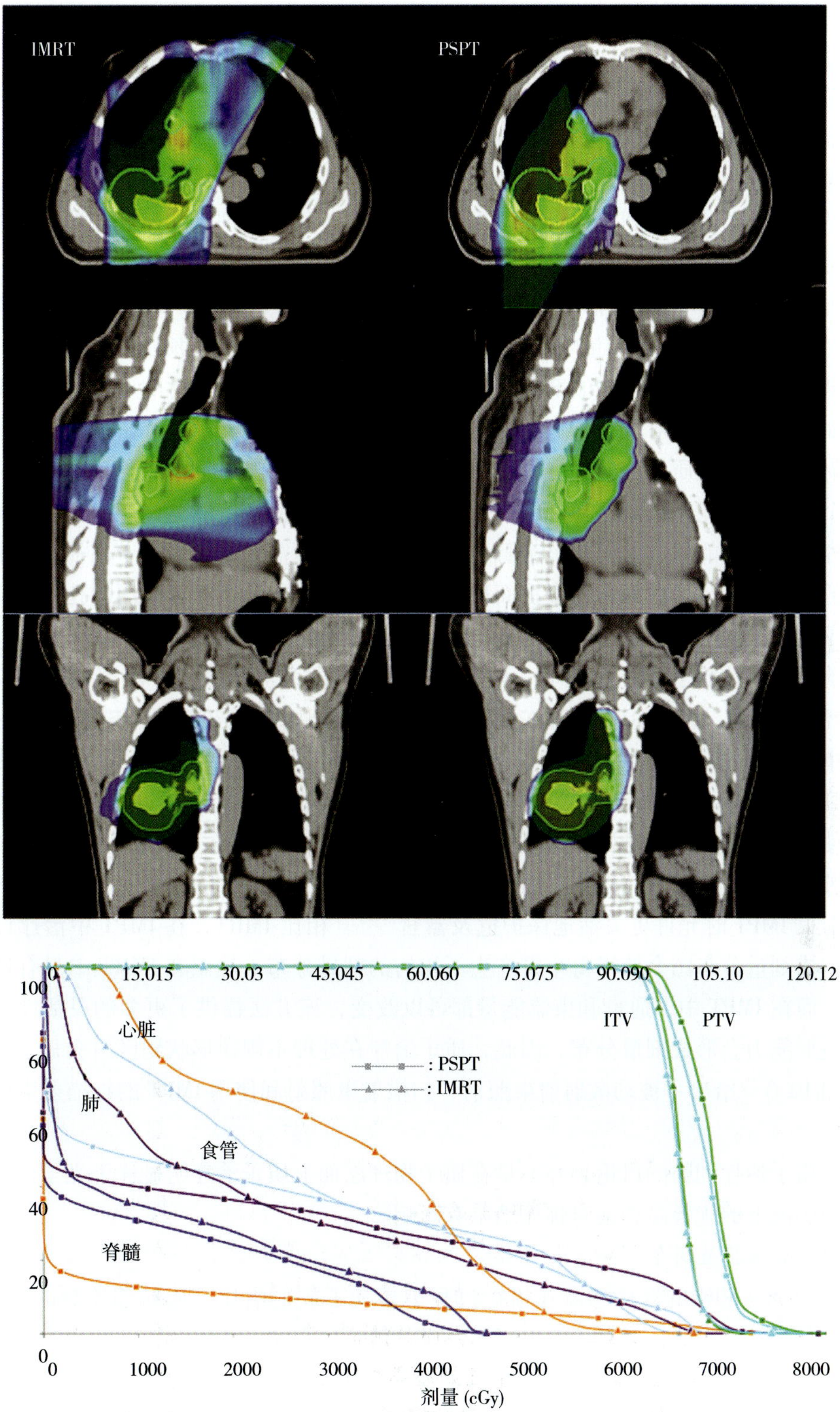

图 10.2　相比调强光子治疗（IMRT，左）与被动散射质子治疗（PSPT，右），对非小细胞肺癌患者来说，质子治疗计划在剂量学上有优势。（经许可转载自 Wink，K.　C. et al.，Front Oncol.，4，1－15，2014.）

在使用调强质子治疗（IMPT）时，质子治疗不仅在累积剂量学上有优势，而且在剂量分布的适形度上也有优势。这是因为可以调节进入治疗室的质子束能量或旋转机架，这样就可以将布拉格峰定位在患者体内的特定深度。与光子技术相比，在设计治疗计划时增加了额外的自由度。正如下面将讨论的那样，射程不确定性要求质子治疗有特定的外放边界，但是与高能光子治疗相比，即便使用当前的外放边界，质子的高剂量体积仍会更小。

与基于光子的治疗计划相比，当使用质子时，减小的累积剂量和射程末端的结果是质子治疗通常使用更少的射束。光子治疗需要多角度射束以实现靶中的均匀剂量平台。利用质子，单野可通过将单个布拉格峰调制成扩展的布拉格峰（SOBP）来实现均匀的靶剂量，SOBP是各种原始的、单一能量峰的组合。然而，在质子治疗中也使用多个射束角，以进一步优化剂量分布并减少对皮肤的剂量，因此质子通常比高能光子提供的皮肤保护更少。

经加速的质子束相对较小，宽度通常为几毫米（高斯分布σ）。从质子治疗时代开始就使用散射系统来拓宽质子束，使其能够覆盖射野方向观中靶区的形状[5]，这种照射技术有以下几个缺点：首先，束流路径中的物质用于散射，从而使束流展宽，产生二次辐射，如中子。此外，射束的能量、射程在整个野中是恒定的，从而需要使用患者专用补偿器来调制整个野中的射程，并且标称圆形射束在面积上大于靶，从而需要用患者专用的孔径。最后，深度调制仅适用于使剂量分布与靶区远端适形，而非近端。

目前在大多数质子中心引入了一种不同的方法，即束流扫描[6]。使用扫描射束照射的想法已经存在了几十年，但直到现在我们才有信心能够达到所需的精度和安全性。在扫描射束照射中，小尺寸的单个射束光斑（σ宽度为几毫米）可以通过磁场操控，从而使布拉格峰定位到患者身上指定的位置。当使用扫描射束时，可以实现剂量的近端和远端分布一致，而无须使用诸如孔径和补偿器之类的患者专用硬件，此外通常还可以避免散射线（尽管对于浅层肿瘤可能需要预吸收体或者因为某些照射系统有最小能量的限制）。最重要的是当使用扫描射束IMPT时允许更灵活地保护危及器官[7,8]。相比IMRT，在IMPT中治疗计划优化笔形束扫描剂量分布图会使得每个野产生不均匀的剂量分布。注意在IMRT中只有通量是经调制的，而在IMPT中，通量和束流能量都可以改变，该方法提供了更多的灵活性。由于其优越的适形能力会形成剂量分布，因此，质子治疗在处理不规律形状靶区时会显示出明显的优势。图10.3[9]给出了被动散射射束照射、扫描射束照射和使用IMPT的扫描射束照射之间的区别。

关于质子治疗利弊的讨论，并不是在质子物理层面上质子治疗明显优于光子治疗，而是在于物理层面上的优势是否会对临床结果有影响。

10.1.1.2 临床获益简介

大约45%～50%的癌症患者在治疗过程中接受了放射治疗。从局部控制的角度来看，放射治疗是非常有效的，但是正常组织不可避免地受到照射，导致放疗毒性的产生和生活质量的降低[10,11]。副作用的出现及其严重程度受许多因素的影响，其中许多是患者个体因素，如放射敏感性，并可能是由遗传特质决定的。

毒性剂量的可能性取决于剂量和受照体积[12-14]。通常使用剂量－体积直方图（DVH）和从中提取的参数来分析剂量分布。基于临床研究推导出的参数建立的生物物理模型可用于

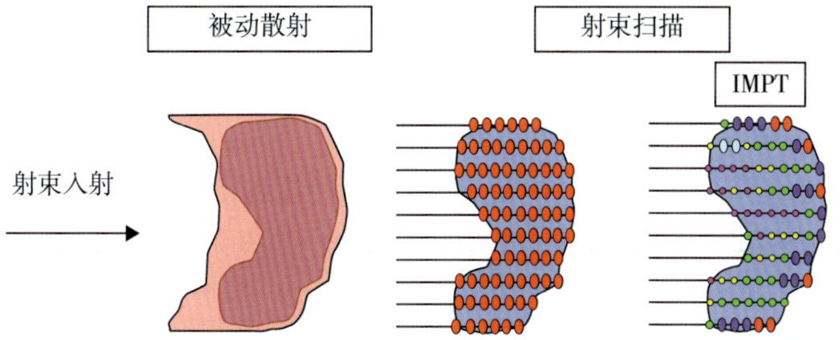

图 10.3 射束扫描、调强质子治疗（IMPT）与被动散射相比的优势示意图。（经许可转载自 Paganetti, H. and H. Kooy, Expert Rev Med Devices, 7, 275-85, 2010.）

预测肺部的临床结果[15]。通常从 DVHs 中提取单一参数如 V_{20}和平均肺剂量，这些参数与胸部肿瘤的放射性肺炎相关[14]。在光子治疗中，也出现与 V_{20}和平均肺剂量之间有很强的相关性（$r>0.94$）[16]。

许多结果预测是基于危及器官的平均剂量，因此应谨慎使用。在啮齿类动物实验中报道了肺组织对辐射反应的区域差异[17-21]。也有研究表明肺的影响并不局限于受辐射的肺区域[19,20,22]，在患者中也可以表现出区域差异。例如，肺下部的剂量比肺上部的剂量更能预测放射性肺炎[23-25]。在啮齿类动物的实验中，我们发现肺功能会受心脏剂量的影响[19,21,26]。在临床患者中也得到了证实[27]。

虽然使用质子时肺剂量减少，但是上述和其他因素使评估质子治疗的潜在临床获益变得困难。换句话说，累积剂量上的明显优势可能不会产生临床效果上的优势，这取决于剂量分布。这也是进行临床试验比较质子和光子治疗的主要动机。2012 年，美国放射肿瘤学会（ASTRO）新技术委员会得出结论，“当前已有数据无法提供足够的证据推荐在肺癌治疗中进行临床试验之外的质子束治疗”[28]。

10.1.1.3 肺癌质子治疗的基本原理

对非小细胞肺癌（NSCLC），治疗剂量和疗效受到严重毒性风险的限制[29-31]。质子治疗，以其降低的累积剂量和先进的剂量适形能力，具备了增加靶剂量而不增加肺或心脏剂量的优势[32,33]。通常，与光子放疗相比，质子治疗只需要更少的野即可形成适形的剂量分布。事实上，肺癌的质子治疗通常只需 2 ~3 个射野（图 10.1 和 10.2）。减少的照射量对预期的毒性有很大的影响，即质子治疗患者预期表现出较低的放射性肺损伤风险[34,35]。

各种研究对质子和光子治疗早期肺癌进行了比较，表明质子治疗具有明显的剂量学优势[36-42]，尤其对大体积肿瘤和中央型肿瘤表现出特别优势。Chang 等发表了一项对比治疗计划的研究结果，对 25 例患者分别做了 3D 适形光子治疗、调强放疗和质子治疗的比较。当使用质子治疗时，肺、脊髓、心脏和食道接受的辐射剂量会降低，这是因为累积剂量整体较低，这可能会对提高剂量有帮助。有趣的是，RTOG 0617 肺试验使用剂量递增，而剂量增加并没有显示出优势，当Ⅲ期非小细胞肺癌患者同时给予两种药物化疗时，74Gy（2Gy）并不比 60Gy 疗效好[43]。

光子技术如立体定向消融体部放疗已被成功应用，但由于存在毒性风险，往往难以治疗大的或中央型肺癌[44]。当使用光子治疗时，虽然也具备低分割潜力，但是，使用质子治疗由于能减少正常组织受量而在这方面具备更大的潜力[45]。使用质子时剂量增加的潜力在30%~40%的数量级[46]。在评估分次治疗方案时，我们必须意识到光子和质子治疗在剂量分布上的差异[47]。

质子治疗肺癌已在许多中心得到广泛应用，并有各种综述论文发表[48-51]。下面将总结质子治疗肺癌的临床结果。

10.2 临床结果

关于质子治疗不同分期肺癌的临床结果，有越来越多的文章已发表。我们对早期和局部晚期疾病的现有文献进行了划分，在特定中心按位置对研究进行了分类，以展示治疗策略和临床经验的演变。这也便于区分来自同一机构可能重叠的研究人群。少数几篇文章中包含有大量不同临床分期的患者（早期与局部晚期）。

以下仅使用标准缩写，总生存率/时间（OS），无病生存率（DFS），局部控制率（LC），疾病特异性生存率（DSS），放射性肺炎（RP），分次方案表示为XXGy（RBE）/YY fx，即XXGy（RBE）总剂量，以YY每日分次、每周5次给予。除非另有说明，以下研究报告中的所有患者均采用被动散射质子治疗。

10.2.1 早期非小细胞肺癌

Bush和他的同事发表了一组患者的一系列毒性等相关结果，这些结果来自20世纪90年代以来在洛马琳达大学医学中心接受治疗的患者[36,41,52-54]。在他们最早的研究中[52-54]，比较了心肺功能良好患者的光子-质子联合治疗［45Gy（RBE），光子照射纵隔+28.8Gy（RBE），质子照射大体肿瘤体积（GTV）］推量照射和仅用质子治疗51Gy（RBE）分10次治疗。早期患者的2年无病生存率为86%，与当时的其他报道相比较有优势[53]。此外，单纯质子治疗组报告的肺毒性低于联合治疗组[52,54]。

根据这一经验，设计了一个Ⅱ期试验，首先将剂量从51Gy增加到60Gy，然后再增加到70Gy（RBE），分10次进行[36,41]。在对111例患者（其中64例为T2，22例为大体病变>5cm）的最终分析中，观察到OS随着剂量水平的增加而增加，即在51Gy、60Gy和70Gy（RBE）照射4年后分别为18%、32%和51%。肿瘤部位（即中心型与周围型）与预后无关。本组病例均未发生放射性肺炎，无须类固醇治疗，治疗1年后肺功能维持良好。

M.D.安德森癌症中心的Chang等进行了一项Ⅰ/Ⅱ期研究，纳入18名患有较大外周（T2~T3）或中心（T1）肿瘤的患者，总剂量为87.5Gy（RBE），分次剂量为2.5Gy（RBE），由于随访时间较短（中位时间16.3个月），影响了对最终结果的解释。1年时LC为89%，DFS和OS分别为53%和93%，2年时DFS和DS分别为46%和55%，未报告4、5级毒性。最常见的毒性是皮炎（2级67%；3级17%），然后是2级疲劳（44%），2级肺炎（11%）和2级食管炎（6%）。由于7周的治疗时间较长，所有患者在第3周或第4周进行了额外的4D-CT扫描，必要时调整了治疗方案（45%的患者是这种情况）。

Westover等分析了15例在马萨诸塞州总医院接受42~50Gy（RBE）分3~5次治疗的

Ⅰ期非小细胞肺癌患者的临床资料[42]。根据合并症选择患者，如严重慢性阻塞性肺疾病（COPD）或间质性肺疾病（n=8），多原发和/或既往放疗（n=7）。在中位随访2年以上，LC和OS分别为100%和64%。不良反应包括2级疲劳和皮炎各1例，肋骨骨折3例，其中1例重度COPD患者发生3级RP（放射性肺炎）。

筑波大学质子中心的临床经验在一系列描述肺癌患者质子治疗的论文中已有论述，这些论文可追溯到1983年[37,56-58]。最早的研究[57]报道了51例非小细胞肺癌患者（Ⅰ~Ⅱ期37例，Ⅲ~Ⅳ期9例，复发5例）的治疗结果，分次剂量中位数为3Gy（RBE）（范围为2~6Gy），总剂量中位数为76Gy（RBE）（范围为49~93Gy）。所有患者的5年OS为29%，Ia期为70%，Ib期为16%。注意，这些患者大多数是在尚未有PET的时代接受治疗的，即真正的分期分布极有可能向更高的分期倾斜。结果显示治疗耐受性良好，不良反应没有4+级，有1例3级和3例2级急性肺毒性，没有显著的晚期毒性。

基于这一初步经验，他们开始研究低分割，首先是50Gy（RBE）/10fx，然后是60Gy（RBE）/10fx[37]，最后是对中央型肿瘤行72.6Gy（RBE）/22fx，对周围型肿瘤行66Gy（RBE）/10~12fx的方案[56,58]。Tsukuba最新发表的研究报告给出了74例Ⅰ期非小细胞肺癌患者的疗效，所有患者的3年OS为77%，Ⅰa期3年LC为86%，Ⅰb期OS为67%。剂量水平被证明是复发的一个显著预测因子，对于中心型和周围型的肿瘤3年LC分别为64%和88%。毒性包括3例2级（皮炎/食管炎），2例3级（RP，皮肤溃疡），11例肋骨骨折（14%）。

Nihei等[59]发表了一项研究，分析了在千叶县接受4种不同剂量水平治疗的37名患者，即在3.5~4.5Gy（RBE）/fx中接受70Gy、80Gy、88Gy、94Gy（RBE）治疗，大多数患者接受80Gy或88Gy（RBE）治疗。2年局部无进展生存率（PFS）和OS分别为80%和84%，2年DFS为58%。急性毒性较轻，仅3例1级。但晚期肺部毒性较常见，2级和3级各3例，即16%的患者出现晚期肺部毒性（≥2级）。这可能与照射的总剂量高有关，但也与4~5周治疗期间的肿瘤缩小以及由此产生的较高正常组织受量有关。

日本东北部质子治疗中心的经验发表在最近的两份报告中，一份报告仅描述了以66Gy（RBE）10分次治疗的周围型肿瘤的方案[60]，而另一份报告包括以80Gy（RBE）25分次治疗的中央型肿瘤[61]。他们报告了50例采用周围型肿瘤方案治疗的患者的良好疗效，3年OS、LC和PFS分别为88%、96%和76%，但中位随访仅为23个月。只有1例患者在此方案下发生了2级RP。治疗中央型肿瘤的方案以80Gy（RBE）25分次进行治疗，虽然毒性较高，但也有类似的良好疗效。66Gy（RBE）治疗的32例和80Gy（RBE）治疗的24例患者中，分别有9%和33%出现2级皮炎，9%和29%出现2级肋骨骨折，16%和21%出现2级RP。两项研究均未报告4级、5级毒性[60,61]。

Iwata、Fujii和他的同事发表了三篇文章，描述了从2003年到2009年在Hyogo离子束设备中心采用质子和碳离子治疗患者的疗效。这里讨论的疗效仅涉及质子治疗患者[62-64]。最初，治疗方案为第一组20例患者80Gy 20分次（RBE），在评估急性和中期毒性后进一步缩减治疗方案至60Gy（RBE）/10fx[64]。第二组57例患者中位随访时间为3年，80/60Gy（RBE）组的3年OS/LC分别为90%/61%和83%/81%，两组间无显著性差异。

在随后的一份报告中，Iwata等重点研究了T2a-bN0M0肿瘤患者中接受SBRT技术治疗的那部分患者[63]。他们增加了两个额外的分次方案，一个长分割方案（70.2Gy/26fx）和一个低分割方案（52.8Gy/4fx）。该结果表明，质子治疗等适形技术的毒性最小，即使是对于较大的（T2b，>5cm）且位于中心位置的肿瘤也是如此。尽管受限于相对较少的患者数目（n=43），但应注意到 T2a 和 T2b 患者之间的疗效没有显著差异。

Fujii 等的报告中[62]使用了相似的方法，只有较小的 T2a 肿瘤（<5cm）与 T1 患者被纳入。70 例患者的 3 年 OS 为 72%，LC 为 81%。应该注意的是，结果与上述 T2 肿瘤研究非常相似，该研究报告的 3 年 OS 和 LC 分别为 74% 和 78%。请注意，即使前者主要由 T1 患者组成，而另一组仅包含 T2 肿瘤，结果也是如此，提示这两组的疗效是相似的。

以上所列的分别代表了来自不同地域和不同年代的研究结果，在解释时应考虑到某些方面。最早的研究可追溯到 20 世纪 80 年代，那时 PET 还没有被常规用于肺癌分期，其分期结果很难与现代研究相比较，因为如果那时 PET 可用的话，这些患者中的相当一部分可能会进行重新分期。同样，表 10.1 中列出的分期反映了当时使用的分期系统，例如，2010 年以前的研究将大肿瘤（>7cm）分类为 T2，在当前的 TNM 分类中为 T3[65]。日本的研究包含了大量可进行手术但拒绝手术的患者，而美国的研究通常只包含无法进行手术的患者[36,55,62,64]，这反映了肺癌治疗实践中的差异。

表 10.1 关于早期患者已发表研究报告的结果

治疗机构	作者	时间段	患者例数	分期	分割方案
Loma Linda Cancer Center	Bush et al.[53,54] Bonnet et al.[52]	1994－1998	37	27 Ⅰ, 2 Ⅱ, 8 ⅢA	Proton boost 或 51Gy（RBE）/10fx
	Bush et al.[36]	1995－2002	68	29 T1, 39	T2 51Gy（RBE）/10fx; 60Gy（RBE）/10fx
	Bush et al.[41]	1999－2010	111	47 T1, 64 T2	51Gy（RBE）/10fx; 60Gy（RBE）/10fx; 70Gy（RBE）/10fx
M. D. Anderson	Chang et al.[55,66]	2006－2009	18	4 T1, 13 T2, 1 T3	87.5Gy（RBE）/35fx
Massachusetts General Hospital	Westover et al.[42]	2008－2010	15（20 tumors）	16 ⅠA, 2 ⅠB, 2 ⅡA	42～50Gy（RBE）/3～5fx
University of Tsukuba	Shioyama et al.[57]	1983－2000	51	28 Ⅰ, 9 Ⅱ, 8 Ⅲ, 1 Ⅳ	49～93Gy（RBE）/8～46fx
	Hata et al.[37]	2002－2005	21	11 ⅠAa, 10 ⅠB	50～60Gy（RBE）/10fx
	Kanemoto et al.[56]	1997－2011	74（80 tumors）	59 ⅠA, 21 ⅠB	66Gy（RBE）/10～12fx 周围型; 72.6/22fx 中央型

续表

治疗机构	作者	时间段	患者例数	分期	分割方案
Chiba	Nihei et al.[59]	1999 – 2003	37	17 Ⅰ A，20 Ⅰ B	70 ~ 94Gy（RBE）/20fx
Southern Tohoku Proton Beam Therapy Center	Makita et al.[61]	2009 – 2012	56	24 Ⅰ A，19 Ⅰ B，13 Ⅱ A	66Gy（RBE）/10fx 周围型；80Gy（RBE）/25fx 中心型
	Hatayama et al.[60]	2009 – 2014	50（52 tumors）	44 Ⅰ A，8 Ⅰ B，仅周围型	66Gy（RBE）/10fx
Hyogo Ion Beam Medical Center	Iwata et al.[64]	2003 – 2007	57	27 Ⅰ A，30 Ⅰ B	80Gy（RBE）/20fx，60Gy（RBE）/10fx
	Iwata et al.[63]	2003 – 2009	43	30 T2a，13 T2b	52. 8Gy（RBE）/4x 60 ~ 66Gy/10fx 70. 2Gy（RBE）/26fx 80Gy（RBE）/20fx
	Fujii et al.[62]	2003 – 2009	70	8 T1a，28 T1b，34 T2a	52. 8Gy（RBE）/4x 60 ~ 66Gy/10fx 70. 2Gy（RBE）/26fx 80Gy（RBE）/20fx

注：由于分期版本、纳入/排除标准不同，因此患者的结局和毒性未包含在表中。在解释早期研究的分期版本时应谨慎，这些研究有部分是在没有 PET 的情况下分期的，其中许多是按早期 AJCC TNM 分期（2010 年以前）进行分期的。

总的来说，在过去的 30 年里，似乎有几个中心发生了类似的治疗变革。首先，提升了剂量，使分次大小保持在 2 ~ 3Gy（RBE），然后随着低分割的出现，更多的中心开始将治疗缩短到 < 10 次。目前来自不同中心的经验表明，质子治疗中央型肿瘤的剂量可达 70Gy（RBE），分 10 次，如果将正常组织限量因素考虑进去，其疗效与治疗周围型肿瘤相似。

毒性一般是可以控制的。虽然 4、5 级毒性非常罕见，但它们往往随着治疗分次的增加而增加，上述几项研究也报告了临床上出现了明显的皮炎和频繁的肋骨骨折。通过使用多个照射野可以将两者的风险最小化，这是一些作者推荐的，特别是对于体积大和靠近胸壁的肿瘤这样处理更适合。IMPT 近端边缘适形度好，能够更好地保护胸壁，并可降低肋骨骨折的发生率。

10. 2. 2　局部晚期肺癌

M. D. 安德森癌症中心课题组在一系列出版物中发表了他们采用质子治疗局部晚期非小

细胞肺癌的大量经验[66-70]。他们在最早的文章[67]中，报告了对66例患者给予中位总剂量为74Gy（RBE）、2Gy（RBE）分次治疗的毒性研究。3+级肺炎和食管炎发生率（分别为2%和5%）低于回顾性光子治疗组患者（3D适形光子组为30%和18%，调强放疗组为9%和44%）。基于此进行了Ⅲ期试验（NCT00495040）的设计，其结果将在下面讨论。

Chang等[66]报告了一项前瞻性Ⅱ期研究的结果，该研究纳入44例Ⅲ期非小细胞肺癌患者，接受74Gy 37分次（RBE）治疗。这项研究有一个有趣的细节，是在患者接受治疗3周后进行额外的4D-CT成像，以评估是否需要自适应治疗，其中9例（20%）患者选择了进行自适应治疗[71]。中位OS为29.4个月，1年OS和1年PFS分别为86%和63%。没有患者发生4级或5级质子治疗相关不良事件。

最新报道[68]描述了134例Ⅱ～Ⅲ期患者（人群与先前研究不重叠）的良好长期预后（中位随访4.7年）。多数患者接受75Gy 37分次（RBE）治疗。Ⅱ期和Ⅲ期的5年DFS分别为17.3%和18%。毒性反应可耐受，1例4级食管炎，16例3级不良反应（皮炎8例，食管炎6例，肺炎2例）。M.D.安德森课题组的关于同步放化疗这三个系列报道中，所有患者的同步化疗方案都是非常一致的，即每周50mg/m^{2}的紫杉醇，卡铂AUC 2（见表10.2）。此外还允许诱导和辅助方案，时间、剂量和类型由主治医师自行决定。

Gomez等报道了25例患者接受45～60Gy（RBE）、15分次放射治疗而不同步化疗的Ⅰ期低分割研究的结果[69]。他们前期的研究（中位随访13个月）只关注毒性反应：有2名患者发生了可能与放射治疗有关的严重3+级剂量限制性反应。

McAvoy等已经发表了一组纳入102名患者的结果，这些患者接受了60.5Gy 2Gy/次（RBE）的中位剂量再照射[70]。从首次放疗到再次放疗的中位时间为17个月，同步化疗和较高剂量与OS改善有关。但1年局部控制率和中位OS均较差，分别为49.2%和14.7个月，且与同步化疗和剂量有关的严重食管和肺部毒性明显。然而值得注意的是，有明确目的的质子治疗再程放疗是可行的，97%的患者完成了计划的照射疗程。局部控制确实会影响生存率，因为局部失败的患者经常死于由此引起的并发症。

M.D.安德森课题组的发表的一项技术研究报道了34例45～78Gy（RBE）[中位数为66Gy（RBE）] IMPT治疗的胸部肿瘤患者，重点关注剂量学结果和不确定性是否稳定[3]。结论是对运动幅度达5mm的胸部恶性肿瘤，他们的方法是安全的。

M.D.安德森课题组最新研究是一项将被动散射质子治疗与调强放疗进行比较的贝叶斯随机试验[72]，已在2016年美国临床肿瘤学会（ASCO）会议上发表。该试验纳入了255名患者，其中149名是随机入组的，未能显示局部复发或3+级放射性肺炎发生率的统计学显著差异。这可能有几个原因，其中一个事实是，只有当两种方案都满足限定条件时，即质子治疗肿瘤较大的患者，或者质子治疗组中高剂量区域通常较大，患者才随机入组。

Hoppe等发表了一个系列文章，报道了佛罗里达州19例局部晚期非小细胞肺癌患者的早期结果（中位随访16个月），治疗剂量范围为62～80Gy（RBE），2Gy（RBE）/次[73]。急性毒性3+级5例，晚期毒性3+级3例，其中1例由于身体状态差，在治疗过程中发生4级食管炎和疲劳。

Colaco等报道了质子治疗小细胞肺癌的系列文献[74]。虽然这项研究的随访时间比较有限（中位随访时间 12 个月），患者数也很少（n = 6），但他们报告，在接受 60 ~ 66Gy（RBE）30 ~ 34 分次治疗中，1 年 OS 为 83% 和 1 年 PFS 为 63%。无 3 + 级食管炎、2 + 级气道炎及其他 3 + 级血液毒性反应发生。

筑波大学对两组患者进行了治疗：一组 57 名患者不进行同步化疗，分次剂量是 2 ~ 6.6Gy（RBE），总剂量是 50 ~ 84.5Gy（RBE）[79]；另一组 15 名患者进行同步化疗和常规治疗[80]。在第一组研究中，有 3 名患者因合并症而无法完成治疗。此外，因肿瘤缩小（1 例甚至缩小 3 次）44 例（78%）患者的靶区体积需自适应治疗。尽管本研究中大多数患者不适合化疗或化疗失败，但治疗耐受性相对较好，6 例患者出现 3 级肺毒性，无 3 + 级食管炎或心脏毒性。对于这一具有挑战性的患者队列，结局比较好，即中位 OS 为 21 个月，2 年 OS、PFS 和 LC 分别为 39%、25% 和 64%。第二组研究[80]报道了 15 例患者接受 74Gy 37 分次（RBE）治疗，每月同时使用顺铂和长春新碱。平均 OS 为 26.7 个月，与其他报道相当，但观察到骨髓抑制发生率高，且近一半患者不能完成化疗。

表 10.2　局部晚期肺癌临床研究汇总

治疗机构	作者	时间	患者例数	分期	分割方案	化疗
M. D. Anderson Cancer Center	Sejpal et al.[67]	2006 - 2008	62	2 Ⅰ B, 5 Ⅱ B, 25 Ⅲ A, 17 Ⅲ B, 5 Ⅳ, 8 复发	中位总剂量 74Gy，2Gy/次	所有患者接受每周紫杉醇 50mg/m^2，卡铂 AUC 2mg/（ml · min），可以采用诱导化疗或辅助化疗，剂型、剂量、时间由主治医师决定
	Chang et al.[55,66]	2006 - 2009	44	21 Ⅲ A, 23 Ⅲ B	74Gy（RBE）/37fx	
	Nguyen et al.[68]	2006 - 2010	134	6 Ⅱ A，15 Ⅱ B，70 Ⅲ A，43 Ⅲ B	74Gy（RBE）/37fx 57% 的患者 74Gy（RBE）	
	Gomez et al.[69]	2010 - 2012	25	-	45Gy（RBE）/15fx 52.5Gy（RBE）/15fx 60Gy（RBE）/15fx	未化疗
	McAvoy et al.[70]	2006 - 2013	102 (99 completed)	20 Ⅰ A，9 Ⅰ B，11 Ⅱ A，5 Ⅱ B，31 Ⅲ A，14 Ⅲ B，9 Ⅳ	中位剂量 60.5 EQD2 Gy（RBE）[25.2 ~ 155]，中位 30 分次 [10 ~ 58]	30% 的患者同步化疗
	Chang et al.[3]	2011 - 2013	34	1 Ⅰ，1 Ⅱ，17 Ⅲ，1 Ⅳ，其他的不是原发性肺癌	Median total dose 66Gy（RBE）[45 ~ 78]	-

续表

治疗机构	作者	时间	患者例数	分期	分割方案	化疗
	Liao et al.[72]	–	57 protons 92 IMRT	–	74Gy（RBE）/37fx	同步每周紫杉醇 50mg/m^2，卡铂 AUC 2mg/（ml·min）
University of Florida Proton Therapy Institute	Hoppe et al.[73]	2008 – 2010	19	1ⅡB 15ⅢA 3ⅢB	中位总剂量 74Gy（RBE）（62 ~ 80Gy），2Gy（RBE）/fx	所有患者同步化疗，7 例诱导化疗，方案可以有变化
University of Florida Proton Therapy Institute	Colaco et al.[74]	2009 – 2012	6	LS – SCLC	60 ~ 66Gy（RBE）/30 ~ 34fx 45Gy（RBE）/30fx 2 次/d（n = 1）	5 例同步化疗，1 例采用卡铂和依托泊苷诱导化疗
University of Pennsylvania	Remick et al.[75]	2011 – 2014	17	4ⅠA – ⅡB，13 ⅢA 或更晚分期	中位总剂量 54Gy（RBE）[50 ~ 67Gy（RBE）]	2 例新辅助化疗，11 例辅助化疗，4 例同步化疗
	Remick et al.[76]	2011 – 2014	27 protons 34 IMRT	–	50.4/54.0Gy（RBE）中位总剂量/IMRT	–
Proton Collaborative Group	Badiyan et al.[77]	2010 – 2015	96	22% Ⅱ，54%，ⅢA，24%，ⅢB	中位总剂量 70Gy（RBE）[48 ~ 75]，35fx	80% 接受化疗，70% 同步化疗
University of Tsukuba	Nakayama et al.[78]	2001 – 2008	35	5Ⅱ，12ⅢA，18ⅢB	中位总剂量 78Gy（RBE）[67 ~ 91]，最常用 77Gy（RBE）/35fx	未化疗
	Oshiro et al.[79]	2001 – 2010	57（51 completed）	24ⅢA，33ⅢB	中位总剂量 74Gy（RBE）[50 ~ 84.5]，2.0 ~ 6.6Gy/fx（RBE）	
	Oshiro et al.[80]	2010 – 2013	15	4ⅢA，11ⅢB	66Gy（RBE）/33fx to CTV 74Gy（RBE）/37fx 早期肿瘤	每日同步卡铂 80mg/（m^2·d），长春瑞滨 20mg/m^2，d1，d8，2 周期，在放疗期间进行
Southern Tohoku Proton Beam Therapy Center	Hatayama et al.[60]	2009 – 2013	27	14ⅢA 13ⅢB	中位剂量 77Gy（RBE），60.6 ~ 86.4Gy（RBE）/25 ~ 37fx 2 ~ 3.2Gy（RBE）/fx	11 例接受化疗，化疗方案不同

注：由于不同的分期、纳入/排除标准，结果和毒性未纳入。

Remick 等最近报道了他们在 17 例患者中使用质子束治疗作为术后放射治疗（PORT）的初步发现[75]，并且还发表了一个入组更多数量的质子和调强放疗的患者[76]。PORT 在非小细胞肺癌中常规应用于纵隔 N2 病变和手术切除后切缘阳性的情况，关于该手术的风险/收益比有一个激烈的讨论。质子治疗可能在具有挑战性的情况下，即治疗窗口期特别窄，产生获益。基于质子的 PORT 中位剂量为 50.4Gy（RBE）的治疗结果表明，与调强放疗至 54Gy（RBE）相比，短期疗效、毒性相似，尽管更长时间的随访可能会发现疗效上的差异[76]。

Badiyan 等[77]报道了质子协作组的初步结果，纳入来自四个中心的 96 名患者。患者群体主要由肺功能差的高危病例和其他不符合 RTOG1308 标准的合并症病例组成（见下面的临床试验部分）。预计中位 OS、1 年 OS 和 2 年 OS 分别为 13.2 个月、53.4% 和 39.4%，急性 3 ~4 级毒性发生率为为 6%，结果表明质子治疗可为这一具挑战性的患者群体提供一种有效的治疗选择，且毒性有限。

最近，RTOG0617 的结果显示高剂量［74Gy（RBE）］组的生存率低于低剂量［60Gy（RBE）］组，揭示了光子剂量增加的局限性[43]。然而有证据表明，较高的辐射剂量仍可改善局部控制率和生存率，尽管这一点仍有争议[81]。上述结果表明，质子治疗可能是一种能安全增加剂量并起到良好疗效的方法，3 年 OS >40%，不良反应可控，3 级毒性发生率约 10% 和极低的 4 级毒性发生率。

10.2.3 质子治疗与光子治疗的比较

许多出版物给出了光子和质子治疗之间治疗计划的比较[32,82]。但临床对比很少见，临床试验也很少开展。这是因为，一方面，到目前为止，具有质子治疗肺癌经验和能力的中心还很少；另一方面，一些保险公司不愿为肺部恶性肿瘤的质子治疗投保。

Grutters 等对来自不同中心的观察性研究进行了荟萃分析[83]。此外，Bush 等的研究[52-54]将质子治疗与质子 - 光子治疗进行了比较，尽管只包括极少数患者。

Sejpal 等进行了大量的临床对比研究[67]，分析了 202 例同时接受质子治疗、常规放疗或调强放疗的患者。得出的结论为：即使质子治疗的中位总剂量高于 10Gy（RBE），质子组中 3 + 级 RP 和食管炎发生率也显著降低（分别为 2% 和 5%）。这推动了一项随机试验的设计，将调强放疗与质子治疗进行比较（NCT00915005），该试验在 ASCO 2016 会议上发表[72]，尽管尚不能确定被动散射质子和调强放疗在诱发 RP 和局部复发方面的统计学显著差异。

迄今为止最大的回顾性研究是由 Higgins 等开展的[84]，世卫组织查询了国家癌症数据库 2004—2012 年接受治疗的所有非小细胞肺癌患者。共有 243 474 名光子治疗患者和 348 名质子治疗患者被纳入疗效分析，结果显示接受质子治疗的患者的生存率显著提高。一项倾向匹配分析表明，质子治疗组 5 年 OS 为 22%，而光子组为 16%。

这些研究强调了由于试验设计、患者选择和快速发展的治疗技术等存在差异，会造成对比质子和光子之间的最终治疗结果比较困难。

10.2.4 正在开展的临床试验

目前有大量的临床试验正在开展，以确定质子治疗在胸部恶性肿瘤中的新作用，仅在美国就有 17 项研究。本节不再全面概述目前正在进行的所有研究，而是重点介绍按专题领域分类的重要试验：

1. 质子与光子的作用对比：RTOG 1308（NCT01993810）是一项针对Ⅱ～ⅢB 期非小细胞肺癌的多中心随机Ⅲ期研究，用光子或质子给予照射剂量 70Gy（RBE）/35fx。NCT01629498 是 M. D. 安德森癌症中心的一项非随机Ⅰ/Ⅱ期影像引导、调强放疗或 IMPT 试验。两组试验同时使用局部推量来增加 GTV 的剂量。

2. NCT00915005 是一个随机方案，分别采用光子和质子治疗，剂量为 74Gy（RBE）/37fx，主要目的是比较 3 + RP 或局部失败的发生率。第一个结果最近在 ASCO 的一份摘要中报道了[72]，尽管长期随访和队列生存将有更多新发现。位于德国德累斯顿的昂科瑞中心正在进行一项类似的研究（PRONTOX），即质子 - 光子比较治疗，剂量为 66Gy（RBE）/33fx。

3. 最佳分次：NCT01770418 是一种多中心、低分割治疗Ⅱ～Ⅲ期非小细胞肺癌的方案，治疗剂量为 60Gy（RBE），分 4 次，2.5～4Gy（RBE）/fx。华盛顿大学有一项类似的Ⅰ期研究（NCT02172846），同样将治疗时间缩短至 3 周。洛马林达大学医学中心曾开展了一个类似的研究（现在终止了，没有结果发表，NCT00614484），在 5 周内用紫杉醇和卡铂的同时用 76Gy（RBE）放疗。

4. 质子治疗在可手术患者中的作用：目前已在手术前和手术后的情况下对质子治疗在包括手术在内的三联疗法中的作用进行了研究。马萨诸塞州总医院进行了一项Ⅰ期试验（NCT01565772），在 3 周内用 45～55Gy（RBE）的低分割质子治疗结合顺铂和依托泊苷，随后进行手术。宾夕法尼亚大学目前也在进行一项术前质子治疗与同步化疗的Ⅰ/Ⅱ期研究，尽管超过 5.5～7.5 周（NCT01076231）。OncoRay 中心计划进行了一项研究，以调查加速计划的价值［每周 7 分次，2Gy（RBE）/fx，PORTAF，NCT02189967］。

5. 技术方面：M. D. 安德森癌症中心是唯一一家发表肺癌患者接受 IMPT 治疗结果的机构[3]。他们现在继续研究仅基于 IMPT 进行质子治疗的临床前景（NCT01629498）。多个小组正在研究其他方面的技术，包括更好的影像引导和运动缓解技术。其他试验和最新更新可以在 clincaltrials. gov 和粒子合作组网站（ptcog. ch）上找到。

10.3 治疗计划

10.3.1 与运动相关的靶区体积定义

因为肿瘤的运动会影响其剂量分布，因此呼吸引起的分次内运动是肺癌放射治疗的一个重要考虑因素。由于受国际放射单位和测量委员会（ICRU）62 报告的影响，治疗体积的定义有了很大变化。该委员会规定肿瘤临床靶体积（CTV）可以以内部边界扩展产生内靶区

（ITV）。然而，使用 ITV 进行质子治疗是有问题的，因为肿瘤运动不仅改变了肿瘤的几何位置，还改变了其放射学深度。为此，已经有人提出了若干可供选择的靶区定义策略，但哪种策略是最好的还没有形成共识。

早期肺癌质子治疗的策略包括修改孔径和射程补偿器的形状，以确保被动散射计划的覆盖范围。Moyers 等使用 PTV 来覆盖摆位误差和内部边界，但随后修改孔径边界、组织等效物涂抹和近端边界以覆盖摆位误差和运动边界[85]。Engelsman 和 Kooy 量化了不同孔径边界和组织等效物涂抹对模体等效均匀剂量（EUD）的影响[86]。然后 Engelsman 等在自由呼吸、吸气中期和 4D－CT 条件下定义靶区体积并比较治疗计划质量[87]。对于 4D－CT 病例，他们根据覆盖所有呼吸时相所需的最大侧向位移和最大等效水深度来确定孔径和组织等效物。他们的结论是，在吸气中期 CT 上创建的孔径和组织等效物外扩是足够的，而在4D－CT上创建的孔径和组织等效物外扩提供了最好的覆盖范围。

尽管组织等效物和孔径外扩仍是一种流行的策略，但通过在 3D 扫描中创建修改的靶区体积可以实现类似的效果，这个想法最初是由 Koto 等引入用于碳离子治疗。在他们的方法中，基于呼气 CT 进行计划设计以用于门控治疗。意识到门控照射可能不同于门控模拟，他们构建了一个 ITV 体积，并且 ITV 体积内体素的 HU 值被最大强度投影（MIP）的 HU 值取代。可以在靶区体积和入射路径中修改 HU 值，以确保能够覆盖任一呼吸时相。孔径和组织等效物直接由修改的 ITV 创建。随后 Kang 等人介绍了一种替代方法，其使用平均密度投影（AIP）CT，但大体肿瘤体积（iGTV）内的体素替换为 100 HU 的恒定密度[89]。他们比较了在自由呼吸、AIP 和 MIP CT 扫描下的治疗计划并得出结论，密度赋值策略是更好的方案。由 Bert 和 Rietzel[90]提出的另一种策略以依赖于射束的方式优化 ITV 中每个体素的密度值。对于给定的射束方向，计算到每个位置最大等效水路径长度（WEPL）。然后将密度分配给 ITV 中的体素，以确保优化后的 ITV 中体素的 WEPL 等于最大 WEPL。Rietzel 和 Bert 对此方法进行了改进，以更好地解释入射区域的移动结构[91]，Park 等也对此方法进行了改进以解释摆位误差[92]。通过考虑每个体素的邻域内的最大 WEPL，而不是在单个体素处，即可确保靶区的足够覆盖。Knopf 等人提出了一种类似的方法，称为 raITV[93]，通过优化参考图像上的靶区轮廓来实现覆盖，而不需要修改靶区体素。各种不同的概念如图 10.4 所示。

10.3.2　治疗计划的考虑因素

10.3.2.1　单野均匀剂量 *vs* IMPT

IMPT 计划通过累积来自单个非均匀治疗野的贡献，可以向具有复杂几何形状的靶体积提供高适形的剂量分布。单野均匀剂量（SFUD）的定义及其与 IMPT 的区别是经常引起混淆。最基本的挑战是：一方面，没有任何一个 SFUD 野是完全均匀的，因为即使是先进的扫描系统也很难用单一野提供完全均匀的靶区覆盖，尤其是在肿瘤几何形状不规律的肺部病例中。另一方面，IMPT 计划并不一定要包括易受不确定性影响的剂量梯度很陡的治疗计划。Dowdell 等[94]通过将所有主动扫描治疗计划定义为 $IMPT_{H\%}$ 以系统的方式解决这个问题，其中 H 定义了基于常规不均匀性定义所允许的最大不均匀性：

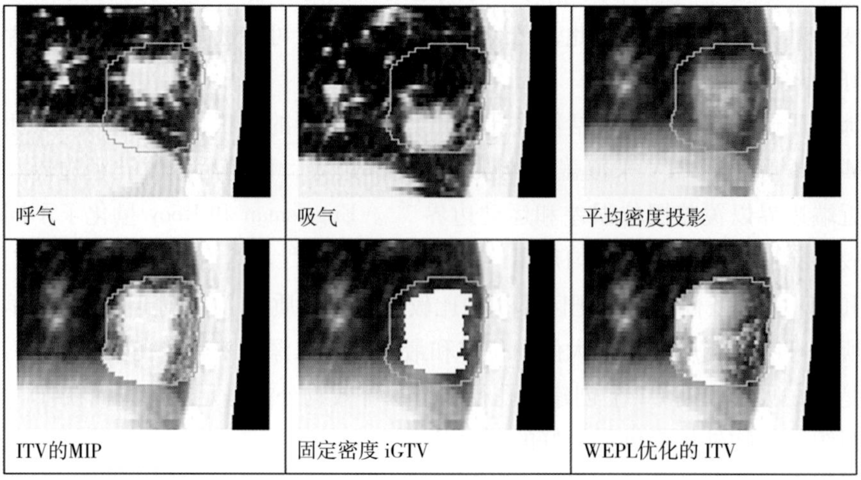

图 10.4　治疗肺癌时的质子治疗计划勾画。上排：呼气（左）时的肿瘤，吸气（中）时的肿瘤，平均密度投影（右）时的肿瘤；下排：ITV 的最大密度投影（MIP）（[88]，左），固定密度 iGTV（[89]，中）和 WEPL 优化的 ITV（[91]，右）

$$H = \frac{D_{max} - D_{min}}{D_{mean}}，对计划中任一野都适用$$

它消除了 SFUD 定义中固有的歧义，即仅允许 2% 不均匀性的类似 SFUD 计划被称为 $IMPT_{2\%}$，不施加约束的计划被称为 $IMPT_{full}$。图 10.5 给出的是采用不同野内均匀性程度的肺治疗计划案例。

对治疗射野内匹配陡峭的不均匀剂量的依赖会导致 IMPT 对一系列不确定性的敏感性增加。Lomax 为这个问题的计算[95]和摆位不确定性[96]做了相关研究。Albertini 等研究表明，强度调制的程度影响治疗计划的鲁棒性[97]，Dowdell 等详细研究了在系统和随机摆位不确定性影响下的肺癌治疗[94]，得出的主要结论可归纳如下：

- 野内调制越高，即剂量梯度越陡峭，从光子治疗中引入的基于“PTV”的外放边界概念就越不适用；
- 对于常规的分次治疗，系统摆位误差比随机误差更具有挑战性；
- 分次治疗是降低随机摆位误差影响的有力工具，使用大于 30 分次的研究结论不一定适用于更低分次的方案中。

这强调了使用全面、稳健的多标准优化方法的重要性[98]，该方法包括一系列参数，如摆位不确定性、射束角度[99]、射野数量以及患者和肿瘤几何形状可能发生的变化[100,101]。所有这些都是活跃的研究领域，尽管它们还没有在临床中得到应用。

10.3.2.2　射程不确定性

与光子剂量分布相比，质子剂量分布对分次间和分次内的解剖结构变化更为敏感，因为几何变化会影响射束的范程，所有质子治疗都存在射程不确定性。因此在质子治疗时，光子治疗计划中使用的均匀 PTV 外扩方案仅在考虑侧向不确定性时使用。射程的不确定性要求

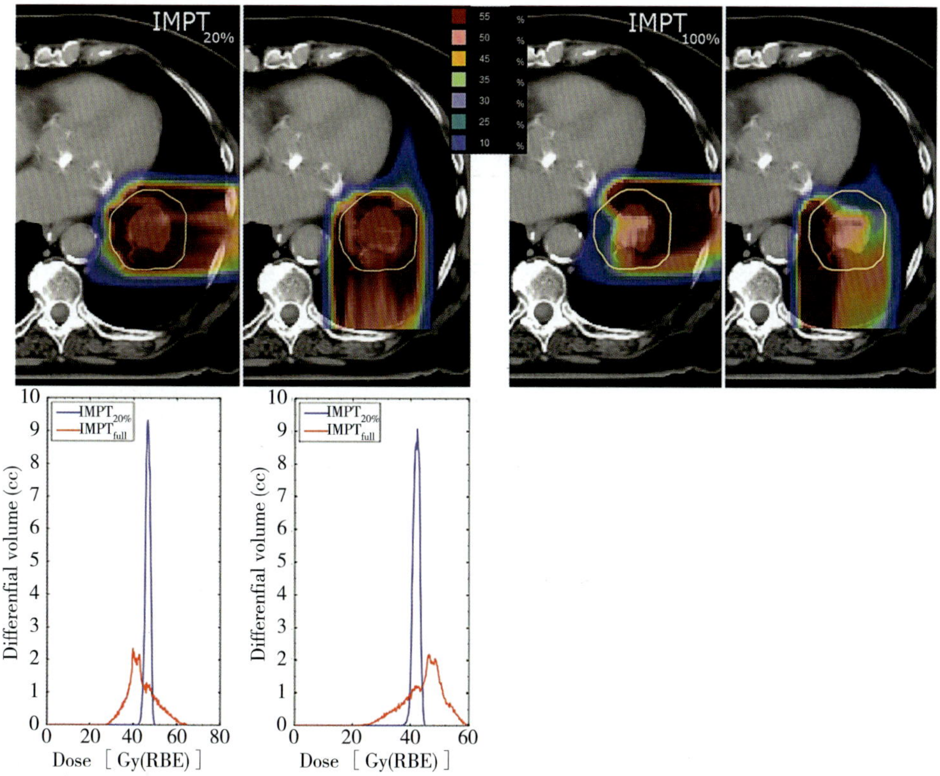

图 10.5　肺癌患者不同不均匀性的 IMPT 计划。左上：20%的不均匀性。右上：对不均匀性没有限制，比如 $IMPT_{full}$。左下：两种计划的 DVHs。（数据由 Stephen Vowdell 博士提供）

沿射束方向有单独的边界，raITV 的概念已在第 10. 3. 1 节中讨论过。射程的不确定性取决于患者的几何形状和射束角度。临床上，大多数治疗中心采用处方射程的 2. 5% ~3. 5% 形成远端不确定度边界外加 1 ~ 3mm 的等效水深度，以确保肿瘤的覆盖，从而导致明显超量和对健康组织的照射[102]。计划设计者需了解这些影响。在肺癌中，由于肿瘤通常被低密度肺组织包围，因此射程被放大，也就是说，由于这些不确定性，每增加 1mm 等效水长度的射程，对正常肺来说就是 3 ~ 4mm 剂量[103]。射程不确定性是在运动的情况下使剂量分布模糊的附加影响，这在光子和质子治疗中损害了对靶体积的侧向适形度[104,105]。

由于肺组织密度低，射程常被报道为 WEPL 而不是绝对距离。由于肺密度低，等效水路径长度转化为肺内的过量。因此，这些波动可导致远端危及器官剂量过量。除了肺组织被更高密度的肿瘤组织所取代（反之亦然）外，胸腔运动也可导致 WEPL 的显著改变。图 10. 6[106]说明了假设肿瘤为二维圆形的理想几何形状中的效果。等效水路径长度变化的可视化对治疗计划的设计会有所帮助[107]。肺部肿瘤质子治疗计划中的等效水路径长度波动已经由 Mori 等进行了研究[108]。结果显示，基于 ITV 计划的变化可达 2. 2cm，而基于 ITV 门控照射的变化可达 1cm。

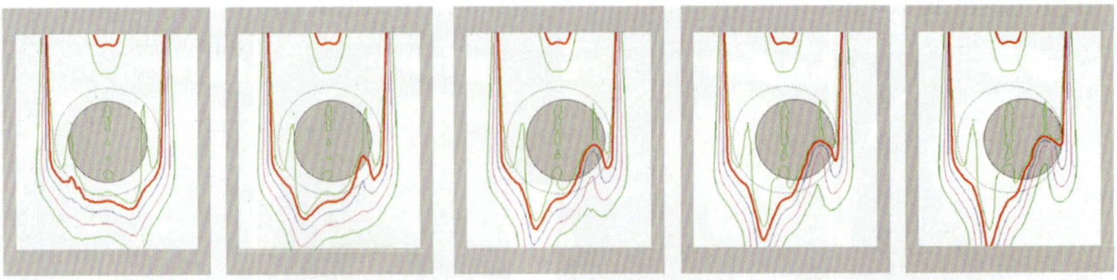

图 10.6 假设圆形靶区处于运动状态时质子剂量分布的畸变（射束从顶部进入）（经许可转载自 Knopf, A. and S. Mori, In I. J. Das and H. Paganetti [ed.], Principles and Practice of Proton Beam Therapy, Madison, Medical Physics Publishing, 2015.）

除了使用射程外放边界的方法外，被动散射质子治疗还使用补偿器涂抹来处理由于摆位误差和肺部肿瘤分次间的几何变化或运动改变造成的射程不确定性[85,87,109]。在笔形束扫描中不能使用补偿器涂抹。因此，在这种情况下，这些不确定性必须被射程不确定性的外放边界所覆盖[92,93]。

通常，射程不确定性的影响在射束扫描中可能会更复杂（例如下面将讨论的相互作用效应）。Dowdell 等人[94]研究了调强质子治疗中的剂量学效应，假设摆位不确定度为 ±5mm。在完整的 IMPT 中，对于系统和随机摆位误差而言，摆位误差的剂量学效应较大，而 IMPT 将一个野内的剂量变化限制在 20% 以内。运动（剂量模糊以及相互作用效应）和随机摆位误差在常规分割治疗时的影响对于大光斑尺寸是相当小的，而对于小光斑尺寸是相当大的。

除了由于运动或摆位引起的不确定性之外，在计划系统中，基于解析剂量计算算法算出的剂量与真实照射的剂量之间也存在差异。基于蒙特卡罗的剂量计算可以更精确地计算剂量（图 10.7[110]）[111,112]。研究表明治疗计划系统中的解析剂量计算算法可能高估肺部肿瘤控制概率高达 11%[111]。此外，几毫米的射程差异也已报道[103]。为确保 95% 的患者和每一个射野内的肿瘤覆盖率，需要约 6% 处方射程的外放边界[103]。但如果使用的是通用边界，则此方法成立。设计计划时使用较小的边界，基于剂量师的经验和射束方向在某些情况下增加额外的射程。肺的剂量计算和射程预测精度也可能取决于 CT 分辨率[113]。

质子束的相对生物效应（RBE）也存在射程不确定性。虽然临床上使用的 RBE 值是 1.1，但如果考虑基于可变 RBE 的 RBE 加权剂量，则 RBE 值可能会随深度增加而增大，因此可能导致远端剂量跌落梯度的偏移[114-116]。

10.3.2.3 四维治疗计划和计划鲁棒性

如上所述，与光子治疗相比，质子剂量分布明显受患者几何形状变化的影响。此外，治疗计划对由运动引起的剂量分布扰动的敏感性取决于照射方法。在被动散射中，射野基本上是同时照射。当使用束流扫描时，治疗野以一系列等能量层和覆盖每一层束流的形式照射，以达到规定的剂量。其结果是出现扫描特有的运动效应，即射束运动（在一层内或从一层到下一层时）和器官运动之间的相互作用效应（详见 10.4）。

对于几何变化或不确定性不敏感的情况，已研发了一些方法来设计治疗计划，即可以以鲁棒的方式进行的治疗计划优化。鲁棒优化和计划鲁棒性评估的几种方法，如“最坏情况”方法[98,117,118]，“最小 - 最大”方法[119]和概率方法[120]。在“最坏情况”方法中，考虑了几种剂量分布，每种分布都基于一种特别的情景。最坏情况下的剂量分布可能非常保守，从而高估了不确定性的真实影响。最小 - 最大方法非常类似，但不那么保守，因为它考虑的是目标的排名。一种不同的策略是概率鲁棒优化，这可能是最好的策略，但在计算上要求更高。本文将不确定性作为随机变量引入优化过程中。然后基于目标函数的期望值优化剂量分布。这些方法被用于一般的鲁棒优化，但类似地也可以用于 4D 鲁棒优化。鲁棒性是有代价的，即靶区剂量适形度降低或被照射的危及器官体积增加。概率方法对 4D 优化更有希望，因为它们增加的治疗体积更少。为优化程序生成的概率密度函数的参数必须从 4D - CT 数据集或多个 4D - CT 数据集中推导。

鲁棒优化方法最初被引入 IMRT 中是为了考虑运动的影响[121]。虽然质子治疗的原理是相同的，但必须考虑射程不确定性的额外影响，这使得质子治疗对不确定性的容忍程度较低。另一方面，在计划中提供更多自由度的治疗模式，例如质子治疗，对计划鲁棒性方面会有更多技术选择。计划鲁棒性已经被引入，尤其是为了降低 IMPT 中的射程不确定性[120]。调强质子放疗，由于引入额外的自由度，潜在地允许设计的治疗计划受运动的影响较少。例如，可以通过操纵斑点图分布来实现。例如，每个射野的剂量梯度越小，就会降低相互作用效应以及对随机和系统摆位不确定性的敏感性[122]。

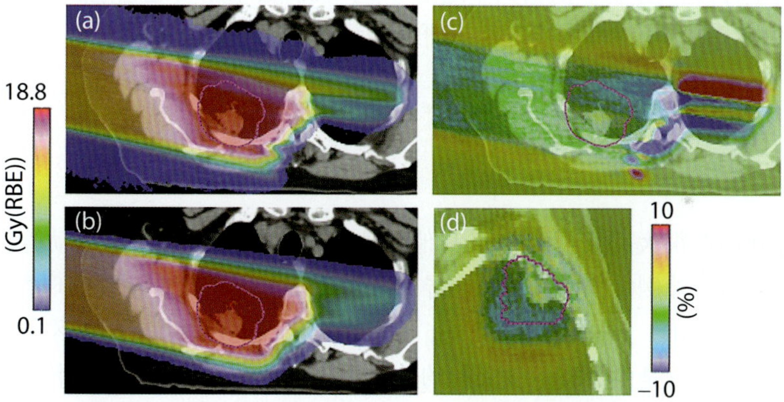

图 10.7　(a) 蒙特卡罗模拟；(b) 解析计算之间的剂量分布差异；(c) 轴向视图中 (a) 和 (b) 之间的剂量差异；(d) 冠状视图中 (a) 和 (b) 之间的剂量差异。(经许可转载自 Paganetti, H. et al., In I. J. Das and H. Paganetti [ed.], Principles and Practice of Proton Beam Therapy, Madison, Medical Physics Publishing, 2015.)

10.3.2.4　分次间的运动变化

患者的呼吸模式可能会在不同的分次间发生变化[123]。通常用于治疗计划的 4D - CT 数据集只反映了一种呼吸模式。这种呼吸模式在治疗过程中可能不同，在分次治疗过程中也可能改变，最终会导致基线漂移。此外，4D - CT 不能提供连续的运动信息，因为原始数据只生成 10 个理想波形。

因此必须保守地选择治疗边界，以确保肿瘤覆盖范围，光子治疗时要考虑射野方向观，质子治疗时要考虑潜在的射程变化。即使与4D计划CT中捕获的运动有很小的偏差，也会对肿瘤覆盖范围产生显著影响。因此，即使运动超过4D－CT数据集中所示的运动幅度，也要根据预期或已知的呼吸变化估计计划外放边界的容差水平。Philips等已经描述了一种方法，可以在不限制肿瘤位置范围的情况下，当以任一输入的呼吸函数时估算给予肿瘤照射剂量的方法[124]。它基于1D或3D波形，可以在治疗期间捕获。剂量分布从笛卡尔空间转换到射束特有的辐射深度空间，在该空间中，它们对密度的变化保持不变，并且可以根据推导出的轨迹进行加权和求和。然后可以将得到的剂量分布转换回笛卡尔空间，从而估计运动效应和治疗当天得到的肿瘤覆盖范围。

10.3.2.5 计划自适应/靶区缩野的重要性

分次间变化一般是由于肿瘤缩小[125]、体重减轻、每日定位不确定性[109]引起的解剖结构改变。已有研究表明在肺癌放射治疗的7周内，如果摆位仅依赖皮肤标记物，只强调每天进行骨性标记配准，那么高达25%的CTV可能会遗漏[109]。肿瘤缩小在低分次方案中不明显。

Hui等在每周4D－CT扫描的基础上，研究了不同分次间的运动和解剖改变对肺癌质子治疗剂量分布的影响[109]。他们发现，在治疗过程中，8例患者中有7例的肿瘤覆盖度保持不变，无须进行自适应治疗，这一结论取决于患者的特点和给予的治疗计划边界。如果临床上关注正常组织毒性，或CTV的丢失率超过2%，就需要采用自适应重新计划[109]。在常规分割治疗方案中，用质子治疗肺癌的临床研究显示由于靶体积缩小，相当一部分患者需重新计划，这一比例高达78%[3,55,79]。

10.4 治疗照射

质子治疗肺癌在很大程度上类似于其他部位的治疗，同时需考虑运动管理。光子照射时，治疗靶区在射野外侧的横向偏移将会导致剂量不足。质子治疗也会出现类似的肿瘤剂量不足或危及器官（OAR）过量情况。此外，使用扫描束进行治疗易受靶区内热点和冷点的影响，这些热点和冷点是由器官运动引起的，该器官运动在点与点间剂量传输时发生。由于以上原因，照射时的运动管理是肺癌治疗的一个关键要素，也是计划外放边界的一个补充要求。与先前讨论治疗计划鲁棒性相比[120,126,127]，运动管理可以被认为是治疗照射鲁棒性的一部分。

图10.8是根据20篇报道的接受放疗患者的肺部肿瘤和淋巴结运动幅度的研究[128]得出的结果。从这些出版物推断，509例患者的平均运动为7.7mm，28%的肿瘤运动超过10mm（356例），9%的肿瘤运动超过20mm（288例）。然而，肿瘤运动也与其他因素相关，例如临床分期（较大的肿瘤往往运动较少）和患者的身体状态，因为身体状态、肺功能较好的患者，肿瘤往往表现出较大的运动幅度。这种分布只是一种估算，不仅取决于肿瘤位置和临床实践，还取决于接受放射治疗的可手术的患者数量。

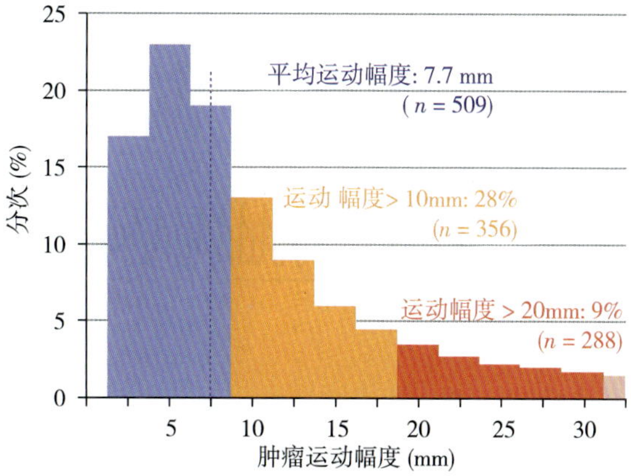

图 10.8　基于 20 项研究的放疗患者肺部肿瘤运动幅度谱[128]。我们只纳入了客观估计数据，即排除了门控的研究，因为它们倾向于选择运动幅度显著的患者。

运动缓解可应用门控或追踪来完成。门控描述了对呼吸周期某些时相的治疗照射的限制，并且需要当前呼吸时相的信息。追踪意味着在“追踪”肿瘤路径的同时连续提供治疗，并且依赖于在线成像[129]。

10.4.1　运动管理

10.4.1.1　屏气和门控

在治疗过程中减少呼吸运动的一种简单有效的方法是屏气技术，通过停止呼吸可减少或几乎消除器官运动。屏气可以是自愿的或非自愿的，可以保持在呼气、吸气或任何其他肺体积状态，并且可以在有、无指导或监测的情况下进行。通过评估患者耐受性和对说明的依从性，屏气的使用可以受益于对患者的选择。预计平均一名患者将能耐受大约 15s 的屏气操作，治疗期间可重复大约 2.5mm[130,131]。Keall 等对屏气技术在光子放射治疗中的应用做了全面的综述[132]。

呼吸门控通过基于呼吸状态限制射束照射，从而减少器官运动[133,134]。最常见的形式是患者自由呼吸，配备一个自动监测系统追踪呼吸。治疗束在呼气时启用，这是最稳定的呼吸状态，而在吸气时禁用。呼吸门控具有很好的耐受性，但治疗时间会随循环开束、关束而增加。

至少从 2000 年开始，屏气和呼吸门控治疗已经在质子和离子治疗中心开展[135]。当靶区在治疗位置时，呼吸监测装置向加速器发出信号启动射束。在同步加速器的情况下，束流引出只能发生在同步加速器磁体激发周期的平顶部分。如果使用可变的周期时间，质子溢出可以保持在同步辐射环中，直到病人呼吸准备好，增加治疗照射时间[136]；参见图 10.9。

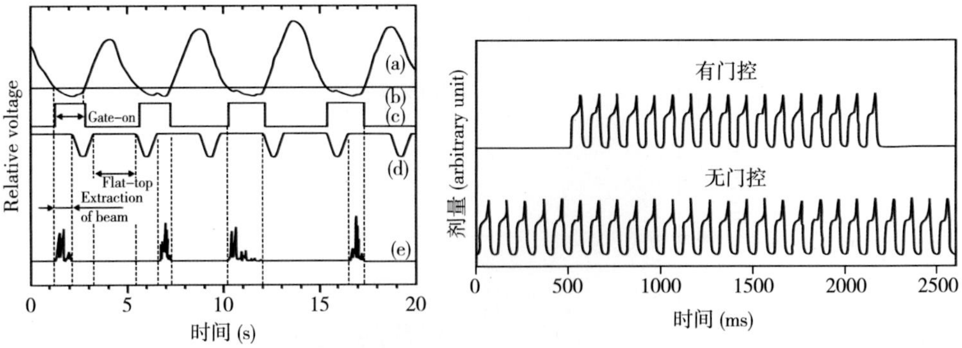

图 10.9　左图：同步加速器中的呼吸门控。(a) 呼吸波形；(b) 门控阈值；(c) 门控开启信号；(d) 同步加速器偏转磁铁；(e) 引出射束（经许可转载自 Minohara, S. et al., Int J Radiat Oncol Biol Phys, 47, 1097 –1103, 2000.)。右图：被动散射回旋加速器的呼吸门控（经许可转载自 Lu, H. M. et al., Med Phys, 34, 3273 –3278, 2007.)

对于被动散射质子治疗，还有一个额外的考虑，就是要避免部分或不完全的 SOBP 的照射。实现这一要求的简单方法是，如果距离调制器件工作周期足够短，则在每次取束期间照射离散且完整的 SOBP[137]。对于主动扫描系统，光栅扫描或点扫描停止，然后在扫描模式中的适当位置重新启动[138,139]。如果可以的话，使用更强的束流来提高照射效率。

正如 Mori 及其同事所描述的，在千叶使用扫描碳离子束对上述技术进行了非常复杂的组合才能实现[140]。他们使用振幅门控相位控制的方法重新扫描移动的肺部和肝部肿瘤，可保持不规律呼吸状态下的靶区覆盖。

10.4.1.2　追踪

门控系统是在靶区离开位置时停止束流照射，与门控系统相比，束流追踪系统试图连续控制射束方向以将其对准移动的靶区。在光子治疗中，追踪系统已经通过机器人直线加速器和装有万向头的直线加速器实现了追踪定位，结合动态多叶准直器（MLC）运动，实现前列腺癌治疗的临床应用[141-143]。肿瘤位置的几何精确度是实时验证的，通常使用 X 射线成像，植入应答器或光学标记。

用于质子治疗的追踪系统必须能够连续控制束流的横向位置和射程。追踪系统尚未提出用于被动散射质子治疗，因为实时控制位置和能量是一个严峻的工程挑战。相反，束流追踪被认为仅对主动扫描系统是可行的，导向磁铁可以精确地调整预先编程的射束光斑位置以解决肿瘤的横向运动[144]。可以通过装有马达的成对楔形系统实现对束流能量的实时控制[145]。在 GSI 时，侧向位置的自适应延迟约 1ms，能量自适应延迟约 25ms[146]。或者可以使用快速能量切换射束线来调整能量。PSI 开发的射束线被证明能够以高达 80ms 的速度改变能量[147]。Zhang 等已经全面研究了追踪问题，他们使用了一种被称为“重新追踪”的方法，其中除了减少追踪的残余误差和运动效应外，还使用了重新扫描[129]。尽管有多个研究小组正在研究这种技术的临床应用，但还没有尝试过用粒子束追踪患者[148]。

10.4.2　射束扫描中的相互作用效应

除了肿瘤边缘运动导致的剂量分布模糊外，主动扫描质子治疗还会导致靶内剂量分布变差。这种动态笔形束照射与肿瘤运动之间的干扰称为相互作用效应。在调强光子治疗中，连续变化的射野是由多叶准直器的运动产生的，而在调强质子治疗中，笔形束光斑是由磁引导穿过靶区的。在光子治疗中相互作用效应已有大量的研究[89,149－153]。研究人员认为，这种相互作用效应对于分次光子技术来说是微不足道的，因为在治疗过程中，微小的作用很可能会相互抵消。随后，在质子治疗中同样有许多关于相互作用的研究[122,154－162]。

在质子治疗中的这种相互作用会更显著，原因有三。首先，在质子治疗中，束斑的运动通常会更规律，这是因为相同大小的束斑会沿直线运动。其次，改变能量以移动到下一个等能量层的时间可能与某些硬件设置的呼吸时相顺序相同。第三，射束射程随射束路径中材料的水等效厚度而变化，该厚度会因运动而改变。

相互作用效应通常对靶的平均剂量影响很小，但会降低剂量的均匀性，并因此可能导致部分靶体积的剂量不足或过量，这可能对肿瘤控制产生负面影响[8,163]；如图 10.10 所示的一个示例。这种相互作用效应与患者相关，取决于他的运动幅度、肿瘤位置和照射参数。

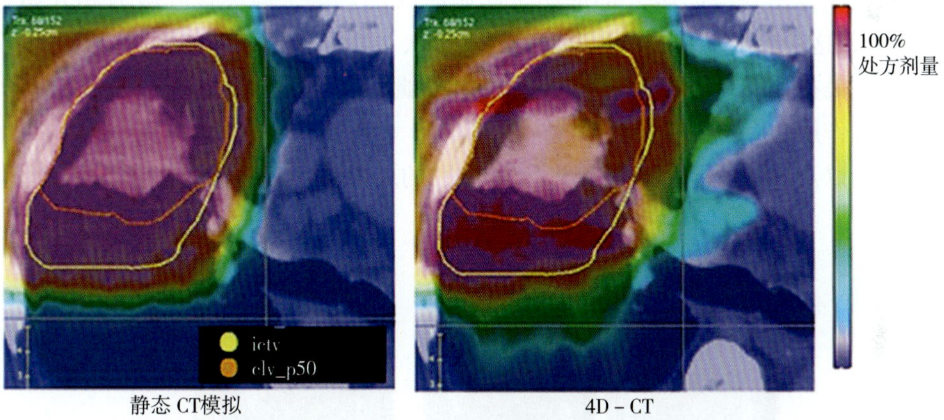

图 10.10　患者的两种剂量分布。左图：静态 CT 模拟。右图：包含呼吸运动的 4D－CT 模拟。橙色线勾画处代表呼气末靶区的位置，黄色线勾画处代表所有呼吸时相肿瘤运动包络。彩色条为靶区规定剂量的百分比。（C. Grassberger，未公布的数据。）

出现相互作用效应的必要条件是照射到不同体素的时间结构是非连续的，即它是一种对所有主动质子扫描都会发生的分次内效应，无论射野内强度调制的程度如何。Dowdell 等[122]研究了强度调制的程度是如何因相互作用而导致剂量下降的，发现这种差异仅对运动幅度非常大的患者具有临床意义，此时在任何情况下都将采取缓解呼吸运动的措施。

关于肺部肿瘤中相互作用的关键信息如下：

- 其效果是非常有患者特异性的；肿瘤运动幅度不是一个很好的预测指标。
- 分次治疗在很大程度上能有效缓解这一影响，因此，必须特别注意低分次治疗方案。
- 光斑大小是最重要的照射参数。很小的光斑尺寸可能不适用于移动靶区，但光斑大小很容易根据需要而增大。

- IMPT 中陡峭的野内剂量梯度对该效应没有显著影响。因此，不必担心计划质量会因为相互作用的增加而变差。然而，分次间和射野之间的摆位误差会影响高度调制的 IMPT 计划。

在下面的章节中，我们将讨论患者相互作用效应的特异性、分次的影响，再进一步讨论它如何受到技术机器参数的影响，以及如何主动减轻它。

10.4.2.1　患者特异性

Lambert 等[160]认为，质子束扫描应仅适用于运动小于 10mm 的靶区，这似乎限制太大。实际上，相互作用效应取决于许多照射参数，如层间能量变化的时间、等能层内的扫描时间、扫描方向、束斑大小、束斑间距、分次和初始治疗呼吸时相等。此外，它还取决于患者相关的特定参数，如靶区尺寸、肿瘤运动幅度和频率，很难得出普遍意义上的结论。

尽管相互作用效应是由运动引起的，但很难根据肿瘤的运动幅度来预测其确切大小。Grassberger 等人[161]应用 4D 蒙特卡罗剂量计算方法研究了 10 例不同运动幅度的患者的相互作用效应，认为运动幅度不能可靠预测相互作用造成的 TCP 失败，Bert 等人的研究也得出了类似的结论[155]。

所有对相互作用效应的研究都证明了起始时相的影响，即在该呼吸时相开始剂量照射[154-156,161]，这是非常重要的，因为它决定了分次对相互作用效应的影响。由于每分次的剂量照射通常是在呼吸周期的随机时刻开始的，因此分次会导致不同剂量分布的统计平均，最终造成相互作用效应的显著缓解[94,161]。图 10.11 显示了这一点，它显示了不同起始时相的剂量分布，以及对运动幅度异常大（>30mm）的患者进行常规分割治疗后的平均值。

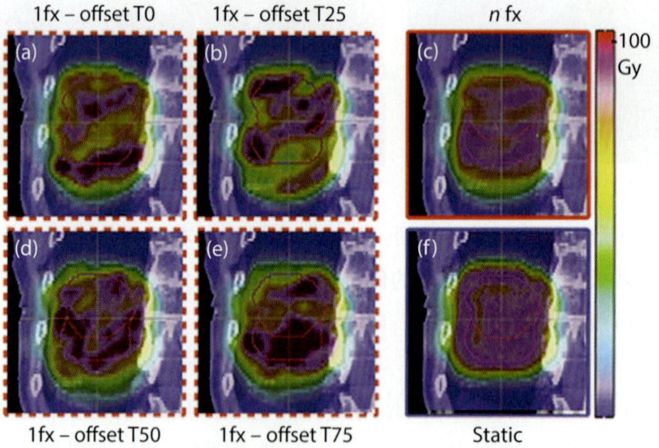

图 10.11　肿瘤运动幅度为 30mm 时患者剂量分布的矢状图。呼气末的临床靶体积（红色，小轮廓）和内临床靶体积（粉红色，大轮廓）。图（a）至（d）表示一个分次治疗的 4 个初始起始时相（T50：呼气末；T0：吸气峰），图（e）表示 n 个分次（常规分割），图（f）表示静态情况（静态 CT 模拟）（经许可转载自 Grassberger，C. et al.，Int J Radiat Oncol Biol Phys，86，380-386，2013.）

10.4.2.2　照射技术参数

Grassberger 和 Dowdell 等研究发现，即使对于肺部肿瘤运动达 20mm 的患者，扫描也是一种可行的治疗选择，这取决于束斑大小[161,162]。较小的光斑尺寸（±3mm）对运动更敏感，与较大的光斑尺寸（±12mm）相比，靶剂量的均匀性平均降低 3 倍。对于一个极端的病例，假设肿瘤具有 30mm 的运动幅度和使用非常小的光斑，与传统分割治疗相比，2 年的局部控制率从 87.0% 降低到 71.6%。许多现代质子治疗设备的目标是实现非常小的光斑尺寸，因为它可以获得更好的剂量适形度。如果用这些小光斑来治疗肺部肿瘤，就要谨慎了。幸运的是，如果考虑到相互作用效应，射束光斑总是可以人为增加的。

照射时间同样也有很大的影响。特别是对于较短的照射时间，最初的呼吸时相可以产生显著的影响[162]。起始时相的每日变化将减少由相互作用引起的剂量学变差情况。一般来说，较长的照射时间会导致较低的相互作用，这是由于该效应被平均。很明显，一个很短的照射时间（<0.5s），远远短于一个呼吸周期，将几乎完全消除相互作用。因此，处于这两个极端之间的时间更容易相互影响。尤其是将能量从一层切换到下一层时所花费的时间是关键，因为与呼吸运动相比，在一层内扫描所花费的时间通常非常短。

尽管在刚性模体中的研究表明相互作用效应与点扫描的方向有关[104,144,155,160]，但对患者的研究显示，当平行或垂直于主要运动轴扫描时，相互作用没有显著差异[162]。减少相邻点的间距使得计划不太容易受到相互作用的影响[155,162]。

Dowdell 等研究了 IMPT 治疗计划中的强度调制量如何影响相互作用效应[122]。他们认为，由于不同计划之间的强度调节差异引起的相互作用差异很小，其他因素（如起始时相）显得更重要，并且只有在肿瘤运动非常大（>20mm）的患者中才有临床意义，而这种差异无论如何都将被主动减少。

总之对于 30 次的分割治疗，相互作用效应通常只有很小的剂量学影响；并且如果不使用门控，则仅对于小斑点尺寸、小的分次和较大肿瘤运动幅度是有意义的，对于这样的情况不用门控是不太可能的。

10.4.2.3　缓解技术

目前有三种主要的技术来减少相互作用的影响：重新扫描、门控和追踪。在重新扫描中，剂量以原始点权重的 1/n 在 n 次扫描中照射，通过统计平均的方法减轻相互作用效应[104]，在这个意义上，它与前述分次治疗的缓解方法相同。重新扫描主要是容积法、分层法和呼吸取样法。在容积法重扫描中，一次扫描整个容积，并连续使用重扫描：即上次扫描一结束，系统就开始下一次扫描。在分层重扫描中，在移动到下一能量层之前，每个能量层被连续地重扫描到处方剂量。在呼吸采样重扫描（相位控制重扫描）中，体积重扫描不是连续执行的，而是在呼吸周期内以均匀地间隔时间执行[91,159,164]。

结果表明，这三种技术都能适当地减轻相互作用效应。对于再扫描，研究表明大约 6 次重复就足够，并且分层再扫描比容积式再扫描更鲁棒、更快，类似于在肝脏肿瘤中所证实的情况[154,159,165]。重新扫描和门控的主要区别是给予周围正常组织的剂量：门控与再扫描相比显著减少了正常肺的受量，不过是以花费更长的治疗时间为代价，而再扫描能够更好地减轻靶远端正常组织中的热点[159]。

10.5 展望

从临床角度来看，当前质子治疗的作用效果取决于肺癌分期。对于早期肺癌，质子治疗的治疗效果还在研究探索之中；而对于临近重要器官的肿瘤、较大的肿瘤以及肺功能受限或有其他严重并发症的患者，质子治疗疗效良好且毒性最小。

对于局部晚期肿瘤来说，质子治疗是否可作为一种治疗选择仍在探讨之中。局部晚期肺癌的预后已从20世纪80年代的2年生存率20%和中位生存期9个月，提高到今天的2年生存率>50%和中位生存期>24个月[43,166]，反映出肿瘤因更准确的分期、改进的射野适形而得到更好的系统性治疗。当前及下一代临床试验正在回答的主要问题如下："质子治疗是否会让我们保持这一趋势，在毒性降低的情况下进一步提升局部控制率和总生存率，或者说我们在局部晚期肿瘤的治疗方面已经达到了平台期，是否需要全新的途径（靶向治疗、免疫治疗）？"

目前，质子的剂量学优势正在为胸部放射肿瘤学的实践开辟新的途径。Gomez等的Ⅰ期研究表明[69]，由于治疗时间缩短，剂量/分次得以提升，从而证明了质子的物理优势使其可能成为更优的治疗选择，并促使我们去提出新的问题。特别是在由于正常组织剂量的固有限制，不能用光子进行治疗时，探索质子治疗联合同步化疗或不联合同步化疗的最优分割大小和治疗持续时间将非常具有研究前景。

应进一步研究质子治疗在其他临床问题方面的应用，包括它在术后放疗[75]和非小细胞肺癌等胸部恶性肿瘤[74]中的作用。质子治疗也用于其他胸部肿瘤，如肺寡转移[167]、纵隔淋巴瘤[168]和其他罕见疾病[169]。

从技术上讲，与光子治疗相比，质子束治疗移动靶区可能更具挑战性。需要考虑运动引起的射程不确定性以及潜在的相互作用效应。国际4D粒子治疗计划研讨会年度报告[148]有关于用质子治疗移动肿瘤的最新资料。

参考文献

[1] Wilson, R. R., Radiological use of fast protons. Radiology, 1946. 47: 487 -91.

[2] Lomax, A. J. et al., A treatment planning inter - comparison of proton and intensity modulated photon radiotherapy. Radiother Oncol, 1999. 51: 257 -71.

[3] Chang, J. Y. et al., Clinical implementation of intensity modulated proton therapy for thoracic malignancies. Int J Radiat Oncol Biol Phys, 2014. 90(4): 809 -18.

[4] Wink, K. C. et al., Particle therapy for non - small cell lung tumors: Where do we stand? A systematic review of the literature. Front Oncol, 2014. 4(Article 292): 1 -15.

[5] Koehler, A. M., R. J. Schneider, and J. M. Sisterson. Flattening of proton dose distributions for large - field radiotherapy. Med Phys, 1977. 4: 297 -301.

[6] Pedroni, E. et al., The 200 - MeV proton therapy project at the Paul Scherrer Institute: Conceptual design and practical realization. Med Phys, 1995. 22: 37 -53.

[7] Lomax, A., Intensity modulation methods for proton radiotherapy. Phys Med Biol, 1999. 44: 185 -205.

[8] Lomax, A. J. et al., Intensity modulated proton therapy: A clinical example. Med Phys, 2001. 28: 317 -24.

[9] Paganetti, H. and H. Kooy, Proton radiation in the management of localized cancer. Expert Rev Med Devices, 2010. 7(2): 275-85.

[10] Bentzen, S. M., Preventing or reducing late side effects of radiation therapy: Radiobiology meets molecular pathology. Nat Rev Cancer, 2006. 6(9): 702-13.

[11] Langendijk, J. A. et al., Impact of late treatment-related toxicity on quality of life among patients with head and neck cancer treated with radiotherapy. J Clin Oncol, 2008. 26(22): 3770-6.

[12] Deasy, J. O. et al., Radiotherapy dose-volume effects on salivary gland function. Int J Radiat Oncol Biol Phys, 2010. 76(3 Suppl): S58-63.

[13] Michalski, J. M. et al., Radiation dose-volume effects in radiation-induced rectal injury. Int J Radiat Oncol Biol Phys, 2010. 76(3 Suppl): S123-9.

[14] Marks, L. B. et al., Radiation dose-volume effects in the lung. Int J Radiat Oncol Biol Phys, 2010. 76(3 Suppl): S70-6.

[15] Semenenko, V. A. and X. A. Li, Lyman-Kutcher-Burman NTCP model parameters for radiation pneumonitis and xerostomia based on combined analysis of published clinical data. Phys Med Biol, 2008. 53(3): 737-55.

[16] Fay, M. et al., Dose-volume histogram analysis as predictor of radiation pneumonitis in primary lung cancer patients treated with radiotherapy. Int J Radiat Oncol Biol Phys, 2005. 61(5): 1355-63.

[17] Khan, M. A., R. P. Hill, and J. Van Dyk, Partial volume rat lung irradiation: An evaluation of early DNA damage. Int J Radiat Oncol Biol Phys, 1998. 40(2): 467-76.

[18] Khan, M. A. et al., Partial volume rat lung irradiation; assessment of early DNA damage in different lung regions and effect of radical scavengers. Radiother Oncol, 2003. 66(1): 95-102.

[19] Novakova-Jiresova, A. et al., Changes in expression of injury after irradiation of increasing volumes in rat lung. Int J Radiat Oncol Biol Phys, 2007. 67(5): 1510-8.

[20] Travis, E. L., Z. X. Liao, and S. L. Tucker, Spatial heterogeneity of the volume effect for radiation pneumonitis in mouse lung. Int J Radiat Oncol Biol Phys, 1997. 38(5): 1045-54.

[21] van Luijk, P. et al., Radiation damage to the heart enhances early radiation-induced lung function loss. Cancer Res, 2005. 65(15): 6509-11.

[22] Coppes, R. P. et al., Volume-dependent expression of in-field and out-of-field effects in the proton-irradiated rat lung. Int J Radiat Oncol Biol Phys, 2011. 81(1): 262-9.

[23] Hope, A. J. et al., Modeling radiation pneumonitis risk with clinical, dosimetric, and spatial parameters. Int J Radiat Oncol Biol Phys, 2006. 65(1): 112-24.

[24] Seppenwoolde, Y. et al., Regional differences in lung radiosensitivity after radiotherapy for non-small-cell lung cancer. Int J Radiat Oncol Biol Phys, 2004. 60(3): 748-58.

[25] Yorke, E. D. et al., Correlation of dosimetric factors and radiation pneumonitis for non-small-cell lung cancer patients in a recently completed dose escalation study. Int J Radiat Oncol Biol Phys, 2005. 63(3): 672-82.

[26] van Luijk, P. et al., The impact of heart irradiation on dose-volume effects in the rat lung. Int J Radiat Oncol Biol Phys, 2007. 69(2): 552-9.

[27] Huang, E. X. et al., Heart irradiation as a risk factor for radiation pneumonitis. Acta Oncol, 2011. 50(1): 51-60.

[28] Allen, A. M. et al., An evidence based review of proton beam therapy: The report of ASTRO's emerging technology committee. Radiother Oncol, 2012. 103(1): 8-11.

[29] Choi, N. et al., Predictive factors in radiotherapy for non-small cell lung cancer: Present status. Lung Cancer, 2001. 31(1): 43-56.

[30] Maguire, P. D. et al., 73.6Gy and beyond: Hyperfractionated, accelerated radiotherapy for non-small-

cell lung cancer. J Clin Oncol, 2001. 19(3): 705 – 11.

[31] Willner, J. et al. , Dose, volume, and tumor control prediction in primary radiotherapy of non – small – cell lung cancer. Int J Radiat Oncol Biol Phys, 2002. 52(2): 382 – 9.

[32] Chang, J. Y. et al. , Significant reduction of normal tissue dose by proton radiotherapy compared with three – dimensional conformal or intensity – modulated radiation therapy in Stage I or Stage III non – smallcell lung cancer. Int J Radiat Oncol Biol Phys, 2006. 65(4): 1087 – 96.

[33] van Baardwijk, A. et al. , Mature results of an individualized radiation dose prescription study based on normal tissue constraints in stages I to III non – small – cell lung cancer. J Clin Oncol, 2010. 28(8): 1380 – 6.

[34] Rancati, T. et al. , Factors predicting radiation pneumonitis in lung cancer patients: A retrospective study. Radiother Oncol, 2003. 67(3): 275 – 83.

[35] Hernando, M. L. et al. , Radiation – induced pulmonary toxicity: A dose – volume histogram analysis in 201 patients with lung cancer. Int J Radiat Oncol Biol Phys, 2001. 51(3): 650 – 9.

[36] Bush, D. A. et al. , Hypofractionated proton beam radiotherapy for stage I lung cancer. Chest, 2004. 126: 1198 – 203.

[37] Hata, M. et al. , Hypofractionated high – dose proton beam therapy for stage I non – small – cell lung cancer: Preliminary results of a phase I/II clinical study. Int J Radiat Oncol Biol Phys, 2007. 68(3): 786 – 93.

[38] Hoppe, B. S. et al. , Double – scattered proton – based stereotactic body radiotherapy for stage I lung cancer: A dosimetric comparison with photon – based stereotactic body radiotherapy. Radiother Oncol, 2010. 97(3): 425 – 30.

[39] Kadoya, N. et al. , Dose – volume comparison of proton radiotherapy and stereotactic body radiotherapy for non – small – cell lung cancer. Int J Radiat Oncol Biol Phys, 2011. 79(4): 1225 – 31.

[40] Register, S. P. et al. , Proton stereotactic body radiation therapy for clinically challenging cases of centrally and superiorly located stage I non – small – cell lung cancer. Int J Radiat Oncol Biol Phys, 2011. 80(4): 1015 – 22.

[41] Bush, D. A. et al. , High – dose hypofractionated proton beam radiation therapy is safe and effective for central and peripheral early – stage non – small cell lung cancer: Results of a 12 – year experience at Loma Linda University Medical Center. Int J Radiat Oncol Biol Phys, 2013. 86(5): 964 – 8.

[42] Westover, K. D. et al. , Proton SBRT for medically inoperable stage I NSCLC. J Thorac Oncol, 2012. 7(6): 1021 – 5.

[43] Bradley, J. D. et al. , Standard – dose versus high – dose conformal radiotherapy with concurrent and consolidation carboplatin plus paclitaxel with or without cetuximab for patients with stage IIIA or IIIB nonsmall – cell lung cancer (RTOG 0617): A randomised, two – by – two factorial phase 3 study. Lancet Oncol, 2015. 16(2): 187 – 99.

[44] Timmerman, R. et al. , Excessive toxicity when treating central tumors in a phase II study of stereotactic body radiation therapy for medically inoperable early – stage lung cancer. J Clin Oncol, 2006. 24(30): 4833 – 9.

[45] Gomez, D. R. and J. Y. Chang, Accelerated dose escalation with proton beam therapy for non – small cell lung cancer. J Thorac Dis, 2014. 6(4): 348 – 55.

[46] Zhang, X. et al. , Intensity – modulated proton therapy reduces the dose to normal tissue compared with intensity – modulated radiation therapy or passive scattering proton therapy and enables individualized radical radiotherapy for extensive stage IIIB non – small – cell lung cancer: A virtual clinical study. Int J Radiat Oncol Biol Phys, 2010. 77: 357 – 66.

[47] Unkelbach, J. et al. , The dependence of optimal fractionation schemes on the spatial dose distribution. Phys Med Biol, 2013. 58(1): 159 – 67.

[48] Giap, H. , D. Roda, and F. Giap, Can proton beam therapy be clinically relevant for the management of

lung cancer? Transl Cancer Res, 2015. 4(4): E3 -15.
[49] Berman, A.T., S.S. James, and R. Rengan, Proton beam therapy for non - small cell lung cancer: Current clinical evidence and future directions. Cancers, 2015. 7(3): 1178 -90.
[50] Schild, S.E. et al., Proton beam therapy for locally advanced lung cancer: A review. World J Clin Oncol, 2014. 5(4): 568 -75.
[51] Oshiro, Y. and H. Sakurai, The use of proton - beam therapy in the treatment of non - small - cell lung cancer. Expert Rev Med Devices, 2013. 10(2): 239 -45.
[52] Bonnet, R.B. et al., Effects of proton and combined proton/photon beam radiation on pulmonary function in patients with resectable but medically inoperable non - small cell lung cancer. Chest, 2001. 120(6): 1803 -10.
[53] Bush, D.A. et al., Proton - beam radiotherapy for early - stage lung cancer. Chest, 1999. 116(5): 1313 -9.
[54] Bush, D.A. et al., Pulmonary injury from proton and conventional radiotherapy as revealed by CT. AJR Am J Roentgenol, 1999. 172(3): 735 -9.
[55] Chang, J.Y. et al., Toxicity and patterns of failure of adaptive/ablative proton therapy for early - stage, medically inoperable non - small cell lung cancer. Int J Radiat Oncol Biol Phys, 2011. 80(5): 1350 -7.
[56] Kanemoto, A. et al., Outcomes and prognostic factors for recurrence after high - dose proton beam therapy for centrally and peripherally located stage I non - small - cell lung cancer. Clin Lung Cancer, 2014. 15(2):e7 -12.
[57] Shioyama, Y. et al., Clinical evaluation of proton radiotherapy for non - small - cell lung cancer. Int J Radiat Oncol Biol Phys, 2003. 56: 7 -13.
[58] Nakayama, H. et al., Proton beam therapy for patients with medically inoperable stage I non - small - cell lung cancer at the university of tsukuba. Int J Radiat Oncol Biol Phys, 2010. 78(2): 467 -71.
[59] Nihei, K. et al., High - dose proton beam therapy for Stage I non - small - cell lung cancer. Int J Radiat Oncol Biol Phys, 2006. 65(1): 107 -11.
[60] Hatayama, Y. et al., Clinical Outcomes and Prognostic Factors of High - Dose Proton Beam Therapy for Peripheral Stage I Non - Small - Cell Lung Cancer. Clin Lung Cancer, 2015. 17(5): 427 -32.
[61] Makita, C. et al., High - dose proton beam therapy for stage I non - small cell lung cancer: Clinical outcomes and prognostic factors. Acta Oncol, 2015. 54(3): 307 -14.
[62] Fujii, O. et al., A retrospective comparison of proton therapy and carbon ion therapy for stage I non - small cell lung cancer. Radiother Oncol, 2013. 109(1): 32 -7.
[63] Iwata, H. et al., Long - term outcome of proton therapy and carbon - ion therapy for large (T2a - T2bN0M0) non - small - cell lung cancer. J Thorac Oncol, 2013. 8(6): 726 -35.
[64] Iwata, H. et al., High - dose proton therapy and carbon - ion therapy for stage I nonsmall cell lung cancer. Cancer, 2010. 116(10): 2476 -85.
[65] Goldstraw, P. et al., The IASLC Lung Cancer Staging Project: Proposals for the revision of the TNM stage groupings in the forthcoming (seventh) edition of the TNM Classification of malignant tumours. J Thorac Oncol, 2007. 2(8): 706 -14.
[66] Chang, J.Y. et al., Phase 2 study of high - dose proton therapy with concurrent chemotherapy for unresectable stage III nonsmall cell lung cancer. Cancer, 2011. 117(20): 4707 -13.
[67] Sejpal. S. et al., Early findings on toxicity of proton beam therapy with concurrent chemotherapy for nonsmall cell lung cancer. Cancer, 2011. 117(13): 3004 -13.
[68] Nguyen, Q.N. et al., Long - term outcomes after proton therapy, with concurrent chemotherapy, for stage II - III inoperable non - small cell lung cancer. Radiother Oncol, 2015. 115(3): 367 -72.
[69] Gomez, D.R. et al., Phase 1 study of dose escalation in hypofractionated proton beam therapy for nonsmall

cell lung cancer. Int J Radiat Oncol Biol Phys, 2013. 86(4): 665 – 70.

[70] McAvoy, S. et al., Definitive reirradiation for locoregionally recurrent non – small cell lung cancer with proton beam therapy or intensity modulated radiation therapy: Predictors of high – grade toxicity and survival outcomes. Int J Radiat Oncol Biol Phys, 2014. 90(4): 819 – 27.

[71] Koay, E. J. et al., Adaptive/nonadaptive proton radiation planning and outcomes in a phase II trial for locally advanced non – small cell lung cancer. Int J Radiat Oncol Biol Phys, 2012. 84(5): 1093 – 100.

[72] Liao, Z. X. et al., Bayesian randomized trial comparing intensity modulated radiation therapy versus passively scattered proton therapy for locally advanced non – small cell lung cancer. J Clin Oncol, 2016. 34: 8500.

[73] Hoppe, B. S. et al., Proton therapy with concurrent chemotherapy for non – small – cell lung cancer: Technique and early results. Clin Lung Cancer, 2012. 13(5): 352 – 8.

[74] Colaco, R. J. et al., Dosimetric rationale and early experience at UFPTI of thoracic proton therapy and chemotherapy in limited – stage small cell lung cancer. Acta Oncol, 2013. 52(3): 506 – 13.

[75] Remick, J., Schonewolf C, Gabriel P, Kralik JC. First clinical report of proton beam therapy versus intensity modulated radiation therapy for postoperative radiation therapy for non – small cell lung cancer. Int J Radiat Oncol Biol Phys, 2015. 93(3): E422 – 3.

[76] Remick, J. S. et al., First clinical report of proton beam therapy for post – operative radiotherapy for nonsmall cell lung cancer. Clin Lung Cancer, 2017. 18(4): 364 – 71.

[77] Badiyan, S. N. et al., Clinical outcomes of patients with stage II – III non – small cell lung cancer (NSCLC) treated with proton beam therapy (PBT) on the proton collaborative Group (PCG) prospective registry trial. Int J Radiat Oncol Biol Phys, 2016. 96(2): E434 – E5.

[78] Nakayama, H. et al., Proton beam therapy of Stage II and III non – small – cell lung cancer. Int J Radiat Oncol Biol Phys, 2011. 81(4): 979 – 84.

[79] Oshiro, Y. et al., Results of proton beam therapy without concurrent chemotherapy for patients with unresectable stage III non – small cell lung cancer. J Thorac Oncol, 2012. 7(2): 370 – 5.

[80] Oshiro, Y. et al., High – dose concurrent chemo – proton therapy for Stage III NSCLC: Preliminary results of a Phase II study. J Radiat Res, 2014. 55(5): 959 – 65.

[81] Cox, J. D., Are the results of RTOG 0617 mysterious? Int J Radiat Oncol Biol Phys, 2012. 82(3): 1042 – 4.

[82] Nichols, R. C. et al., Proton radiation therapy offers reduced normal lung and bone marrow exposure for patients receiving dose – escalated radiation therapy for unresectable stage iii non – small – cell lung cancer: A dosimetric study. Clin Lung Cancer, 2011. 12(4): 252 – 7.

[83] Grutters, J. P. et al., Comparison of the effectiveness of radiotherapy with photons, protons and carbonions for non – small cell lung cancer: A meta – analysis. Radiother Oncol, 2010. 95: 32 – 40.

[84] Higgins, K. A. et al., National cancer database analysis of proton versus photon radiation therapy in nonsmall cell lung cancer. Int J Radiat Oncol Biol Phys, 2017. 97(1): 128 – 37.

[85] Moyers, M. F. et al., Methodologies and tools for proton beam design for lung tumors. Int J Radiat Oncol Biol Phys, 2001. 49: 1429 – 38.

[86] Engelsman, M. and H. M. Kooy, Target volume dose considerations in proton beam treatment planning for lung tumors. Med Phys, 2005. 32(12): 3549 – 57.

[87] Engelsman, M., E. Rietzel, and H. M. Kooy, Four – dimensional proton treatment planning for lung tumors. Int J Radiat Oncol Biol Phys, 2006. 64: 1589 – 95.

[88] Koto, M. et al., Local control and recurrence of stage I non – small cell lung cancer after carbon ion radiotherapy. Radiother Oncol, 2004. 71(2): 147 – 56.

[89] Kang, Y. et al., 4D Proton treatment planning strategy for mobile lung tumors. Int J Radiat Oncol Biol

Phys, 2007. 67(3): 906-14.

[90] Bert, C. and E. Rietzel, 4D treatment planning for scanned ion beams. Radiat Oncol, 2007. 2: 24.

[91] Rietzel, E. and C. Bert, Respiratory motion management in particle therapy. Med Phys, 2010. 37: 449-60.

[92] Park, P. C. et al., A beam-specific planning target volume (PTV) design for proton therapy to account for setup and range uncertainties. Int J Radiat Oncol Biol Phys, 2012. 82(2): e329-36.

[93] Knopf, A. C. et al., Adequate margin definition for scanned particle therapy in the incidence of intrafractional motion. Phys Med Biol, 2013. 58(17): 6079-94.

[94] Dowdell, S. et al., Fractionated lung IMPT treatments: Sensitivity to setup uncertainties and motion effects based on single-field homogeneity. Technol Cancer Res Treat, 2015. 15(5): 689-96.

[95] Lomax, A. J., Intensity modulated proton therapy and its sensitivity to treatment uncertainties 1: The potential effects of calculational uncertainties. Phys Med Biol, 2008. 53(4): 1027-42.

[96] Lomax, A. J., Intensity modulated proton therapy and its sensitivity to treatment uncertainties 2: The potential effects of inter-fraction and inter-field motions. Phys Med Biol, 2008. 53(4): 1043-56.

[97] Albertini, F., E. B. Hug, and A. J. Lomax, Is it necessary to plan with safety margins for actively scanned proton therapy? Phys Med Biol, 2012. 56(14): 4399-413.

[98] Chen, W. et al., Including robustness in multi-criteria optimization for intensity-modulated proton therapy. Phys Med Biol, 2012. 57(3): 591-608.

[99] Cao, W. et al., Uncertainty incorporated beam angle optimization for IMPT treatment planning. Med Phys, 2012. 39(8): 5248-56.

[100] Albertini, F. et al., Sensitivity of intensity modulated proton therapy plans to changes in patient weight. Radiother Oncol, 2008. 86(2): 187-94.

[101] Li, H. et al., Robust optimization in intensity-modulated proton therapy to account for anatomy changes in lung cancer patients. Radiother Oncol, 2015. 114(3): 367-72.

[102] Paganetti, H., Range uncertainties in proton therapy and the role of Monte Carlo simulations. Phys Med Biol, 2012. 57: R99-117.

[103] Grassberger, C. et al., Quantification of proton dose calculation accuracy in the lung. Int J Radiat Oncol Biol Phys, 2014. 89(2): 424-30.

[104] Phillips, M. H. et al., Effects of respiratory motion on dose uniformity with a charged particle scanning method. Phys Med Biol, 1992. 37: 223-34.

[105] Seco, J. et al., Breathing interplay effects during proton beam scanning: Simulation and statistical analysis. Phys Med Biol, 2009. 54(14): N283-94.

[106] Knopf, A. and S. Mori, Motion management, in Principles and Practice of Proton Beam Therapy, I. J. Das and H. Paganetti, Editors. 2015; Medical Physics Monograph No 37, Madison, WI: Medical Physics Publishing, ISBN: 978-1-936366-43-9 2015. pp. 709-38.

[107] Mori, S. and G. T. Chen, Quantification and visualization of charged particle range variations. Int J Radiat Oncol Biol Phys, 2008. 72(1): 268-77.

[108] Mori, S. et al., Quantitative assessment of range fluctuations in charged particle lung irradiation. Int J Radiat Oncol Biol Phys, 2008. 70(1): 253-61.

[109] Hui, Z. et al., Effects of interfractional motion and anatomic changes on proton therapy dose distribution in lung cancer. Int J Radiat Oncol Biol Phys, 2008. 72(5): 1385-95.

[110] Paganetti, H., J. Schuemann, and R. Mohan, Dose calculations for proton beam therapy: Monte Carlo, in Principles and Practice of Proton Beam Therapy, I. J. Das and H. Paganetti, Editors. 2015; Medical Physics Monograph No 37, Madison, WI: Medical Physics Publishing, ISBN: 978-1-936366-43-9 2015. pp. 571-94.

[111] Schuemann, J. et al., Assessing the clinical impact of approximations in analytical dose calculations for proton therapy. Int J Radiat Oncol Biol Phys, 2015. 92(5): 1157 – 64.

[112] Schuemann, J. et al., Site – specific range uncertainties caused by dose calculation algorithms for proton therapy. Phys Med Biol, 2014. 59(15): 4007 – 31.

[113] Espana, S., and H. Paganetti, Uncertainties in planned dose due to the limited voxel size of the planning CT when treating lung tumors with proton therapy. Phys Med Biol, 2011. 56(13): 3843 – 56.

[114] Paganetti, H., Relative Biological Effectiveness (RBE) values for proton beam therapy. Variations as a function of biological endpoint, dose, and linear energy transfer. Phys Med Biol, 2014. 59: R419 – 72.

[115] Paganetti, H., Relating proton treatments to photon treatments via the relative biological effectiveness (RBE) – Should we revise the current clinical practice? Int J Radiat Oncol Biol Phys, 2015. 91(5): 892 – 4.

[116] Paganetti, H. et al., Relative biological effectiveness (RBE) values for proton beam therapy. Int J Radiat Oncol Biol Phys, 2002. 53(2): 407 – 21.

[117] Liu, W. et al., Robust optimization of intensity modulated proton therapy. Med Phys, 2012. 39(2): 1079 – 91.

[118] Pflugfelder, D. et al., A comparison of three optimization algorithms for intensity modulated radiation therapy. Z Med Phys, 2008. 18(2): 111 – 9.

[119] Fredriksson, A., A characterization of robust radiation therapy treatment planning methods – from expected value to worst case optimization. Med Phys, 2012. 39(8): 5169 – 81.

[120] Unkelbach, J. et al., Reducing the sensitivity of IMPT treatment plans to setup errors and range uncertainties via probabilistic treatment planning. Med Phys, 2009. 36(1): 149 – 63.

[121] Heath, E., J. Unkelbach, and U. Oelfke, Incorporating uncertainties in respiratory motion into 4D treatment plan optimization. Med Phys, 2009. 36(7): 3059 – 71.

[122] Dowdell, S., C. Grassberger, and H. Paganetti, Four – dimensional Monte Carlo simulations demonstrating how the extent of intensity – modulation impacts motion effects in proton therapy lung treatments. Med Phys, 2013. 40(12): 121713.

[123] Hugo, G. et al., Changes in the respiratory pattern during radiotherapy for cancer in the lung. Radiother Oncol, 2006. 78(3): 326 – 31.

[124] Phillips, J. et al., Computing proton dose to irregularly moving targets. Phys Med Biol, 2014. 59(15): 4261 – 73.

[125] Britton, K. R. et al., Assessment of gross tumor volume regression and motion changes during radiotherapy for non – small – cell lung cancer as measured by four – dimensional computed tomography. Int J Radiat Oncol Biol Phys, 2007. 68(4): 1036 – 46.

[126] Liu, W. et al., Effectiveness of robust optimization in intensity – modulated proton therapy planning for head and neck cancers. Med Phys, 2013. 40(5):051711.

[127] Stuschke, M. et al., Potentials of robust intensity modulated scanning proton plans for locally advanced lung cancer in comparison to intensity modulated photon plans. Radiother Oncol, 2012. 104(1): 45 – 51.

[128] Grassberger, C., Four – dimensional Monte Carlo simulation of lung cancer treatments with scanned proton beams. PhD thesis, 2014, ETH Zürich.

[129] Zhang, Y. et al., Online image guided tumour tracking with scanned proton beams: A comprehensive simulation study. Phys Med Biol, 2014. 59(24): 7793 – 817.

[130] Wong, J. W. et al., The use of active breathing control (ABC) to reduce margin for breathing motion. Int J Radiat Oncol Biol Phys, 1999. 44: 911 – 9.

[131] Hanley, J. et al., Deep inspiration breath – hold technique for lung tumors: The potential value of target immobilization and reduced lung density in dose escalation. Int J Radiat Oncol Biol Phys, 1999. 45: 603 –

11.
[132] Keall, P. J. et al., The management of respiratory motion in radiation oncology report of AAPM Task Group 76. Med Phys, 2006. 33(10): 3874 – 900.
[133] Kubo, H. D. and B. C. Hill, Respiration gated radiotherapy treatment: A technical study. Phys Med Biol, 1996. 41: 83 – 91.
[134] Ohara, K. et al., Irradiation synchronized with respiration gate. Int J Radiat Oncol Biol Phys, 1989. 17: 853 – 7.
[135] Minohara, S. et al., Respiratory gated irradiation system for heavy – ion radiotherapy. Int J Radiat Oncol Biol Phys, 2000. 47: 1097 – 103.
[136] Tsunashima, Y. et al., Efficiency of respiratory – gated delivery of synchrotron – based pulsed proton irradiation. Phys Med Biol, 2008. 53(7): 1947 – 59.
[137] Lu, H. M. et al., A respiratory – gated treatment system for proton therapy. Med Phys, 2007. 34(8): 3273 – 8.
[138] Furukawa, T. et al., Design study of a raster scanning system for moving target irradiation in heavy – ion radiotherapy. Med Phys, 2007. 34(3): 1085 – 97.
[139] Bert, C. et al., Gated irradiation with scanned particle beams. Int J Radiat Oncol Biol Phys, 2009. 73(4): 1270 – 5.
[140] Mori, S. et al., Amplitude – based gated phase – controlled rescanning in carbon – ion scanning beam treatment planning under irregular breathing conditions using lung and liver 4DCTs. J Radiat Res, 2014. 55(5): 948 – 58.
[141] Schweikard, A., H. Shiomi, and J. Adler, Respiration tracking in radiosurgery. Med Phys, 2004. 31(10): 2738 – 41.
[142] Matsuo, Y. et al., Evaluation of dynamic tumour tracking radiotherapy with real – time monitoring for lung tumours using a gimbal mounted linac. Radiother Oncol, 2014. 112(3): 360 – 4.
[143] Keall, P. J. et al., The first clinical implementation of electromagnetic transponder – guided MLC tracking. Med Phys, 2014. 41(2): 020702.
[144] Grozinger, S. O. et al., Simulations to design an online motion compensation system for scanned particle beams. Phys Med Biol, 2006. 51(14): 3517 – 31.
[145] Bert, C. et al., Target motion tracking with a scanned particle beam. Med Phys, 2007. 34(12): 4768 – 71.
[146] Saito, N. et al., Speed and accuracy of a beam tracking system for treatment of moving targets with scanned ion beams. Phys Med Biol, 2009. 54(16): 4849 – 62.
[147] Pedroni, E. et al., Pencil beam characteristics of the next – generation proton scanning gantry of PSI: Design issues and initial commissioning results. Eur Phys J Plus, 2011. 126: 66.
[148] Knopf, A. et al., Challenges of radiotherapy: Report on the 4D treatment planning workshop 2013. Phys Med, 2014. 30(7): 809 – 15.
[149] Bortfeld, T. et al., Effects of intra – fraction motion on IMRT dose delivery: Statistical analysis and simulation. Phys Med Biol, 2002. 47: 2303 – 20.
[150] Berbeco, R. I., C. J. Pope, and S. B. Jiang. Measurement of the interplay effect in lung IMRT treatment using EDR2 films. J Appl Clin Med Phys, 2006. 7(4): 33 – 42.
[151] Seco, J. et al., Effects of intra – fraction motion on IMRT treatments with segments of few monitor units. IFMBE Proc, 2007. 14: 1763 – 5.
[152] Ong, C. et al., Dosimetric impact of interplay effect on RapidArc lung stereotactic treatment delivery. Int J Radiat Oncol Biol Phys, 2011. 79(1): 305 – 11.
[153] Rao, M. et al., Dosimetric impact of breathing motion in lung stereotactic body radiotherapy treatment u-

sing intensity modulated radiotherapy and volumetric modulated arc therapy [corrected]. Int J Radiat Oncol Biol Phys, 2012. 83(2): e251 -6.

[154] Knopf, A. C. , T. S. Hong, and A. Lomax, Scanned proton radiotherapy for mobile targets – the effectiveness of re – scanning in the context of different treatment planning approaches and for different motion characteristics. , 2011. 56(22): 7257 -71.

[155] Bert, C. , S. O. Grozinger, and E. Rietzel, Quantification of interplay effects of scanned particle beams and moving targets. Phys Med Biol, 2008. 53(9): 2253 -65.

[156] Kraus, K. M. , E. Heath, and U. Oelfke, Dosimetric consequences of tumour motion due to respiration for a scanned proton beam. Phys Med Biol, 2011. 56(20): 6563 -81.

[157] Kardar, L. et al. , Evaluation and mitigation of the interplay effects of intensity modulated proton therapy for lung cancer in a clinical setting. Pract Radiat Oncol, 2014. 4(6): e259 -68.

[158] Li, Y. et al. , On the interplay effects with proton scanning beams in stage III lung cancer. Med Phys, 2014. 41(2): 021721.

[159] Grassberger, C. et al. , Motion mitigation for lung cancer patients treated with active scanning proton therapy. Med Phys, 2015. 42(5): 2462 -9.

[160] Lambert, J. et al. , Intrafractional motion during proton beam scanning. Phys Med Biol, 2005. 50: 4853 -62.

[161] Grassberger, C. et al. , Motion interplay as a function of patient parameters and spot size in spot scanning proton therapy for lung cancer. Int J Radiat Oncol Biol Phys, 2013. 86(2): 380 -6.

[162] Dowdell, S. et al. , Interplay effects in proton scanning for lung: A 4D Monte Carlo study assessing the impact of tumor and beam delivery parameters. Phys Med Biol, 2013. 58(12): 4137 -56.

[163] Tome, W. A. and J. F. Fowler, On cold spots in tumor subvolumes. Med Phys, 2002. 29(7): 1590 -8.

[164] Takahashi, W. et al. , Carbon – ion scanning lung treatment planning with respiratory – gated phasecontrolled rescanning: Simulation study using 4 – dimensional CT data. Radiat Oncol, 2014. 9: 238.

[165] Bernatowicz, K. , A. J. Lomax, and A. Knopf, Comparative study of layered and volumetric rescanning for different scanning speeds of proton beam in liver patients. Phys Med Biol, 2013. 58(22): 7905 -20.

[166] Slawson, R. G. et al. , Once – a – week vs conventional daily radiation treatment for lung cancer: Final report. Int J Radiat Oncol Biol Phys, 1988. 15(1): 61 -8.

[167] Sulaiman, N. S. et al. , Particle beam radiation therapy using carbon ions and protons for oligometastatic lung tumors. Radiat Oncol, 2014. 9: 183.

[168] Li, J. et al. , Rationale for and preliminary results of proton beam therapy for mediastinal lymphoma. Int J Radiat Oncol Biol Phys, 2011. 81(1): 167 -74.

[169] Sugawara, K. et al. , Proton beam therapy for a patient with a giant thymic carcinoid tumor and severe superior vena cava syndrome. Rare Tumors, 2014. 6(2): 5177.

第 11 章

IGRT 在肺部立体定向放射治疗中的应用

JULIANNE M. POLLARD-LARKIN, PETER BALTER, AND JOE Y. CHANG

11.1 引言

肺癌是全世界癌症死亡的主要原因，每年估计有 180 万新病例和 160 万死亡人数[1,2]。目前的几种肺癌治疗方法中，体部立体定向放射治疗（SBRT）是最新的治疗技术之一，也称为立体定向消融放射治疗（SABR），可改善患者预后，或达到与手术媲美的生存[3]。过去，不可手术的 I 期非小细胞肺癌（NSCLC）患者的 5 年生存率为 20% ~30%；但经 SBRT 后，其 1 ~3 年总生存率从 43% 上升至 72%[4]。对于可手术的 I 期非小细胞肺癌，3 年总生存率高达 95%[3]。

在定位扫描或治疗期间，肿瘤和正常组织可能会发生明显移动（ > 1cm），这是对肺癌放射治疗存在的独特技术挑战[5-8]。另外，周围正常器官对射线通常比肿瘤更敏感。肺内各个区域之间的密度也往往存在较大差异，因此难以制订高质量的常规放射治疗计划[9-13]。为了克服这些挑战，现代放射治疗，尤其是肺癌 SBRT 需结合使用四维计算机断层扫描(4D - CT)[8,14-16]、IGRT [17-21]和调强放射治疗（IMRT）[22,23]，每一项技术分别都是重大进步，但要得到最好的疗效需要三者的结合。治疗前和治疗中成像的改进以及计划算法的改进带来了 SBRT 或 SABR 新的用途。

11.2 影像引导放射治疗（IGRT）在 SBRT 中的应用

在现代 IGRT 之前，SBRT 通常依赖于外部框架或其他坐标系统[25-28]，这一过程既耗时又有难度。SBRT 大规模开展的关键要素有赖于高质量成像与治疗机器相结合，该治疗机器可根据千伏（kV）级投影成像或室内容积成像的方式直接设置肿瘤或附近基准点，这被称为影像引导放射治疗（IGRT）[29]。IGRT 的作用如下：

1. 减少了照射野的外放边界。
2. 实现了 SBRT 计划剂量梯度的陡降。
3. 减少了 SBRT 摆位误差的外放边界。

IGRT 最常见的系统是 kVP 成像系统，该系统安装在兆伏级线性加速器（图 11. 1）的机架上，与治疗射束成 90°角。这些系统可以用来拍摄个体化的 kVp 级定位片，并根据骨性解剖结构或软组织灰阶度的匹配进行摆位[30]。该系统也可以通过氟代脱氧葡萄糖代谢模式实时观察肿瘤的运动，且可在机架旋转的过程中采集代谢荧光图像并构建 CT 扫描图像[31]。除了安装机架上的系统外，另至少有两个供应商提供内置系统，这些系统使用基于 X 线的正交投影，虽不能提供体积数据，但可以在治疗过程中实时监控患者。SBRT 实施过程中 IGRT 方式的选择取决于几个因素，包括病变组织的射线穿透性或需要放置的阻挡物，需要避开周围的危及器官，同时需要根据时间和呼吸进行成像。另外最重要的是，机器各个部件的兼容性。

容积成像一般情况下能提供有关靶区和周围邻近结构的大部分信息，目前在现代放射治疗科中最常用的成像方法是锥束 CT（Cone beam CT，CBCT）。与传统 CT 中的扇形射束相比，CBCT 是用锥形射束采集图像。CBCT 与传统 CT 相比有一些局限性[17-18,34-36]。最大的限制来自于机架旋转速度，扫描 1 分钟，意味着经历 10 ~ 20 个呼吸周期，这确实有利于平均时相图像的采集，从而获取肿瘤的平均位置。但此过程会造成对比度较差的肿瘤病灶或活动度大的小病变无法进行肉眼识别。CBCT 的另一个缺点是，在磁场中存在大量散射线，且与锥形射束几何结构相混杂，导致整体图像质量低于传统 CT[37,38]。还有一个缺点是，该系统中使用的电子管和探测器的调节能力劣于传统 CT，这使得相应的 HU 值更加不确定。即使有这些局限性，CBCT 的图像质量已经可以提供足够的对比度来进行软组织匹配。CBCT 还可与呼吸控制（例如屏气）相结合，这样可用于摆位和减少运动伪影。有制造商可将 CBCT 图像重建为 4D - CT 序列，用于运动靶区的摆位[39]。

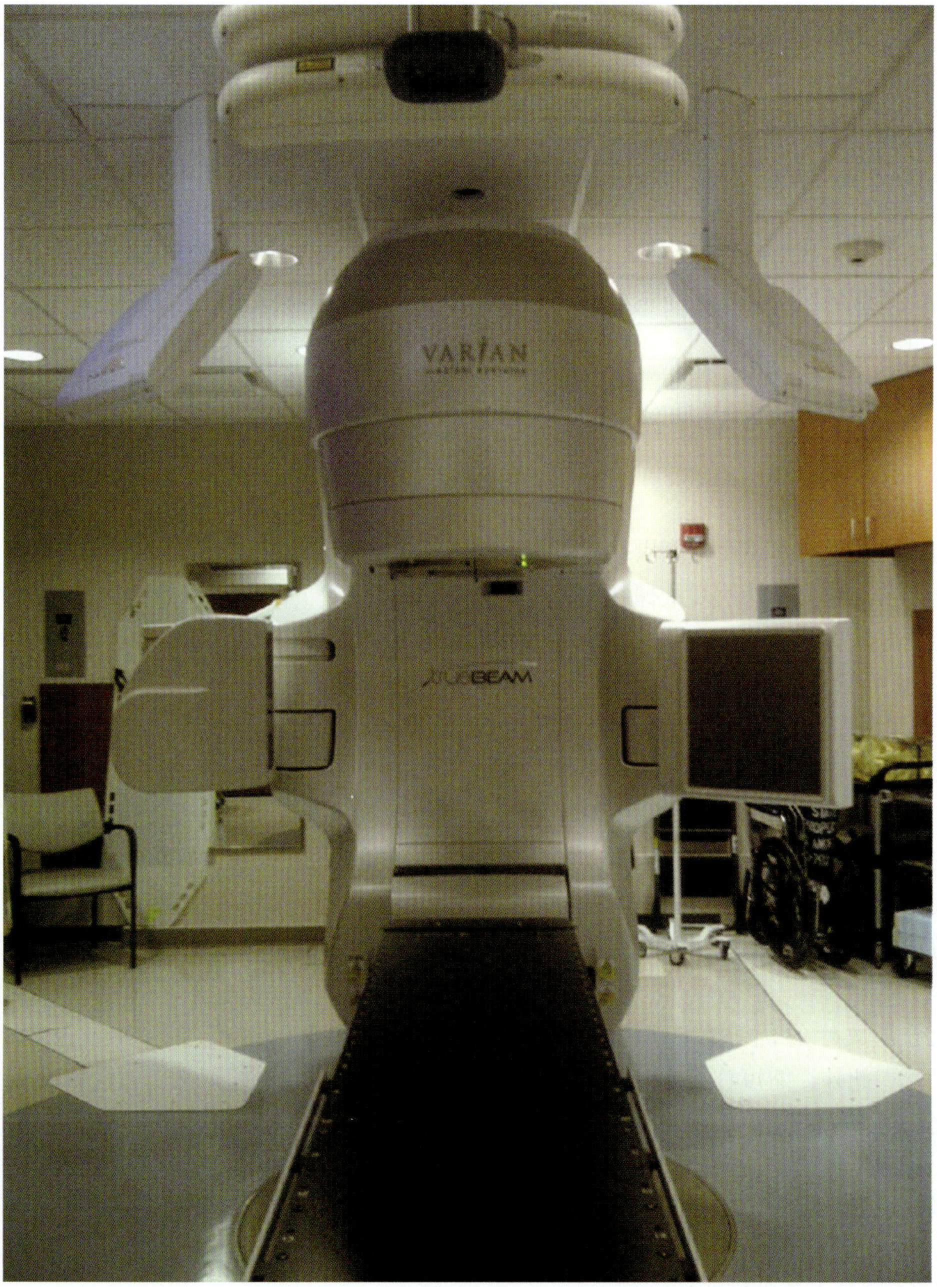

图 11.1　带有 kV 成像功能的瓦里安 TrueBeam™直线加速器

IGRT 为精确的放射治疗创造了条件，同时降低了并发症的发生率。IGRT 可改善前列腺癌、头颈部癌、直肠癌、肺癌、阴道癌和肝癌等肿瘤的预后[17,40－47]。在前列腺癌治疗中应用 IGRT 可减少直肠和膀胱并发症，也改善了生化控制[41]。在头颈部肿瘤的治疗中，IGRT 被用于保留腮腺功能，降低口干症的发生率，从而提高患者的生活质量[21]。另一种保留正常组织结构的方法是使用患者日常成像来监测肿瘤或解剖结构的变化，并利用自适应放射治疗的技术来重新优化计划[15,40,48,49]。

IGRT有助于提高治疗的精确度，同时也引起了人们对既往有争议的分割方式的再次关注。标准的经典剂量分割方案包括在5周或更长时间内，每次给予1.8～2Gy，总分割次数为30次或更多。在这种方式下，治疗时间较长，因此研究人员在20世纪60年代就开始考虑对乳腺癌进行超分割放疗，但研究结果表明，与标准的每周5天的治疗方案相比，每周3天治疗导致更多的正常组织并发症[50]。每次分割剂量越高，治疗时长越短，出现的问题越多，这是由于正常组织进行亚致死性损伤修复的时间随之缩短导致的。现代放射治疗技术可提供高度适形的剂量分布，使正常组织剂量和毒性最小化，而IGRT让我们更有信心用更贴合的剂量分布照射靶区。

11.3 IMRT在SBRT中的应用

IMRT的优势：

与三维适形技术相比，能更好地保护正常组织。

非均匀剂量分布能使剂量梯度陡降。

能更好地提升剂量。

在20世纪80年代，放射治疗计划仍较初级，主要在二维X射线图像平面上绘制照射野[51,52]。当计算机断层摄影术（CT）和多叶准直器被引入放射治疗后，放射肿瘤学家可以根据感兴趣的靶体积来微调照射野形状，这被称为三维适形放射治疗（3D－CRT）[22,53]。当3D－CRT方法还在开发的时候，IMRT的概念就已被提出[54]。IMRT是3D－CRT的改进版本，它允许物理师以复杂的方式修改每个照射野的强度，从而在减少正常组织受量的同时提高目标靶区的最高剂量[22]。IMRT提供的剂量适形性，为下一个放射治疗方案的模式转变铺平了道路。随着更好的剂量梯度调节成为可能，放射治疗准备再次尝试大分割放疗的可行性。

大分割放疗的优势在于减少肿瘤细胞再增殖的时间，这增加了肿瘤控制的可能性[50,55,56]。此外，缩短总治疗时间有助于减少使用机器的时间，缩短患者在治疗设施上的停留时间。

11.4 SBRT

SBRT的六个基本特征：

1. 患者的安全固定（图11.2）。
2. 从模拟定位到治疗计划整个过程中的精确复位。
3. 通过使用多个非对穿野或照射弧使正常组织的剂量最小化。
4. 在模拟定位、计划制作和放射治疗时重视肿瘤的运动控制。
5. 立体定向治疗肿瘤靶区，并避免正常组织受照射。
6. 提供亚厘米级的高精度消融剂量分割[57]。

SBRT或SABR，遵循所有的大分割的原理。SBRT通过高剂量的照射，能够在不到5

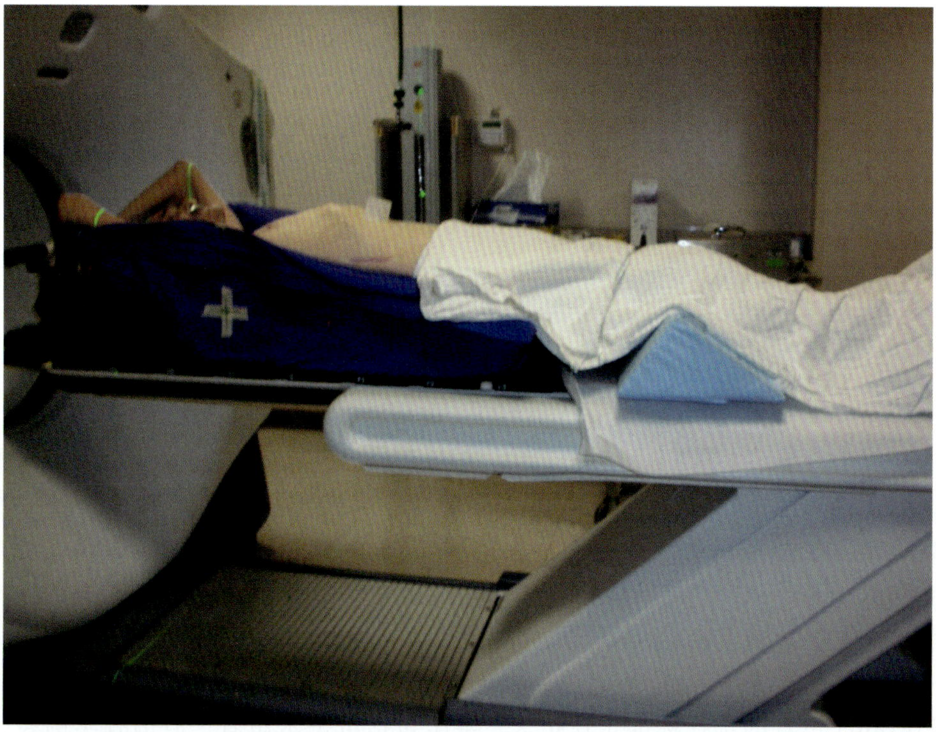

图 11.2　来自 MD - Anderson 癌症中心的一例肺部 SBRT 患者的体位固定

次分割达到消融肿瘤的目的[58]。这种分割方案也被称为寡分割，即用很少的分割次数，但每一次分割剂量更高[59]。由于早期研究中大分割治疗后出现晚反应，早期 SBRT 研究人员使用“剂量寻找”方法来评估总剂量、分割次数、肿瘤靶区大小、组织学类型和每一次分割剂量确保肿瘤控制的同时限制毒性[59]。几项国际 I 期临床研究表明对于 I 期肺癌而言，SBRT 能有效控制肿瘤并且毒副反应可控，这有助于确定可行的剂量和分割方案[60-62]。在这些早期研究中，SBRT 的肿瘤控制率为 80% ~90%，几乎是常规放疗的 2 倍[63]。最近的研究表明，SBRT 在特定条件下[3,64,65]疗效可媲美于手术。传统放射治疗通常是 60 ~66Gy/1.8 ~2Gy，5 年局部控制相对较差，在早期不可手术患者中的总生存率为 10% ~30%。这些传统放射治疗方案是基于放射生物学的“4R”原则：亚致死损伤的再修复、再分布、再氧合和再群体化。这有助于正常组织在下一次放疗前修复；不幸的是，这也给了肿瘤反弹的时间。长疗程放射治疗为存活的肿瘤细胞提供重新增殖和播散的时间。SBRT 缩短了整个治疗时间，并最大限度地减少了肿瘤在治疗过程中再增殖的机会。此外，高剂量照射可直接损伤癌细胞，释放肿瘤相关抗原和危险信号，这些信号可以作为肿瘤特异性抗体在肿瘤位点发挥作用。再者，高剂量照射可引起肿瘤内部小血管上皮细胞的损伤，使其更易受到细胞毒 T 细胞的侵袭。然而，在 SBRT 时也应该谨慎选择剂量，以避免对正常组织造成损伤。

在放射生物学中，等效生物剂量（BED）是比较不同分割方案对肿瘤和正常组织影响的一种换算方式。BED 通过以下公式计算：

$$BED = n \times d\ [1 + d/(\alpha/\beta)]$$

该公式中，n 是分割的次数，d 是每次分割的剂量，α/β 是来源于细胞生存曲线的线性二次方程。通常，早反应组织的 α/β 比值为 10Gy，晚反应组织的为 3Gy[66]。一项来自日本的大型多中心研究，利用不同的高剂量方案治疗早期患者，结果发现 BED > 100Gy 的治疗方案具有更大的生存获益[66-68]。BED≥100Gy 的 5 年总生存率为 88.4%，而 BED < 100Gy 时仅为 69.4%。

11.4.1 SBRT 患者选择标准

早期非小细胞肺癌的标准治疗方法是手术切除和纵隔淋巴结清扫术，而不能手术的病人和拒绝手术的病人则考虑立体定向体放射治疗。越来越多的回顾性研究和基于人群的研究表明，在 SBRT 和外科手术的匹配队列分析中，两者在局部控制、区域控制、远处转移和总生存上都相近。最近发表的荟萃分析，纳入了包含立体定向放射治疗对比外科手术研究（STARS）和放射外科或外科手术治疗可手术的早期非小细胞肺癌研究（ROSEL）在内的两个Ⅲ期随机对照临床研究，结果显示Ⅰ期 NSCLC 患者行 SBRT 后的生存结局可与手术患者媲美[3]。但只有 58 名患者被纳入这项荟萃分析，在可手术患者中仍需额外的随机对照试验以进一步验证上述结果。

尽管 SBRT 患者的选择标准正在扩大，甚至包括可手术患者，但仍有实例表明应用 SBRT 时需排除禁忌证。如肺部病变位于近端支气管树（隆突、左右支气管、支气管树至第二分叉）各方向 2cm 内则为中央型肺癌，可能邻近食管、心脏、臂丛、大血管、脊髓、膈神经、喉返神经、纵隔或心包胸膜[69]。当使用 3 次分割剂量方案时，中央型病灶比周围病灶存在更高的 SBRT 毒副反应发生率[64]。但有研究表明，这些中央型病灶可以安全有效地用其他剂量方案治疗。一项评估 3 次分割、总剂量 60 ~ 66Gy 方案的Ⅱ期研究发现中央型病灶患者 2 年无严重毒副反应的比例仅有 54%，而周围型病灶患者的 2 年无严重毒副反应的比例为 84%[64]。中央型病灶的主要毒副反应是胸腔积液、肺炎、呼吸困难、致命性咯血和支气管瘘。SBRT 最常见的毒副反应是放射性肺炎，当病灶靠近胸壁时可出现肋骨骨折和胸壁疼痛等毒性反应[64]。

11.4.2 剂量限制

为避免急性和慢性毒性反应，尽量减少正常重要结构的受照射体积是非常重要的。大多数剂量 - 体积限制是根据常规分割方式和 RBE 计算的经验制定的。根据既往 4 次分割方案的 SBRT 临床经验，我们得出 50Gy/10f 和 70Gy/10f 的剂量 - 体积限制[70-73]（表 11.1）。

既往接受过放疗的患者若行 SBRT，主诊放射肿瘤学医师需要评估既往的放疗计划，尤其是正常组织的受量，并以目前 SBRT 上述剂量限制为标准，应用 BED 的换算评估既往放疗计划和现有 SBRT 计划的剂量限制是否合理。在评估当前治疗方案的安全性和质量时，需融合既往和现有放疗计划。

表 11.1 M. D. 安德森癌症中心早期非小细胞肺癌 50Gy/4 方案 PTV 剂量限制

全肺	**平均肺受量≤ 6Gy；V5 ≤ 30%；V10 ≤ 17%；V20 ≤ 12%；V30 ≤ 7%**
对侧肺	平均肺受量≤ 10Gy；V10 ≤ 35%；V20 ≤ 25%；V30 ≤ 15%
食管	Dmax ≤ 35Gy；V30 ≤ 1cm³
气管	V35 ≤ 1cm³
支气管树	Dmax ≤ 38Gy；V35 ≤ 1cm³
心脏	Dmax ≤ 45Gy；V40 ≤ 1cm3；V20 ≤ 5cm³
臂丛	Dmax ≤ 35Gy；V30 ≤ 0.2cm³
主要肺门血管	V40 ≤ 1cm³
脊髓	Dmax < 25Gy；V20 < 1cm³
胸壁	V30 < 30cm³
皮肤	V30 < 50cm³

来自：Li, Q. et al., Radiother Oncol., 112, 2, 256 – 61, 2014；Welsh, J. et al., Int J Radiat Oncol Biol Phys., 81, 1, 91 – 6, 2011；Evans, J. D. et al., Radiother Oncol., 109, 1, 82 – 8, 2013；Chang, J. et al., J Thorac Oncol., 10, 4, 577 – 585, 2015.

11.4.3 SBRT 流程要求

11.4.3.1 人员配备

11.4.3.1.1 放射肿瘤学医师

SBRT 的放射肿瘤学医师应获得美国放射学委员会或类似机构的放射肿瘤学或放射治疗学认证，并有内科医生执业资格及接受过 SBRT 专业培训。此外，建议放射肿瘤学医师成功完成研究生医学教育认证委员会（ACGME）或类似机构认证的住院计划[74]（表 11.2）。

表 11.2 根据美国放射治疗学和肿瘤学学会（ASTRO）及美国放射学学会（ACR）立体体部定向放射治疗实践指南，SBRT 项目中的人员职责

人员	职责
放射肿瘤学医师	管理整个疾病的治疗方案，包括治疗后的随访和获得患者治疗的知情同意 为患者模拟定位和放射治疗确定并推荐合适的体位 确定并推荐采集肿瘤运动与靶区信息的方法 指导并确保患者模拟定位过程中采用正确的成像方式 为放射治疗计划勾画所有必要的解剖结构 规定特定病例的放射剂量，设定正常结构的限量，参与治疗计划优化过程，并与医学物理师合作制订最终治疗计划 直接指导并参与实际治疗过程

续表

人员	职责
医学物理师	对 SBRT 系统进行验收测试和调试，以确保几何学和剂量学的准确性 实施和管理质量控制程序，以监测整个 SBRT 系统（从影像引导系统到束流配送）的精确度和准确性 直接监督和检查治疗计划过程 制定治疗流程或质量控制检查表 与放射肿瘤学医师沟通，优化治疗计划 核对放射肿瘤学医师审核通过的治疗计划，识别并纠正任何错误，根据束流参数和正常组织限量评估计划的适行性 确保治疗符合放射肿瘤学医师开出的处方
放射治疗师	为 SBRT 准备治疗室 协助 SBRT 治疗团队进行患者体位固定和摆位 在放射肿瘤学医师和合格的医学物理师对治疗实施在临床和技术上给予审核通过后，操作治疗机器

11.4.3.1.2　合格的医学物理师

SBRT 过程中具备资质的医学物理师应通过美国放射学委员会或相关子领域（例如放射治疗物理或放射物理）中的类似认证机构认证，并满足所有州许可标准。医学物理师还应符合 ACR 继续医学教育（CME）指南。医学物理师负责 SBRT 的各个技术环节，包括成像、治疗计划制作、计划实施及设备和流程的质量保证测试。

11.4.3.1.3　放射治疗师

SBRT 项目的放射治疗师应满足所有州的许可标准，并在放射治疗方面获得美国放射技术专家注册处（ARRT）的认证。

11.4.3.2　设备

根据美国医学物理师协会（AAPM）SBRT101 工作组，当前具有影像引导功能的直线性加速器均可执行 SBRT[75]（表 11.2 和 11.3）。SBRT 所要求的直线加速器参数偏差，请参见 AAPM 142 工作组，该工作组规定了 SRS/SBRT 直线加速器每日的参数偏差[76]（表 11.4）。

表 11.3　来自于 AAPM 工作组第 101 号报告，3D/IMRT 和 SBRT 的比较

参数	3D/IMRT	SBRT
剂量/次	1.8~3Gy	6~30Gy
# 次数	10~30	1~5
靶区定义	CTV/PTV（大体肿瘤）	GTV/CTV/ITV/PTV（边界清晰的肿瘤，GTV=CTV）
外放边界	cm	mm

续表

参数	3D/IMRT	SBRT
物理/剂量学监测	非直接	直接
所需摆位精确度	AAPM TG40	AAPM TG142
初始影像模式 用于治疗计划	CT	CT/MR/PET-CT
空间精度的维持 整个治疗过程适度加强		严格执行（患者的刚性固定）
呼吸管理的需求	中度	最高
员工培训	最高	最高 + 特殊 SBRT 训练
实现技术	最高	最高
放射生物的理解	适度理解	较差理解
与全身治疗的相互作用	是	是

表 11.4　AAPM 工作组的第 142 号报告规定了以下容差

容差	程序
每日 SRS/SBRT 加速器的容差	
3%	剂量，X 线以及电子输出一致性
1mm	激光定位和准直器大小指示器
正常运行	机器安全性能（门联锁，视听监控等）
容差	**程序**
SBRT 加速器的每月容差	
2%	剂量，X 线以及电子输出一致性（®立体剂量率，MU）
1mm/0.5°	机械（激光定位，光射野一致性等）
正常运行	机器安全性能（门联锁，视听监控等）

11.4.3.3　质量控制

如前所述，医学物理师负责对整个 SBRT 系统进行所有质量保证测试。所有设备的验收测试、调试和日常质量保证测试、记录和验证系统、治疗计划软件、治疗计划制作、SBRT 工作人员的培训以及 SBRT 项目的所有其他组成部分均由合格的医学物理师负责。

AAPM 工作组关于 SBRT 的第 101 号报告涵盖了医学物理师的质量保证计划的详细内容（表 11.3）。也就是说，物理师应确保其 SBRT 实践的质量保证程序，包括对 SBRT 系统的所有组件进行详尽的测试，涵盖单独测试和与其他组件联合测试。测试应涵盖所有方面，从模拟成像数据的采集和随后数据传输到治疗计划软件，到剂量计算算法、MU 计算算法、二次计算、小野/MU 的输出精确度、患者固定装置、运动追踪、门控等。AAPM 和其他机构已发表多个任务组和报告，概述了 SBRT 项目中使用的设备调试和质量保证建议，合格的医学物理师都应该翻阅这些报告[35,74,76-83]。

SBRT 治疗中最关键的需要验证的是照射、机械和成像中心三者重合[35,84]。这包括治疗床旋转和激光对准，所有这些都应与照射等中心一致。有几项测试可以帮助证实这一点，比如 Winston Lutz 测试[85]。其他有助于定位精度和分次内瞄准可变性的端到端测试，包括立体 X 线/DRR 融合的定位精度，模体内基准点植入的隐藏目标测试和射野影像中心与锥形束 CT 图像中心一致性的测试[84-92]。我们强烈建议在新的 SBRT 项目开展机构在治疗第一位患者之前进行包含所有运动控制系统在内的端到端测试。

11.4.4 SBRT 的模拟定位

放射治疗的实施过程从患者模拟定位开始。模拟定位需采集患者的解剖结构图像信息，并为治疗计划软件提供剂量计算和定位所需的信息。患者通常取治疗体位，并配备必要的固定装置，后行计算机断层扫描来采集模拟定位图像信息。一个良好的模拟定位需经包括放射肿瘤学医师、具备资质的医学物理师和放射治疗师等确认，以确保所有关于患者的特定病史、SBRT 靶点、正常结构和最佳治疗方案等信息能有效地传达给参与 SBRT 治疗的各个环节。模拟定位后，建议在病历中记录成像和患者摆位信息。

由于存在呼吸运动引起的肿瘤移位或分次间肿瘤移位，肺部肿瘤的靶区勾画非常复杂，因为这可能增加放射治疗过程中几何解剖的不确定性。为了安全有效地治疗伴随呼吸运动的肿瘤，必须制订针对这些运动的稳健的治疗计划。最重要的是勾画靶区时需将放疗过程中靶肿瘤的位移包含在内[93]。ICRU 62 确定了如何处理包含靶区和正常组织运动和变形、内靶区外放边界（IM）和每日摆位的不确定性，摆位外放边界（SM）[94,95]。然而，本文并未确立如何确定外放边界，或如何根据外放边界制定最佳治疗方案。处理这些外放边界最常见的方法是用处方剂量完全覆盖运动的临床靶体积（CTV）。在本文发表时，有数个小组研究了更复杂的方法，以确保良好的靶区覆盖率，而不必扩大外放边界以覆盖整个肿瘤的呼吸运动范围[96-99]，但这方面的研究超出了本章的范畴。

11.4.5 4D－CT 和自由呼吸门控模拟定位

4D－CT 是肺部肿瘤 SBRT 模拟定位最常用的方法，其中第 4 维是呼吸时相。在 4D－CT 中，会创建一系列三维（3D）CT 图像序列，每个图像序列代表患者在不同呼吸时相的解剖结构[8,24,100-104]。目前有两种方法可以创建 4D－CT 图像序列，一种是基于慢速螺旋的采集方法，另一种是基于连续轴向采样，电影模式。在任何一种模式下，呼吸时相都是由特定类型的呼吸监测仪根据病人的体表解剖标志来确定。两种最常见的设备包括：一种是放置在患者腹部并由计算机追踪的反射标记块[105-107]，另一种是使用腰带监测腹部的起伏变化[108-113]。更先进的系统可以根据体内解剖标志来确定呼吸时相，目前该系统可商用（通用电气的“智能无设备 4D”）[114]。市面上所有主要 CT 供应商都可提供 4D－CT。鉴于各个设备系统均存在优缺点，选择何种设备系统取决于各个机构的需求和可调配的资源。

不管是在基于时相呼吸门控情况下，还是在无呼吸门控采用 ITV 的方法，4D－CT 扫描都可用于制订治疗计划。时相呼吸门控在治疗期间监测患者的呼吸时相，且射束通常仅在呼气末等特定的几个呼吸时相启用。在应用时相呼吸门控进行治疗时，放疗计划由 4D－CT 采集特定时相的图像序列生成，这将在治疗时启用射束。可选用的呼吸门控装置，如瓦里安（Varian）在 21 世纪初推出的实时位置管理（RPM）系统，以及采用应变计监测呼吸信号的西门子公司的 AZ－733C Anzai 皮带[2]。对于 ITV 方法，4D－CT 采集的所有时相序列都用于勾画靶体积，治疗期间也不需使用呼吸监测仪。

如果没有 4D－CT，另一种通过呼吸周期来确定肿瘤位置的方法是在正常的吸气末和呼气末时进行屏气（Breath－holds，BH）扫描[115－118]。我们将完全吸气时和完全呼气时图像序列所勾画的肿瘤靶区，进行融合后代替肿瘤的完整运动轨迹。为了让患者在正常的吸气或呼气时屏住呼吸，需要某种形式的反馈来帮助患者达到正确的呼吸幅度，并在整个扫描过程中始终保持在该程度。即使有了这种反馈，这些技术往往高估了肿瘤的运动幅度，因为在正常呼吸过程和屏气时解剖结构的运动是不同的。通过对肿瘤位置、肺容积或体表标志等参数进行测量发现，如果患者没有得到反馈，屏气程度通常远高于正常呼吸时的程度[119]。然而，没有 4D－CT 可用时，这些屏气方法就有了实用性，几乎可以在任何低成本的 CT 扫描机器上快速实现[120]。

11.4.6　屏气下模拟定位和治疗

呼吸运动管理的另一种方法是在屏气状态下成像和治疗。屏气可以在吸气或呼气时进行，也可以在瓦里安的 RPM 设备下主动进行，或者在 Elekta 的“主动呼吸控制”（ABC）设备下被动进行[2,121]。为了减少肿瘤位置的不确定性，还研究了通过腹部压迫方式强迫浅呼吸[122]。所有屏气系统都需要根据替代物向操作员和/或患者提供某种形式的反馈，以保持屏气水平。此外，替代物预测肿瘤位置的可靠性也必须根据患者个体情况而定。屏气治疗时，还应注意患者在屏气时的解剖结构并不完全代表 4D－CT 的任何时相。

应根据肿瘤部位和正常解剖情况选择吸气末或呼气末进行治疗。通常，深吸气屏气（DIBH）用于屏气下模拟定位和肺部病例的治疗，因为这增加了靶病灶和危及器官之间的距离[2]。

11.4.7　固定和患者摆位

在 SBRT 模拟定位和治疗过程中，患者的体位对于 SBRT 外放边界至关重要。在治疗过程中，重复患者在模拟定位时的体位是很重要的。更重要的是每次治疗都需保持治疗床和 GTV 之间的关系。这种关系是通过与治疗床之间的良好固定来实现的。这种体位固定必须保持一致，同时使患者感到舒适。这个装置应该有助于保持身体和手臂的位置，并有足够的长度使腹部与胸部保持同一水平。患者应使用皮肤标记或有其他解剖标志，从而在固定装置中重复实现体位。

本机构常规的做法是利用患者的皮肤标记使患者在颅尾轴线上与固定装置对齐，并使用单独的标记来确定患者在固定装置内的旋转。患者的位置需与室内 CT 确定的最终位置足够接近，位移的幅度通常应小于 5mm，以便对该位置进行有效 QA。此外，如果每天都能遵守良好体位固定的规则，治疗床坐标的一致性可作为一个良好的质量保证指标。

为患者确定的最终治疗体位应足够舒适，以使患者在预期的治疗和模拟时间内保持适当的位置。目前可使用的有几种 SBRT 体位固定装置，如体部 Aquaplast 模具、真空垫、热塑性面罩、固定垫、压缩装置等（图 11.2）[66,74,80,123－127]。

11.4.8 SBRT 的治疗计划

在制订 SBRT 计划时，需给予 GTV 非常高的单次分割剂量，并尽最大可能使剂量曲线陡降，从而减少邻近重要脏器的受量[75]。通常这样的放疗计划给予计划靶区（PTV）低处方剂量（即 80%），这样既增加了 GTV 的剂量，又减少了邻近重要脏器的受量（图 11.3）。这是制作三维适形放疗必不可少的要求，但对于 IMRT，这可能不是必需的。然而，一些研究表明，靶区中心区域内的热点可能是可接受的，因为耐辐射缺氧肿瘤细胞被认为位于肿瘤内部，而热点也通常位于肿瘤内部[75,128]。最近，我们分析了 1040 例接受过 SBRT 治疗的 I 期 NSCLC 患者，其中治疗方案包含 50Gy/4f 和 70Gy/10f。我们发现，PTV D95 BED10 > 85Gy 和 PTV 平均 BED10 > 130Gy 均可达到最佳的局部控制率（Zhao 等人，RED J 2016，出版中）。我们建议 95% 的 PTV 最小生物有效剂量（D95 BED10）> 86Gy（相当于 4 次分割方案 PTV D95 物理剂量为 42Gy 或 10 次分割方案为 55Gy，PTV 平均 BED10 > 130Gy（相当于 4 次分割方案的 PTV 平均剂量 55Gy 或 10 次分割方案为 75Gy）。在我们现有的临床实践中，我们特意增加 GTV 剂量，以增加 GTV 的平均剂量，同时减少邻近重要脏器的受量，如图 11.3 和 11.4 所示。

肺部肿瘤周围存在低密度肺组织，这加大了肺部肿瘤治疗计划的制定难度。在肺部 SBRT 射野内，当入射电子的横向范围与小野尺寸相当和/或靶区周围没有足够的组织来建立电子平衡时，会出现带电粒子平衡的损失[15]。由于二次电子射程的增加，这种效应随着高能线束的增加而更明显。鉴于这些问题的存在，RTOG 0236 限制了小于 3.5cm 的射野和高于 10MV 能量的使用[15,82,129,130]。许多工作组已发现笔形束算法会出现剂量计算不准确，故而 AAPM 101 工作组和其他人建议不要将其用于肺部 SBRT。卷积迭代法，蒙特卡罗法，以及最近的解析算法已经被证实可用于肺 SBRT[11,131－135]。

治疗计划应采用多野射束（IMRT 或 3D－CRT）或足够的旋转弧［适形弧或容积弧形治疗（VMAT）］来确保靶区外剂量的陡降，并使皮肤剂量保持在限量内（图 11.3 和 11.4）。RTOG 0813 建议在静态野实施放射治疗时应使用七野或更多非共面、非对穿的静态射束，或在动态野实施放射治疗时所有旋转弧不应超过 340°[136]。我们发现，仅使用共面线束就可制订出良好的计划，这将减少肺受照射体积，并简化计划执行。我们发现，当使用 VMAT 技术时，旋转弧角度设为 200°即可实现良好的计划。在 IMRT 和 VMAT 中，我们尽量避免射线进入对侧肺。这同非 SBRT 病例的计划制订相一致，有助于避免在治疗对侧同水平面肿瘤时发生冲突。

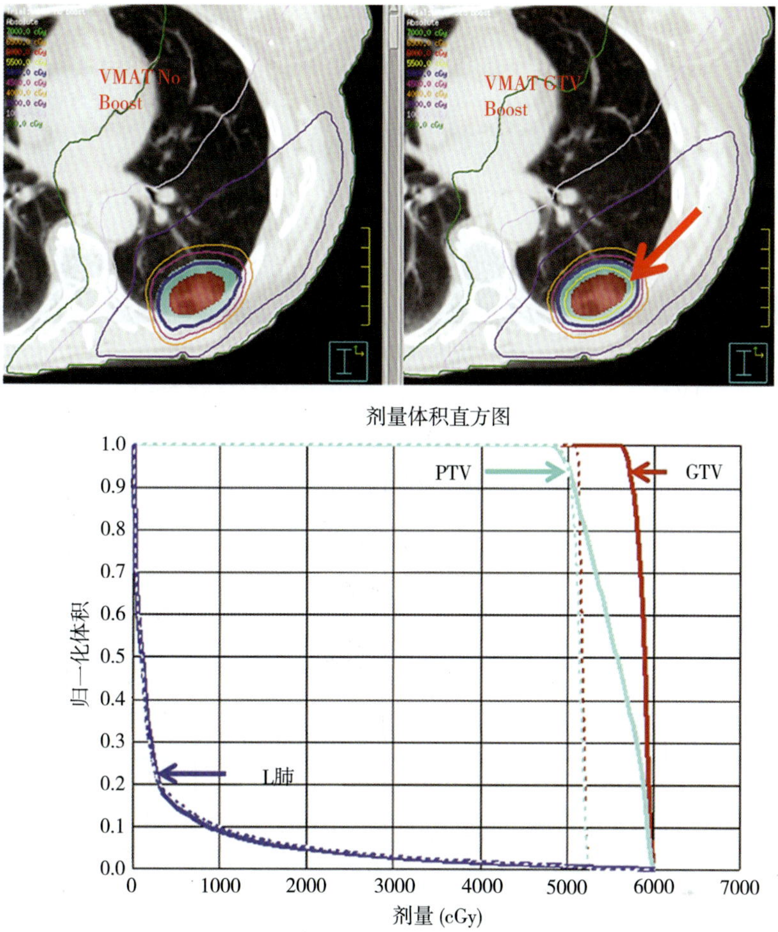

图 11.3　显示了两个 SBRT VMAT 横断面图。两种方案的剂量均为 50Gy/4f，但无 GTV 加量方案中 PTV 处方剂量为 92%的最大剂量，而 GTV 加量方案中 PTV 剂量为 83%的最大剂量。横断面图中显示的黄色轮廓表示 GTV 加量计划中的 55Gy 剂量曲线。DVH 以实线显示 GTV 加量计划的覆盖范围，虚线显示无 GTV 加量计划的覆盖范围。请注意，GTV 平均剂量从无加量计划中的 51.7Gy 增加到 GTV 加量计划中的 58.7Gy。另外，两种方案的 PTV D95 BED10 均大于 85Gy。在 GTV 加量计划中，PTV 平均剂量 >55Gy，PTV 平均 BED10 >130Gy

当使用正向计划时，射野孔径大小和形状应与 PTV 射野方向观的投影相似。60% ~ 90% 的处方剂量线应覆盖 PTV，热点应仅允许在靶区内或 GTV 中。我们已经发现，在左右方向和前后方向照射野中将铅挡块边缘置于 PTV 的边缘，且在头 – 脚方向照射野比 PTV 略多出几毫米，会使 PTV 外剂量出现很好的陡降。当采用逆向计划，应采用剂量不均匀性限制和伪结构使 PTV 外剂量出现陡降。剂量均匀性限制不应在 PTV 内部使用。

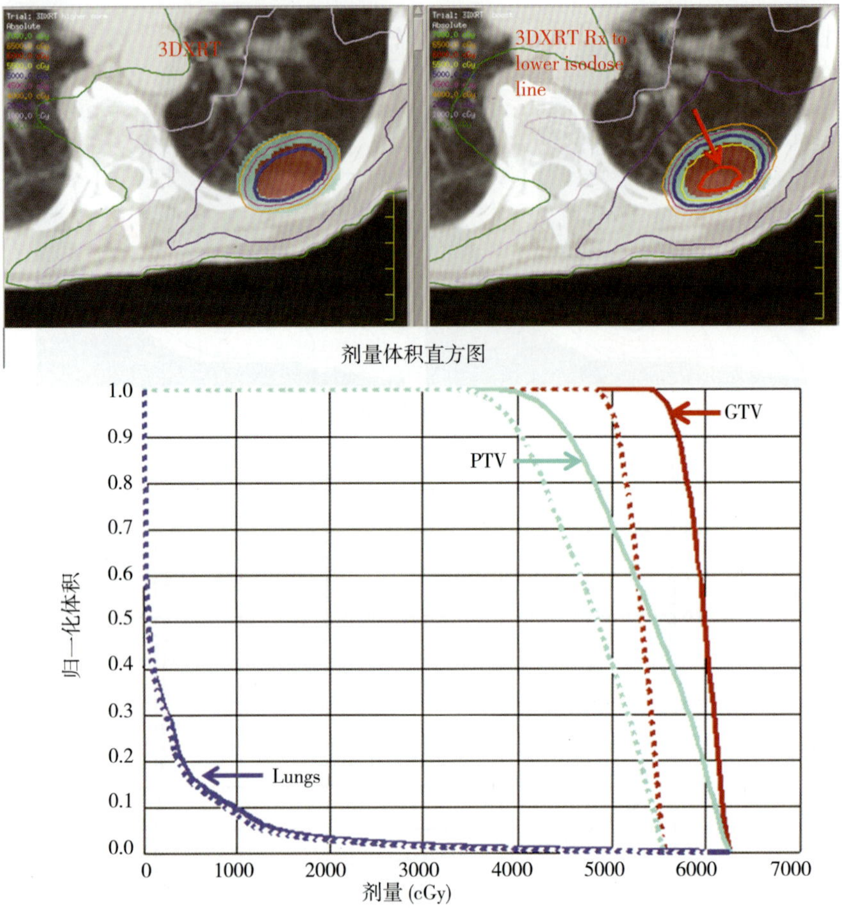

图 11.4　显示了两个 SBRT 3DXRT 计划的横断面图。两种方案的处方剂量均为 50Gy/4f，但第一种方案的处方剂量为最大剂量的 90%，而另一种方案的处方剂量低于等剂量线，为最大剂量的 80%。横断面图中的红色轮廓表示的是当治疗计划分别为最大剂量的 80% 和 90% 时，GTV 加量计划的 60Gy 等剂量线覆盖范围的对比。DVH 中以实线表示低于等剂量线处方方案的覆盖范围，以虚线显示高于等剂量线处方方案的覆盖范围。请注意，两种方案的 PTV D95 BED10 均大于 85Gy。对于低于等剂量线计划的 3DXRT，PTV 平均剂量为 55Gy，PTV 平均 BED10 为 126Gy。

11.4.9　SBRT 的照射系统和技术

有数种治疗系统可用于实施 SBRT 计划，包括传统直线加速器（Linacs）、质子加速器及 CyberKnife® 和 ViewRay® 等 SBRT 专用机器。此外，在直线加速器上 SBRT 可以通过 3D 适形、IMRT 或 VMAT 技术来实现。质子通过被动散射或扫描射束等方式实施。每种计划实施系统和技术都有其优缺点。

当使用传统的直线加速器进行 SBRT 治疗时，有几种治疗方案可供 SBRT 治疗计划制订者使用，如标准三维适形技术、IMRT 和容积拉弧治疗（VMAT）。

为达到更好的肿瘤靶区覆盖率和外放边界剂量的陡降，3D－CRT 用于制订 SBRT 计划时常规应用 7～10 个并伴随移床的射野（非共面野）。3D－CRT 的应用需要正向计划制订经验，因为必须设置线束角度使其覆盖靶区并达到足够的适形性，同时使重要脏器的受量最小化。由于治疗计划员必须人工直接调整射束的权重、角度和 MLC 位置，所以这种正向计划是劳动密集型的。

IMRT 或 VMAT 均采用逆向计划。IMRT 使用多个不同强度的准直射野，不仅治疗靶肿瘤，同时也保护正常结构[23]。治疗计划制订人员需增加靶区覆盖率和减少正常脏器的受量，通过靶区剂量的不均匀性和伪结构来实现靶区外的剂量陡降，从而创建最优化计划。IMRT 具有现代自动优化工具，相较 3D－CRT，更容易制作三维适形放疗计划[137,138]。IMRT 具有调节剂量的能力，可为邻近的重要脏器提供更低的剂量。但 IMRT 需要更多的跳数（MUs）或更长的治疗时间。如果不使用运动管理系统且靶区和 MLC 之间的运动不同步，则可能发生相互作用效应[139]，但通过合理的计划调节可以减少该效应的发生[140]。

VMAT 相当于多个 IMRT 子野，但照射方式是以弧形实现的。与 IMRT 相比，VMAT 可以在较短的时间内完成治疗，同时增加高剂量区的适形性。但因入射束的角度增大，使 VMAT 增加了在周围组织中低剂量区[136,139,141－143]。

质子治疗是治疗肺部 SBRT 的另一种选择。质子治疗的主要优点是其特有的布拉格峰，这使得质子束在有限范围内传输大部分能量[144]。质子治疗主要有两种方式：被动散射或调强质子治疗（IMPT）。被动散射质子治疗使用带有补偿器的三维适形质子治疗计划来形成适形剂量分布，及使用射野孔径形成照射野形状[144]。在质子上套用光子的 IMRT 方法，IMPT 使用扫描线束的方式来优化并调整笔形束的强度和能量，治疗靶肿瘤的同时保护邻近的重要脏器。Register 等人的研究表明，与传统的三维适形光子治疗相比，IMPT 可给予中央型和位于肺尖部的 I 期非小细胞肺癌患者的靶病灶消融剂量，并显著减少正常组织受量[144]。但质子治疗的主要缺陷在于其射程的不确定性，以及质子对解剖结构的变化或靶区运动的敏感性较差。另外，质子穿透组织时常极易受到质子穿过路径的电子密度的影响，因此给予肺部 SBRT 时，必须考虑穿透胸壁到肺部的影响。为了达到最佳的肿瘤覆盖率，最常用的方法是牺牲高剂量区的适形度来弥补这些缺陷[145]。此外，治疗过程中的任何解剖结构的变化都会影响质子剂量分布，因此，通常建议实时对质子治疗计划进行更改。最后，由于肺部病灶是可移动的，因此在进行质子治疗时应谨慎地验证肿瘤的位置[144,146]。大多数质子中心都局限于只有静态的机载千伏 X 射线成像能力，而容积成像更适合协助日常校准。

赛博刀可作为直线加速器的替代品实施放射治疗。这种影像引导立体定向放射外科系统在机械臂上安装了 6MV 直线加速器，给予患者体内靶区 50～100 个非等中心射束照射[147－153]。赛博刀应用了立体千伏成像集成系统来监测病人在治疗过程中的位置。通常患者可直接躺在治疗床上，仅根据解剖结构的基准标志与 CT 模拟定位获取的数字重建 X 射线照片（DRR）上的骨骼解剖结构进行比较，以评估治疗过程中的运动。赛博刀使用Synchrony® 呼吸追踪系统动态补偿呼吸运动。同步追踪病人的体表基准标志，预测肿瘤的运动，并根据肿瘤的位置调整机械臂。研究表明，相较其他基于直线加速器的方法，赛博刀行 SBRT 时会有更多的正常肺受量且需更多的跳数来完成治疗，但仍可与前者媲美[154]。与常规直线加速器对比，赛博刀制订 SBRT 计划需更多的射野。在某些情况下，赛博刀计划射野数量超过 100 个，而传统的三维适形治疗计划仅需 7～10 个。

SBRT 治疗中最大的创新是在治疗过程中使用磁共振成像（MRI）进行实时影像引导。可应用的商用系统（MRIdian®，ViewRay，Oakwood Village，俄亥俄州）已于 2014 年发布。该系统可以同步磁共振成像，并有 3 个 ^{60}Co 源进行外照射[155,156]。在治疗过程中，该系统可以在矢状面以 4 帧/秒的速度或在 3 个平行的矢状面以 2 帧/秒的速度监测靶区或正常组织结构。该系统具有集成的自适应放射治疗计划系统，并有自动勾画、蒙特卡罗剂量计算法和 IMRT 或 3D－CRT 等功能。由于该系统可在 30s 或更短时间内完成剂量计算，因此可以每天进行自适应计划[156]。该系统的缺点是低磁场强度，同时与传统的直线加速器相比，^{60}Co 源本身有低线束流，低穿透力、大半影、高表面剂量等缺点[156,157]。

11.4.10 SBRT 的治疗计划实施

胸部 SBRT 的计划实施过程取决于治疗设备的选择。为阐明该过程，我们介绍了 SBRT 中最常见的工作流程，即配备 CBCT 的传统直线加速器。

1. 必须进行的机器特定质量控制，以确保成像和治疗等中心一致。该流程可由机器的日常质量控制来完成。

2. 准备好治疗床和模拟定位时病人专用的固定装置及其他附件。

3. 根据患者模拟定位中的体位，结合体位说明、照片和皮肤标记，将患者摆放到治疗体位。

4. 在治疗位置对患者进行成像，通过容积或静态 kVp 成像确定最终的等中心。注意对比每日等中心坐标的任何变化。GTV 的匹配应由主诊医师做最后审核。

对于肺部或肝脏的 SBRT，建议参考附近的骨性解剖结构来进行肿瘤匹配，如果肿瘤匹配和骨性匹配后的摆位误差超过模拟定位的 5mm 以上，则需要重复成像以确保新位置的可靠性。

5. 将治疗床移到成像确定的治疗位置，并确认所有射束都能在无碰撞的情况下实施照射。

6. 采用与模拟定位成像模式不同的成像系统（如 MV 射野）对患者治疗位置进行最终检查。

7. 在实施照射过程中，实时监测患者的运动情况。如果怀疑有任何移动，重复步骤 4。

11.5 小结

立体定向放射治疗是一种技术先进的治疗方法，它利用精确的高剂量射束来治疗肿瘤。对于不能手术的病人，它具有较高的局部控制率和生存率，且毒性小。SBRT 的安全应用需要遵守严格的指南和质量控制流程。整个 SBRT 治疗团队，包括主诊医师、物理师、治疗师和剂量师，都是每一个 SBRT 质量控制环节的参与者。文中几项的推荐程序可用于指导 SBRT 的各个环节[19,23,75－77,81,83,115,158]。在各个治疗中心，物理师的作用在于制作 SBRT 质量控制程序，其中应该包括制订每次治疗的检查表（表 11.5）。最近的研究表明，可手术的肺癌患者也可应用 SBRT，且免疫治疗药物联合 SBRT 的的新方法可能会给转移性患者带来新的希望[65,159-161]。SBRT 作为一个新兴的领域，现已制定出越来越多的数据和质量控制流程，以确保治疗的安全实施。

表 11.5　M. D. 安德森癌症中心胸部 SBRT 质量控制日常检查表

日期：________	姓名：________
□ 机架 0°时天花板激光灯与十字叉线的重合度在 1mm 范围	□激光与墙上的标记一致
□治疗床位于 0°	□治疗床锁定踏板向上
□摄像头锁定位置	□已对既往病人进行质量控制
□剂量追踪检查 - 无计划变更	□已对图像/屏幕截图进行确认
□如 Δ > 5mm，进行第二次 CT 或确保与之前的 fx 一致	□CAT 对齐扫描/发送
□治疗床坐标与之前 fx 在 1cm 内的位移	□已对所有照射野实施放疗

对齐	垂直 1：	头脚 1：	左右 1：	垂直 2：	头脚 2：	左右 2：
初始治疗床						
骨性标志						
GTV						
Δ（骨性与 GTV）						
对齐	垂直 1：	头脚 1：	左右 1：	垂直 2：	头脚 2：	左右 2：
骨性标志						
GTV						
Δ（骨性与 GTV）						
平均 GTV						

参考文献

[1] Tanoue, L. T. et al., Lung cancer screening. Am J Respir Crit Care Med, 2015. 191(1): 19 - 33.

[2] Giraud, P. and R. Garcia, Respiratory gating for radiotherapy: Main technical aspects and clinical benefits. Bull Cancer, 2010. 97(7): 847 - 56.

[3] Chang, J. Y. et al., Stereotactic ablative radiotherapy versus lobectomy for operable stage I non - small - cell lung cancer: A pooled analysis of two randomised trials. Lancet Oncol, 2015. 16(6): 630 - 7.

[4] Kang, K. H. et al., Complications from stereotactic body radiotherapy for lung cancer. Cancers (Basel), 2015. 7(2): 981 - 1004.

[5] Chang, J. Y. et al., Image - guided radiation therapy for non - small cell lung cancer. J Thorac Oncol, 2008. 3(2): 177 - 86.

[6] Koch, N. et al., Evaluation of internal lung motion for respiratory - gated radiotherapy using MRI: Part I - correlating internal lung motion with skin fiducial motion. Int J Radiat Oncol Biol Phys, 2004. 60(5): 1459 - 72.

[7] Liu, H. H. et al., Evaluation of internal lung motion for respiratory – gated radiotherapy using MRI: Part II – margin reduction of internal target volume. Int J Radiat Oncol Biol Phys, 2004. 60(5): 1473 – 83.

[8] Liu, H. H. et al., Assessing respiration – induced tumor motion and internal target volume using fourdimensional computed tomography for radiotherapy of lung cancer. Int J Radiat Oncol Biol Phys, 2007. 68(2): 531 – 40.

[9] Miyakawa, A. et al., Early response and local control of stage I non – small – cell lung cancer after stereotactic radiotherapy: Difference by histology. Cancer Sci, 2013. 104(1): 130 – 4.

[10] De La Fuente Herman, T. et al., Stereotactic body radiation therapy (SBRT) and respiratory gating in lung cancer: Dosimetric and radiobiological considerations. J Appl Clin Med Phys, 2010. 11(1): 3133.

[11] Liu, H. W. et al., Clinical impact of using the deterministic patient dose calculation algorithm Acuros XB for lung stereotactic body radiation therapy. Acta Oncol, 2014. 53(3): 324 – 9.

[12] Senthi, S. et al., Outcomes of stereotactic ablative radiotherapy for central lung tumours: A systematic review. Radiother Oncol, 2013. 106(3): 276 – 82.

[13] Zhuang, T. et al., Dose calculation differences between Monte Carlo and pencil beam depend on the tumor locations and volumes for lung stereotactic body radiation therapy. J Appl Clin Med Phys, 2013. 14(2): 4011.

[14] Ge, H. et al., Quantification and minimization of uncertainties of internal target volume for stereotactic body radiation therapy of lung cancer. Int J Radiat Oncol Biol Phys, 2013. 85(2): 438 – 43.

[15] Glide – Hurst, C. K. and I. J. Chetty, Improving radiotherapy planning, delivery accuracy, and normal tissue sparing using cutting edge technologies. J Thorac Dis, 2014. 6(4): 303 – 18.

[16] Liao, Z. X. et al., Influence of technologic advances on outcomes in patients with unresectable, locally advanced non – small – cell lung cancer receiving concomitant chemoradiotherapy. Int J Radiat Oncol Biol Phys, 2010. 76(3): 775 – 81.

[17] Bissonnette, J. P. et al., Cone – beam computed tomographic image guidance for lung cancer radiation therapy. Int J Radiat Oncol Biol Phys, 2009. 73(3): 927 – 34.

[18] De Los Santos, J. et al., Image guided radiation therapy (IGRT) technologies for radiation therapy localization and delivery. Int J Radiat Oncol Biol Phys, 2013. 87(1): 33 – 45.

[19] Murphy, M. J. et al., The management of imaging dose during image – guided radiotherapy: Report of the AAPM Task Group 75. Med Phys, 2007. 34(10): 4041 – 63.

[20] Potters, L. et al., American Society for Therapeutic Radiology and Oncology (ASTRO) and American College of Radiology (ACR) practice guidelines for image – guided radiation therapy (IGRT). Int J Radiat Oncol Biol Phys, 2010. 76(2): 319 – 25.

[21] Verellen, D., M. De Ridder, and G. Storme, A (short) history of image – guided radiotherapy. Radiother Oncol, 2008. 86(1): 4 – 13.

[22] Chan, C. et al., Intensity – modulated radiotherapy for lung cancer: Current status and future developments. J Thorac Oncol, 2014. 9(11): 1598 – 608.

[23] Ezzell, G. A. et al., Guidance document on delivery, treatment planning, and clinical implementation of IMRT: Report of the IMRT Subcommittee of the AAPM Radiation Therapy Committee. Med Phys, 2003. 30(8): 2089 – 115.

[24] Li, H. et al., Patient – specific quantification of respiratory motion – induced dose uncertainty for step – andshoot IMRT of lung cancer. Med Phys, 2013. 40(12): 121712.

[25] Baumann, P. et al., Factors important for efficacy of stereotactic body radiotherapy of medically inoperable stage I lung cancer. A retrospective analysis of patients treated in the Nordic countries. Acta Oncol, 2006. 45(7): 787 – 95.

[26] Hansen, A. T., J. B. Petersen, and M. Høer, Internal movement, set – up accuracy and margins for ster-

eotactic body radiotherapy using a stereotactic body frame. Acta Oncol, 2006. 45(7): 948 – 52.

[27] Murray, B., K. Forster, and R. Timmerman, Frame – based immobilization and targeting for stereotactic body radiation therapy. Med Dosim, 2007. 32(2): 86 – 91.

[28] Wachter, T. et al., Extracranial stereotaxic body irradiation: Preliminary results and the Orleans hospital experience. Bull Cancer, 2008. 95(1): 153 – 60.

[29] Belderbos, J. and J. J. Sonke, State – of – the – art lung cancer radiation therapy. Expert Rev Anticancer Ther, 2009. 9(10): 1353 – 63.

[30] Nill, S. et al., Online correction for respiratory motion: Evaluation of two different imaging geometries. Phys Med Biol, 2005. 50(17): 4087 – 96.

[31] Kunos, C. A. et al., Dynamic lung tumor tracking for stereotactic ablative body radiation therapy. J Vis Exp, 2015. (100): e52875.

[32] Adler, J. R. et al., The CyberKnife: A frameless robotic system for radiosurgery. Stereotact Funct Neurosurg, 1997. 69(1 – 4 Pt 2): 124 – 8.

[33] Ramakrishna, N. et al., A clinical comparison of patient setup and intra – fraction motion using frame – based radiosurgery versus a frameless image – guided radiosurgery system for intracranial lesions. Radiother Oncol, 2010. 95(1): 109 – 15.

[34] Amer, A. et al., Imaging doses from the Elekta Synergy X – ray cone beam CT system. Br J Radiol, 2007. 80(954): 476 – 82.

[35] Bissonnette, J. P., Quality assurance of image – guidance technologies. Semin Radiat Oncol, 2007. 17(4): 278 – 86.

[36] Dietrich, L. et al., Linac – integrated 4D cone beam CT: First experimental results. Phys Med Biol, 2006. 51(11): 2939 – 52.

[37] Fave, X. et al., Can radiomics features be reproducibly measured from CBCT images for patients with non – small cell lung cancer? Med Phys, 2015. 42(12): 6784.

[38] Nardi, C. et al., Motion artefacts in cone beam CT: An in vitro study about the effects on the images. Br J Radiol, 2016. 89(1058): 20150687.

[39] Li, J. et al., Evaluation of Elekta 4D cone beam CT – based automatic image registration for radiation treatment of lung cancer. Br J Radiol, 2015. 88(1053): 20140620.

[40] Kalogeridi, M. A. et al., Challenges and choices in prostate cancer irradiation: From the three dimensional conformal radiotherapy to the era of intensity modulated, image – guided and adaptive radiation treatment. Urol J, 2014. 11(6): 1925 – 31.

[41] Zhong, Q. et al., Significance of image guidance to clinical outcomes for localized prostate cancer. Biomed Res Int, 2014. 2014: 860639.

[42] Kunkler, I. H. et al., Review of current best practice and priorities for research in radiation oncology for elderly patients with cancer: The International Society of Geriatric Oncology (SIOG) task force. Ann Oncol, 2014. 25(11): 2134 – 46.

[43] Sermeus, A. et al., Advances in radiotherapy delivery for rectal cancer: A European perspective. Expert Rev Gastroenterol Hepatol, 2015. 9(4): 393 – 7.

[44] McCloskey, P. et al., Radical treatment of non – small cell lung cancer during the last 5 years. Eur J Cancer, 2013. 49(7): 1555 – 64.

[45] Humphrey, P., P. Cornes, and H. Al – Booz, Vaginal vault brachytherapy in endometrial cancer: Verifying target coverage with image – guided applicator placement. Br J Radiol, 2013. 86(1023): 20120428.

[46] Hajj, C. and K. A. Goodman, Role of radiotherapy and newer techniques in the treatment of GI cancers. J Clin Oncol, 2015. 33(16): 1737 – 44.

[47] Van De Voorde, L. et al., Image – guided stereotactic ablative radiotherapy for the liver: A safe and effec-

tive treatment. Eur J Surg Oncol, 2015. 41(2): 249 – 56.
[48] Bhatt, A. D. et al., Tumor volume change with stereotactic body radiotherapy (SBRT) for early – stage lung cancer: Evaluating the potential for adaptive SBRT. Am J Clin Oncol, 2015. 38(1): 41 – 6.
[49] Wu, C. et al., Re – optimization in adaptive radiotherapy. Phys Med Biol, 2002. 47(17): 3181 – 95.
[50] Fletcher, G. H., Hypofractionation: Lessons from complications. Radiother Oncol, 1991. 20(1): 10 – 5.
[51] Laughlin, J. S., Physical aspects of radiation treatment. Some past and present developments with implications for the future. Am J Clin Oncol, 1986. 9(6): 463 – 75.
[52] Bucci, M. K., A. Bevan, and M. Roach, Advances in radiation therapy: Conventional to 3D, to IMRT, to 4D, and beyond. CA Cancer J Clin, 2005. 55(2): 117 – 34.
[53] Mohan, R. et al., A comprehensive three – dimensional radiation treatment planning system. Int J Radiat Oncol Biol Phys, 1988. 15(2): 481 – 95.
[54] Brahme, A., J. E. Roos, and I. Lax, Solution of an integral equation encountered in rotation therapy. Phys Med Biol, 1982. 27(10): 1221 – 9.
[55] Kong, C. et al., A new index comparable to BED for evaluating the biological efficacy of hypofractionated radiotherapy schemes on early stage non – small cell lung cancer: Analysis of data from the literature. Lung Cancer, 2014. 84(1): 7 – 12.
[56] Nahum, A. E., The radiobiology of hypofractionation. Clin Oncol (R Coll Radiol), 2015. 27(5): 260 – 9.
[57] Timmerman, R. D., C. Park, and B. D. Kavanagh, The North American experience with stereotactic body radiation therapy in non – small cell lung cancer. J Thorac Oncol, 2007. 2(7 Suppl 3): S101 – 12.
[58] Chang, B. K. and R. D. Timmerman, Stereotactic body radiation therapy: A comprehensive review. Am J Clin Oncol, 2007. 30(6): 637 – 44.
[59] Kavanagh, B. D., R. Timmerman, and J. L. Meyer, The expanding roles of stereotactic body radiation therapy and oligofractionation: toward a new practice of radiotherapy. Front Radiat Ther Oncol, 2011. 43: 370 – 81.
[60] Rombouts, S. J. et al., Systematic review of innovative ablative therapies for the treatment of locally advanced pancreatic cancer. Br J Surg, 2015. 102(3): 182 – 93.
[61] Tipton, K. et al., Stereotactic body radiation therapy: Scope of the literature. Ann Intern Med, 2011. 154(11): 737.45.
[62] Onishi, H. and T. Araki, Stereotactic body radiation therapy for stage I non – small – cell lung cancer: A historical overview of clinical studies. Jpn J Clin Oncol, 2013. 43(4): 345.50.
[63] Timmerman, R. D., J. Herman, and L. C. Cho, Emergence of stereotactic body radiation therapy and its impact on current and future clinical practice. J Clin Oncol, 2014. 32(26): 2847.54.
[64] Shirvani, S. M., J. Y. Chang, and J. A. Roth, Can stereotactic ablative radiotherapy in early stage lung cancers produce comparable success as surgery? Thorac Surg Clin, 2013. 23(3): 369.81.
[65] Rusthoven, C. G., B. D. Kavanagh, and S. D. Karam, Improved survival with stereotactic ablative radiotherapy (SABR) over lobectomy for early stage non – small cell lung cancer (NSCLC): Addressing the fallout of disruptive randomized data. Ann Transl Med, 2015. 3(11): 149.
[66] Chang, J. Y. and J. A. Roth, Stereotactic body radiation therapy for stage I non – small cell lung cancer. Thorac Surg Clin, 2007. 17(2): 251.9.
[67] Chi, A. et al., What would be the most appropriate α/β ratio in the setting of stereotactic body radiation therapy for early stage non – small cell lung cancer. Biomed Res Int, 2013. 2013: 391021.
[68] Hiraoka, M. and Y. Nagata, Stereotactic body radiation therapy for early – stage non – small – cell lung cancer: The Japanese experience. Int J Clin Oncol, 2004. 9(5): 352.5.
[69] Chang, J. Y. et al., Stereotactic ablative radiotherapy for centrally located early stage non – small – cell lung

cancer: What we have learned. J Thorac Oncol, 2015. 10(4): 577.85.

[70] Li, Q. et al., Stereotactic ablative radiotherapy (SABR) using 70Gy in 10 fractions for non-small cell lung cancer: Exploration of clinical indications. Radiother Oncol, 2014. 112(2): 256.61.

[71] Welsh, J. et al., Obesity increases the risk of chest wall pain from thoracic stereotactic body radiation therapy. Int J Radiat Oncol Biol Phys, 2011. 81(1): 91.6.

[72] Evans, J. D. et al., Cardiac 1. F-fluorodeoxyglucose uptake on positron emission tomography after thoracic stereotactic body radiation therapy. Radiother Oncol, 2013. 109(1): 82.8.

[73] Chang, J. et al., Stereotactic ablative radiotherapy for centrally located early stage non-small-cell lung cancer what we have learned. J Thorac Oncol, 2015. 10(4): 577.585.

[74] Potters, L. et al., American Society for Therapeutic Radiology and Oncology (ASTRO) and American College of Radiology (ACR) practice guideline for the performance of stereotactic body radiation therapy. Int J Radiat Oncol Biol Phys, 2010. 76(2): 326.32.

[75] Benedict, S. H. et al., Stereotactic body radiation therapy: The report of AAPM Task Group 101. Med Phys, 2010. 37(8): 4078.101.

[76] Klein, E. E. et al., Task Group 142 report: quality assurance of medical accelerators. Med Phys, 2009. 36(9): 4197.212.

[77] Bissonnette, J. P. et al., Quality assurance for image-guided radiation therapy utilizing CT-based technologies: A report of the AAPM TG-179. Med Phys, 2012. 39(4): 1946.63.

[78] Foote, M. et al., Guidelines for safe practice of stereotactic body (ablative) radiation therapy. J Med Imaging Radiat Oncol, 2015. 59(5):646-53.

[79] Sahgal, A. et al., The Canadian Association of Radiation Oncology scope of practice guidelines for lung, liver and spine stereotactic body radiotherapy. Clin Oncol (R Coll Radiol), 2012. 24(9): 629.39.

[80] Solberg, T. D. et al., Quality assurance of immobilization and target localization systems for frameless stereotactic cranial and extracranial hypofractionated radiotherapy. Int J Radiat Oncol Biol Phys, 2008. 71(1 Suppl): S131.5.

[81] Solberg, T., TH-CD-BRB-04: ASTRO/AAPM Guidance On Quality and Safety in SRS and SBRT. Med Phys, 2015. 42(6): 3725.

[82] Timmerman, R. et al., Accreditation and quality assurance for Radiation Therapy Oncology Group: Multicenter clinical trials using Stereotactic Body Radiation Therapy in lung cancer. Acta Oncol, 2006. 45(7): 779.86.

[83] Williamson, J. F. et al., Quality assurance needs for modern image-based radiotherapy: Recommendations from 2007 interorganizational symposium on "quality assurance of radiation therapy: Challenges of advanced technology". Int J Radiat Oncol Biol Phys, 2008. 71(1 Suppl): S2.12.

[84] Nagafuchi, K. et al., Development of an automated method for analysis of Winston-Lutz test results using digital radiography and photostimulable storage phosphor. Nihon Hoshasen Gijutsu Gakkai Zasshi, 2013. 69(11): 1266-73.

[85] Lutz, W., K. R. Winston, and N. Maleki, A system for stereotactic radiosurgery with a linear accelerator. Int J Radiat Oncol Biol Phys, 1988. 14(2): 373-81.

[86] Du, W. et al., A quality assurance procedure to evaluate cone-beam CT image center congruence with the radiation isocenter of a linear accelerator. J Appl Clin Med Phys, 2010. 11(4): 3297.

[87] Gao, S. et al., Evaluation of IsoCal geometric calibration system for Varian linacs equipped with on-board imager and electronic portal imaging device imaging systems. J Appl Clin Med Phys, 2014. 15(3): 4688.

[88] Geyer, P. et al., Filmless evaluation of the mechanical accuracy of the isocenter in stereotactic radiotherapy. Strahlenther Onkol, 2007. 183(2): 76-80.

[89] Grimm, J. et al., A quality assurance method with submillimeter accuracy for stereotactic linear accelera-

tors. J Appl Clin Med Phys, 2011. 12(1): 3365.
[90] Peace, T., B. Subramanian, and P. Ravindran, An experimental study on using a diagnostic computed radiography system as a quality assurance tool in radiotherapy. Australas Phys Eng Sci Med, 2008. 31(3): 226 - 34.
[91] Rowshanfarzad, P. et al., Verification of the linac isocenter for stereotactic radiosurgery using cine - EPID imaging and arc delivery. Med Phys, 2011. 38(7): 3963 - 70.
[92] Tatsumi, D. et al., Quality assurance procedure for assessing mechanical accuracy of a radiation field center in stereotactic radiotherapy. Nihon Hoshasen Gijutsu Gakkai Zasshi, 2012. 68(10): 1333 - 9.
[93] Killoran, J. H. et al., A numerical simulation of organ motion and daily setup uncertainties: Implications for radiation therapy. Int J Radiat Oncol Biol Phys, 1997. 37(1): 213 - 21.
[94] Muren, L. et al., Testing the new ICRU 62 'Planning Organ at Risk Volume' concept for the rectum. Radiother Oncol, 2005. 75(3): 293 - 302.
[95] Stroom, J. and B. Heijmen, Geometrical uncertainties, radiotherapy planning margins, and the ICRU - 62 report. Radiother Oncol, 2002. 64(1): 75 - 83.
[96] McCann, C. et al., Lung sparing and dose escalation in a robust - inspired IMRT planning method for lung radiotherapy that accounts for intrafraction motion. Med Phys, 2013. 40(6): 061705.
[97] Rit, S. et al., Quantification of the variability of diaphragm motion and implications for treatment margin construction. Int J Radiat Oncol Biol Phys, 2012. 82(3): e399 - 407.
[98] Sonke, J. J., J. Lebesque, and M. van Herk, Variability of four - dimensional computed tomography patient models. Int J Radiat Oncol Biol Phys, 2008. 70(2): 590 - 8.
[99] Wolthaus, J. W. et al., Comparison of different strategies to use four - dimensional computed tomography in treatment planning for lung cancer patients. Int J Radiat Oncol Biol Phys, 2008. 70(4): 1229 - 38.
[100] Hurkmans, C. W. et al., Quality assurance of 4D - CT scan techniques in multicenter phase III trial of surgery versus stereotactic radiotherapy (radiosurgery or surgery for operable early stage (stage 1A) nonsmall - cell lung cancer [ROSEL] study). Int J Radiat Oncol Biol Phys, 2011. 80(3): 918 - 27.
[101] Low, D. A. et al., A method for the reconstruction of four - dimensional synchronized CT scans acquired during free breathing. Med Phys, 2003. 30(6): 1254 - 63.
[102] Persson, G. F. et al., Deviations in delineated GTV caused by artefacts in 4DCT. Radiother Oncol, 2010. 96(1): 61 - 6.
[103] Purdie, T. G. et al., Respiration correlated cone - beam computed tomography and 4DCT for evaluating target motion in Stereotactic Lung Radiation Therapy. Acta Oncol, 2006. 45(7): 915 - 22.
[104] Watkins, W. T. et al., Patient - specific motion artifacts in 4DCT. Med Phys, 2010. 37(6): 2855 - 61.
[105] Chang, Z. et al., Evaluation of integrated respiratory gating systems on a Novalis Tx system. J Appl Clin Med Phys, 2011. 12(3): 3495.
[106] Guana, H., Time delay study of a CT simulator in respiratory gated CT scanning. Med Phys, 2006. 33(4): 815 - 9.
[107] Kini, V. R. et al., Patient training in respiratory - gated radiotherapy. Med Dosim, 2003. 28(1): 7 - 11.
[108] Glide - Hurst, C. K. et al., Evaluation of two synchronized external surrogates for 4D CT sorting. J Appl Clin Med Phys, 2013. 14(6): 4301.
[109] Noel, C. E. and P. J. Parikh, Effect of mid - scan breathing changes on quality of 4DCT using a commercial phase - based sorting algorithm. Med Phys, 2011. 38(5): 2430 - 8.
[110] Thomas, D. et al., A novel fast helical 4D - CT acquisition technique to generate low - noise sorting artifactfree images at user - selected breathing phases. Int J Radiat Oncol Biol Phys, 2014. 89(1): 191 - 8.
[111] White, B. et al., Distribution of lung tissue hysteresis during free breathing. Med Phys, 2013. 40(4): 043501.

[112] White, B. M. et al., Physiologically guided approach to characterizing respiratory motion. Med Phys, 2013. 40(12): 121723.
[113] White, B. M. et al., Quantification of the thorax – to – abdomen breathing ratio for breathing motion modeling. Med Phys, 2013. 40(6): 063502.
[114] Liu, P., J. Dong, and S. Wang, Method for sorting ct image slices and method for constructing 3d ct image. 2013, Waukesha, WI: GE Medical Systems Global Technology Company. p. 11.
[115] Keall, P. J. et al., The management of respiratory motion in radiation oncology report of AAPM Task Group 76. Med Phys, 2006. 33(10): 3874 – 900.
[116] Piermattei, A. et al., Real time transit dosimetry for the breath – hold radiotherapy technique: An initial experience. Acta Oncol, 2008. 47(7): 1414 – 21.
[117] Sager, O. et al., Evaluation of active breathing control – moderate deep inspiration breath – hold in definitive non – small cell lung cancer radiotherapy. Neoplasma, 2012. 59(3): 333 – 40.
[118] Wang, R. et al., High – dose – rate three – dimensional conformal radiotherapy combined with active breathing control for stereotactic body radiotherapy of early – stage non – small – cell lung cancer. Technol Cancer Res Treat, 2014. 14(6): 677 – 82.
[119] Balter, J. M. et al., Uncertainties in CT – based radiation therapy treatment planning associated with patient breathing. Int J Radiat Oncol Biol Phys, 1996. 36(1): 167 – 74.
[120] Peng, Y. et al., A new respiratory monitoring and processing system based on Wii remote: Proof of principle. Med Phys, 2013. 40(7): 071712.
[121] Brock, J. et al., The use of the Active Breathing Coordinator throughout radical non – small – cell lung cancer (NSCLC) radiotherapy. Int J Radiat Oncol Biol Phys, 2011. 81(2): 369 – 75.
[122] Bouilhol, G. et al., Is abdominal compression useful in lung stereotactic body radiation therapy? A 4DCT and dosimetric lobe – dependent study. Phys Med, 2013. 29(4): 333 – 40.
[123] Banki, F. et al., Stereotactic radiosurgery for lung cancer. Minerva Chir, 2009. 64(6): 589 – 98.
[124] Distefano, G. et al., Survey of stereotactic ablative body radiotherapy in the UK by the QA group on behalf of the UK SABR Consortium. Br J Radiol, 2014. 87(1037): 20130681.
[125] Hodge, W. et al., Feasibility report of image guided stereotactic body radiotherapy (IG – SBRT) with tomotherapy for early stage medically inoperable lung cancer using extreme hypofractionation. Acta Oncol, 2006. 45(7): 890 – 6.
[126] Hof, H., K. Herfarth, and J. Debus, Stereotactic irradiation of lung tumors. Radiologe, 2004. 44(5): 484 – 90.
[127] Lo, S. S. et al., Stereotactic body radiation therapy: A novel treatment modality. Nat Rev Clin Oncol, 2010. 7(1): 44 – 54.
[128] Gasinska, A. et al., Influence of overall treatment time and radiobiological parameters on biologically effective doses in cervical cancer patients treated with radiation therapy alone. Acta Oncol, 2004. 43(7): 657 – 66.
[129] Ding, G. X. et al., Impact of inhomogeneity corrections on dose coverage in the treatment of lung cancer using stereotactic body radiation therapy. Med Phys, 2007. 34(7): 2985 – 94.
[130] Hurkmans, C. W. et al., Dosimetric evaluation of heterogeneity corrections for RTOG 0236: Stereotactic body radiotherapy of inoperable Stage I – II non – small – cell lung cancer. In reply to Dr. Xiao et al. Int J Radiat Oncol Biol Phys, 2009. 75(1): 318; author reply 318.
[131] Seppala, J. et al., A dosimetric phantom study of dose accuracy and build – up effects using IMRT and RapidArc in stereotactic irradiation of lung tumours. Radiat Oncol, 2012. 7: 79.
[132] Huang, B. et al., Dose calculation of Acuros XB and Anisotropic Analytical Algorithm in lung stereotactic body radiotherapy treatment with flattening filter free beams and the potential role of calculation grid size.

Radiat Oncol, 2015. 10: 53.

[133] Khan, R. F. et al., Effect of Acuros XB algorithm on monitor units for stereotactic body radiotherapy planning of lung cancer. Med Dosim, 2014. 39(1): 83 - 7.

[134] Ojala, J. J. et al., Performance of dose calculation algorithms from three generations in lung SBRT: Comparison with full Monte Carlo - based dose distributions. J Appl Clin Med Phys, 2014. 15(2): 4662.

[135] Tsuruta, Y. et al., Dosimetric comparison of Acuros XB, AAA, and XVMC in stereotactic body radiotherapy for lung cancer. Med Phys, 2014. 41(8): 081715.

[136] Rauschenbach, B. M., L. Mackowiak, and H. K. Malhotra, A dosimetric comparison of three - dimensional conformal radiotherapy, volumetric - modulated arc therapy, and dynamic conformal arc therapy in the treatment of non - small cell lung cancer using stereotactic body radiotherapy. J Appl Clin Med Phys, 2014. 15(5): 4898.

[137] Hazell, I. et al., Automatic planning of head and neck treatment plans. J Appl Clin Med Phys, 2016. 17(1): 5901.

[138] Quan, E. M. et al., Automated volumetric modulated Arc therapy treatment planning for stage III lung cancer: How does it compare with intensity - modulated radio therapy? Int J Radiat Oncol Biol Phys, 2012. 84(1): e69 - 76.

[139] Dickey, M. et al., A planning comparison of 3 - dimensional conformal multiple static field, conformal arc, and volumetric modulated arc therapy for the delivery of stereotactic body radiotherapy for early stage lung cancer. Med Dosim, 2015. 40(4): 347 - 51.

[140] Court, L. E. et al., Use of a realistic breathing lung phantom to evaluate dose delivery errors. Med Phys, 2010. 37(11): 5850 - 7.

[141] Brock, J. et al., Optimising stereotactic body radiotherapy for non - small cell lung cancer with volumetric intensity - modulated arc therapy - a planning study. Clin Oncol (R Coll Radiol), 2012. 24(1): 68 - 75.

[142] Sapkaroski, D., C. Osborne, and K. A. Knight, A review of stereotactic body radiotherapy - is volumetric modulated arc therapy the answer? J Med Radiat Sci, 2015. 62(2): 142 - 51.

[143] Teoh, M. et al., Volumetric modulated arc therapy: A review of current literature and clinical use in practice. Br J Radiol, 2011. 84(1007): 967 - 96.

[144] Register, S. P. et al., Proton stereotactic body radiation therapy for clinically challenging cases of centrally and superiorly located stage I non - small - cell lung cancer. Int J Radiat Oncol Biol Phys, 2011. 80(4): 1015 - 22.

[145] Berman, A. T., S. S. James, and R. Rengan, Proton beam therapy for non - small cell lung cancer: Current clinical evidence and future directions. Cancers (Basel), 2015. 7(3): 1178 - 90.

[146] Grant, J. D. and J. Y. Chang, Proton - based stereotactic ablative radiotherapy in early - stage non - small - cell lung cancer. Biomed Res Int, 2014. 2014: 389048.

[147] Ahn, S. H. et al., Treatment of stage I non - small cell lung cancer with CyberKnife, image - guided robotic stereotactic radiosurgery. Oncol Rep, 2009. 21(3): 693 - 6.

[148] Bahig, H. et al., Predictive parameters of CyberKnife fiducial - less (XSight Lung) applicability for treatment of early non - small cell lung cancer: A single - center experience. Int J Radiat Oncol Biol Phys, 2013. 87(3): 583 - 9.

[149] Bahig, H. et al., Excellent Cancer Outcomes Following Patient - adapted Robotic Lung SBRT But a Case for Caution in Idiopathic Pulmonary Fibrosis. Technol Cancer Res Treat, 2014. 14(6): 667 - 76.

[150] Bibault, J. E. et al., Image - guided robotic stereotactic radiation therapy with fiducial - free tumor tracking for lung cancer. Radiat Oncol, 2012. 7: 102.

[151] Brown, W. T. et al., CyberKnife radiosurgery for stage I lung cancer: Results at 36 months. Clin Lung Cancer, 2007. 8(8): 488 - 92.

[152] Ding, C. et al., Optimization of normalized prescription isodose selection for stereotactic body radiation therapy: Conventional vs robotic linac. Med Phys, 2013. 40(5): 051705.

[153] Gibbs, I. C. and B. W. Loo, CyberKnife stereotactic ablative radiotherapy for lung tumors. Technol Cancer Res Treat, 2010. 9(6): 589-96.

[154] Ding, C. et al., A dosimetric comparison of stereotactic body radiation therapy techniques for lung cancer: Robotic versus conventional linac-based systems. J Appl Clin Med Phys, 2010. 11(3): 3223.

[155] Hu, Y. et al., Characterization of the onboard imaging unit for the first clinical magnetic resonance image guided radiation therapy system. Med Phys, 2015. 42(10): 5828-37.

[156] Mutic, S. and J. F. Dempsey, The ViewRay system: Magnetic resonance-guided and controlled radiotherapy. Semin Radiat Oncol, 2014. 24(3): 196-9.

[157] Saenz, D. L. et al., Characterization of a 0.35T MR system for phantom image quality stability and in vivo assessment of motion quantification. J Appl Clin Med Phys, 2015. 16(6): 5353.

[158] Yorke, E. D., P. Keall, and F. Verhaegen, Anniversary paper: Role of medical physicists and the AAPM in improving geometric aspects of treatment accuracy and precision. Med Phys, 2008. 35(3): 828-39.

[159] Rekers, N. H. et al., Stereotactic ablative body radiotherapy combined with immunotherapy: Present status and future perspectives. Cancer Radiother, 2014. 18(5-6): 391-5.

[160] Sharabi, A. B. et al., Stereotactic radiation therapy combined with immunotherapy: Augmenting the role of radiation in local and systemic treatment. Oncology (Williston Park), 2015. 29(5): 331-40.

[161] Wang, Y. S. et al., Early efficacy of stereotactic body radiation therapy combined with adoptive immunotherapy for advanced malignancies. Mol Clin Oncol, 2013. 1(5): 925-929.

第 12 章

肺癌 IGRT 的不确定性

IRINA VERGALASOVA, GUANG LI, CHRIS R. KELSEY, HONG GE, LONG HUANG, AND JING CAI

12.1 引言

放射治疗是不同分期和类型的肺癌管理中不可或缺的治疗方式。在许多情况下，放射治疗是肿瘤治愈所必需的首选。因此，详尽的治疗计划制订和执行对于实现最佳临床结局至关重要。此外，放射疗法可能会因为正常组织的暴露量而导致副作用，这在应用每日大剂量照射的立体定向放射疗法（SBRT）中尤为显著。为了达到最佳的风险获益比，准确的剂量实施至关重要。在肿瘤分期（确定疾病的程度）、治疗计划和实施过程中存在许多不确定性，这使得剂量实施的准确性难度大为提高。对这些不确定性的理解和应对将有助于指导放射肿瘤科医生更好的管理这种常见的恶性肿瘤（肺癌）。

12.2 成像模拟的不确定性

12.2.1 3D 模拟/计划 CT 的不确定性

三维计算机断层扫描（3D－CT）能检测患者组织对千伏（kV）X 射束的衰减系数，是用于治疗计划的临床标准成像方法。它可在模拟治疗的条件下提供精确的患者解剖结构，并可将组织衰减系数转换为组织电子密度，以使用具有兆伏（MV）级能量的治疗束来计算辐射剂量。

CT 图像包含各种伪影，这些伪影可能由患者和扫描仪引起。常见的与患者相关的伪影包括身体运动、金属植入物、射束硬化和野外伪影，而与扫描仪相关的常见伪影则是部分体积效应、混叠、低统计量和阶梯所致。这些伪影形态可表现为条纹、阴影、带状和环状，可以使用各种手段将其最小化。身体的自主或非自主运动会导致图像模糊和失真，因此在机架旋转过程中，组织中的某个点可能会在不同的时间出现在不同的位置。屏气 CT 或四维 CT（4D－CT）可以减少运动伪影[1,2]。金属伪影是由植入的金属设备（如牙冠和金属骨假体）的强散射和光子吸收引起的，现代商用 CT 扫描仪可以纠正金属伪影[3,4]。通过增加 kVp 和视野，可以分别克服射束硬化和野外伪影。与患者相关的伪影相比，扫描仪相关的伪影具有较小的不确定性，可以通过使用特定位置的扫描协议和执行常规的机器质控来使其最小化。

为了精确计划剂量计算，需要进行从线性衰减系数到电子密度的准确转换。组织异质性校正几乎都是基于组织电子密度进行的。同一组织类型内较小的组织密度变化所带来的剂量不确定性几乎可以忽略，这使得基于组织类型的 MRI 到 CT 密度转换可用于潜在的基于 MRI 的治疗计划制订[5]。

12.2.2 3D MRI 和 PET/CT 的不确定性

磁共振成像（MRI）是一种功能强大且用途广泛的 3D 成像方式，能检测组织－核相互作用，例如在射频激发下发生自旋－自旋弛豫或自旋－晶格弛豫，可在不产生电离辐射的情况下提供软组织高对比度。MRI 常与 CT 联合使用以确定治疗靶区，例如脑部、头颈部和腹部肿瘤，由于 MRI 功能的多样性，因此可以应用于排除许多类型的伪影[6]。幸运的是，大多数临床扫描方案经过优化和定期 MRI 扫描质控，使得临床患者图像中出现与扫描仪相关的伪影最少。在放射治疗中，最令人担忧的是几何畸变伪影，这是由磁场的不均匀性、组织界面的磁化率变化和组织依赖性化学位移引起。基于大网格体模可以检测和校正磁场的不均匀性，而由于界面组织的不均匀性导致的与患者相关的伪影很难纠正。

正电子发射断层摄影术（PET）可探测沿着相反的方向运动的一对光子，在它们的起源处一个新生的正电子从生物示踪剂（^{18}F – FDG）发射出来，与周围的电子湮灭。由于生物示踪剂涉及癌症的代谢或增殖活动，因此 PET 可以显示肿瘤活动和位置。患者的解剖结构是在 PET/CT 扫描仪中的 CT 获得的，因此肿瘤的活动和解剖结构是共同配准的[7]。由于受检测器尺寸的限制，PET 图像的空间分辨率低，因此部分体积效应是其主要的不确定性之一。PET 成像速度也很慢，因此运动模糊明显[8]。此外，由于使用了共同配准的 CT 进行衰减校正，任何 CT 伪影（运动、金属或场外）都会增加 PET 的不确定性。此外，肿瘤示踪剂的生物学特异性和动态的摄取 – 清除平衡也会影响 PET 图像。非特定摄取（例如棕色脂肪）是目前已知的可能会引起不确定性的因素之一[9]。

在治疗模拟中使用多模态影像时，必须将图像配准到模拟 CT 中。配准不确定性主要来自组织变形，而刚性配准无法解决这种变形。最近，可变形图像配准已在商业系统中用于治疗计划制订[10]。借助集成的 PET/CT 和 PET/MRI 扫描仪[11]，可以将治疗模拟中的图像配准不确定性降到最低，并且多模态模拟已在放射治疗中得到广泛应用[12,13]。

12.2.3　4D – CT 成像的不确定性

4D – CT 被开发出来用以克服在 3D – CT 图像中观察到的呼吸运动导致的严重肿瘤运动伪影[14,15]。2003 年，四个不同的机构，包括弗吉尼亚联邦大学[16]，纪念斯隆 · 凯特琳癌症中心[17]，华盛顿大学[18]和麻省总医院[19]，分别对 4D – CT 的临床应用进行了报道。当进行呼吸运动时，根据来自外部呼吸替代品［例如 RPM（实时定位管理）、波纹管（张力传感器）或肺活量测定法］的呼吸信号，将患者周围的图像投影分类为不同的呼吸相位。不同相位的投影用于重建对应呼吸相位的 3D – CT，并将所有相位的 3D – CT 图像合并为 4D – CT 图像。商用 CT 扫描仪中使用了十个呼吸相位，螺旋[16,17]和 cine[18,19] CT 扫描均可用于获取 4D – CT。

尽管 4D – CT 旨在通过改进的图像质量来量化患者特定的呼吸运动，但由于呼吸不规律，在 4D – CT 中会发现大量的运动伪影（装仓伪影），这违反了周期性运动的假设。在 cine 模式下，运动伪影在两个相邻的床扫描之间的图像交汇处具有不同的模式[20,21]（如图 12.1 所示），而在螺旋模式下，伪影散布在断层扫描的片层之间[22]。运动伪影可导致呼吸周期内的大体肿瘤体积（GTV）变化高达 90% ~ 110%，这主要是 4D – CT 图像相位合并中存在运动伪影所致[23,24]。当使用 4D – CT 成像运动伪影可忽略不计的较大的肿瘤（ > 100 cc）时，肿瘤体积的真实变化可能高达 20% ~ 30%[25]。尽管仍存在呼吸不规律导致的上述缺点，4D – CT 业已成为治疗计划制订和实施中肿瘤运动评估的临床标准。

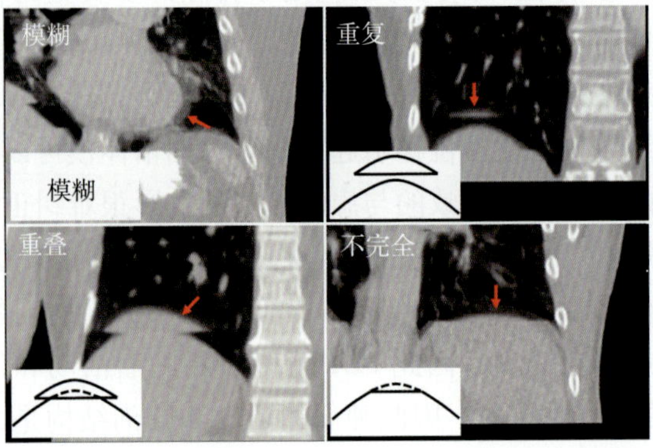

图 12.1 cine 4D－CT 扫描中四种典型运动伪影（引自：Yamamoto, T. et al., Int J Radiat Oncol Biol Phys, 72, 1250－1258, 2008. 感谢 Paul Keall 博士配图。）

4D－CT 中运动伪影的严重程度也可能受到用于分相的呼吸替代物的影响。考虑到肿瘤运动与替代物之间具有很强的相关性（c≈0.98），一个内部呼吸替代品（如横膈膜）将更为理想，这点在国外已有相关研究报道[26－28]。外部替代品，例如 RPM 和波纹管，用于 4D－CT 分相目前已在商用 CT 扫描仪中被广泛应用。而由于外－内相关性不如内部相关，因此 4D－CT 的图像质量仍会受较大影响。替代物放置的不确定性也可能影响内－外相关性。最近，有研究报道了一种新型无标记外部替代物，可使用光学表面成像技术准确测量来自躯干表面运动的肺活量和呼吸模式[29]。由于平均膈肌运动可通过潮气量和呼吸模式准确预测[28,30]，因此该方法有可能成为 4D－CT 分相和治疗时器官运动预测的更可靠的外部替代物。

12.2.4 相位/幅度分相的不确定性

4D－CT 中的残留运动伪影是在日常呼吸不规律的情况下由周期性分相方法导致的。现有研究提出各种方法来减少或消除这种伪影。与相位分相相反，幅度分相方法已被证明可减少运动伪影。这是因为幅度分相方法减少了运动伪影，而相位分相不能在呼吸不规律[31]的情况下完全将相位转换为幅度，如图 12.2 所示。

由于所有商用 4D－CT 扫描协议（螺旋或 cine）均在一个呼吸周期内连续执行 4D 扫描，并无暂停和重复功能，因此当出现严重的呼吸不规律时，可能会错过某些呼吸时相。例如，可能会发生一个低振幅循环，并且无法达到平均的全吸入振幅（图 12.2c），因此相应的时相不可用。在这种情况下，可以建立患者特定的呼吸模型并将其用于填补空白[32,33]。

不规律呼吸是动态的，会不时变化。因此，将模拟 4D－CT 衍生的运动模型直接应用于治疗存在不确定性，包括 4D 锥束 CT（4D－CBCT）以减少扫描时间[34]或使用单个锥形束投影图像预测肿瘤运动[35]。实时测量潮气量和空气流量的呼吸模型可提供适应性[36]。

由于运动伪影源自呼吸不规律，因此“不良”4D－CT 扫描可能会产生太多伪像，无法纠正。与成像后校正相反，在 4D－CT 扫描过程中，可以将运动不规律性在第一时间予以最

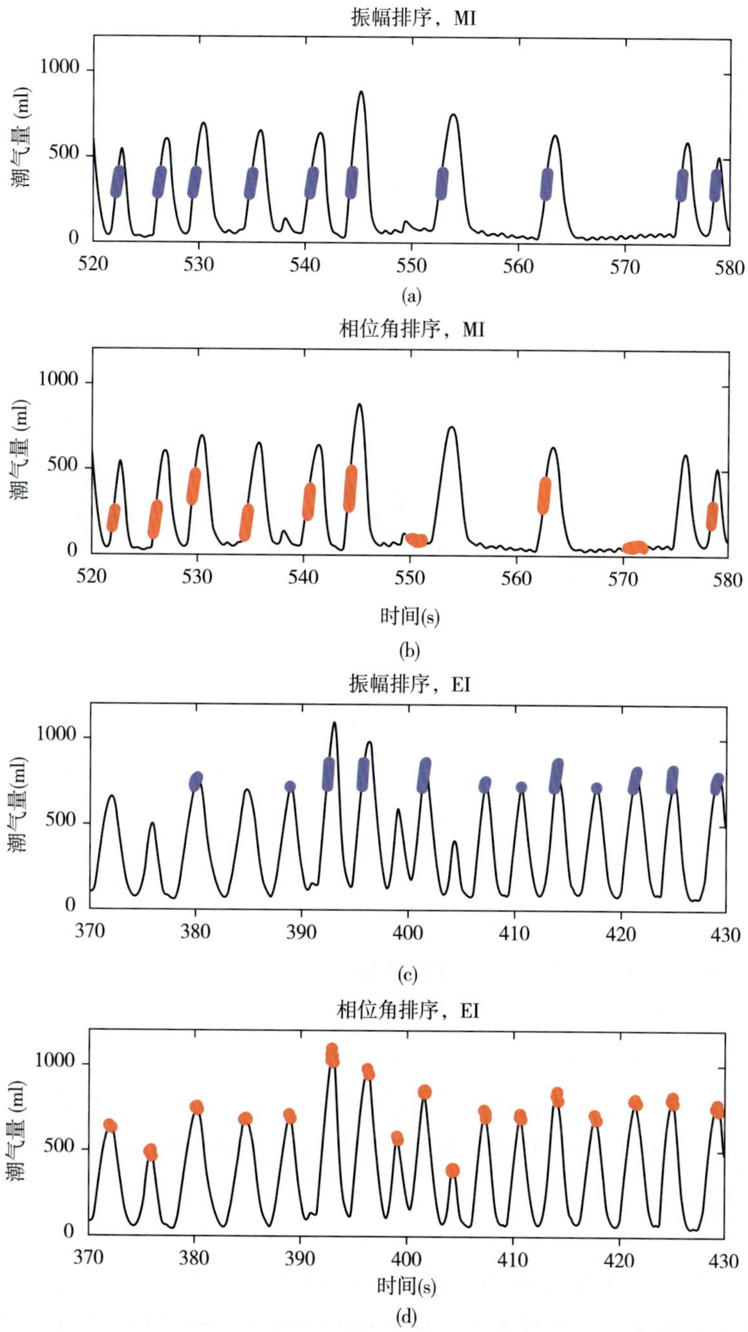

图 12.2　不同残余运动下（a 和 c）振幅和（b 和 d）相位排序的对比。（引自：Lu, W. et al., Med Phy, 33, 2964－2974, 2006. 感谢 Daniel Low 博士配图。）

小化。研究结果表明，呼吸轨迹的实时周期性评估可以为扫描门控提供指导，从而最大程度地减少不规律现象发生[21]。同样，一个预期的 4D－CT 扫描可以最小化装仓伪影。Coolens 等[37]已应用 320 层 CBCT 直接获取预期的 4D－CT 或 $4D_{vol}CT$，从而最大程度地减少了运动伪影，如图 12.3 所示。

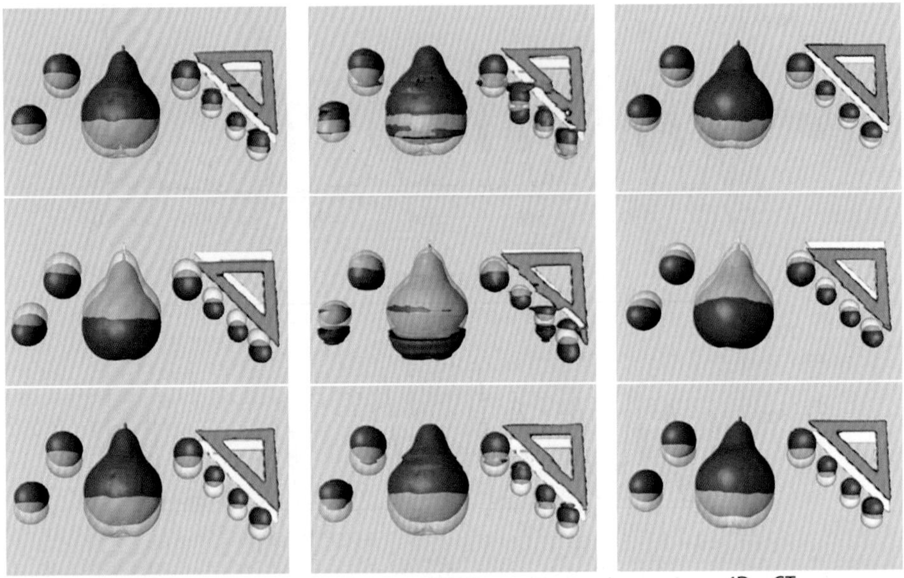

图 12.3　呼吸不规律引起的呼吸相关 CT（RCCT）运动伪影的演示及 4D vol CT 的解决方案。（引自：Coolens，C. et al.，Med Phys，39，2669 –2681，2012. 感谢 Catherine Coolens 博士配图。）

12.2.5　4D – MRI 和 4D – PET 的不确定性

4D 正电子发射断层扫描（4D – PET）[38,39] 和 4D 磁共振成像（4D – MRI）[40,41] 已有相关文献报道。4D – PET 采用回顾性呼吸分时相策略[42 – 45]，而 4D – MRI 应用前瞻性多通道成像策略（无论是否兼顾呼吸时相）[46 – 49]。每个床位（16 ~ 22cm）的 PET 扫描需要 3 ~ 5min，比 CT 或 MRI 慢得多。4D – PET 在靶区勾画中的不确定性主要来自低图像分辨率（4 ×4 × 4mm^3）、残留运动模糊、部分体积效应、高量子噪声以及因缺乏患者真实情况而引起争议的靶区勾画[45]。为了减少延长的 4D 采集时间，可以将来自 4D – CT 的患者运动模型应用于获得运动补偿的 PET 图像[39]。

MRI 提供了多种 4D 扫描技术，包括 cine 2D（t）MRI，前瞻性 3D（t）（4D$_{vol}$）– MRI 和回顾性 4D – MRI。除 3DMR 成像中常见的不确定性之外，每种技术还包含各自的不确定性，包括磁场不均匀性引起的图像失真、磁场梯度的非线性和组织界面磁化率的变化。对于 cine 2D（t）MRI，平面外运动会在肿瘤运动轨迹中造成很大的不确定性：追踪点可能会部分或完全移出 cine 2D 图像。对于前瞻性 3D（t）MRI，时空分辨率的下降会导致这些维度的不确定性，从而影响肿瘤的成像质量或速度。回顾性 4D – MRI 的不确定性主要是由于分相方法引起的呼吸异常。由于 MR 成像是基于扫描层面的，运动伪影在叠加的相邻层面中可呈现锯齿状边缘。考虑到 MRI 钴治疗机的临床应用和 MRI 直线加速器的快速发展，4D – MRI 将成为一个活跃的研究领域。

12.2.6　呼吸变化和管理策略

由于呼吸不规律是运动伪影的主要原因，并且内靶区（internal target volume，ITV）的勾画存在相关的不确定性，因此人们在 4D 模拟和治疗过程中采取了改善患者呼吸规律性的措施。一种常用的技术是生物反馈方法，使用音频 - 视频（AV）指导信号来指导患者吸气和呼气[50]。这种方法可以改善许多患者呼吸规律性但并非对所有患者均有效[51]。AV 指导还倾向于使患者采用更深的呼吸而非自由呼吸。这种训练方式还要求患者在整个治疗过程中都要配合，过程中可能会使患者浅呼吸而入睡，这与经训练的 4D - CT 模拟不同。另一种方法则是在治疗模拟中使用 4D - MRI，这样就可以更好地反映患者呼吸的不规律性，并在治疗计划和实施中得以体现[48]。到目前为止，呼吸运动管理仍然是临床放射治疗面临的巨大挑战，需要很大的努力来应对由呼吸不规律引起的高运动不确定性。

在肺癌治疗中，已应用多种运动管理技术来减少肿瘤运动并保护正常组织，包括主动呼吸控制（active breathing control，ABC）[52-54]、深吸气屏气（deep inhalation breath hold，DIBH）[55,56]、腹部压迫[57,57]和机械通气[45,59]等。由于自主的躯体运动是不可避免的，这在 20 分钟的治疗中会导致基线移位，因此适当的患者身体固定也十分必要。因为模拟扫描时间短，所以模拟中基线移位的不确定性很小。但是，治疗期间基线移位和调整对于避免系统靶向误差非常重要[60]。

总之，肺癌放射治疗的不确定性主要与患者因素有关：呼吸不规律会导致装仓伪影而影响 ITV 勾画。单独的影像因素是次要的，并且 4D - CT 的不确定性低于 4D - MRI 和 4D - PET。随着 MR 引导放射治疗的最新进展，治疗期间实时影像引导的临床研究结果让我们对未来运动不确定性的降低更加期待。

12.3　靶区定义的不确定性

12.3.1　大体肿瘤区（Gross Tumor Volume，GTV）

GTV 定义的变异性是系统误差的主要来源并在治疗过程中一直存在，并且可能对肺部肿瘤所接受的剂量产生很大影响。肿瘤的形状、大小和位置可以通过不同的成像方法例如 CT、PET/CT 或不太常用的 MRI 来确定。因此，在肺癌治疗前，应获得足够的影像或图像融合相关研究，以进行诊断、分期和计划。基于 CT 的治疗计划是肺癌的标准配置。原发肿瘤的显现高度依赖于 CT 扫描的窗口[61]。在勾画实质性病变时，建议使用标准的肺窗。某些临床情况（包括肺扩张、胸膜渗出和邻近血管）可使得更多中央型实质性病变的识别变得复杂。除非病变位于肺门附近，否则通常不需要静脉增强以准确地描述实质性病变。GTV 被定义为所有宏观上可识别的肿瘤[62]。多种因素可影响 GTV 尺寸变化，包括轮廓不确定性、呼吸引起的肿瘤变形和图像伪影。放射肿瘤科医生有时会在放射科医生的帮助下处理成像中的不确定性，但是由于肺部肿瘤的不确定性和特征，不同医生之间所勾画的 GTV 轮廓存在差异。既往研究表明，不同医生对 GTV 理解不同，并且肿瘤科医生和放射科医生通常对体积的定义亦存在差别[63-66]。如图12.4所示，在常规的肺癌外照射治疗计划中，对于较大或局部进展的肿瘤，观察到的靶区勾画差异最大可达10mm。一项较早的研究表明，GTV勾画不确定性可能导致体积增加10.6%[23]。这些变化是由于（a）区分肺不张或磨玻璃阴影，（b）区分肿瘤与脉管系统，以及（c）界定肿瘤及纵隔范围[66]。

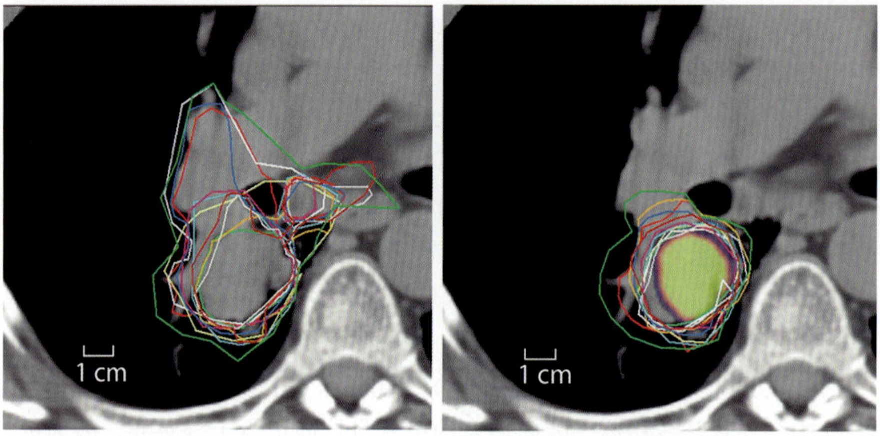

（a）　（b）

图12.4　一个病人的CT切片，包含（a）第一个时相和（b）第二个时相的轮廓。填充色代表匹配的^{18}FDG正电子发射断层扫描的覆盖层。值得注意的是，第一个时相勾画的隆突下淋巴结和一些血管在第二个时相并没有增加^{18}FDG摄取，因此被所有放射肿瘤学家排除在外。（引自：Steenbakkers, R. J. et al., Int J Radiat Oncol Biol Phys, 64, 435-448, 2006.）

PET成像已被用作医生进行GTV勾画的指南。自问世以来，PET/CT扫描仪已在肿瘤学中广泛普及，其对于肺癌的诊断和分期至关重要[68]。尽管PET的空间分辨率有限，但PET有助于从肺不张中区分出大概的肿瘤病变。一些肺癌的组织学表现，尤其是原位腺癌，表现为毛玻璃样病变，仅在PET上表现出轻微的FDG高代谢。由于边界不清晰，因此进行靶区勾画也更具挑战性。纵隔淋巴结的辨别亦是具有挑战性的，理想情况下是在临床上（如PET/CT）和病理学上（如纵隔镜或超声支气管镜）同时进行评估。PET/CT虽然比单独使用CT更准确，但在组织学亚型、PET/CT扫描类型、^{18}F-2-脱氧-D-葡萄糖（FDG）的剂量等方面仍具有局限性[69]。已知或怀疑病变的淋巴结应使用软组织（胸/腹）窗进行靶区勾画。除AP窗（5区）外，大多数纵隔淋巴结区无需静脉增强也很容易识别。另一方面，在非增强扫描中，很难将肺门中累及的淋巴结与血管区分开，因此当病变累及肺门淋巴结时，建议使用静脉增强。

然而，依赖于PET成像进行活动性肿瘤治疗计划具有一定不确定性。首先，有几种确定GTV的方法，从简单的视觉评估到自动化方法、基于标准摄取值（standard uptake value, SUV）的勾画、基于SUV的阈值法、背景Cut-off值，以及基于信号背景比的图像分割[70]。这些方法中的每一个都有其相应的不足，最常见的是缺乏可重复性，这主要是由于PET采集中存在图像噪声的程度。目前，没有一种方法被认为优于其他方法，因此，重要的是要明确与所选技术相关的潜在误差。使用 PET 指导 GTV 勾画时，更重要的问题是采集时间（15 ~ 20min）产生的图像基本上是整个肿瘤运动范围的一个积分。当相应的 CT 用于屏气或门控治疗时，可能会出现问题，因为它仅代表呼吸运动的一小段。见图 12.5 示例。因此，必须认识到，在运动范围的极限处，PET 可能会显示出病变大小增加、最大活动浓度降低和 FDG 吸收减弱的情况，这可能导致潜在的配准错误并影响对 PET 高代谢疾病的准确表征[71]。

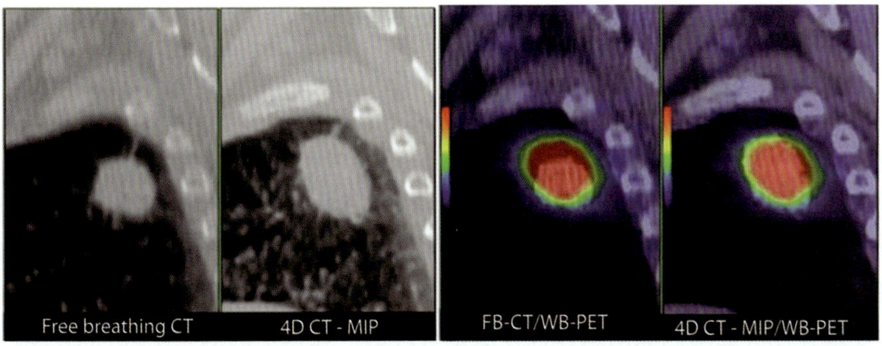

(a)　(b)　(c)　(d)

图 12.5　显示了呼吸对无门控全身 PET 成像的模糊效果。（a）显示自由呼吸 CT 上肺部病变的外观，（b）显示重建扫描和 4D - CT MIP 重建时的病变。利用所有 4D - CT 帧的最大像素值生成 4D - CT MIP 重建。（c）显示无门控全身 PET 与自由呼吸 CT 融合，PET 病灶比 CT 病灶大。然而，（d）当无门控全身 PET 与 MIP 重建融合时，病变大小的一致性更好。

有文献表明，如果融合的 FDG - PET - CT 可用于Ⅰ ~ Ⅲ期非小细胞肺癌（NSCLC）的勾画，勾画变异性最多可降低 6mm，这在肺不张病例中最为显著（图 12.4）[67]。然而，FDG PET 的空间分辨率较差[72]，在非小细胞肺癌治疗计划中，对于确定 PET 靶体积的最合适阈值存在许多不确定性。CT 增强扫描可更好地显示血管并指导临床治疗医师勾画活动性病变，尤其是纵隔淋巴结。

呼吸诱发的肿瘤运动可导致常规 CT 扫描中靶体积形变[73]。CT 方法的选择将显著影响勾画的 GTV 尺寸。屏气 CT 扫描（breath - hold CT scan，BHCT）中的 GTV 大小被认为与实际肿瘤体积最接近，因为在该扫描中与呼吸相关的肿瘤形变极小。自由呼吸 3D - CT 和 4D - CT 的 GTV 大小预计大于 BHCT 扫描中的大小。在整个 4D - CT 阶段，GTV 大小均发生显著变化，并且与较大的呼吸相关肿瘤运动显著相关[23]。

CT 图像中的伪影将影响计划的 CT 扫描中成像的肿瘤体积，并会在随后的治疗过程中引入系统性误差。CT 图像中图像伪影的大小受几个因素的影响，例如切片厚度、射束宽度（准直）、机架旋转时间、插值和呼吸运动。与体积较小的肿瘤相比，由于较大体积的伪影敏感性较低，GTV 体积变化的幅度似乎对较大的肿瘤更可靠[62]。更正式的 GTV 定义方法可以使得医师之间达成更好的共识，并减少系统误差。

12.3.2 临床靶区（Clinical Target Volume，CTV）

已有文献证明，肺实质性恶性肿瘤中，微观病变常可扩展到其边缘之外[74-76]。在大多数患者中，该长度不超过6~8mm，但在少数患者中，它可以延伸至1cm或更长。据报道，腺癌和分化良好的肿瘤更可能具有更大的微观扩展。但是，如何将其应用于使用CT成像的计划的临床实践存在很多不确定性。目前CT显示的原发性肿瘤影像与已切除的原发性肿瘤的相关性尚不清楚，尤其是在评估后者的实验室处理可能导致组织缩小的情况下。但无论如何，以一个小的肿瘤体积扩大来解释肿瘤微进展是很慎重的。同样，在大约33%的淋巴结中，疾病会通过囊膜扩散到周围的软组织中，从而使疾病发生扩散。其中95%的病变均≤3mm[77]，而其进展程度通常很小（平均<1mm）。因此，临床阳性淋巴结的治疗外扩一小块边缘是合适的。

NSCLC和小细胞肺癌（small-cell lung cancer，SCLC）的选择性淋巴结照射存在争议[78]。大多数国家肺癌试验均不要求进行选择性淋巴结照射，并且许多肿瘤学家目前仅治疗原发肿瘤。对于许多人来说，选择性淋巴结照射被认为是一种全有或全无现象。在某些情况下，治疗选择性淋巴结区域的选择性方法是合理的。在选定的病人中进行治疗时，应考虑肺叶特异性淋巴结扩散[79,80]和术后失败的可能性[81]，制订相应诊疗方案，以充分覆盖那些处于最高风险的淋巴结区域。

12.3.3 内靶区（Internal Target Volume，ITV）

利用射线治疗肺部恶性肿瘤时，呼吸不规律是最大的不确定因素之一。大多数患者患有慢性阻塞性肺疾病（chronic obstructive pulmonary disease，COPD）且肺功能较差，其中包括许多吸烟者。患者有时在治疗计划制订以及实际治疗过程中会感到焦虑。这些因素和其他因素导致呼吸量增加和慢性呼吸困难，从而进一步导致呼吸不规律。

有几种解决呼吸运动的方法，但均受到呼吸不规律的困扰。一种方法是执行4D-CT扫描，并使用最大强度投影（maximum intensity projection，MIP）数据创建ITV。在同一计划协议获得自由呼吸的3D数据集。理论上，自由呼吸CT中的疾病应完全包含在MIP数据集中。然而，MIP数据集经常未能包括自由呼吸数据集上可观察到的所有肿瘤（图12.6）[82-85]。原因可能是由于两次扫描之间的呼吸方式不同，以及由于产生MIP时呼吸末的远处肿瘤位置变化所致。深吸气屏气技术在理论上很有吸引力，因为肺部扩张且肿瘤是静止的，两者均可降低正常组织的暴露。但是屏息的程度以及患者在停止呼吸的情况下保持在特定位置的能力会导致明显的不确定性，许多COPD患者根本无法保持屏气。门控是另一个解决方法，但对于呼吸不规律的情况并非优选。此外，门控放射治疗存在固有的许多复杂性，这会使放射肿瘤医生使用较大的外扩边界来考虑不确定性因素，但这可能会破坏门控的目的（减少正常组织的暴露）。

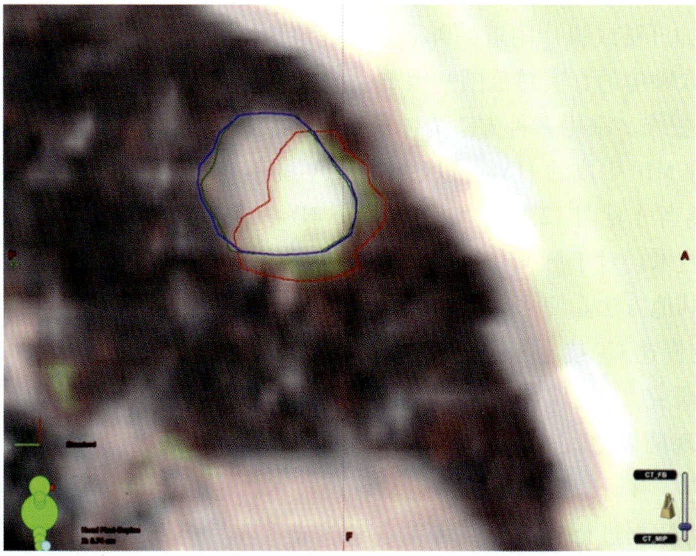

图 12.6　一个肺癌患者不同靶体积的例子，说明了 GTV 3D（红线）和 ITV MIP（绿线）以及 ITV（10 个相位）（蓝线）之间的差异。这里的 ITV COMB 是 GTV 3D + ITV MIP 的布尔加法。请注意，ITV（10 个相位）与 ITV MIP 和 ITV COMB 没有完全重叠。

治疗计划中肿瘤运动评估的不确定性与 ITV 勾画和治疗选择的方法有关。对于 ITV 勾画，有两种广为应用的方法：（1）使用从 4D - CT 合成的 MIP 图像对 ITV 进行勾画，以及（2）利用临床靶区 CTV 的联合（ = GTV，大体肿瘤区， + 外扩边界），基于 4D - CT 的所有相位图像勾画 ITV 的轮廓。全相位 ITV 几乎总是大于 MIP ITV，这主要是由于在极端时相持续时间短，如完全吸气[86]。一项对 20 位肺癌患者进行 5 种不同 ITV 勾画方法的研究结果表明，将 MIP ITV 和自由呼吸 3D - CT 联合使用将提供合适的治疗靶区[82]。尽管 MIP 方法很方便，因为仅需要一次勾画即可。但在 ITV 中，考虑到呼吸不规律，MIP 方法是否足以代表整个肿瘤运动轨迹，是一个值得关注的问题。

在肿瘤追踪方法中，应根据各个时相进行肿瘤勾画，并可以应用减少的 ITV 来解释呼吸周期内大小和形状的变化[87]。4D - CT 通常包括运动伪影，对于运动范围较大的小周围病变，其可能导致 GTV 变化高达 90%[23]或 110%[24]。使用具有最小运动伪影的 4D - CT，已发现大肿瘤（V > 100cc）的肿瘤体积变化约为 20%[25]。尽管这些报告不能直接进行比较，但它提示了运动伪影的不确定性可能很大。对于实时肿瘤追踪，使用外部替代物的不确定性很高，因为相关性和线性关系可以通过呼吸不规律而改变。内部替代物的不确定性在于成像和射束追踪之间的等待时间，这可以通过预期的定位来改善[88,89]。

基于 MIP 的 ITV 已得到广泛实施，因为它们包含的呼吸运动比 FB - CT 和 AIP 多得多，并且没有分别勾画 10 次不同 GTV 的麻烦[83-85,90-93]。研究表明，由于患者呼吸的变化，基于 MIP 的 ITV 以及从所有 10 个 4D - CT 时相生成的 ITV 都可能低估或高估了真正的 ITV[83,94-96]。由于患者的呼吸变异性以及肿瘤大小，基于 AIP 的 ITV 同样存在不确定性[97]。毕竟，4D - CT 只能捕捉到患者呼吸模式的几个周期，它会受到多种外部因素的影响，如焦虑、疼痛等，再加上采集发生在实际治疗照射前至少一周。此外，基于 MIP 的 ITV 对于位于高强度结构（如肝脏或脾）附近的肿瘤的不确定性增加[98]。尽管这些研究强调了从任何可用图像集中获取肿瘤的真实总范围的困难，但另一项研究却研究了量化和最小化 ITV 中不确定性程度的方法[82]。采用多种方法为体模和患者数据生成 ITV，定量比较表明，结合 FB - CT、4D - CT 和 MIP 生成的 ITV 可以最小化 ITV 的不确定性，并且 MIP 与 FB - CT 结合的 ITV 与 4D - CT 相当（见图 12.6）。如果在整个 4D - CT 上勾画 ITV 被认为是不可行的，则作者建议使用该技术。对于肿瘤体积较小且运动范围较大的病例，所有 ITV 之间的差异最大，应注意使用其他方法。使 4D - CT 的 ITV 不确定性最小化的另一种可能的解决方案是将 4D - CT 与改良的慢速 CT 技术相结合以生成 ITV [99]。

实际上，有研究[100]提议使用 PET 来确定 ITV 而不是用 4D - CT MIP，尽管与其他人的结果一样，发现两者之间在 ITV 中产生很大差异（可能是由于呼吸变异性所致）[101]。为了纠正 PET/CT，有研究提出了几种运动管理技术，追踪呼吸信号以便根据相位或幅度（单个或多个）对数据进行分类，或者在重建前或重建后应用运动校正 [102]。多项研究证实了 4D PET/CT 在实现更准确的图像共配准、减少模糊和增加 SUV 测量方面的优势[38,42,103-106]。4D 或门控 PET/CT 程序尚未大规模整合到临床中，这可能是由于患者摆位并固定、扫描和数据处理所需的时间有所增加。同时，我们也要意识到 PET 用于目前的治疗计划时存在的缺陷。

12.3.4 计划靶区（Planning Target Volume，PTV）

我们利用计划靶体积的外放来解决日常设置中的不确定性，这包括两个相关方面：首先，是内部解剖结构的差异，这些差异影响着日常定位的准确性，其中包括每天和在治疗过程中导致肿瘤位置变化的所有因素（例如每天呼吸的差异、肿瘤缩小、周围渗出的改变和肺不张等）。其次，是影响外部摆位和稳定性的因素（例如体重变化、肥胖、固定装置中的身体旋转等）。这些因素主要与分次间不确定性有关。分次内不确定性也需要考虑，包括由于背部、颈部或肩部疾病，焦虑症，震颤等引起的使用固定装置后带来的不适，以上所述都会导致身体运动。

12.4 治疗计划中的不确定性

12.4.1 运动管理策略的不确定性

受呼吸运动影响的肿瘤患者通常会首先行 4D - CT 检查，这已迅速成为治疗的标准。这项扫描有助于决定治疗实施是在自由呼吸、屏气还是采用门控的特定呼吸时相。在自由呼吸或屏气的情况下，将以相应的状态（FB - CT 或 BH - CT）对患者进行扫描。自由呼吸情况下出现的问题是应该使用哪种扫描来确定 ITV 和随后的治疗计划。仅 FB - CT 扫描不能代表真正的 ITV，因为它只能捕获患者呼吸的一小段信息。4D - CT 扫描提供了由呼吸引起的靶区运动的时间分辨图像，并且可以通过组合各个时相的 GTV 轮廓来创建 ITV，但这非常费力，为了显著减少这种工作量，可以从最大强度投影（MIP）扫描生成 ITV，它将十个 4D－CT 相集中的最高像素强度折叠为一个体积图像。此外，还可以通过取平均强度来创建 AIP 扫描而不是通过最大强度。

对于呼吸导致的肿瘤运动较大但又无法屏住呼吸的患者，门控放射治疗是最可行选择，其相较自由呼吸疗法规避了更多的健康肺组织。对此类患者，4D－CT 模拟对于选择合适的门控窗口进行治疗至关重要。通常，按照美国医学物理师学会（the American Association of Physicists in Medicine，AAPM）工作组第 76 号报告的建议[107]，选择运动小于 5mm 的窗口。但是，已有文献证明，由于呼吸不规律以及 4D－CT 采集的低时间分辨率，门控 ITV 可能会被大大低估[108]。为了解释可能的低估，作者建议增加与呼吸变化相关的范围，其大小不仅会受到不规律程度的影响，还会受到靶区大小和运动程度的影响。除了 4D－CT 产生的图像外，用于追踪呼吸运动的外部替代物与肿瘤的实际内部运动之间的相关性还显示出更多的不确定性[109－113]。这种怀疑最终转化为治疗的实施阶段，因为人们担心外部标记物的位置是否真实地反映了肿瘤的确切位置。

在确定 ITV 和随后的 PTV 之后，下一个重要的决定在于确定应将哪个扫描用于实际治疗。在 4D－CT 出现之前，一切都是通过自由呼吸的 3D 螺旋扫描进行靶区勾画和计算的，进而使用通用外扩边界来弥补患者特定信息的不足，同时仍提供足够的剂量覆盖范围。我们知道这很可能会导致较大的误差，从几何遗漏到健康肺组织过量照射不等。人们已经提出了各种基于 4D－CT 的计划策略，以剂量学方式解释解剖运动的存在。真正的 4D 计划方法包括在每个相集上进行 3D 计划，并结合可变形图像配准（deformable image registration，DIR）（在某些情况下为 Monte Carlo），以产生扭曲的剂量分布，代表由于呼吸运动而传递至靶区的剂量[91,114－119]。但是，工作量的大量增加以及与可变形配准相关的不确定性标志着这些策略对于目前的临床转化应用尚不现实。

12. 4. 2　计划图像的不确定性

为了简化这项工作，其他人研究调查了在特定 4D－CT 集上进行计划的准确性，例如通气中 CT [120,121]或呼气末 CT [122]以及平均 4D－CT [123]。基于 4D－CT 图像的 4D 计划和 3D 计划比较的共识是，两者足够相似，后者足以作为推荐。遵循这一概念，一组进行了 FB－CT、AIP 和 MIP 的剂量学比较，发现 PTV 和正常结构的 FB－CT 与 AIP 之间没有显著差异；而 MIP 方案使 PTV 覆盖率稍好，肺低剂量区小得多，原因仅仅因为肺总容积较小[124]。由于图像伪影的出现减少，因此建议使用 AIP 代替 FB－CT。另一项研究，利用 3. 5D－CT 计划，提出在 4D－CT 的所有时相对准所勾画的 GTV 的中心，然后创建平均值来合成一个 3. 5D－CT 图像，该图像显示了一个解剖结构运动模糊的静止靶区[24]。与 4D 计划的比较也发现 3. 5D 是等效的，导致 PTV 覆盖范围的剂量差异小于 1%，正常结构之间的剂量差异可忽略不计。当然，我们也应当明确，由于治疗计划仅仅是一个漫长的过程链中的一个环节，它的准确性同上一个环节（即 ITV 勾画）同样重要。

12.4.3 计划技术的不确定性

最后，计划采用的技术在治疗配准时也有其自身相关的不确定性。选择三维适形放疗（3D - CRT）与 IMRT 和 VMAT 相比，需要考虑每种方法各自的优缺点。例如，众所周知，IMRT 和 VMAT 可以更好地从剂量上规避周围关键结构，而 3D - CRT 不太可能受到患者运动的影响。此外，3D - CRT 对相互作用是完全不敏感的，相互作用是多叶准直器（multi - leaf collimator，MLC）运动与呼吸引起的肿瘤运动之间的相互作用。相互作用已被证明在许多分次的剂量学上平均，但是对 SBRT 治疗可能更加显著[125]。最近的研究发现，与 3D - CRT 相比，在研究的患者队列中，使用 IMRT 和 VMAT 的 SBRT 治疗的剂量差异最小[126,127]。使用 3D - CRT 的另一个好处是能够在治疗过程中获取 cine MV 图像，从而可以实时验证肿瘤位置。此外，这些图像提供了信息，为实现更精确的 4D 剂量计算、基于概率的治疗计划、肿瘤追踪和适应性放射治疗铺平了道路[24,128 - 130]。然而，最终的决定仍然要基于病例和患者的具体情况，每种技术都有其自己的可取之处[131]。

显然，在运动肿瘤的治疗计划制订中存在一些不确定性。首先，操作者认为在模拟和治疗实施之间，患者的呼吸是规律的，尤其是无监视自由呼吸的治疗过程中。其次，操作者认为 4D - CT 扫描准确地捕获了肿瘤运动的整个范围，然而许多研究已经证明结果并非总是如此。使用 PET - CT 指引 GTV 勾画，根据治疗是门控式、屏气式还是自由呼吸，会产生不同程度的不确定性。对于门控式和屏气式治疗，基于外部替代物的振幅，还是存在 ITV 生成的不确定性以及靶区是否在计划的位置。最后则是计划技术对治疗准确性的可变影响。我们将继续需要胸部和腹部肿瘤 PTV 外扩边界以覆盖这些不确定性，直到有更多可以准确且可重复地定义靶区运动范围的方式改进为止。

在调强放疗（intensity - modulated radiotherapy，IMRT）和调容放疗（volumetric - modulated radiotherapy，VMAT）中，多叶准直器运动可能与肿瘤运动相互影响。然而，相互作用的影响所引起的不确定性在多次分割治疗中已被证明是最小的[125,132]。

12.5 影像引导的不确定性

机载影像引导的出现彻底改变了放射治疗可达到的精度。当今的成像技术具有将患者定位在毫米精度范围内的能力。结合某些固定技术甚至可以达到亚毫米级的精度。然而，靶区受呼吸运动影响会带来一系列不确定性，甚至在成像功能随时可用的情况下，也可能使达到该精度水平变得复杂。CBCT 便是这样的例子[133]。

12.5.1 CBCT 的不确定性

用千伏（kV）X 射线管和正交于直线加速器头部安装的非晶硅探测器采集的 CBCT 图像可提供目前治疗中可获得的最高程度的体积信息和软组织对比度（不包括在轨 CT）。但是，从一组径向获取的投影中创建 3D 数据集的重建算法假定成像对象是静态的，而自由呼吸的肺癌患者的图像采集过程违反了上述假设。结果图像显示的解剖结构模糊，对比度取决于患者的呼吸周期和图像采集速率之间的关系。Vergalasova 等[133]证实由于 CBCT 成像和重建的性质，对于呼吸不规律的患者产生的 ITV 可能被低估，并导致与模拟 CT 对应的 ITV 潜在的不对准，产生的原因是吸气阶段与呼气阶段花费的时间不成比例。随着不规律变得更加严重，对 ITV 的低估会增加，如图 12.7 所示。该现象是由以下事实解释的：在吸气阶段获得的投影相对于呼气阶段要少得多，因此导致靶区在吸气时相的对比度差得多。一例样本（图 12.8）显示，对小肿瘤的 ITV 低估了 40.1%，大肿瘤的 ITV 低估了 24.2%，这也表明随着肿瘤尺寸的减小，低估的可能性变得更加严重。将被低估的 ITV 的虚假中心（比实际中心的高）与计划 CT 中的 ITV 匹配时，问题便出现了。因此，剂量学上的影响尚待研究，但是对表现出这种不规律性的患者保持警惕是非常重要的，特别是对于小肿瘤。可以在计划阶段进行适当的调整以最大程度地减少不确定性。

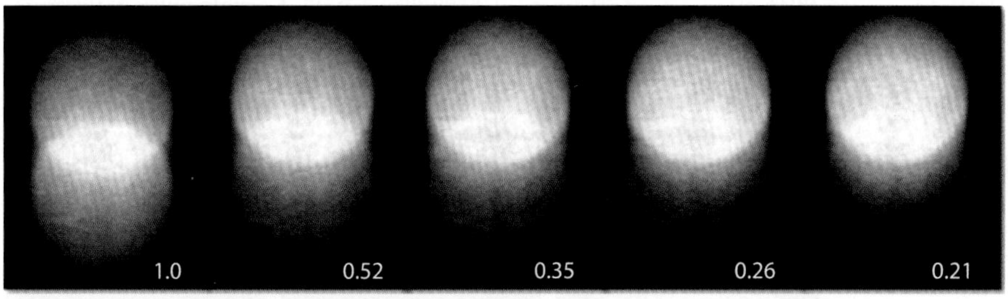

图 12.7　自由呼吸模体五个模拟呼吸剖面的 CBCT 图像。每个 FB - CBCT 的右下角显示吸气时间与呼气时间的比例。

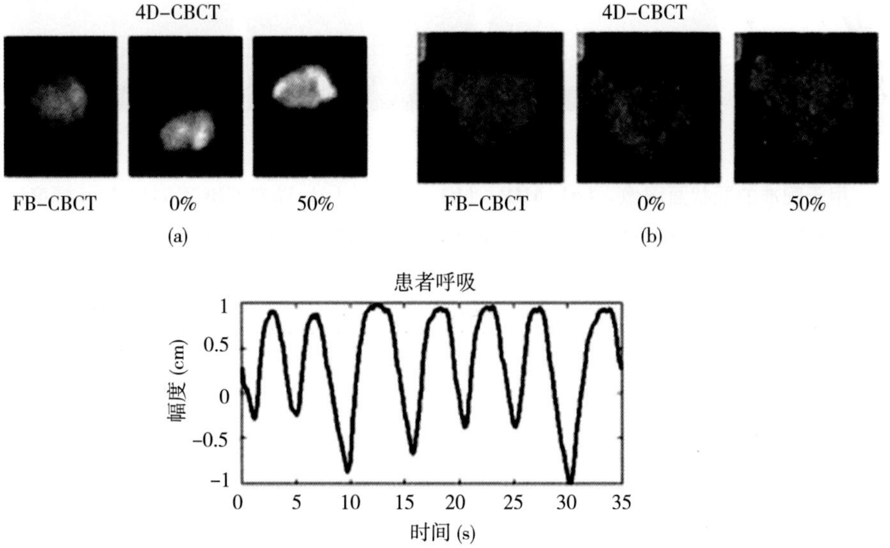

图 12.8　一例肺癌患者体内两个肿瘤的 FB - CBCT 和 4D - CBCT 重建图像及相应的呼吸曲线。

12.5.2 匹配的不确定性

除了呼吸不规律的情况外，对于计划中的 CT 与 CBCT 的常规匹配，仍然存在不确定性，因为 CT 可以更好地达到此目的。FB - CT 或 AIP 数据集是否应与 CBCT 匹配？从理论上讲，由于 CBCT 代表多个呼吸周期内肿瘤位置的平均值，应该与 AIP 相匹配，AIP 也是从 4D - CT（通过一系列患者呼吸获得）中生成的平均值，而不是 FB - CT 的更短的采集。由于 AIP 是一个从 4D - CT 采集合成生成的图像量，因此当前并不是每个模拟扫描仪都能够创建此数据集，因此需要额外的软件。这意味着到目前为止，不同的放疗中心都为匹配 ITV 制订了不同的方案。从剂量学上看，结果表明在使用 FB - CT 的 SBRT 计划与 AIP 之间的结果相似，但由于减少了图像伪影，因此首选 AIP[124]。另一项分析比较了不对称呼吸周期的 FB - CBCT 和 MIP 与 AIP 图像体积（图 12.9）之间的改变，类似 Vergalasova 等的研究。对于伪影数据，据报告下方向有 0.1mm（AIP）与 1.5 ~ 1.9mm（MIP）之间的差异。对于所研究的患者，MIP 与 AIP 之间的差异在 1.7mm（上）至 3.5mm（下）之间，如图 12.10 所示。因此，研究人员建议针对研究的呼吸模式，将 AIP 与 FB - CBCT 进行靶点比对[134]。

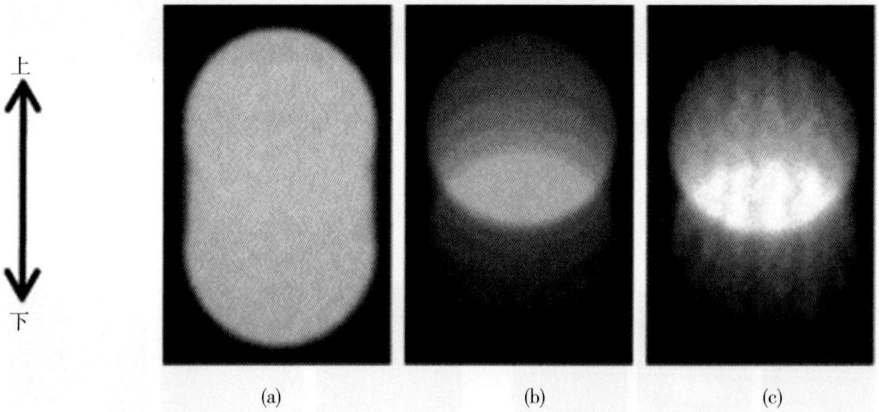

图 12.9　用于配准的冠状面图像。（a）MIP，（b）AIP 和（c）动态 CBCT 对以 2cm 幅度运动的目标的成像。AIP：平均强度投影；CBCT：锥束计算机断层扫描；MIP：最大强度投影。

如果由于阳性反应而发生任何解剖学变化，则在治疗过程中可能会在定位匹配过程中产生更多不确定性。当然，如为显著变化，当然需要根据具体情况进行重新模拟和计划。但是，忽略这些变化的可能性，并假设计划和实施之间的所有方面（解剖结构、呼吸等）保持不变，仍然不能消除所有不确定性。我们应当意识到，由于观察者之间观察力的可变性始终存在，所以会存在图像配准时两个数据集的偏倚。RTOG 临床试验认证研究之一比较了 92 个肺部病例中几个不同机构与观察者记录的偏倚，结果表明在上/下、左/右和前/后三个方向上均存在 2mm 的差异[135]。一项有关肺 SBRT GTV 的研究比较了 CT 和 CBCT 之间的观察者间差异以及靶区大小的函数关系[136]。结果表明，CT 的观察者间差异为 17%，CBCT 的观察者间差异为 21%（在不同的放射肿瘤医生中）。对于较小的肿瘤，总体上一致性较低，这是可以预期的。尽管统计数据表明 CT 与 CBCT 的勾画没有显著不同，但观察者间的差异性

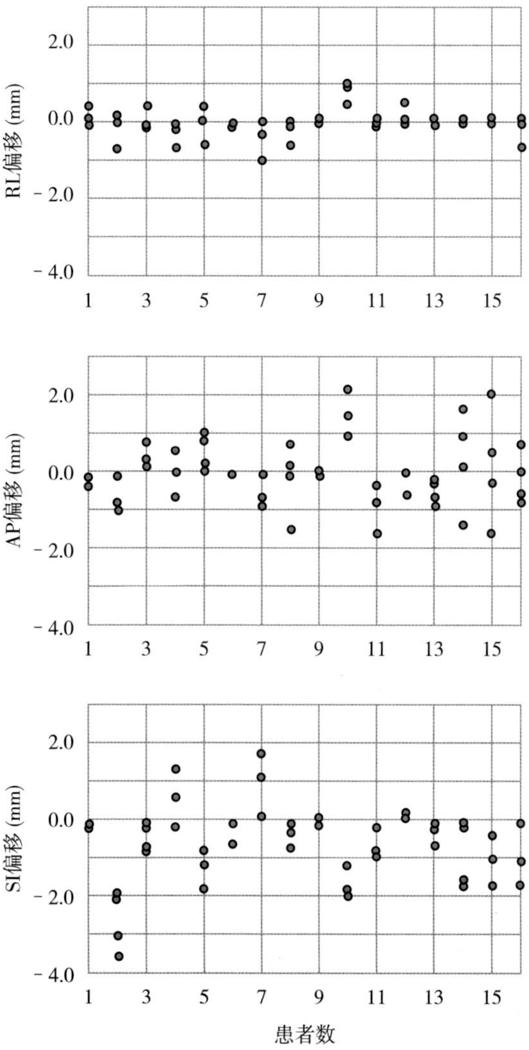

图 12.10　16 位患者从平均强度投影（AIP）到最大强度投影（MIP）的配准移位数据。负值表示右侧、后部和下部的移位。

AP：前 - 后；FL：右 - 左；SI：上 - 下

仍然存在并在整个治疗过程中起作用。因此，定位精度不仅取决于患者的呼吸情况和所使用的计划 CT 的类型，也取决于执行方案的人员。

12.5.3　成像技术的不确定性

其他不确定性与当今临床可用的各种图像指导技术有关。兆伏（MV）CBCT 已替代 kV - CBCT 用于肺靶区定位。相对于 kV 图像，更高的能量会导致对比度下降，因此在定位过程中使用 MV - CBCT 可能更具挑战性。这反映在先前描述的 MV - CBCT（3.7 ±1.7mm）和 kV - CBCT（1.6 ±0.9mm）研究中，当比较不同机构和审查者之间的配准差异时，上/下移位的平均绝对差异更大[135]。另一个 kV 技术，ExacTrac®，由两个对角 X 射线管组成，该 X 射线管安装在天花板上，并在治疗室地面安装了相对应的探测器。由于其能够实现亚毫米级的精度，因此主要用于立体定向靶区的定位。它是现有影像引导工具的补充，因为它可以在任何治疗床或机架角度成像（从而追踪潜在的运动）。一项评估 ExacTrac 6 自由度（6D）与 kV－CBCT 的研究发现，在对患者的回顾性研究中，两者之间存在中等差异（<2mm 平移和<1.5°旋转），但仍建议仅依靠 ExacTrac [137]时需谨慎。最后，一个更先进的光学追踪系统 AlignRT®可有效地重新定位接受门控乳腺放疗的患者。它采用了多个摄像机吊舱，可将图案投射到患者的表面，然后反射和检测图案，以重建该表面的 3D 模型[138,139]。该系统有可能应用于肺部肿瘤治疗，而重点是我们要意识到与该技术有关的不确定性。重要的是，在内部移动靶区和表面轮廓之间建立相关性，可能需要与射线成像系统同步。除此之外，信号的准确性可能受反射性较差的表面（例如头发和衣服）的影响。

显然，在影像引导的肺癌放射治疗领域仍存在一系列的不确定性。随着 4D－CBCT 在治疗室的最终实施，无疑可以消除与 ITV 生成相关的以及模拟和治疗之间匹配 ITV 的不确定性。解决其他问题尚需要更多后续研究。但与此同时，我们应意识到当前的不确定性，并在 PTV 外扩边界中保留一些摆位误差的空间，以免盲目地将图像指导技术作为坚定不移的真理。毕竟，成功治疗的基本原则是首先对靶区进行照射。

12.6 治疗实施的不确定性

12.6.1 4D 剂量累积

治疗的准确性对于肺癌的治疗至关重要。由于存在肺部运动，因此在治疗计划期间做出的任何基于静态的假设都不可避免地面临着准确治疗实施的难题。分次间运动、摆位误差和解剖结构变化也导致实施的不确定性。为了避免这个问题，在传统的肺部治疗中，需要为肺部肿瘤留出较大的外扩边界（1.5～2.5cm）。用于 SBRT 肺部治疗的外扩边界要小得多（0.5cm）。然而最大的挑战是肺运动和肿瘤运动。一种简单的解决方案是 4D－CT，它可以通过相位图像或 MIP 图像帮助构建 ITV。来自 4D－CT 的 AIP 图像用于剂量计算是当下普遍应用且流行的[123,140,141]。Huang 等[58]的研究表明，用模拟病人呼吸及肿瘤运动的模型进行剂量学评估显示，当肿瘤运动在 7.0±1.8mm 以下时，测量和计算的剂量分布具有较高一致性。然而，当肿瘤运动变大时，该方法的准确性受到 4D－CT 图像准确性的挑战[58,96]。多项研究[82,96,142,143]证实，4D－CT 图像可能低估或高估了可以转化为 AIP/MIP 图像的肿瘤运动。4D－CT 基于相位的剂量计算是产生 4D 剂量的另一种方法[144]。4D－CT 计划是基于所有相位 CT 图像的多个 3D 计划，每个计划都使用相同的适形射束，但仅有一个等中心移动来瞄准移动的肿瘤，并且通过一个小射束孔径和加权调整来保持计划一致性[24]。

4D 治疗实施定义为在整个呼吸周期中连续实施设计的 4D 治疗计划[119]。原则上，带有多叶准直器（MLC）的直线加速器能够根据患者的呼吸信号或肿瘤运动进行 4D 治疗。但是，由于运动速度和检测肺部肿瘤的难度较大，当前的加速器需要可预测的软件并在 200ms

内从患者的呼吸信号中得到反馈[145]。诸如 CyberKnife ® 之类的机器人直线加速器也非常适合 4D 治疗实施，它提供了呼吸周期的实时追踪以及骨或肿瘤位置的荧光验证。

12.6.2　肿瘤变化

肺部肿瘤体积可以从小于 1 cc 到最大 200 cc 不等。对于 SBRT 方案，肺部肿瘤大小限制在 7cm 或 162.6 cc（PTV）。基于肿瘤在支气管树上的位置，RTOG 0236 和 RTOG 0813 分别被设计用于周围型和中央型肿瘤。Liu 等报道了Ⅲ或Ⅳ期非小细胞肺癌患者的肿瘤运动分析，他们发现，正常呼吸期间沿上下（SI）、侧向和前后（AP）移动 > 0.5cm 的肿瘤分别占 39.2%、1.8% 和 5.4%，在 SI 方向上移动超过 1.0cm 的肿瘤仅占 10.8%[146]。对于传统的放射治疗而言，肺部肿瘤不仅限于大小和位置。较大尺寸的肿瘤很容易附着于刚性组织，与较小尺寸的肿瘤相比，其运动范围更小。

肺部肿瘤可位于肺的任何肺叶上。根据肺的位置，肿瘤的运动范围从 0.3cm 到 2 ~ 3cm 不等。与位于下叶的肿瘤相比，位于上叶或附着于胸壁的肿瘤的运动明显减少。肺门区域的肿瘤显示平均横向运动为 9 ± 6mm（± 1SD），范围为 0 ~ 16mm[147]。横膈膜运动由于其较大的运动和位置而对肺癌至关重要。正常呼吸为 0.8 ~ 1.6cm，深呼吸为 4.0 ~ 10.3cm。

12.6.3　追踪准确性、门控相关性和屏气重现性

Shirato 等报道了带有门控加速器的实时肿瘤追踪系统的开发。该系统使用诊断 X 射线检测骨盆体模中 2.0mm 金属标记的位置，其精度优于 1.5mm[148]。他们还证实，实时肿瘤追踪放疗（real - time tumor - tracking radiotherapy，RTRT）在肿瘤附近的基准标记物的帮助下进行 4D 放疗是可行的[149]。赛博刀可以通过 X 射线非常精确地追踪和定位肺内肿瘤的位置，而不依赖于患者的定位误差[150]。在治疗过程中，它会通过 X 射线和荧光图像不断检测内部和外部运动之间的关系[151]。但是，二维投影图像对沿成像射束轴方向的运动的分辨能力有限。使用二维图像来寻找三维运动存在不确定性。Suh 等通过使用 2D 投影图像显示，对于呼吸范围超过 0.5cm 的患者，多次治疗后呼吸范围平均为 0.18cm[152]。为了消除这种不确定性，在赛博刀或 Brainlab EXTRAC 中同时使用两个倾斜成像器系统是一个简单的解决方案。直线加速器上的 KV 和 MV 成像器的组合可以在治疗过程中完成 3D 实时追踪[153,154]。Rottmann 等演示了单独使用 MV - EPID 图像，通过运动体模实时追踪无标记物的肺部肿瘤[155]，并介绍了他们的算法。该算法可以在体模研究和患者数据样本中显示 1mm 或更小的误差。但是，KV 和 MV 在追踪上的结合仍然有一些问题需要解决，例如来自多个 MV 图像和连续 KV 图像的图像剂量，以及 MV 和 KV 成像器之间的时滞[156,157]。

运动肿瘤的门控有可能减少治疗的不确定性，优于剂量外扩边界[158]。Keall 等的研究通过门控可以将 CTV 到 PTV 的外扩边界减少 2 ~ 11mm[159]。Saito 等报道证实，接受呼吸门控治疗的患者在治疗过程中表现出更大的呼吸肿瘤运动，但肿瘤位置变化低于未经门控治疗的患者[160]。但是，Burnett 等研究表明，除非肿瘤具有高度的活动性，否则门控仅能提供适度优势[161]。

Cheung 等报道了使用 ABC 装置可重现肺部肿瘤位置[54]。他们在 GTV 周围使用标准的 1.5cm PTV 外扩边界，发现应用 ABC 屏气的 GTV 中心在侧向、前后和上下方向的位移分别为 0.3 ±1.8mm，1.2 ±2.3mm 和 1.1 ±3.5mm。

参考文献

[1] Li, G. et al., Advances in 4D medical imaging and 4D radiation therapy. Technol Cancer Res Treat, 2008. 7(1): 67 -81.

[2] Li, G. et al., Image - guided radiation therapy, in Treatment Planning in Radiation Oncology, F. M. Khan and B. J. Gerbi, Editors. 2016, Philadelphia, PA: Lippincott Williams & Wilkins. pp. 229 -258.

[3] Bal, M. and L. Spies, Metal artifact reduction in CT using tissue - class modeling and adaptive prefiltering. Med Phys, 2006. 33(8): 2852 -9.

[4] Li, H. et al., Clinical evaluation of a commercial orthopedic metal artifact reduction tool for CT simulations in radiation therapy. Med Phys, 2012. 39(12): 7507 -17.

[5] Kapanen, M. and M. Tenhunen, T1/T2 * - weighted MRI provides clinically relevant pseudo - CT density data for the pelvic bones in MRI - only based radiotherapy treatment planning. Acta Oncol, 2013. 52(3): 612 -8.

[6] Graves, M. J. and D. G. Mitchell, Body MRI artifacts in clinical practice: A physicist's and radiologist's perspective. J Magn Reson Imaging, 2013. 38(2): 269 -87.

[7] Townsend, D. W., Positron emission tomography/computed tomography. Semin Nucl Med, 2008. 38(3): 152 -66.

[8] Nehmeh, S. A. et al., Reduction of respiratory motion artifacts in PET imaging of lung cancer by respiratory correlated dynamic PET: Methodology and comparison with respiratory gated PET. J Nucl Med, 2003. 44 (10): 1644 -8.

[9] Rosenbaum, S. J. et al., False - positive FDG PET uptake—the role of PET/CT. Eur Radiol, 2006. 16 (5): 1054 -65.

[10] Kadoya, N. et al., Evaluation of various deformable image registration algorithms for thoracic images. J Radiat Res, 2014. 55(1): 175 -82.

[11] Disselhorst, J. A. et al., Principles of PET/MR Imaging. J Nucl Med, 2014. 55(Suppl. 2): 2S -10S.

[12] Gregoire, V. et al., PET - based treatment planning in radiotherapy: A new standard? J Nucl Med, 2007. 48(Suppl 1): 68S -77S.

[13] Zaidi, H. and I. El Naqa, PET - guided delineation of radiation therapy treatment volumes: A survey of image segmentation techniques. Eur J Nucl Med Mol Imaging, 2010. 37(11): 2165 -87.

[14] Jiang, S. B. et al., An experimental investigation on intra - fractional organ motion effects in lung IMRT treatments. Phys Med Biol, 2003. 48(12): 1773 -84.

[15] Chen, G. T., J. H. Kung, and K. P. Beaudette, Artifacts in computed tomography scanning of moving objects. Semin Radiat Oncol, 2004. 14(1): 19 -26.

[16] Vedam, S. S. et al., Acquiring a four - dimensional computed tomography dataset using an external respiratory signal. Phys Med Biol, 2003. 48(1): 45 -62.

[17] Ford, E. C. et al., Respiration - correlated spiral CT: A method of measuring respiratory - induced anatomic motion for radiation treatment planning. Med Phy, 2003. 30(1): 88 -97.

[18] Low, D. A. et al., A method for the reconstruction of four - dimensional synchronized CT scans acquired during free breathing. Med Ph, 2003. 30(6): 1254 -63.

[19] Pan, T. et al., 4D - CT imaging of a volume influenced by respiratory motion on multi - slice CT. Med Phys, 2004. 31(2): 333 -40.

[20] Yamamoto, T. et al. , Retrospective analysis of artifacts in four – dimensional CT images of 50 abdominal and thoracic radiotherapy patients. Int J Radiat Oncol Biol Phys, 2008. 72(4): 1250 – 8.
[21] Li, G. et al. , Rapid estimation of 4DCT motion – artifact severity based on 1D breathing – surrogate periodicity. Med Phys, 2014. 41(11): 111717.
[22] Lewis, J. H. and S. B. Jiang, A theoretical model for respiratory motion artifacts in free – breathing CT scans. Phys Med Biol, 2009. 54(3): 745 – 55.
[23] Persson, G. F. et al. , Deviations in delineated GTV caused by artefacts in 4DCT. Radiother Oncol, 2010. 96(1): 61 – 6.
[24] Li, G. et al. , A novel four – dimensional radiotherapy planning strategy from a tumor – tracking beam's eye view. Phys Med Biol, 2012. 57(22): 7579 – 98.
[25] Senthi, S. et al. , Investigating strategies to reduce toxicity in stereotactic ablative radiotherapy for central lung tumors. Acta Oncol, 2013. 53: 330 – 5.
[26] Cervino, L. I. et al. , The diaphragm as an anatomic surrogate for lung tumor motion. Phys Med Biol, 2009. 54(11): 3529 – 41.
[27] Yang, J. et al. , Is diaphragm motion a good surrogate for liver tumor motion? Int J Radiat Oncol Biol Phys, 2014. 90(4): 952 – 8.
[28] Li, G. et al. , A novel analytical approach to the prediction of respiratory diaphragm motion based on external torso volume change. Phys Med Biol, 2009. 54(13): 4113 – 30.
[29] Li, G. et al. , Novel spirometry based on optical surface imaging. Med Phys, 2015. 42(4): 1690.
[30] Li, G. et al. , Quantitative prediction of respiratory tidal volume based on the external torso volume change: A potential volumetric surrogate. Phys Med Biol, 2009. 54(7): 1963 – 78.
[31] Lu, W. et al. , A comparison between amplitude sorting and phase – angle sorting using external respiratory measurement for 4D CT. Med Phy, 2006. 33(8): 2964 – 74.
[32] Hertanto, A. et al. , Reduction of irregular breathing artifacts in respiration – correlated CT images using a respiratory motion model. Med Phys, 2012. 39(6): 3070 – 9.
[33] Low, D. A. et al. , A novel CT acquisition and analysis technique for breathing motion modeling. Phys Med Biol, 2013. 58(11): L31 – 6.
[34] Rit, S. et al. , On – the – fly motion – compensated cone – beam CT using an a priori model of the respiratory motion. Med Phy, 2009. 36(6): 2283 – 96.
[35] Li, R. et al. , Single – projection based volumetric image reconstruction and 3D tumor localization in real time for lung cancer radiotherapy. Med Image Comput Comput – Assist Interv, 2010. 13(Pt 3): 449 – 56.
[36] Low, D. A. et al. , Novel breathing motion model for radiotherapy. Int J Radiat Oncol Biol Phys, 2005. 63(3): 921 – 9.
[37] Coolens, C. et al. , Dynamic volume vs respiratory correlated 4DCT for motion assessment in radiation therapy simulation. Med Phys, 2012. 39(5): 2669 – 81.
[38] Nehmeh, S. A. et al. , Four – dimensional (4D) PET/CT imaging of the thorax. Med Phys, 2004. 31(12): 3179 – 86.
[39] Li, T. et al. , Model – based image reconstruction for four – dimensional PET. Med Phys, 2006. 33(5): 1288 – 98.
[40] Plathow, C. et al. , Evaluation of lung volumetry using dynamic three – dimensional magnetic resonance imaging. Invest Radiol, 2005. 40(3): 173 – 9.
[41] Sodickson, D. K. et al. , Rapid volumetric MRI using parallel imaging with order – of – magnitude accelerations and a 32 – element RF coil array: Feasibility and implications. Acad Radiol, 2005. 12(5): 626 – 35.
[42] Park, S. J. et al. , Evaluation of the combined effects of target size, respiratory motion and background activity on 3D and 4D PET/CT images. Phys Med Biol, 2008. 53(13): 3661 – 79.

[43] Bettinardi, V. et al., Detection and compensation of organ/lesion motion using 4D - PET/CT respiratory gated acquisition techniques. Radiother Oncol, 2010. 96(3): 311 -6.

[44] Bowen, S. R. et al., Imaging and dosimetric errors in 4D PET/CT - guided radiotherapy from patient - specific respiratory patterns: A dynamic motion phantom end - to - end study. Phys Med Biol, 2015. 60(9): 3731 -46.

[45] Li, G. et al., Assessing and accounting for the impact of respiratory motion on FDG uptake and viable volume for liver lesions in free - breathing PET using respiration - suspended PET images as reference. Med Phys, 2014. 41(9): 091905.

[46] Hu, Y. et al., Respiratory amplitude guided 4 - dimensional magnetic resonance imaging. Int J Radiat Oncol Biol Phys, 2013. 86(1): 198 -204.

[47] Cai, J. et al., Four - dimensional magnetic resonance imaging (4D - MRI) using image - based respiratory surrogate: A feasibility study. Med Phys, 2011. 38(12): 6384 -94.

[48] Tryggestad, E. et al., Respiration - based sorting of dynamic MRI to derive representative 4D - MRI for radiotherapy planning. Med Phys, 2013. 40(5): 051909.

[49] Tokuda, J. et al., Adaptive 4D MR imaging using navigator - based respiratory signal for MRI - guided therapy. Magn Reson Med, 2008. 59(5): 1051 -61.

[50] Neicu, T. et al., Synchronized moving aperture radiation therapy (SMART): Improvement of breathing pattern reproducibility using respiratory coaching. Phys Med Biol, 2006. 51(3): 617 -36.

[51] Lu, W. et al., Audio - visual biofeedback does not improve the reliability of target delineation using maximum intensity projection in 4 - dimensional computed tomography radiation therapy planning. Int J Radiat Oncol Biol Phys, 2014. 88(1): 229 -35.

[52] Wong, J. W. et al., The use of active breathing control (ABC) to reduce margin for breathing motion. Int J Radiat Oncol Biol Phys, 1999. 44(4): 911 -9.

[53] Dawson, L. A. et al., The reproducibility of organ position using active breathing control (ABC) during liver radiotherapy. Int J Radiat Oncol Biol Phys, 2001. 51(5): 1410 -21.

[54] Cheung, P. C. et al., Reproducibility of lung tumor position and reduction of lung mass within the planning target volume using active breathing control (ABC). Int J Radiat Oncol Biol Phys, 2003. 57(5): 1437 - 42.

[55] Hanley, J. et al., Deep inspiration breath - hold technique for lung tumors: The potential value of target immobilization and reduced lung density in dose escalation. Int J Radiat Oncol Biol Phys, 1999. 45(3): 603 -11.

[56] Rosenzweig, K. E. et al., The deep inspiration breath - hold technique in the treatment of inoperable nonsmall - cell lung cancer. Int J Radiat Oncol Biol Phys, 2000. 48(1): 81 -7.

[57] Timmerman, R. et al., Lung cancer: A model for implementing stereotactic body radiation therapy into practice. Front Radiat Ther Oncol, 2007. 40: 368 -85.

[58] Huang, L. et al., A study on the dosimetric accuracy of treatment planning for stereotactic body radiation therapy of lung cancer using average and maximum intensity projection images. Radiother Oncol, 2010. 96(1): 48 -54.

[59] Fritz, P. et al., High - frequency jet ventilation for complete target immobilization and reduction of planning target volume in stereotactic high single - dose irradiation of stage I non - small cell lung cancer and lung metastases. Int J Radiat Oncol Biol Phys, 2010. 78(1): 136 -42.

[60] McNamara, J. E. et al., Toward correcting drift in target position during radiotherapy via computercontrolled couch adjustments on a programmable Linac. Med Phys, 2013. 40(5): 051719.

[61] Harris, K. M. et al., The effect on apparent size of simulated pulmonary nodules of using three standard CT window settings. Clin Radiol, 1993. 47(4): 241 -4.

[62] Weiss, E. et al., Tumor and normal tissue motion in the thorax during respiration: Analysis of volumetric and positional variations using 4D CT. Int J Radiat Oncol Biol Phys, 2007. 67(1): 296 - 307.

[63] Giraud, P. et al., Conformal radiotherapy for lung cancer: Different delineation of the gross tumor volume (GTV) by radiologists and radiation oncologists. Radiother Oncol, 2002. 62(1): 27 - 36.

[64] Van de Steene, J. et al., Definition of gross tumor volume in lung cancer: Inter - observer variability. Radiother Oncol, 2002. 62(1): 37 - 49.

[65] Roy, A. E. and P. Wells, Volume definition in radiotherapy planning for lung cancer: How the radiologist can help. Cancer Imaging, 2006. 6: 116 - 23.

[66] Hollingdale, A. E. et al., Multidisciplinary collaborative gross tumour volume definition for lung cancer radiotherapy: A prospective study. Cancer Imaging, 2011. 11: 202 - 8.

[67] Steenbakkers, R. J. et al., Reduction of observer variation using matched CT - PET for lung cancer delineation: A three - dimensional analysis. Int J Radiat Oncol Biol Phys, 2006. 64(2): 435 - 48.

[68] Ung, Y. C. et al., 18Fluorodeoxyglucose positron emission tomography in the diagnosis and staging of lung cancer: A systematic review. J Natl Cancer Inst, 2007. 99(23): 1753 - 67.

[69] Schmidt - Hansen, M. et al., PET - CT for assessing mediastinal lymph node involvement in patients with suspected resectable non - small cell lung cancer. Cochrane Database Syst Rev, 2014. 11: CD009519.

[70] MacManus, M. et al., Use of PET and PET/CT for Radiation Therapy Planning: IAEA expert report 2006 - 2007. Radiother Oncol, 2009. 91(1): 85 - 94.

[71] Callahan, J. et al., The clinical significance and management of lesion motion due to respiration during PET/CT scanning. Cancer Imaging, 2011. 11(1): 224 - 236.

[72] van Loon, J. et al., Microscopic disease extension in three dimensions for non - small - cell lung cancer: Development of a prediction model using pathology - validated positron emission tomography and computed tomography features. Int J Radiat Oncol Biol Phys, 2012. 82(1): 448 - 56.

[73] Watkins, W. T. et al., Patient - specific motion artifacts in 4DCT. Med Phys, 2010. 37(6): 2855 - 61.

[74] Chan, R. et al., Computed tomographic - pathologic correlation of gross tumor volume and clinical target volume in non - small cell lung cancer: A pilot experience. Arch Pathol Lab Med, 2001. 125(11): 1469 - 72.

[75] Giraud, P. et al., Evaluation of microscopic tumor extension in non - small - cell lung cancer for threedimensional conformal radiotherapy planning. Int J Radiat Oncol Biol Phys, 2000. 48(4): 1015 - 24.

[76] Grills, I. S. et al., Clinicopathologic analysis of microscopic extension in lung adenocarcinoma: Defining clinical target volume for radiotherapy. Int J Radiat Oncol Biol Phys, 2007. 69(2): 334 - 41.

[77] Yuan, S. et al., Determining optimal clinical target volume margins on the basis of microscopic extracapsular extension of metastatic nodes in patients with non - small - cell lung cancer. Int J Radiat Oncol Biol Phys, 2007. 67(3): 727 - 34.

[78] Kelsey, C. R., L. B. Marks, and E. Glatstein, Elective nodal irradiation for locally advanced non - small - cell lung cancer: It's called cancer for a reason. Int J Radiat Oncol Biol Phys, 2009. 73(5): 1291 - 2.

[79] Hata, E. et al., Rationale for extended lymphadenectomy for lung cancer. Theor Surg, 1990. 5: 19 - 25.

[80] Nohl - Oser, H. C., An investigation of the anatomy of the lymphatic drainage of the lungs as shown by the lymphatic spread of bronchial carcinoma. Ann R Coll Surg Engl, 1972. 51(3): 157 - 76.

[81] Kelsey, C. R., K. L. Light, and L. B. Marks, Patterns of failure after resection of non - small - cell lung cancer: Implications for postoperative radiation therapy volumes. Int J Radiat Oncol Biol Phys, 2006. 65(4): 1097 - 105.

[82] Ge, H. et al., Quantification and minimization of uncertainties of internal target volume for stereotactic body radiation therapy of lung cancer. Int J Radiat Oncol Biol Phys, 2013. 85(2): 438 - 43.

[83] Cai, J. et al., Estimation of error in maximal intensity projection - based internal target volume of lung

tumors: A simulation and comparison study using dynamic magnetic resonance imaging. Int J Radiat Oncol Biol Phys, 2007. 69(3): 895 -902.

[84] Muirhead, R. et al., Use of Maximum Intensity Projections (MIPs) for target outlining in 4DCT radiotherapy planning. J Thorac Oncol, 2008. 3(12): 1433 -8.

[85] Underberg, R. W. et al., Use of maximum intensity projections (MIP) for target volume generation in 4DCT scans for lung cancer. Int J Radiat Oncol Biol Phys, 2005. 63(1): 253 -60.

[86] Wolthaus, J. W. et al., Comparison of different strategies to use four - dimensional computed tomography in treatment planning for lung cancer patients. Int J Radiat Oncol Biol Phys, 2008. 70(4): 1229 -38.

[87] Kyriakou, E. and D. R. McKenzie, Changes in lung tumor shape during respiration. Phys Med Biol, 2012. 57(4): 919 -35.

[88] Vedam, S. et al., Dosimetric impact of geometric errors due to respiratory motion prediction on dynamic multileaf collimator - based four - dimensional radiation delivery. Med Phys, 2005. 32(6): 1607 -20.

[89] Ruan, D., J. A. Fessler, and J. M. Balter, Real - time prediction of respiratory motion based on local regression methods. Phys Med Biol, 2007. 52(23): 7137 -52.

[90] Ezhil, M. et al., Determination of patient - specific internal gross tumor volumes for lung cancer using four - dimensional computed tomography. Radiat Oncol, 2009. 4: 4.

[91] Rietzel, E. et al., Four - dimensional image - based treatment planning: Target volume segmentation and dose calculation in the presence of respiratory motion. Int J Radiat Oncol Biol Phys, 2005. 61(5): 1535 - 50.

[92] Rietzel, E. et al., Design of 4D treatment planning target volumes. Int J Radiat Oncol Biol Phys, 2006. 66 (1): 287 -95.

[93] Bradley, J. D. et al., Comparison of helical, maximum intensity projection (MIP), and averaged intensity (AI) 4D CT imaging for stereotactic body radiation therapy (SBRT) planning in lung cancer. Radiother Oncol, 2006. 81(3): 264 -8.

[94] Simon, L. et al., Initial evaluation of a four - dimensional computed tomography system using a programmable motor. J Appl Clin Med Phys, 2006. 7(4): 50 -65.

[95] St James, S. et al., Quantifying ITV instabilities arising from 4DCT: A simulation study using patient data. Phys Med Biol, 2012. 57(5): L1 -L7.

[96] Park, K. et al., Do maximum intensity projection images truly capture tumor motion? Int J Radiat Oncol Biol Phys, 2009. 73(2): 618 -25.

[97] Cai, J., P. W. Read, and K. Sheng, The effect of respiratory motion variability and tumor size on the accuracy of average intensity projection from four - dimensional computed tomography: An investigation based on dynamic MRI. Med Phys, 2008. 35(11): 4974 -81.

[98] Mancosu, P. et al., Semiautomatic technique for defining the internal gross tumor volume of lung tumors close to liver/spleen cupola by 4D - CT. Med Phys, 2010. 37(9): 4572 -6.

[99] Jang, S. S. et al., Reconstitution of internal target volumes by combining four - dimensional computed tomography and a modified slow computed tomography scan in stereotactic body radiotherapy planning for lung cancer. Radiat Oncol, 2014. 9: 106.

[100] Chang, G. et al., Determination of internal target volume from a single positron emission tomography/computed tomography scan in lung cancer. Int J Radiat Oncol Biol Phys, 2012. 83(1): 459 -66.

[101] Duan, Y. et al., Comparison of primary tumour volumes delineated on four - dimensional computed tomography maximum intensity projection and F - fluorodeoxyglucose positron emission tomography computed tomography images of non - small cell lung cancer. J Med Imaging Radiat Oncol, 2015. 59(5): 623 -30.

[102] Pepin, A. et al., Management of respiratory motion in PET/computed tomography: The state of the art. Nucl Med Commun, 2014. 35(2): 113 -22.

[103] Aristophanous, M. et al. , Clinical utility of 4D FDG – PET/CT scans in radiation treatment planning. Int J Radiat Oncol Biol Phys, 2012. 82(1): e99 – 105.

[104] Callahan, J. et al. , Motion effects on SUV and lesion volume in 3D and 4D PET scanning. Australas Phys Eng Sci Med, 2011. 34(4): 489 – 95.

[105] Nehmeh, S. A. et al. , Quantitation of respiratory motion during 4D – PET/CT acquisition. Med Phys, 2004. 31(6): 1333 – 8.

[106] Guerra, L. et al. , Comparative evaluation of CT – based and respiratory – gated PET/CT – based planning target volume (PTV) in the definition of radiation treatment planning in lung cancer: Preliminary results. Eur J Nucl Med Mol Imaging, 2014. 41(4): 702 – 10.

[107] Keall, P. J. et al. , The management of respiratory motion in radiation oncology report of AAPM Task Group 76. Med Phys, 2006. 33(10): 3874 – 900.

[108] Cai, J. et al. , Effects of breathing variation on gating window internal target volume in respiratory gated radiation therapy. Med Phys, 2010. 37(8): 3927 – 34.

[109] Beddar, A. S. et al. , Correlation between internal fiducial tumor motion and external marker motion for liver tumors imaged with 4D – CT. Int J Radiat Oncol Biol Phys, 2007. 67(2): 630 – 8.

[110] Gierga, D. P. et al. , The correlation between internal and external markers for abdominal tumors: Implications for respiratory gating. Int J Radiat Oncol Biol Phys, 2005. 61(5): 1551 – 8.

[111] Hoisak, J. D. et al. , Correlation of lung tumor motion with external surrogate indicators of respiration. Int J Radiat Oncol Biol Phys, 2004. 60(4): 1298 – 306.

[112] Koch, N. et al. , Evaluation of internal lung motion for respiratory – gated radiotherapy using MRI: Part I—Correlating internal lung motion with skin fiducial motion. Int J Radiat Oncol Biol Phys, 2004. 60(5): 1459 – 72.

[113] Yan, H. et al. , The correlation evaluation of a tumor tracking system using multiple external markers. Med Phys, 2006. 33(11): 4073 – 84.

[114] Huang, T. C. et al. , Four – dimensional dosimetry validation and study in lung radiotherapy using deformable image registration and Monte Carlo techniques. Radiat Oncol, 2010. 5: 45.

[115] Starkschall, G. et al. , Potential dosimetric benefits of four – dimensional radiation treatment planning. Int J Radiat Oncol Biol Phys, 2009. 73(5): 1560 – 5.

[116] Engelsman, M. , E. Rietzel, and H. M. Kooy, Four – dimensional proton treatment planning for lung tumors. Int J Radiat Oncol Biol Phys, 2006. 64(5): 1589 – 95.

[117] Rosu, M. et al. , How extensive of a 4D dataset is needed to estimate cumulative dose distribution plan evaluation metrics in conformal lung therapy? Med Phys, 2007. 34(1): 233 – 45.

[118] Keall, P. J. et al. , Monte Carlo as a four – dimensional radiotherapy treatment – planning tool to account for respiratory motion. Phys Med Biol, 2004. 49(16): 3639 – 48.

[119] Keall, P. , 4 – dimensional computed tomography imaging and treatment planning. Semin Radiat Oncol, 2004. 14(1): 81 – 90.

[120] Wolthaus, J. W. et al. , Mid – ventilation CT scan construction from four – dimensional respiration – correlated CT scans for radiotherapy planning of lung cancer patients. Int J Radiat Oncol Biol Phys, 2006. 65(5): 1560 – 71.

[121] Mexner, V. et al. , Effects of respiration – induced density variations on dose distributions in radiotherapy of lung cancer. Int J Radiat Oncol Biol Phys, 2009. 74(4): 1266 – 75.

[122] Guckenberger, M. et al. , Four – dimensional treatment planning for stereotactic body radiotherapy. Int J Radiat Oncol Biol Phys, 2007. 69(1): 276 – 85.

[123] Glide – Hurst, C. K. et al. , A simplified method of four – dimensional dose accumulation using the mean patient density representation. Med Phys, 2008. 35(12): 5269 – 77.

[124] Tian, Y. et al., Dosimetric comparison of treatment plans based on free breathing, maximum, and average intensity projection CTs for lung cancer SBRT. Med Phys, 2012. 39(5): 2754 -60.

[125] Berbeco, R. I., C. J. Pope, and S. B. Jiang, Measurement of the interplay effect in lung IMRT treatment using EDR2 films. J Appl Clin Med Phy, 2006. 7(4): 33 -42.

[126] Merrow, C. E., I. Z. Wang, and M. B. Podgorsak, A dosimetric evaluation of VMAT for the treatment of non - small cell lung cancer. J Appl Clin Med Phy, 2013. 14(1): 228 -238.

[127] Rao, M. et al., Dosimetric impact of breathing motion in lung stereotactic body radiotherapy treatment using image - modulated radiotherapy and volumetric modulated arc therapy. Int J Radiat Oncol Biol Phys, 2012. 83(2): E251 - E6.

[128] Ueda, Y. et al., Craniocaudal safety margin calculation based on interfractional changes in tumor motion in lung SBRT assessed with an EPID in cine mode. Int J Radiat Oncol Biol Phys, 2012. 83(3): 1064 -9.

[129] Zhang, F. et al., Reproducibility of tumor motion probability distribution function in stereotactic body radiation therapy of lung cancer. Int J Radiat Oncol Biol Phys, 2012. 84(3): 861 -6.

[130] McQuaid, D. and T. Bortfeld, 4D planning over the full course of fractionation: Assessment of the benefit of tumor trailing. Phys Med Biol, 2011. 56(21): 6935 -49.

[131] Cai, J., H. K. Malhotra, and C. G. Orton, Point/Counterpoint. A 3D - conformal technique is better than IMRT or VMAT for lung SBRT. Med Phys, 2014. 41(4): 040601.

[132] Chui, C. S., E. Yorke, and L. Hong, The effects of intra - fraction organ motion on the delivery of intensitymodulated field with a multileaf collimator. Med Phys, 2003. 30(7): 1736 -46.

[133] Vergalasova, I., J. Maurer, and F. F. Yin, Potential underestimation of the internal target volume (ITV) from free - breathing CBCT. Med Phys, 2011. 38(8): 4689 -99.

[134] Shirai, K. et al., Phantom and clinical study of differences in cone beam computed tomographic registration when aligned to maximum and average intensity projection. Int J Radiat Oncol Biol Phys, 2014. 88 (1): 189 -94.

[135] Cui, Y. et al., Implementation of remote 3 - dimensional image guided radiation therapy quality assurance for radiation therapy oncology group clinical trials. Int J Radiat Oncol Biol Phys, 2013. 85(1): 271 -7.

[136] Altorjai, G. et al., Cone - beam CT - based delineation of stereotactic lung targets: The influence of image modality and target size on interobserver variability. Int J Radiat Oncol Biol Phys, 2012. 82(2): e265 -72.

[137] Chang, Z. et al., 6D image guidance for spinal non - invasive stereotactic body radiation therapy: Comparison between ExacTrac X - ray 6D with kilo - voltage cone - beam CT. Radiother Oncol, 2010. 95 (1): 116 -21.

[138] Gierga, D. P. et al., Comparison of target registration errors for multiple image - guided techniques in accelerated partial breast irradiation. Int J Radiat Oncol Biol Phys, 2008. 70(4): 1239 -46.

[139] Schoffel, P. J. et al., Accuracy of a commercial optical 3D surface imaging system for realignment of patients for radiotherapy of the thorax. Phys Med Biol, 2007. 52(13): 3949 -63.

[140] Kang, Y. et al., 4D Proton treatment planning strategy for mobile lung tumors. Int J Radiat Oncol Biol Phys, 2007. 67(3): 906 -14.

[141] Keall, P. J. et al., Four - dimensional radiotherapy planning for DMLC - based respiratory motion tracking. Med Phys, 2005. 32(4): 942 -51.

[142] Spadea, M. F. et al., Uncertainties in lung motion prediction relying on external surrogate: A 4DCT study in regular vs. irregular breathers. Technol Cancer Res Treat, 2010. 9(3): 307 -16.

[143] Persson, G. F. et al., Artifacts in conventional computed tomography (CT) and free breathing fourdimensional CT induce uncertainty in gross tumor volume determination. Int J Radiat Oncol Biol Phys, 2011. 80 (5): 1573 -80.

[144] Admiraal, M. A. , D. Schuring, and C. W. Hurkmans, Dose calculations accounting for breathing motion in stereotactic lung radiotherapy based on 4D – CT and the internal target volume. Radiother Oncol, 2008. 86(1): 55 –60.

[145] Fledelius, W. et al. , Tracking latency in image – based dynamic MLC tracking with direct image access. Acta Oncol, 2011. 50(6): 952 –9.

[146] Liu, H. H. et al. , Assessing respiration – induced tumor motion and internal target volume using fourdimensional computed tomography for radiotherapy of lung cancer. Int J Radiat Oncol Biol Phys, 2007. 68 (2): 531 –40.

[147] Langen, K. M. and D. T. Jones, Organ motion and its management. Int J Radiat Oncol Biol Phys, 2001. 50(1): 265 –78.

[148] Shirato, H. et al. , Physical aspects of a real – time tumor – tracking system for gated radiotherapy. Int J Radiat Oncol Biol Phys, 2000. 48(4): 1187 –95.

[149] Shirato, H. et al. , Organ motion in image – guided radiotherapy: Lessons from real – time tumor – tracking radiotherapy. Int J Clin Oncol, 2007. 12(1): 8 –16.

[150] Seppenwoolde, Y. et al. , Accuracy of tumor motion compensation algorithm from a robotic respiratory tracking system: A simulation study. Med Phys, 2007. 34(7): 2774 –84.

[151] Shiomi, H. et al. , [CyberKnife]. Igaku Butsuri, 2001. 21(1): 11 –6.

[152] Suh, Y. , S. Dieterich, and P. J. Keall, Geometric uncertainty of 2D projection imaging in monitoring 3D tumor motion. Phys Med Biol, 2007. 52(12): 3439 –54.

[153] Rozario, T. et al. , An accurate algorithm to match imperfectly matched images for lung tumor detection without markers. J Appl Clin Med Phys, 2015. 16(3): 5200.

[154] Liu, W. et al. , Real – time 3D internal marker tracking during arc radiotherapy by the use of combinedMV – kV imaging. Phys Med Biol, 2008. 53(24): 7197 –213.

[155] Rottmann, J. , P. Keall, and R. Berbeco, Real – time soft tissue motion estimation for lung tumors during radiotherapy delivery. Med Phys, 2013. 40(9): 091713.

[156] Yan, H. et al. , HybridMV – kV 3D respiratory motion tracking during radiation therapy with low imaging dose. Phys Med Biol, 2012. 57(24): 8455 –69.

[157] Wiersma, R. D. , W. Mao, and L. Xing, CombinedkV andMV imaging for real – time tracking of implanted fiducial markers. Med Phys, 2008. 35(4): 1191 –8.

[158] Wurm, R. E. et al. , Image guided respiratory gated hypofractionated Stereotactic Body Radiation Therapy (H – SBRT) for liver and lung tumors: Initial experience. Acta Oncol, 2006. 45(7): 881 –9.

[159] Keall, P. J. et al. , Potential radiotherapy improvements with respiratory gating. Australas Phys Eng Sci Med, 2002. 25(1): 1 –6.

[160] Saito, T. et al. , Respiratory gating during stereotactic body radiotherapy for lung cancer reduces tumor position variability. PLOS ONE, 2014. 9(11): e112824.

[161] Burnett, S. S. et al. , A study of tumor motion management in the conformal radiotherapy of lung cancer. Radiother Oncol, 2008. 86(1): 77 –85.

第四部分

肺癌 IGRT 进展

第 13 章

肺癌 IGRT 的成像模拟研究进展

JING CAI, DANIEL LOW, TINSU PAN, YILIN LIU, ZHENG CHANG, AND WEI LU

13.1 引言

肺癌的放射治疗是影像引导放射治疗的最常见和重要领域之一。成像模拟包括计算机断层扫描（CT）、磁共振成像（MRI）、^{18}F－2－脱氧－D－葡萄糖 PET（FDG－PET）和 FDG－PET 结合 CT（FDG－PET/CT）目前均应用于肺癌的临床评估中。这些成像系统的最新技术进展有望为肺癌的更精确治疗带来显著改善。在本章中，我们将重点介绍 CT、MRI、PET 和其他影像学方法在肺癌应用中的最新进展，并讨论其在临床实践中的潜力和局限性。

13.2 CT 模拟的进展

CT 是放射疗法中用于患者模拟和治疗计划的必不可少的成像技术。近年来，CT 技术取得了一些显著的进步，包括减少辐射剂量、迭代重建、双能 CT、改进的 4D－CT 技术等。

在过去的几年中已经引入了新的 CT 系统，这些系统具有创新的扫描技术，可以减少辐射剂量、提高速度并提高图像质量。例如，GE Healthcare Revolution 平台可容纳 256 排检测器，并具有 80cm 的孔径和 0.28s 的机架旋转速度。它可以减少金属伪影，从而提供了无镇静 CT 扫描的潜力。Revolution 系统未来还会包含允许光谱成像的技术，该技术通过非常快的 kV 开关系统实现，在使用相同的探测器和 X 线管进行扫描过程中，在 40～140kV 之间来回改变扫描能级。另一个例子是西门子的 Somatom Force 系统，这是该公司的下一代双源 CT 系统。它的机架速度为 0.25ms，可以在大约一秒钟的时间内对成人胸部进行成像，而无须屏住呼吸。不同能级的使用可以提高对比噪声比并降低患者放射剂量。

现已有几种迭代重建的商业软件包可用于 CT 临床应用，包括 IRIS（西门子，埃尔兰根，德国），ASiR（通用电气医疗，密尔沃基，威斯康星州），Adaptive Iterative Dose Reduction（东芝，枥木县，日本）和 iDose（飞利浦健康，百思特，荷兰）[1]。首先在原始数据域中进行滤波傅里叶反投影图像重建，生成主重建，即近似重建。测量的和计算的投影之间的不一致用于导出校正投影、重建校正图像和更新原始图像。重复该过程，直到测量的和计算的投影之间的偏差小于预定极限为止。实施迭代重建可以产生诊断质量图像，其体积 CT 剂量指数值比使用滤波傅里叶反投影技术获得的胸部和腹部 CT 图像值低 20%～66%[2,3]。

4D－CT 已成为放射治疗患者特定呼吸运动成像的临床标准。尽管已被广泛使用，但由于患者的呼吸不规律，它仍会产生运动伪影，这已被证明会对治疗计划产生不利影响。最近，利用新型图像分类方法改善 4D－CT 图像质量的工作已取得一定进展。接下来的部分将详细介绍这些进展，基于 4D－CT 的运动建模以及 4D－CT 派生产品，平均 CT 和最大强度投影（MIP）CT 在 PET/CT 应用中的实现。

13.2.1　改进的 4D－CT

4D－CT 用于处理放射治疗计划中的呼吸运动，但是采集和后处理产生的伪影会限制其准确性。4D－CT 的伪影主要是由于呼吸不规律或呼吸相位识别不正确导致。现已提出了应用新型后处理/排序算法或新的图像采集方案的多种方法，来通过降低运动伪影进一步改进 4D－CT。

Ehrhardt 等开发了一种基于光流法的方法，用于从多层 CT 扫描到 4D－CT 数据集重建的改进[4]。相邻呼吸状态下两次扫描之间的光流是通过非线性配准方法估算的。然后通过精确地在预定的呼吸相位内插数据，将计算出的速度场用于重建 4D－CT 数据集。评估结果表明，该技术可显著减少重建伪影。Zhang 等衍生出一个数学模型来代表患者特定的 4D－CT 集合中的常规呼吸运动，并证明了其在减少 4D－CT 图像中不规律运动伪影中的应用[5]。该方法可以减轻由 4D－CT 采集期间的不规律呼吸运动引起的解剖学形状畸变。Bernatowicz 等[6]开发了一种新型仿真框架，该框架包含了由患者肿瘤运动模式驱动的可变形数字仿真体模。在此框架的基础上，作者检验了呼吸门控 4D－CT 可以显著减少肺部成像伪影的假设。与常规采集相比，呼吸门控 4D－CT 可以减少多达 $90cm^3$ 正常肺组织的图像伪影。Gianoli 等开发了一种通过使用多个与呼吸有关的信号来减少 4D－CT 伪影的方法来降低不确定性并增强呼吸相位识别的鲁棒性[7]。通过红外 3D 定位胸腹表面标记物的配置提供多个与呼吸有关的信号。采用多维 K 均值聚类方法，对 4D－CT 图像进行多标记变量的回顾性分析，以确定不同呼吸时相的簇。实施的多点方法验证了其减少 4D－CT 成像伪影的能力。Thomas 等开发了一种新型的 4D－CT 技术，该技术利用标准的快速螺旋采集，同时进行呼吸替代测量、可变形的图像配准和呼吸运动模型来去除分类伪影[8]。该方法在存在不规律呼吸的情况下是鲁棒的，并且可使整个成像剂量有助于所得到的图像质量，以类似于或小于当前 4D－CT 技术的患者剂量提供无伪影的图像。

现已开发了减少 4D－CT 图像伪影的不同采集方法。Castillo 等[9]在一项机构审查委员会批准的前瞻性研究中，探究了三种实验性 4D－CT 采集方法减少伪影的效果。在他们的研究中，18 位肺癌患者接受了标准的临床 4D－CT 扫描，然后进行了每种其他的 4D－CT 采集：（1）数据过采样；（2）呼吸不规律的射束门控，以及（3）重新扫描在不规律呼吸期间获得的临床采集。经过验证的基于相关性的伪影度量（correlation－based artifact metric，CM）的相对值确定了每个患者的最佳采集方法。每个 4D－CT 均通过扩展的相位排序方法进行处理，该方法优化了定量伪影度量（CM 排序）。还通过相位排序对临床采集进行后期处理，以比较当前的临床应用与实验方法的伪影的差别。结果表明，过采样采集最大程度地降低了当前临床 4D－CT 实施中的伪影出现，并提供了最简单、可重复的实施方案。与所有采集相比，重新扫描采集显著增加了伪影的存在，并且当独立扫描的数据发生了较大的内部解剖移位时容易受独立扫描的数据组合的影响。

13.2.2 基于 4D-CT 的运动建模

早期的运动建模研究主要围绕单点运动，通常为肿瘤的质心[10,11]。根据几名患者植入的标记物的透视视频图像，发现运动具有椭圆形轨迹[10]，并选择将椭圆运动参数化为与椭圆轴对齐的分量。图 13.1 给出了无迟滞和有迟滞情况下的运动模型示意图。考虑迟滞的方法是在不同方向的分量之间增加一个相位角。在特定相位所花时间的变化，如呼气时间多于吸气时间，通过将正弦函数取一个偶次幂来处理，其中周期和振幅可调。图 13.2 显示了规律呼吸和不规律呼吸患者模型的示例，该模型适用于规律呼吸的患者，但由于该模型无法预测呼吸变化，因此对于不规律呼吸的患者无法使用。

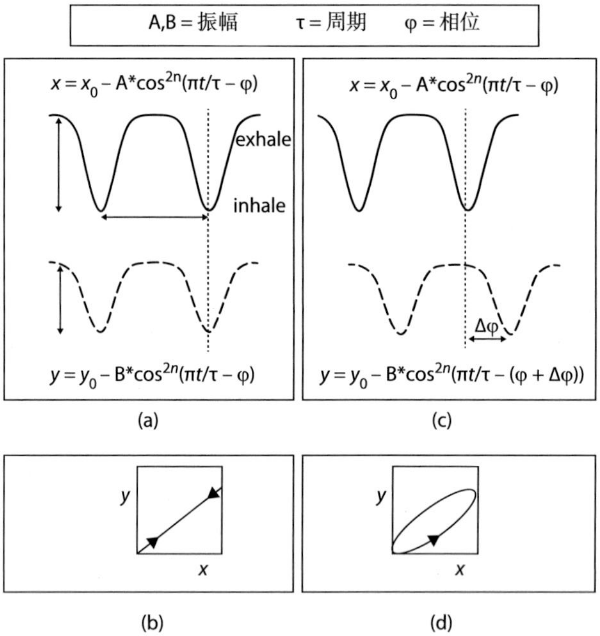

图 13.1 Seppenwolde 等[10]提出的描述组织运动的呼吸运动模型。该模型将空间坐标描述为时间上的周期函数。(a) 无迟滞的呼吸运动（二维）。这些轨迹显示为时间的函数。(b) 无迟滞的呼吸运动。(c) 呼吸运动滞后（二维）。这些轨迹显示为时间的函数，x 坐标与（a）中的相同，但 y 坐标有相位偏移。(d) 在空间中表现出迟滞的呼吸运动。

为了解决上述建模的不足，已有学者提出针对患者的呼吸运动模型[5,12-14]，以提供整个肺体积中更准确的时空位置和轨迹。理想情况下，呼吸运动模型应考虑患者器官的生理状况并提供机械和功能信息。通常通过将外部替代信号与所获取的图像数据相关联来构建呼吸运动模型。替代数据应易于测量，并且与感兴趣的运动有很强的相关性。如果可以在两组数据之间成功建立对应模型，则可以使用替代信号来估计或预测感兴趣的运动。McClelland 等人针对呼吸运动模型进行了调查研究[15]。图 13.3 [16]显示了 McClelland 等人生成的运动模型的示例图。

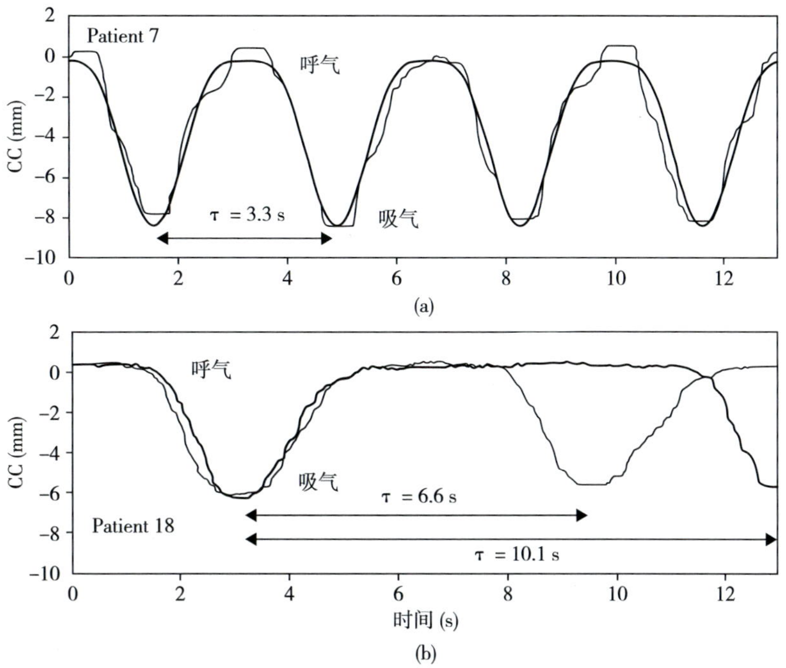

图 13.2　Seppenwoolde 等[10]针对（a）规律呼吸患者和（b）不规律呼吸患者得出的呼吸运动模型示例。当呼吸频率和振幅稳定时，该模型工作良好，但当呼吸频率变化时，该模型将失效。

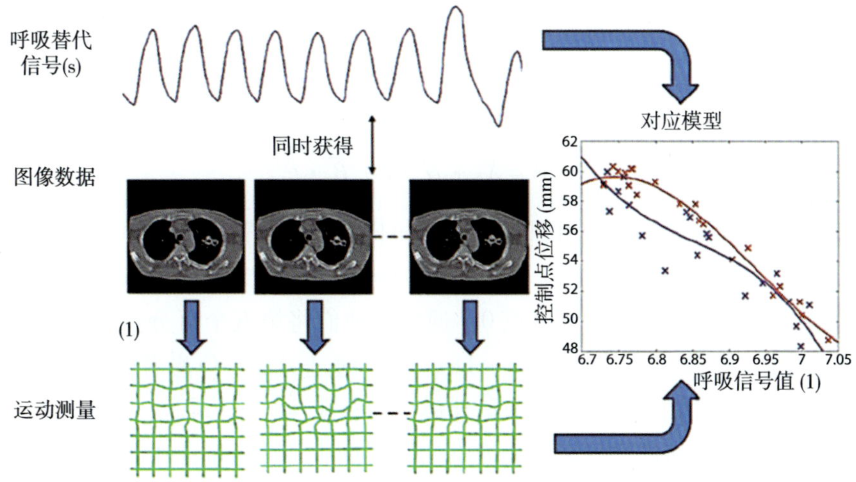

图 13.3　通用呼吸运动模型开发流程。实时采集呼吸替代物并与 4D - CT 图像数据同步。CT 扫描是形变配准，以测量相对运动的每一块组织内的扫描。通过评估运动和替代物之间的关系来确定运动模型参数。（引自 McClelland, J. R., B. A. S. Champion, and D. J. Hawkes, Combining image registration, respiratory motion modelling, and motion compensated image reconstruction, in Biomedical Image Registration: 6th International Workshop, WBIR, S. Ourselin and M. Modat, Editors. July 7 - 8, 2014. London, Cham: Springer International Publishing. pp. 103 - 13.）

最近，还有学者提出了基于主成分分析（principal component analysis，PCA）的方法[5,17]。利用主成分分析（PCA）对4D－CT图像数据在参考相位和其他相位之间的变形图像配准处理而得到的变形矢量场的底层数据结构进行分析。他们发现，三个主要成分足以描述基于4D－CT数据的呼吸运动，其中第一个主要成分表征的是规律的呼吸运动，而其余的主成分则包含了由图像噪声、配准错误或图像重建错误所引起的变化。

13.2.2.1　5D运动建模

除了与呼吸有关的半自主性潮气量变化外，肺运动中的重要生理现象是组织滞后行为，或者观察到许多肺组织从吸气到呼气并不遵循相同的轨迹，反之亦然。Seppenwoolde等人在实时透视成像用于监测植入不透明标记物的过程中观察到运动迟滞[10]。在21种被监测的肿瘤的研究中，许多均表现出类似迟滞的轨迹。Vedam等[18]将呼吸视为一个循环过程，并在呼吸周期中指定了八个时相：呼气峰值，吸气早期、中期和晚期，吸气峰值，呼气早期和晚期。使用此方案将获取的CT扫描分为不同的呼吸时相，在描述有规律的呼吸运动方面效果良好。

为了应对呼吸不规律，Low等提出了一种技术，该技术将潮气量描述为测量的呼吸幅度替代值，并直接结合滞后运动轨迹进入模型公式[14]。滞后运动被认为是由呼吸过程中肺部压力失衡引起的，对于安静的呼吸（无论规律的还是不规律的呼吸），假定压力失衡与气管中的过高或过低压力成正比，过高或过低的压力近似与进出口气流量成正比。因此，时间依赖性的替代物是潮气量和气流，当与三个空间维度结合使用时，这便形成了所谓的“5D”。组织位移和替代物之间的关系被认为是线性的，组织位移被建模为矢量，矢量的长度是潮气量和气流的线性函数。若以方程式形式书写时，当患者潮气量为v和空气流量为f时，组织的位移X为：

$$\vec{X} = \vec{X}_0 + \vec{\alpha} \cdot v + \vec{\beta} \cdot f \quad \text{方程 13.1}$$

式中，$\vec{X}_0$是体积和气流为0时的组织位置，$\vec{\alpha}$和$\vec{\beta}$分别作为替代体积和气流函数的线性近似向量。空气流量为0的含义很明确，但潮气量为0的含义在文献中并未定义。因此，Low等人选择使用潮气量百分位来定义潮气量0。通常，他们将第五个百分位潮气量定义为0，并根据CT扫描中的呼吸轨迹计算百分位。Low等[14]通过追踪4位患者的15个不同呼吸时相的76个组织位置，评估了方程13.1中运动模型的有效性。

使用潮气量作为时间依赖性替代物面临的一大挑战是肺活量计在测量过程中经常发生漂移。Werner等[19]研究了这个问题，发现使用腹部压力传送带作为呼吸替代物导致潮气量测量结果与通过肺活量计测定获得的结果高度相似，因此我们可以用更直接的腹部波纹管信号测量替换肺活量计。使用图像数据将波纹管信号转换为潮气量，或者通过评估百分位数而不是直接通过波纹管信号进行分析。在任何一种情况下，由于空气流量是公式13.1中潮气量的时间导数，因此，与潮气量成比例的任何替代物都可以通过采用其时间导数来代替气流。

该小组使用了多次cine扫描，在每个治疗床位置最多进行25次低mAs扫描。他们采用了可变形的图像配准来测量组织运动并为运动模型提供必要的数据。这种方法的最大挑战是在cine图像的颅尾边界附近定位组织。2013年，Low等人[20]改变了他们用来获取生成呼吸运动模型所需的 CT 数据的方法。他们选择使用快速螺旋 CT 扫描，而不是在单个位置连续采集所有图像。他们同时使用了 Siemens Flash 和 Siemens AS64。扫描仪以 0.28s 和 0.33s 的转速运行，分别采用 1.2 和 1.5 的螺距值。结果显示，仅扫描单个位置大约 0.22s，足够快的速度足以消除大多数运动模糊。与 cine 扫描类似，使用低 mAs 来限制辐射剂量也可以进行快速螺旋扫描。

快速螺旋 CT 扫描需要 1.5 ~ 2.5s 才能完成采集，患者在 CT 扫描采集期间最多进行半个呼吸。因此，这些扫描不代表任何单个呼吸时相。相反，由于呼吸替代与 CT 扫描采集同步，每个切片均对应了一个呼吸时相。

快速螺旋 CT 扫描看起来像屏气扫描。呼吸运动伪影很小，每次扫描都包括整个肺部。因此，可变形图像配准非常简单。步骤首先是选择一个 CT 扫描作为参考扫描（通常是第一个扫描），分割肺部，分别在肺内和肺外进行可变形图像配准，测量体素相对于参考扫描的运动，确定基于该运动、替代幅度和速率的运动模型参数，并对参考扫描几何体中的 CT 扫描求平均以减少图像噪声。基于运动模型，平均图像可以变形为任何呼吸相位（幅度和速率）。对于治疗计划，在用户选择的呼吸时相重建扫描。图 13.4 显示了临床 4D - CT 协议和 5D 协议的示例，其中前 10 名患者中有 5 名患者采用了快速螺旋 CT 扫描采集[8]。

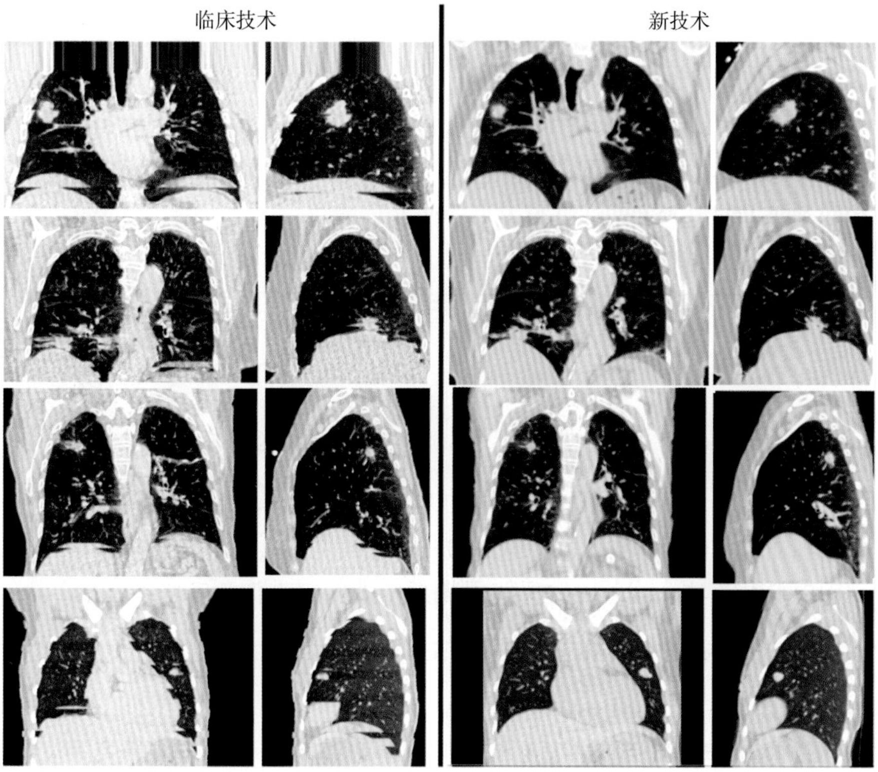

图 13.4　使用快速螺旋 CT 扫描采集的商业 4D - CT 技术和 5D - CT 技术的示例。注意，5D 协议扫描消除了排序伪影，改进了噪声特性。(引自 Thomas, D. et al., Int J Radiat Oncol Biol Phys, 89, 191 - 198, 2014.)

Dou 等研究结果表明，通过重建原始的快速螺旋 CT 扫描，可用于确定 5D - CT 过程的准确性[21]。图 13.5a 显示了参考和第二次快速螺旋 CT 扫描的示例。图 13.5b 显示了将运动模型运用到参考 CT 扫描，并将参考 CT 扫描上的几何形状形变到具有相同 CT 扫描的第二次 CT 扫描上。图 13.6a 总结了误差直方图，比较重建的 CT 扫描和原始的 CT 扫描，图 13.6b 显示了这些扫描的呼吸轨迹。结果表明，对于所有 CT 扫描，5D 处理都能在 3mm 内准确地重建（第 95 百分位）原始扫描。尽管该患者的最深呼吸与最浅呼吸之间的差异为 8 倍。

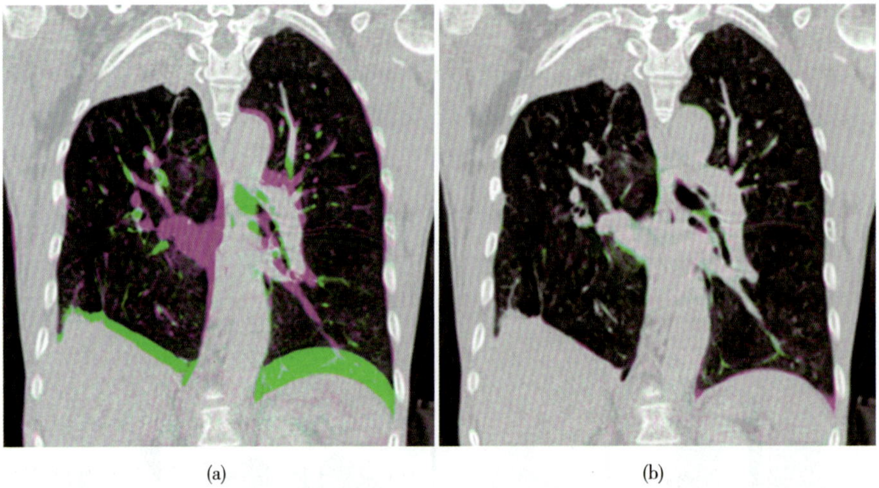

图 13.5　（a）参考和第二次快速螺旋 CT 扫描叠加显示组织位置的差异。（b）使用 5D 模型，将相同 CT 扫描的参考扫描 CT 上的几何形状形变到第二次 CT 扫描。重建和原始扫描看起来几乎相同。（Figure generated from same dataset as published by Dou et al.）

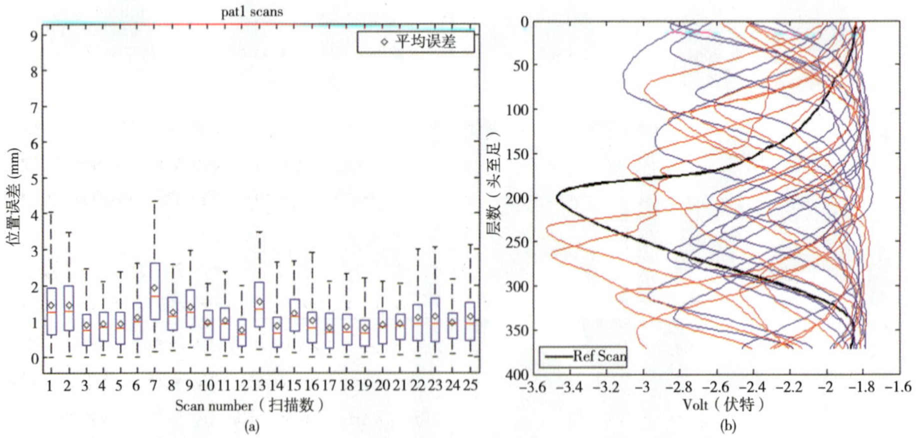

图 13.6　（a）5D 过程中重建和原始螺旋 CT 扫描之间差异的盒须图。盒须对应第 5、25、50（红线）、75 和 95 个百分位，◇表示平均误差。（b）25 次快速螺旋 CT 扫描的呼吸模式。黑色轨迹是参考扫描。红色和蓝色轨迹表示相反的扫描方向。最深呼吸与最浅呼吸的比率是 8。

13.3　MRI 模拟的进展

近年来，放射肿瘤科已开始更常规地使用 MRI 来辅助放射治疗计划。MRI 通常用于 CT 扫描组织分辨较差的区域，例如脑部、腹部和骨盆，但在肺部则效果不佳 。在过去的 10 年中，MRI 取得了许多进展，例如快速 MR 序列、强大的梯度和线圈、并行成像、新型造影剂等。学者们专门设计了一些创新的 MR 序列，通过有效地处理与肺磁共振成像相关的挑战来改善肺部成像：短 T2*、低质子密度、呼吸运动。例如，最近的发展使得在肺部实现 MR 图像的 3D 空间分辨率达到立方毫米量级[22]。这些进展显著提高了肺部 MR 成像的质量，使 MRI 成为包括肺癌在内的肺部疾病成像的新兴工具。本节将重点介绍 MRI 在解剖学和功能性肺部成像方面的最新进展及其在肺癌放射治疗中的应用。

13.3.1　基于 MRI 的人肺部解剖成像

肺部 MRI 协议通常由 T1 加权（T1 – w）和 T2 加权（T2 – w）MR 图像组成。T1 – w MR 图像显示高信号的肺结节和肿块，而 T2 – w MR 图像突出显示肿瘤浸润和高液体含量的结节或肿块。具有容积插值屏气（volumetric interpolated breath – hold，VIBE）的 T1 – w 3D 变差梯度回波（gradient echo，GRE）MR 序列具有与 CT 相当的肺结节检测率[23]。当勾画具有相似电子密度的结构附近的肺部肿瘤时，MRI 凭借其出色的软组织对比度，可以将二者区别开来。例如，T2 – w 单次快速自旋回波（single – shot fast – spin echo，SSFSE）MR 图像如图 13.7 所示，可以清楚地区分出肿瘤肿块和纵隔，而肿瘤和实性病变之间的边界则不太清楚。最近引入了短反转时间反转恢复（Short inversion time inversion recovery，STIR）turbo SE，作为大有前景的 MR 序列，用于肺结节评估。Koyama 等[19]证明，鉴别孤立性肺结节良恶性，STIR turbo SE 成像显著优于 T1 – w 或 T2 – w [25]。

超短回波时间（ultrashort echo – time，UTE）MRI 是专门设计用于对短 T2*组织（例如肺实质）成像的脉冲序列，因此对肺成像十分有用。它可用于生成具有非凡的空间分辨率和信噪比（signal – to – noise ratio，SNR）的全肺 3D 图像，其细节程度在二维自旋回波采集中非常出众，以此揭示诸如气道壁、叶裂和肺纤维化等结构特征[22]。肺部成像的另一个脉冲序列是平衡稳态无进动（steady – state free precession，SSFP）[26,7]，与同等的 GRE 采集相比，它可以产生更高的稳态 MR 信号[28]。使用接近 1ms 的超快重复时间（repetition times，TR），相较 1.5 特斯拉下肺实质的典型 T2*值更短，可以使用具有 3D 笛卡尔 k 空间编码的平衡 SSFP 来采集单次屏息时肺实质显著增强的肺图像[24]。此外，Miller 等最近展示了一种结合 TrueFISP（又称平衡 SSFP）激励方案和 3D 辐条径向 k 空间采样的超分辨率脉冲序列。如图 13.8 所示，该技术可以实现极高的各向同性体素分辨率，同时保持极短的重复时间（TR 约 1ms）。极短的 TR 使获得的图像不受条带伪影的影响，而条带伪影会干扰传统的 TrueFISP 采集。解剖成像技术提高了空间分辨率、信噪比和空间覆盖率，无须进行造影剂注射或困难的屏气动作，从而大大增强了其潜在的临床实用性。

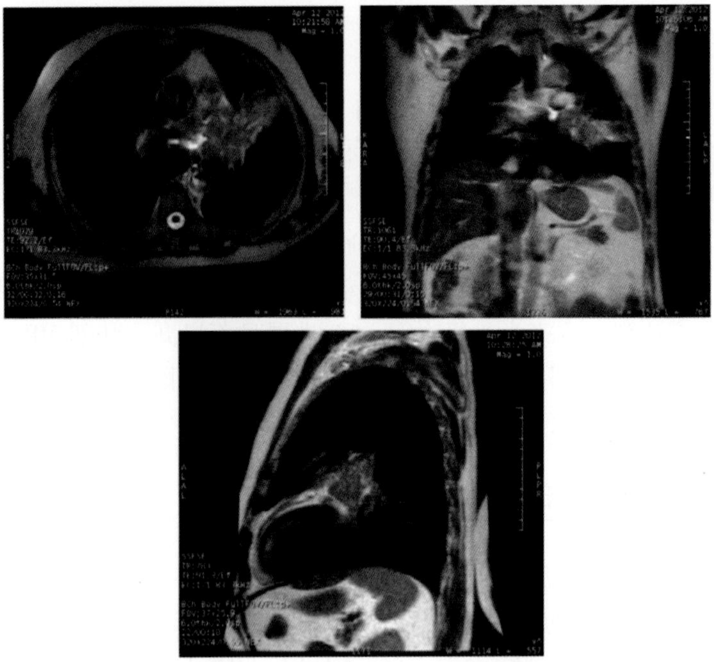

图 13.7　T2 – w 单次激发快速自旋回波（SSFSE）图像的轴平面，64 岁男性，T4N2M0 期。纵隔与肿块之间有很好的鉴别，尽管肿瘤与实变之间的界限尚不清楚。（图像在 1. 5T GE 扫描仪上完成，吸气屏气。）（引自 Metcalfe, P. et al., Technol Cancer Res Treat, 12, 429 – 446, 2013.）

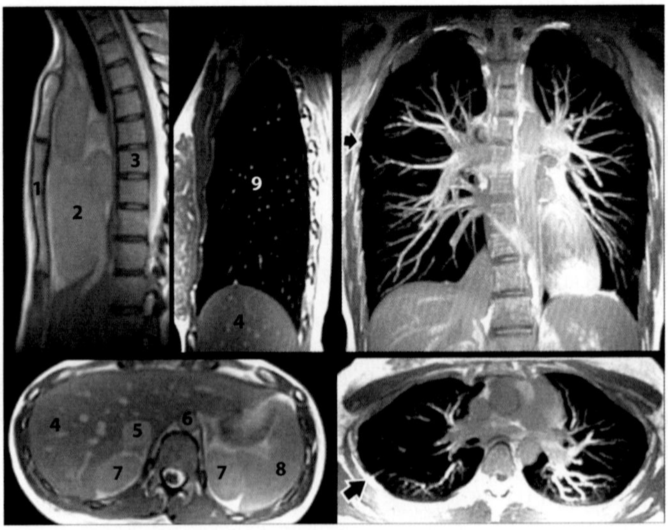

图 13.8　样本的超分辨率磁共振图像，都是从同一个三维数据集，以 1. 7mm 各向同性分辨率获得。左侧 1. 7mm 厚的矢状面和轴面切片显示了胸骨（1）、心脏（2）、脊柱（3）、肝脏（4）、下腔静脉（5）、主动脉（6）、肾脏（7）和脾脏（8）的无伪影勾画，以及肺部（9）的众多高信号特征（主要是血管）。（引自：Courtesy of Dr. G. Wilson Miller of the University of Virginia. Miller, G. W. et al., NMR Biomed, 27, 1542 – 1556, 2014.）

13.3.2　基于 MRI 的人肺功能成像

近年来，在技术发展和临床应用方面，功能肺 MRI 取得了令人瞩目的进展。广义的功能性 MR 成像定义为除解剖图像之外还能够显示信息的任何 MRI 技术，例如通气 MRI、动态对比增强 MRI（dynamic contrast - enhanced，DEC - MRI）和弥散加权 MRI（diffusion - weighted MRI，DWI）。从这些 MR 图像中可以提取肺功能信息，并有可能应用于肺癌的放射治疗。

13.3.2.1　通气 MRI

肺通气通常通过将造影剂引入吸入的气体混合物中，并在其在肺中积累的过程中进行测量。氧增强 MRI 是一种基于质子的技术，它使用纯氧作为外源性造影剂对肺通气进行成像[30,31]。肺泡中氧气的存在会缩短周围组织的 T1，因而通过测量其对肺实质 MR 信号的影响，可以间接检测肺泡中的氧气积累。肺通气成像的另一种方法是使用吸入的超极化气体（例如氦 3 和氙 129）作为造影剂，通过测量超极化气体的积累来直接成像肺通气[32-35]。第三种方法是傅立叶分解技术[36,37]，其原理并非通过测量造影剂的冲洗量，而是通过检测局部水密度的变化来直接测量呼吸过程中肺泡的运动[38]。这是通过获取同一切片的一系列质子密度加权图像来实现的。将这些图像配准到一个共同的参考图像后，在每个体素位置计算时域傅里叶变换，并将与呼吸频率相对应的 Fourier 分量的振幅作为局部通风的相对度量。

肺通气磁共振成像通过在治疗计划中识别和保留健康的、功能性的肺组织来改善肺癌放疗。Cai 等证实将肺通气信息纳入肺癌治疗计划，可以减少高功能肺的辐射剂量[39]。当肺部肿瘤位于健康和病变肺体积附近时，可以在保留功能性肺方面取得微小但显著意义的改善。Bates 等[40]和 Ireland 等[41]还分别观察到利用肺通气 MRI 获得的功能信息，对健康组织进行基于功能的治疗计划的效用。肺通气 MRI 也已被用于监测肺癌放疗前后的肺功能变化[42,43]。该研究表明，利用超极化气体 MRI 检测肺癌患者治疗前后的通气变化是可行的。放疗前、肺气肿程度和 MRI 通气是相关的，治疗前后 MRI 通气量变化与 CT 诊断放射性肺损伤一致。

13.3.2.2　动态对比增强 MRI（DCE - MRI）

DCE - MRI 是一种很有前途的肿瘤表征和治疗监测方法[44]。研究表明 DCE - MRI 在各种肿瘤中具有诊断价值，并且与放射治疗的疗效相关[45]。研究表明 DCE - MRI 可用于鉴别肺部肿瘤亚型[46]。可以从 DCE - MRI 中获取有关肺灌注和血容量的信息。DCE - MRI 治疗肺癌的一个重要应用是对肺癌治疗的评估，它可用于评估非小细胞肺癌（NSCLC）患者的术后肺功能[47]。DCE - MRI 通常是在注射合适的顺磁性造影剂后通过顺序成像进行的。目前，有三种主要的肺部 DCE - MRI 方法。这其中包括 2D SE 或 turbo SE 序列以及各种类型的 2D 和 3D GRE 序列。与 3D GRE 序列和 UTE 一起使用 DCE - MRI 似乎比其他方法有效，并可能促使 DCE - MRI 的诊断性能得到改善。该方法在肺结节的定性诊断中具有潜在的互补作用。目前正在进行关于 DCE - MRI 在非小细胞肺癌治疗监测中作用的研究。

13.3.2.3　弥散加权 MRI（DWI）

DWI 对细胞水平上的组织微观结构敏感，因此可能有助于定义生物肿瘤亚体积，并为基于形态学的癌症治疗和治疗监测提供额外信息。与其他 MRI 序列和 CT 相比，DWI 在癌症检测方面已显示出优异的肿瘤组织对比能力。研究表明，DWI 可用于鉴别肺癌及其合并症[48,49]。DWI 越来越多地与其他影像学方法一起用于临床，以帮助肿瘤靶区定位、治疗计划和评估或检测肿瘤治疗等。Uto 等人进行的一项研究表明，DWI 可用于区分良性和恶性肺结节[50]。Kosucu 等在肿瘤与纵隔淋巴结的区分中也得出相同结论[51]。Kanauchi 等证明 DWI 有助于预测 NSCLC 的肿瘤侵袭性[52]。此外，从 DWI 图像得出的表观扩散系数（apparent diffusion coefficient，ADC）图有助于区分癌症类型。例如，Matoba 等的研究表明，与鳞状细胞癌和大细胞癌相比，腺癌的 ADC 显著增高[53]。这表明 DWI 可能是多个过程的复杂相互作用，与治疗和组织学肿瘤类型密切相关。此外，必须观察随时间的变化才能得出正确的结论以用于治疗。研究表明，ADC 是非小细胞肺癌放化疗中潜在的肿瘤标志物[54-56]，非小细胞肺癌放化疗过程中 ADC 值显著增加，治疗期间 ADC 值变化似乎是肺癌治疗结果的独立标志，这值得进一步研究[56,57]。

13.3.3 基于 MRI 的呼吸运动测量

虽然 4D - CT 是放射治疗中呼吸运动成像的现行标准，但 MRI 技术已被用于测量呼吸运动，并被证明相较 4D - CT 具有独特的优势：（1）MRI 无辐射危害，可延长成像时间以便更准确地测量呼吸变化和统计特征；（2）MRI 在选择成像平面方面具有灵活性，使得其在呼吸运动主要方向的测量更加精确和高效。

快速 MRI 序列，例如 2D GRE 或 2D 快速稳态 GRE，通常称为 cine MRI，允许以每秒 3 ~ 10 张图像的时间分辨率进行肺运动成像。使用 cine MRI，Plathow 等发现由呼吸运动引起的肿瘤移动性在上下方向上更为显著，并且受肿瘤位置的影响很大[58-60]。Blackall 等的研究使用 cine MRI 评价的周期内和周期间肿瘤运动变异性，结果表明该变异性可能会在定义肿瘤和肺边界时引入 5mm 以上的平均误差[61]。Cai 等使用 cine MRI 研究了成像扫描时间和采样率对肺部肿瘤概率密度函数（probability density function，PDF）可再现性的影响[62,63]。由于其非侵入性和非电离性质，MRI 适合用于需要长时间和重复成像采集的研究。cine MRI 的高时间分辨率允许研究 PDF 再现性对成像帧频的依赖性。cine MRI 的局限性在于它只能测量 2D 运动，为了克服这一点，Tryggestad 等人开发了一种实用的动态 MRI 技术，该技术利用以连续、交错的方式获取的两个正交平面来表征 3D 肿瘤运动和相关的变异性[64]。另外，Paganelli 等通过使用自动特征提取方法结合快速正交 cine MRI 图像的采集来量化肺部肿瘤的旋转[65]。与 4D - CT 相比，cine MRI 不受时间分辨成像手段的影响，并且在上下方向上提供了更准确的肿瘤运动轨迹，特别是在呼吸模式不规律的情况下[66]。此外，cine MRI 不需要专用硬件，在配备 MRI 单元的大多数放疗中心中，可以使用标准序列轻松实现。

最近，已经开发了四维 MRI（4D - MRI）技术以更全面地评估呼吸运动。4D - MRI 主要特点是具有出色的软组织对比度，主要应用于腹部，在肺部应用中也前景广阔。例如，4D - MRI 已被用于研究由于恶性肿瘤浸润而引起的膈肌麻痹患者的复杂呼吸模式[67]。该研究得出的结论是，4D - MRI 是分析肺癌患者复杂呼吸模式的极具前景的工具，考虑单个肿瘤的运动，应考虑将其用于放射治疗计划中。Blackall 等通过使用具有灵敏度编码（sensitivity encoding，SENSE）技术的快速场回波 - 回波平面成像（Fast Field Echo - Echo Planar Imaging，FFE－EPI）序列实现了 T1 加权 3D 实时 MRI[59]。它实现了高帧速率（330ms/volume）和空间分辨率（1.8×1.8×7mm）。然而，通常必须在信噪比和图像质量上做出牺牲[68]以实现实时成像，这导致放射治疗应用的图像质量不足。Hu 等开发了基于呼吸振幅的触发系统的 T2 加权 4D－MRI 技术，以前瞻性地进行门控图像采集[69]。除了图像采集门控应用于图像之外，Akçakaya 等研究了一种依赖 k 空间的呼吸门控技术。通过这种技术，呼吸导航器可被用作门控替代，以控制 k 空间中心数据的获取[70]。另外，von Siebenthal 等开发了一种使用 MR 导航器回顾性地堆叠动态 2D 图像以生成具有时间分辨 3D 图像的方法[68]，探索了多个图像对比度和呼吸替代物的应用。Cai 等提出了一种 T2/T1 加权 4D－MRI 相位排序技术，该技术使用从图像中提取的身体面积（body area，BA）作为呼吸替代物进行排序[71,72]。Tryggestad 和 Liu 等分别开发了一种 T2 加权 4D－MRI 相位排序技术，用于外部呼吸替代物生理监测单元（physiologic monitoring unit，PMU）系统的序列 MRI 图像采集模式[73,74]。此外，Liu 等实现了弥散加权的 4D－MRI 技术（4D－DWI），它有可能帮助实变组织中的肿瘤鉴别[75]。此外，可将源自 4D－DWI 的 ADC 图谱进一步开发成为 NSCLC 肿瘤反应的潜在生物标志物[76]。最近，Liu 等还基于呼吸相位对 k 空间进行了回顾性重新排序，以生成 T2 加权 4D－MRI[77]。

除了上述质子 MRI 技术外，超极化气体 MR 标记是一种新颖、独特的技术，能够在区域范围内直接活体测量呼吸肺运动[78－82]。图 13.9 阐述了超极化气体标记 MRI 的基本原理。与质子 MRI 成像技术相比，标记 MRI 成像在肺运动测量方面具有独特特点：（1）直接测量真实人类活体的局部肺部变形，提供肺运动的生理基础；（2）超极化标记 MR 图像在肺部内嵌入了大量（约 500 个）均匀分布的标记物，从而可以对整个肺部进行完整的研究。相反，目前的方法难以识别低特征的周围肺区域的标志物[83,84]；（3）标记元素具有较高的信噪比（约 60），可最大限度降低标志物识别的误差。

13.4　PET 模拟的进展

作为一种非侵入性成像技术，^{18}F－脱氧葡萄糖正电子发射断层扫描（FDG－PET）已被广泛用于肿瘤分期和再分期[85]，是目前检测远处转移的最有效方法[86]。肿瘤细胞中 FDG 的摄取水平是肿瘤细胞糖酵解或代谢活性的可靠标志，并且与肿瘤细胞的增殖活性或侵袭性呈线性关系[87]。FDG－PET 对肺癌的总体敏感性、特异性和准确性在原发性、残留性或复发性肺癌诊断中非常高[88]。PET/CT 在放射肿瘤学中的应用包括两大类：治疗计划制订和疗效评估。

FDG－PET/CT 已被证明是肺癌放疗中重要的治疗计划制订和疗效评估方法。进一步的技术发展将产生更高的图像分辨率和图像质量，从而使 PET/CT 更加精确。PET/MRI 将有助于某些特定疾病的治疗，而何时采集数据或提高空间精度十分重要。非 FDG 示踪剂在放射肿瘤学中有很大的应用潜力。

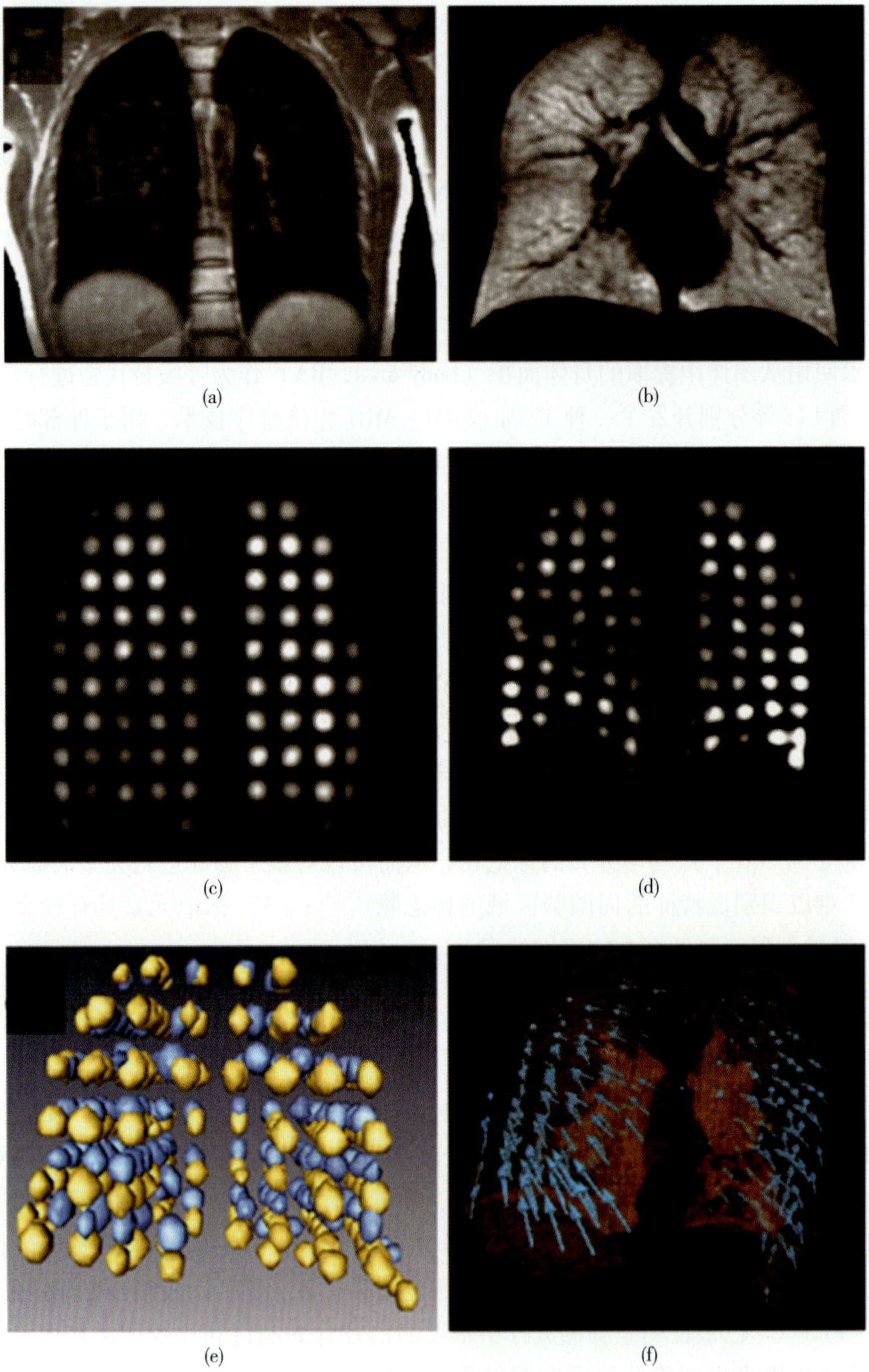

图 13.9　超极化气体标记磁共振成像：（a）常规质子磁共振成像显示肺部无信号；（b）未标记的超级化气体磁共振成像显示肺内高信号的超级化气体分布；（c）吸气和（d）呼气二维超极化气体标记磁共振图像显示呼吸过程中肺的局部运动；（e）表面呈现三维超极化气体标记肺部磁共振图像，其中金色和蓝色分别表示吸气和呼气；以及（f）相应的三维肺运动位移向量场。

13.4.1　PET/CT 在治疗计划的应用

13.4.1.1　靶区选择/分期

FDG - PET/CT 已在许多研究中被证实对肺癌的疾病分期和靶区选择很重要。Mac Manus 等[89]研究了 153 例 NSCLC 患者，这些患者适合进行根治性放射治疗（RT）。他们发现 FDG - PET 检测到 28 例患者中未预料到的远处转移，在 18 例中存在广泛的局部区域性疾病，因此将他们的治疗策略从根治性放射治疗改为姑息性放射治疗。在对 24 例 NSCLC 患者的研究中，Bradley 等[90]发现 FDG - PET：（1）在 2 例患者中检测出未预料到的远处转移性疾病；（2）帮助所有肺不张患者（共 3 例）将肿瘤与肺不张区分开来（图 13.10）；（3）在 10 例患者中发现了未察觉的淋巴结病，在 1 例患者中发现了单独的肿瘤灶。一项多中心试验显示，PET/CT 衍生的 GTV 的选择性结节失败率低至 2%，这表明淋巴结 GTV 应限于 PET/CT 确定的肿瘤体积，即受累淋巴结[91]。FDG - PET 可以改变约 30% ~50% 患者的靶区选择，对 RT 计划的总体影响从 34% 变为 100%[91]。

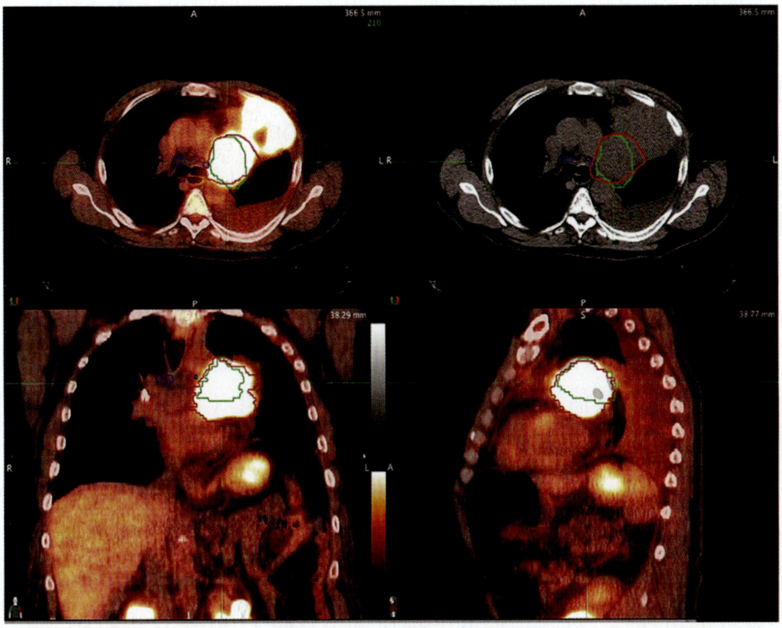

图 13.10　左上叶肺不张患者 PET/CT（红色轮廓）与单纯 CT（绿色轮廓）大体肿瘤区（GTV）的差异。PET/CT 图像分别显示了肿瘤的轴向、矢状面和冠状面。右上角显示相应的 CT 单轴位图像。（引自 Bradley，J. et al.，Int J Radiat Oncol Biol Phys，82，435 - 441，e1，2012.）

13.4.1.2　靶区勾画

研究表明，FDG - PET/CT 仅在勾画肺癌的大体肿瘤区（GTV）时才对 CT 发挥额外的作用。与仅使用 CT 相比，在使用 PET/CT 的各种研究中，GTV 大小均有增加或减少。如上所述，由于选择了不同的靶区，因此 GTV 大小的差异较大。研究表明使用 PET/CT 可以显著减少观察者之间的靶区勾画差异[92]。

然而，由于 FDG－PET/CT 成像方式的局限性，使用 FDG－PET/CT 勾画 GTV 时需要谨慎。与 CT 的 1mm 相比，PET 的空间分辨率很差，仅为 5 ~8mm。因为 FDG 不是肿瘤特异性的，邻近的正常组织具有高于背景的 FDG 摄取，这使得肿瘤和正常组织难以区分。尽管 PET/CT 扫描仪中的 PET 和 CT 已通过硬件配准，但 PET 和 CT 之间的偏移（由于患者运动、呼吸运动和心脏运动等）可能会给 GTV 勾画带来影响。Leong 等在 PET/CT 中描述了针对食道癌的严格的手动勾画方案[93]。使用 PET 和 CT 的互补特征来定义 GTV：PET 图像用于确定病变的性质，CT 图像用于确定其解剖边界。如果在 CT 上看不到边界的病例（例如，原发肿瘤的头端或尾端范围），则通过对肝脏 SUV 标准化灰阶显示的 PET 图像进行定性视觉评估来确定 FDG 高摄取的肿瘤体积。

13.4.1.3　选择性剂量递增

放射剂量的增加已被证实可以改善肺癌的局部控制和生存率[94,95]。FDG－PET 是最广泛使用的分子成像技术，旨在识别 GTV 内的“高风险”子体积[96,97]。由于靶体积更小，这些“较高风险”子体积的剂量可能会显著增加，而危及器官（organs－at－risk，OAR）的剂量可以保持与标准技术相同。

对于基于 FDG－PET 预治疗的“高风险”子体积的靶剂量递增，需要满足两个条件：（1）这些子体积的位置在 RT 期间保持稳定；（2）FDG－PET 可以识别这些子体积。对于（1），Aerts 等人发现，23 例 NSCLC 患者中 RT 期间高摄取区域（60%）保持稳定，第 0 天与第 7 天、第 14 天的平均重叠率［OF＝max（AinB，BinA）］分别为 72.3% 和 71.3%[98]。对于（2），Aerts 等人发现，55 名 NSCLC 患者中有 22 名在治疗后的残留 FDG 摄入量与 GTV 的预治疗高度相关（OF＞91%）[96]。他们因此得出结论，预治疗的 FDG PET/CT 可以识别“高风险”子体积。这些研究促使开展了一项Ⅱ期随机试验，其可行性已得到证明[99]。然而，对于进展性疾病，OF 高估了体积重叠并导致不可靠值（1.0）[100]。Lu 等人建议骰子系数和二进制数计算的体积重叠应替代 OF 用于此类研究[100]。

考虑到 RT 期间高 FDG 摄取区域的体积和位置的显著变化以及肿瘤反应的异质性，自适应剂量递增策略（RT 期间的重新成像、反应评估和重新计划）比剂量递增治疗更具优势。Feng 等在一项前期研究中证实，在 RT－PET/CT 期间，NSCLC 可以显著提高肿瘤剂量或降低正常组织并发症的可能性[101]。类似的一项试验 RTOG 1106 正在进行中。

13.4.1.4　PET/CT 模拟用于 RT 计划的技术问题

许多放疗中心将 PET/CT（用于靶区勾画）与计划 CT（用于 RT 计划）融合在一起，这是在两台扫描仪上获取的。原则上，仅使用在单个扫描仪上获取的 PET/CT 进行靶区勾画和 RT 计划会更经济、更精确。PET/CT 系统的一些技术问题亟待改进：（1）模拟 RT 治疗床的扁平治疗床顶部；（2）用于某些大型 RT 固定装置的大口径 PET/CT；（3）用于患者定位和标记的天花板和侧面外部激光器；（4）用于 RT 计划和 PET 衰减校正的 CT 协议。这些修改允许通过单个 PET/CT 模拟会话来再现患者位置、靶区轮廓和剂量计算。

13.4.2　PET/CT 在反应评估中的应用

目前以人群为基础的治疗对肿瘤的反应有很大的差异，这促使了个体化治疗的发展，其中早期、准确地评估肿瘤反应至关重要。传统意义上，我们通过 CT 成像观察或测量肿瘤直径的解剖变化来评估肿瘤反应。在许多恶性肿瘤中，FDG－PET 成像作为反应评估工具，已显示出优于解剖成像的优势[102－107]。通过 PET 视觉评估代谢反应，并随肿瘤标准摄取值（standard uptake value，SUV）的变化进行半定量测量[102]。不同疾病间和同一疾病间的最佳 SUV 临界反应值差异都很大。对于 NSCLC，肿瘤反应的标准包括 SUVmax 降低 50%[108]或 80%[109]，治疗后 SUV 阈值范围为 2.5～4.5[110]。

近年来，许多研究提出使用计算机化 PET/CT 图像分析来改善对肿瘤反应的评估。Lu 等[111]将这些研究归纳为四个分析步骤：图像配准、肿瘤分割、图像特征提取和响应评估。配准基线 PET/CT 和评估 PET/CT 图像提供了新的机会，可以量化原始肿瘤部位的变化并根据空间位置对变化进行建模。对肿瘤进行分割使得可以对整个肿瘤进行测量，而不仅仅局限在单个点或小的“峰值”区域。各种图像特征（最近被称为放射组学），包括体积、衰减或摄取、几何和纹理描述，可以对肿瘤特征及其因治疗而引起的变化进行全面定量[112]。最后，基于各种临床和图像特征的高级反应预测模型显示出比传统反应评估更高的准确性[113]。

13.4.3　呼吸门控 PET 和 4D PET/CT

肺和上腹部的肿瘤会受到呼吸运动的影响，这可能引起 CT 和 PET 中的肿瘤模糊和呼吸伪影，以及对 PET 中摄取水平和分布的干扰，从而导致肿瘤测量误差和 PET 定量误差[114]。通常，我们获取自由呼吸的 CT 并在 PET/CT 扫描仪上进行衰减校正。由于在几秒钟内即可获取 CT，而在几分钟内即可获取 PET，因此它们分别代表许多呼吸周期的快照和平均值。因此，CT 和 PET 之间的错位可能很常见且很大[115]。Pan 等结果表明，使用平均 CT 进行衰减校正可显著减少呼吸伪影，得到更准确的 PET 定量[115]。呼吸运动校正的进一步发展是 4D PET/CT，其将 CT 和 PET 数据分类为 10 个呼吸时相，然后在每个呼吸时相进行关联[116]。Nehmeh 等的研究结果表明，在 4 例患者中，4D PET/CT 提高了 PET－CT 图像联合配准的准确性，减少了肿瘤的模糊程度，从而减少了观察到的肿瘤体积，使测量的 SUV 比临床测量的 SUV 增加了 16%。但是，此类 4D PET/CT 的缺点之一是由于每个呼吸时相的计数较低（1/10）而导致噪声增加。几个小组应用了图像配准，将所有时相的 PET 图像“求和”成一个时相，从而保留了每个时相的所有计数[117－119]。Lamare 等通过在重建之前的原始数据（列表模式数据）[119]或局部区域[118]中应用图像配准，显示了进一步的改进。

尽管呼吸门控 PET 和 4D PET/CT 是目前研究的热点，但它们在放射肿瘤学中的临床应用有限。4D－CT 仍然是呼吸运动矫正的主要方式，用于确定 GTV 进行放疗计划。尽管有许多报道称，在 4D PET/CT 中测得的 SUV 值与在临床 PET/CT 中测得的 SUV 值存在统计学差异，但这种差异在临床并无意义。4D PET/CT 的另一个限制因素是其过长的采集时间。

13.4.4 平均 CT 和 MIP CT 图像在 PET/CT 模拟的应用

PET/CT 扫描仪的问世使患者可在单个成像台进行 PET 和 CT 之间的切换，同时硬件融合 PET 和 CT 数据而无须重复摆位。PET/CT 在^{18}F－FDG 肿瘤诊断中的应用超过 90%。PET/CT 在影像引导放射治疗[120]和治疗反应评估[121]中起重要作用，功能性 PET 数据与解剖 CT 数据的集成在放射治疗中至关重要[122]。然而，由于尚无确切的临床数据，在放射治疗的治疗计划中对 PET/CT 优于 CT 模拟的量化仍然是一个挑战。早期研究发现，PET/CT 在体积勾画标准化方面[123,124]，其减少几何缺失的风险[125]和最小化对非靶器官的辐射剂量较 CT 更具优势[126－128]。随着越来越多的分子靶向显像剂的开发，PET/CT 的使用有望更加普及[129]。

平均（或平均强度）和最大强度投影（maximum intensity projection，MIP）CT 图像是 4D－CT 的副产品，因为平均 CT 和 MIP－CT 图像可以分别由 4D－CT 多个时相的像素平均值和最大像素值得到。CT 和 PET 数据之间的配准错误通常由 PET 图像中横膈膜附近的曲线白带或光子缺失区来识别（图 13.11）。由于 CT 扫描和肿瘤运动方向和速度的相互作用，肿瘤可能会变得比看上去更小（或更大）。由于我们在呼气上花费的时间比吸气更多，因此平均 2～3min 内的 PET 数据相较于吸气末更接近呼气末。如果可以在即将呼气末时获取 CT 数据，则 CT 和 PET 数据将彼此配准。另一方面，如果 CT 数据是在吸气末期或接近吸气末期采集，吸气时膨胀的肺比呼气时缩小的肺大。CT 中肺充气面积越大，重建横膈膜附近的 PET 数据时的衰减校正就越少。结果是白带区域被标识为未配准区域或光子缺失区域。

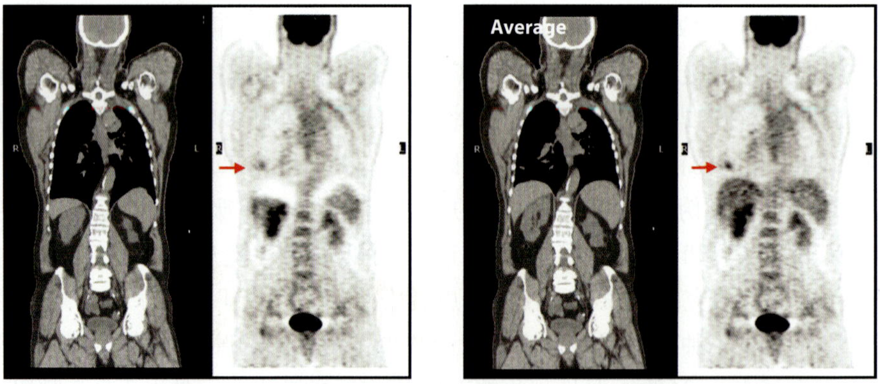

(a)　　　　　　　　(b)

图 13.11　（a）一项临床 PET/CT 研究，在（b）中，通过平均 CT 去除光子缺失或欠衰减校正伪影。肺部病变最大 SUV 由 2.3in（a）变为 3.6in（b），增加了 59%。

我们建议在 CT 采集期间指导患者在呼气中期屏住呼吸，以改善 CT 和 PET 数据之间的配准[130]。但是，结果喜忧参半，因为从患者和操作 PET/CT 扫描仪的技术人员的角度来看，在 CT 采集期间指导患者屏住呼吸以保持某种状态并不太可靠。对病人或技术人员进行培训，使其与 PET 最佳匹配的屏气 CT 应该在浅呼吸下的呼气中期进行，而不是在深呼吸中进行，这可并不容易。

如果在患者自由呼吸时进行 CT 扫描，则 CT 和 PET 数据有可能会出现偏差，因为一些 CT 切片是在吸气时拍摄的，而有些是在呼气时拍摄的，而 PET 的平均时长超过 2 ~ 3min。随着螺旋 CT 的扫描速度更快（或更慢），两个连续的呼气末期之间的距离会变得更长（或更短）。图 13.12 [131] 显示了在以 1.72cm/s 的速度进行 CT 扫描期间患者自由呼吸时拍摄的 CT 图像示例。腹部有皮肤皱褶伪影，心脏有心脏搏动伪影，这在检查每个单独的 CT 切片时可能无法识别。通过测量呼吸（心脏搏动）伪影的相邻峰之间的距离，并将该距离除以 CT 扫描的床平移速度，可以估算出患者的呼吸周期和心率分别约为 4.7s 和每分钟 50 次。这些伪影归因于患者的呼吸和心脏跳动。

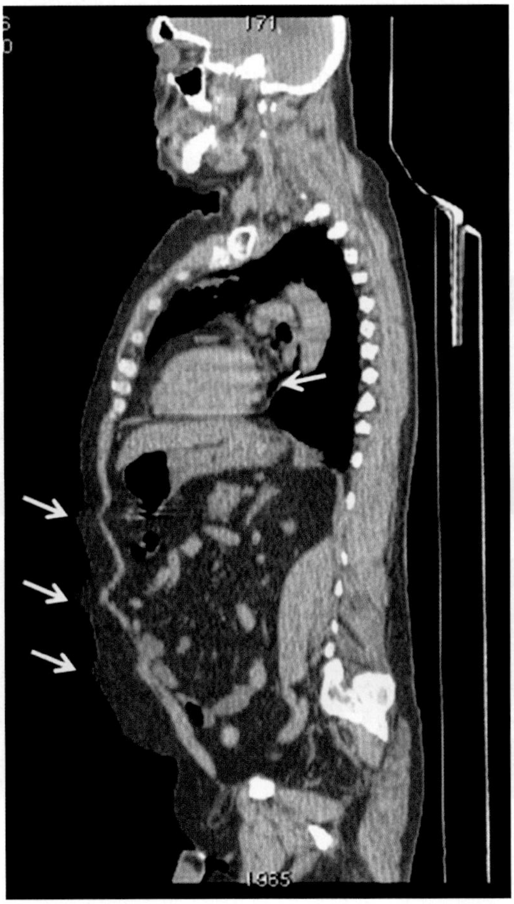

图 13.12　在 PET/CT 中，螺旋 CT 扫描的矢状面，16mm × 0.625mm，0.8s 机架旋转，螺距 1.375:1。腹部有三处皮褶伪影，心脏有搏动伪影。扫描床方向 CT 扫描速度为 17.2mm/s。（经许可引自：H. and T. Pan., PET Clin, 6, 207 – 226, 2011.）

对 216 例患者的 SUV 值和总靶体积（GTV）进行定量分析[132]，结果表明，68% 的患者有至少一种呼吸伪影，10% 的 PET/CT 错误配准可能导致 SUV 变化超过 25%，这可能是一个阈值，表明对治疗有部分反应[133]。在横膈膜附近小于 $50cm^3$ 的小肿瘤，其肿瘤中心位置的偏移为 2.4mm，GTV 变化超过 154%，SUV 变化为 21%。显然，全身 PET/CT 检查的 CT 和 PET 数据之间存在配准错误，但是只有一小部分靠近膈肌的小肿瘤的扫描会受到配准错误的影响。

通过在 3～5s 的呼吸周期内亚秒级快速机架旋转，并在 GE 扫描仪上没有呼吸监测装置的情况下通过在同一位置进行扫描，可以获取平均 CT 的 cine CT 图像[132-136]。但是，所有供应商都需要购买 4D－CT 才能得出平均 CT。在平均 CT 的实现中，有两个关键组成部分：一个是以快速的机架旋转进行扫描，以实现较高的时间分辨率，并最大程度地减少每个 CT 图像中的运动伪像。另一种方法是在一个 3～5s 的呼吸周期中进行扫描，以在一个呼吸周期的多个时相中生成足够的 CT 图像样本，以实现类似于 PET 的平均效果。图 13.13 显示了一个患者的临床实例，该患者使用慢扫描 CT 扫描，每次机架旋转 4s，机架快速旋转平均 0.5s，持续 4s。由于呼吸运动，慢 4s 的 CT 投影数据在 CT 扫描的一个旋转周期内不一致，因此在慢 4s 的机架旋转图像中存在严重的呼吸运动重建伪影，违反了层析成像重建的基本原理，即在数据采集过程中，成像对象是静止的。除了肝脏边界处的一些预期模糊外，在高时间分辨率的 CT 图像的呼吸周期中，平均 CT 没有任何伪影。平均 CT 和 PET 数据在时间分辨率上相似，平均 CT 没有慢 CT 所示的重建伪影。

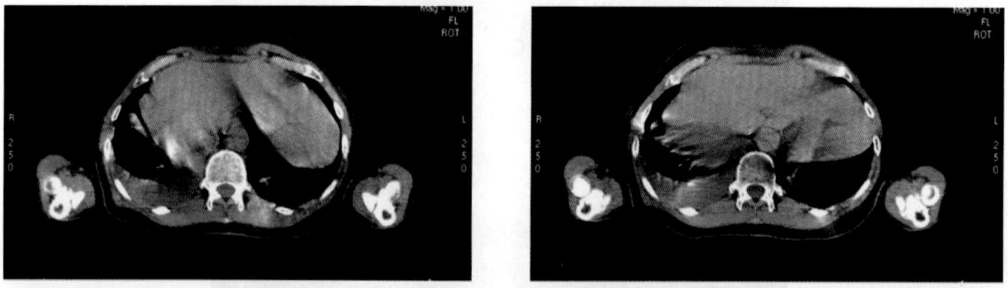

(a)

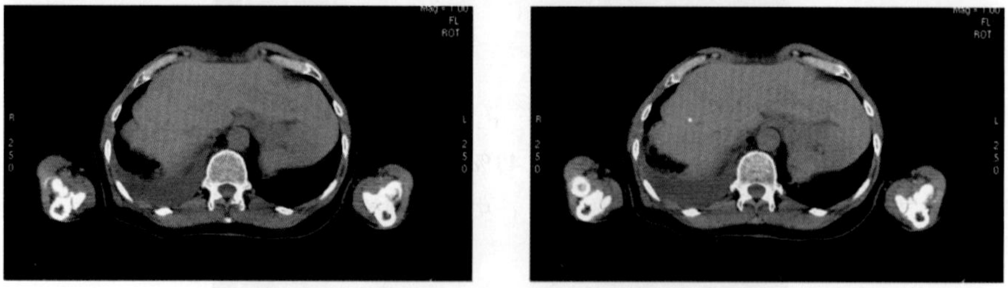

(b)

图 13.13　平均呼吸周期为 4s 的患者的平均 CT 和慢扫描 CT 图像，（a）中的慢扫描 CT 图像是在单个 CT 机架旋转 4s 的情况下拍摄的，两个图像相距 2.5mm，厚度为 2.5mm。（b）中对应的平均 CT 图像，是通过对电影 CT 图像进行平均而得到的，是从 8 个机架旋转的 4s 数据中获得的平均值。平均 CT 图像几乎没有重建伪影，在 SSCT 图像中可以观察到。（经许可引自：Pan T. et al.，Med Phys，33，3931－3938，2006.）

可以采用 GE 扫描仪上的 cine CT 扫描或其他制造商的 PET/CT 扫描仪上的低螺距螺旋 CT（螺距 <0.1）来获得平均 CT，并已用于 4D－CT 成像[137－139]。在全身 PET/CT 扫描中，CT 图像通常是在 PET 之前获得的。胸部和腹部的 CT 和 PET 图像更容易受到 CT 和 PET 图像不匹配的影响，技术人员可以确定是否需要在完成 PET 扫描之前进行平均 CT 扫描。在常规放射治疗中，已使用平均 CT 进行剂量计算[140]，而当呼吸运动可以改变剂量计算时，质子束治疗[66]中也采用了这种方法。在影像引导放射治疗中，平均 CT 也被证明有助于与放射治疗前拍摄的锥束 CT 图像对齐[141]。在没有呼吸门控装置的情况下，通过对 cine CT 图像进行平均，可以从 cine CT 扫描中生成平均 CT [132－135]，以进行 PET 图像的衰减校正、光子和质子放射治疗的剂量计算以及与锥束 CT 配准用于影像引导放射治疗。

MIP CT 图像可有效描述肿瘤的运动范围[142,143]。对于周围型肺部肿瘤（肺部周围空气密度较低），MIP CT 图像可用于确定肿瘤的靶体积，以避免用 SUV 值确定肿瘤靶体积的模糊性。肺部的任何^{18}F－FDG 摄取都应得到 MIP 图像所示软组织的支持。用 SUV 值确定的任何 PET GTV 都不应超出 MIP 图像中的软组织边界。一项研究[144]已证实了其在立体定向体部放射治疗的治疗计划中的应用。MIP CT 图像可以帮助确定胸部的肿瘤体积。图 13.14 显示了一个使用 MIP－CT 确定 PET－GTV 范围的示例，以避免使用 SUV 对功能性肿瘤进行阈值划分的不确定性。Biehl 等已经针对外周 NSCLC 的常规螺旋 CT 数据尝试了类似的研究 [145]，即通过 CT 数据识别肿瘤的边界。

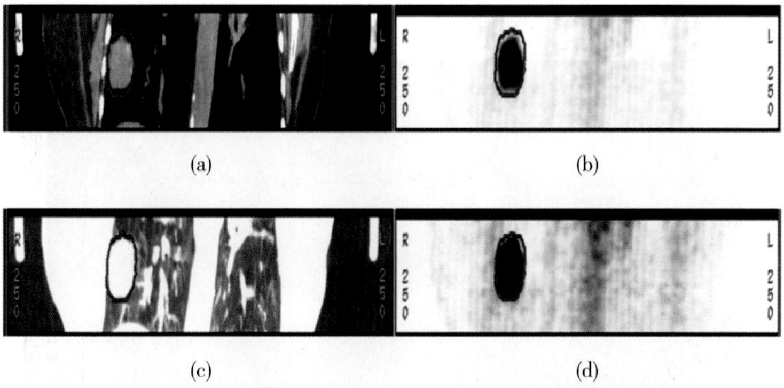

图 13.14　患者的 MIP－CT 和 PET 图像。（a）中的 MIP－CT 显示为（窗宽，窗位）＝（400，40），（b）显示 PET，阈值为肿瘤最大 SUV 的 40%。（a）和（b）的图像在（c）中以（1000，－700）再次显示，（d）中的阈值为 20%。（c）中的肿瘤轮廓叠加在（a）、（b）和（d）中，以显示参数对肿瘤大小的影响。

图 13.15[146]显示了一个导致假阴性诊断的错误配准示例，以及用平均 CT 消除了误配准后放疗总靶体积的变化。在以非常高的精确度提供高剂量的放射线的影像引导放射治疗时代，当 PET/CT 图像用于治疗计划时，在肿瘤勾画过程中应注意 CT 和 PET 图像之间的任何配准问题。

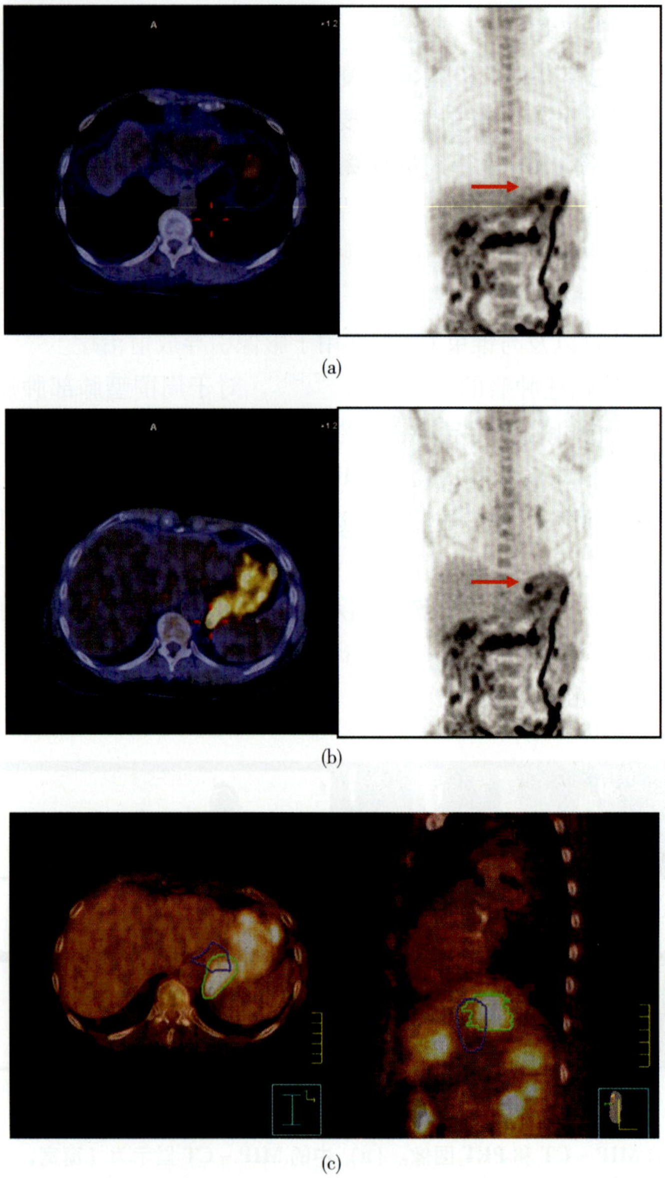

图 13.15　一位 69 岁女性食管肿瘤患者经诱导化疗后的 PET/CT 影像。(a) 显示了融合的临床 CT 和 PET 图像在食管肿瘤水平的轴向切片（左）和 PET 图像在冠状视图（右）。放射学报告显示患者对化疗有积极反应。在用平均 CT 消除错位后，肿瘤在（b）中的同一 PET 数据集中再次出现。箭头指向肿瘤的位置。在（a）和（b）中的图像勾画的大体肿瘤区分别以蓝色和绿色显示在（c）中。患者接受治疗肿瘤体积用绿色表示，放射学报告通过平均 CT 进行校正。(经许可引自：Pan, T. and O. Mawlawi, Med. Phys, 35, 4955 –4966, 2008.)

13.4.5　PET/MRI

最新的技术发展已经实现了集成的 PET/MRI 扫描仪。PET/MRI 结合了 PET 的超高灵敏度、出色的组织对比度和 MRI 的空间分辨率，为同时成像肿瘤的多个特征提供了独特的机会。与 PET/CT 相比，PET/MRI 的其他优点包括：与 CT 不同，MRI 不包含电离辐射；更好的 PET/MRI 配准（对于完全集成的系统），因为它在 PET/CT 中进行同步数据采集与顺序数据采集。实施 PET/MRI 的主要挑战是避免或降低两种模式之间的相互干扰。Wehrl 等[147]回顾了一些 PET/MRI 设计，包括：（1）使用两个分开的 PET 和 MR 扫描仪，使用一个共同的患者定位系统，允许两种模式之间的最小移动；（2）使用长光纤，将来自 PET 中闪烁检测器的光从 MR 中的磁铁传输出去；（3）使用分离磁铁和短光纤；（4）使用短光纤并用 PET 中的雪崩光电二极管（avalanche photo diodes，APDs）替换光电倍增管（photomultiplier tubes，PMT）。APD 是紧凑的硅半导体，可以在高磁场下不受干扰地运行；（5）将闪烁体耦合到 APD 上而不需光纤；（6）使用固态光电倍增管（solid - state photomultipliers，SSPM）作为光探测器；（7）磁场循环：在 PET 数据采集过程中和 MR 数据采集过程中切换电磁场。目前有三种临床 PET/ MR 系统：GE SIGNA PET/MR 系统特征设计（6），Philips Ingenuity TF PET/MR 系统特征设计（1），以及 Siemens Biograph mMR PET/MR 系统特征设计（5）。迄今为止的初步研究表明，FDG PET/CT 和 FDG PET/MRI 对 NSCLC [148]和其他一些实体瘤[149]的 TNM 分期具有类似的诊断准确性。PET/MR 有望在以下研究中比 PET/CT 更具优势：（1）MR 比 CT 更有用，例如在脑成像中；（2）同步数据采集是首选，例如在产生形态、功能和分子信息的多参数成像中；（3）需要很高的空间精度，例如在勾画受运动（患者运动、呼吸运动和心脏运动）影响的肿瘤时。

PET/MR 系统的另一个技术挑战是如何执行、PET 定量所需的衰减校正。在 PET/CT 中，衰减图直接由 CT 测量，而在 PET/MR 中，没有直接与衰减有关的信息。Bezrukov 等[150]回顾了基于 MR 的衰减校正（MR - based attenuation correction，MRAC）的最新方法。这些包括：（1）基于分割的方法将患者图像划分为组织类别，并为其分配均匀的线性衰减系数；（2）基于图集和机器学习的方法，使衰减图集模板变形以获得患者的衰减图或学习映射函数，以此根据 MR 数据预测连续的衰减图；（3）结合 PET 发射数据和 MR 图像中的解剖学信息来计算衰减图。

PET/MR 在实现用于 RT 计划的 GTV 勾画中具有更高的准确性和精度。Thorwarth 等[151]评估了 PET/MR 的脑膜瘤患者的停止 - 出束 IMRT，结果显示，与融合的 PET/CT 和 MR 相比，集成 PET/MR 可以更好地使较小的浸润性肿瘤区域可视化。尽管体积差异很小，但剂量分布和剂量 - 体积直方图均显示，根据融合的 PET/CT 和 MR 勾画的 GTV，该侵入性肿瘤区域将无法接受全部计划的剂量。造成这种差异的原因可能是 PET/MR 的 PET 分辨率为 3mm，而融合 PET/CT 和 MR 的 PET 分辨率为 6mm，PET/MR 的摄取时间更长，以及基于 MRI 的衰减校正。

13.4.6 最新 PET/CT 成像技术

13.4.6.1 基于飞行时间和点扩散函数的图像重建

当前的 PET/CT 系统使用 3D 数据采集和迭代图像重建以及 PET 的有序子集期望最大化（ordered – subsets expectation maximization，OSEM）算法。快速检测器的快速发展为飞行时间（time – of – flight，TOF）重建提供了所需的时间分辨率。TOF PET 使用两次巧合事件检测之间的测量时间差来更准确地确定正电子湮没点沿响应线（line of response，LOR）的位置。它比传统的 PET 更好，在传统的 PET 中并无此信息的测量，因此对沿 LOR 的所有点使用相等的权重。TOF PET 可提高图像信噪比（SNR），特别是在患者肿瘤较大时[152]。PET 扫描仪的时间分辨率越高，SNR 的改善程度就越高。最近的另一项发展是使用在视场中许多点处测量的点扩展函数（point – spread function，PSF）来补偿光子不在中心时的几何失真[153,154]。图 13.16 显示了这些图像重建方法的比较，其中 TOF 和 PSF 都显著改善了图像质量和 SNR。

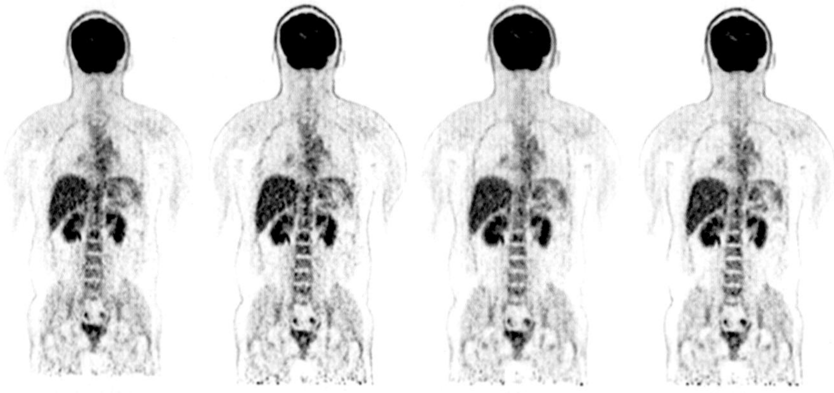

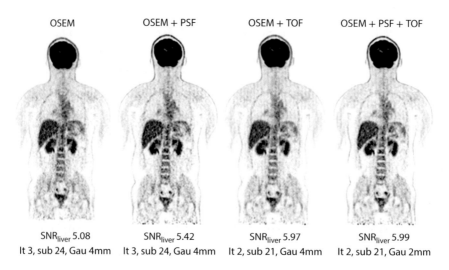

图 13.16 不同算法重建的患者图像。结直肠癌术后患者（BMI，25.2；体重，71kg；注射剂量，296.8MBq；NECliver，2.91 兆计数）。It、sub 和 Gau 分别表示迭代、子集和高斯滤波器的半高宽。TOF 明显改善了肝脏的均匀性和椎体边缘的锐度。经 TOF 校正后，肾周脂肪、肺和椎间盘等生理性低摄取区的摄取减少。将 PSF 和 TOF 图像相结合，可以显著提高图像质量。（引自 Akamatsu，G. et al.，J Nucl Med，53，1716 – 1722，2012.）

13.4.6.2 非 FDG 示踪剂

不少新的 PET 示踪剂，包括测量细胞增殖的 FLT[155,156]，测量缺氧的 FMISO[157,158]，以及其他[159 - 161]_ ENREF_ 61 都为肿瘤学带来了新的希望。Yang 等研究表明，FLT PET/CT 诊断原发灶的敏感性比 FDG PET/CT 低（74% *vs* 94%），但对 NSCLC 淋巴结的特异性更高（98% *vs* 84%）[162]。Trigonis 等[163]发现在 NSCLC 的放疗早期，FLT 的摄取显著下降，在原发肿瘤中没有体积变化，而在淋巴结中体积下降。这些研究支持 FLT PET/CT 作为 NSCLC

的辅助诊断方式和早期反应标记物的潜力。

最近，Sterzing 等[164]证明了前列腺特异性膜抗原（prostate - specific membrane antigen，PSMA）PET/CT 对前列腺癌放疗的巨大影响。在 57 名患者中，有 18 名患者因 N0 - N1（区域转移）的改变而获得了额外的淋巴结增强；8 名患者因 M0 - M1a（软组织转移）接受了扩大的淋巴野辐射；4 名患者由于 M0 - M1b（骨转移）的改变，取消了放疗，并进行了全身治疗。图 13.17 给出了一个示例。

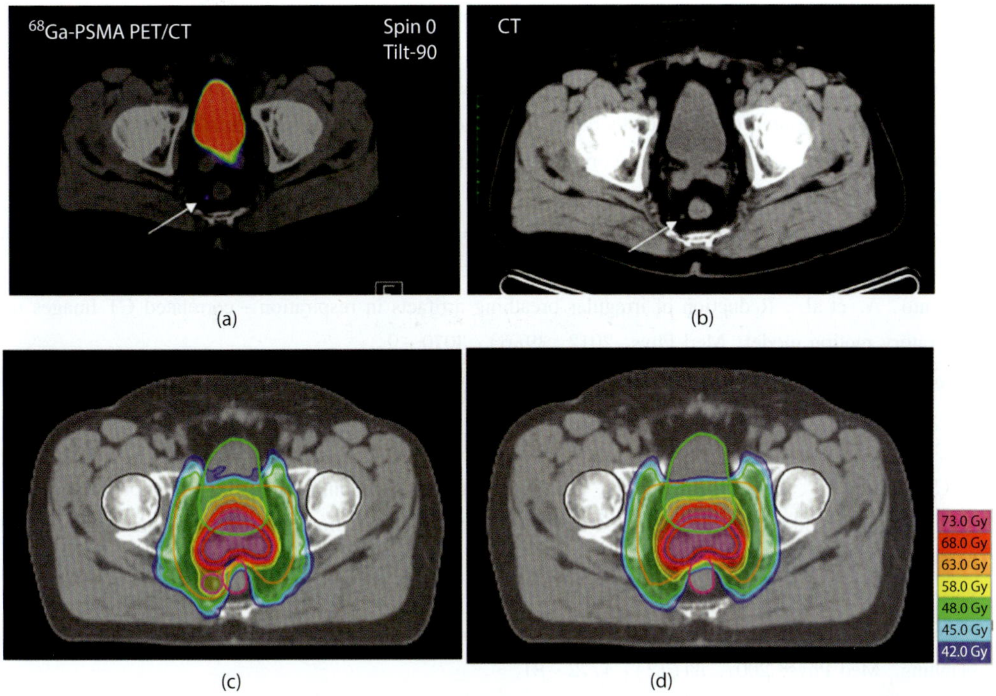

图 13.17　PSMA 成像在早期诊断中危前列腺癌时放射治疗管理影响的实例。（a）直肠旁淋巴结（SUVmax 3.1；箭头所指处）的 PSMA PET/CT，常规 CT 不明显病变（b）。相应地，随着直肠周围间隙的覆盖和淋巴结的同步增强，放射治疗计划发生改变（c）：淋巴通路接受 51Gy 放疗剂量，前列腺所受总量为 76.5Gy，病理性淋巴结为 61.2Gy，总次数为 34 次的 IMRT。（d）IMRT 计划在 PSMA PET 信息未充分覆盖病理性淋巴结的情况下进行。（引自：Sterzing，F. et al.，Eur J Nucl Med Mol Imaging，43，34 - 41，2015.）

参考文献

[1] Ginat, D. T. and R. Gupta, Advances in computed tomography imaging technology. Annu Rev Biomed Eng, 2014. 16: 431 - 53.

[2] Hara, A. K. et al., Iterative reconstruction technique for reducing body radiation dose at CT: Feasibility study. Am J Roentgenol, 2009. 193(3): 764 - 71.

[3] Prakash, P. et al., Diffuse lung disease: CT of the chest with adaptive statistical iterative reconstruction technique. Radiology, 2010. 256(1): 261 - 9.

[4] Ehrhardt, J. et al., An optical flow based method for improved reconstruction of 4D CT data sets acquired

during free breathing. Med Phys, 2007. 34(2): 711 -21.

[5] Zhang, Y. B. et al., Modeling respiratory motion for reducing motion artifacts in 4D CT images. Med Phys, 2013. 40(4): 041716.

[6] Bernatowicz, K. et al., Quantifying the impact of respiratory - gated 4D CT acquisition on thoracic image quality: A digital phantom study. Med Phys, 2015. 42(1): 324 -34.

[7] Gianoli, C. et al., A multiple points method for 4D CT image sorting. Med Phys, 2011. 38(2): 656 -67.

[8] Thomas, D. et al., A novel fast helical 4D CT acquisition technique to generate low - noise sorting artifact-free images at user - selected breathing phases. Int J Radiat Oncol Biol Phys, 2014. 89(1): 191 -8.

[9] Castillo, S. J. et al., Evaluation of 4D CT acquisition methods designed to reduce artifacts. J Appl Clin Med Phys, 2015. 16(2): 4949.

[10] Seppenwoolde, Y. et al., Precise and real - time measurement of 3D tumor motion in lung due to breathing and heartbeat, measured during radiotherapy. Int J Radiat Oncol Biol Phys, 2002. 53(4): 822 -34.

[11] Lujan, A. E. et al., A method for incorporating organ motion due to breathing into 3D dose calculations. Med Phys, 1999. 26(5): 715 -20.

[12] McClelland, J. R. et al., A continuous 4D motion model from multiple respiratory cycles for use in lung radiotherapy. Med Phys, 2006. 33(9): 3348 -58.

[13] Hertanto, A. et al., Reduction of irregular breathing artifacts in respiration - correlated CT images using a respiratory motion model. Med Phys, 2012. 39(6): 3070 -9.

[14] Low, D. A. et al., Novel breathing motion model for radiotherapy. Int J Radiat Oncol Biol Phys, 2005. 63(3): 921 -9.

[15] McClelland, J. R. et al., Respiratory motion models: A review. Med Image Anal, 2013. 17(1): 19 -42.

[16] McClelland, J. R., B. A. S. Champion, and D. J. Hawkes, Combining image registration, respiratory motion modelling, and motion compensated image reconstruction, in Biomedical Image Registration: 6th International Workshop, WBIR, S. Ourselin and M. Modat, Editors. July 7 - 8, 2014. London, Cham: Springer International Publishing. pp. 103 -13.

[17] Zhang, Q. H. et al., A patient - specific respiratory model of anatomical motion for radiation treatment planning. Med Phys, 2007. 34(12): 4772 -81.

[18] Vedam, S. S. et al., Acquiring a four - dimensional computed tomography dataset using an external respiratory signal. Phys Med Biol, 2003. 48(1): 45 -62.

[19] Werner, R. et al., Technical Note: Development of a tidal volume surrogate that replaces spirometry for physiological breathing monitoring in 4D CT. Med Phys, 2010. 37(2): 615 -9.

[20] Low, D. A. et al., A novel CT acquisition and analysis technique for breathing motion modeling. Phys Med Biol, 2013. 58(11): L31 - L6.

[21] Dou, T. H. et al., A method for assessing ground - truth accuracy of the 5DCT technique. Int J Radiat Oncol Biol Phys, 2015. 93(4): 925 -33.

[22] Johnson, K. M. et al., Optimized 3D ultrashort echo time pulmonary MRI. Magn Reson Med, 2013. 70(5): 1241 -50.

[23] Biederer, J. et al., Lung morphology: Fast MR imaging assessment with a volumetric interpolated breath-hold technique: Initial experience with patients. Radiology, 2003. 226(1): 242 -9.

[24] Metcalfe, P. et al., The potential for an enhanced role for MRI in radiation - therapy treatment planning. Technol Cancer Res Treat, 2013. 12(5): 429 -46.

[25] Koyama, H. et al., Quantitative and qualitative assessment of non - contrast - enhanced pulmonary MR imaging for management of pulmonary nodules in 161 subjects. Eur Radiol, 2008. 18(10): 2120 -31.

[26] Bieri, O., Ultra - fast steady state free precession and its application to in vivo (1)H morphological and functional lung imaging at 1.5 tesla. Magn Reson Med, 2013. 70(3): 657 -63.

[27] Failo, R. et al., Lung morphology assessment using MRI: A robust ultra - short TR/TE 2D steady state free precession sequence used in cystic fibrosis patients. Magn Reson Med, 2009. 61(2): 299 -306.

[28] Scheffler, K. and S. Lehnhardt, Principles and applications of balanced SSFP techniques. Eur Radiol, 2003. 13(11): 2409 -18.

[29] Miller, G. W. et al., Advances in functional and structural imaging of the human lung using proton MRI. NMR Biomed, 2014. 27(12): 1542 -56.

[30] Mai, V. M. et al., MR ventilation - perfusion imaging of human lung using oxygen - enhanced and arterial spin labeling techniques. J Magn Reson Imaging, 2001. 14(5): 574 -9.

[31] Molinari, F. et al., Navigator - triggered oxygen - enhanced MRI with simultaneous cardiac and respiratory synchronization for the assessment of interstitial lung disease. J Magn Reson Imaging, 2007. 26(6): 1523 -9.

[32] de Lange, E. E. et al., Lung air spaces: MR imaging evaluation with hyperpolarized 3He gas. Radiology, 1999. 210(3): 851 -7.

[33] Salerno, M. et al., Hyperpolarized noble gas MR imaging of the lung: Potential clinical applications. Eur J Radiol, 2001. 40(1): 33 -44.

[34] Moller, H. E. et al., MRI of the lungs using hyperpolarized noble gases. Magn Reson Med, 2002. 47(6): 1029 -51.

[35] Mata, J. F. et al., Evaluation of emphysema severity and progression in a rabbit model: Comparison of hyperpolarized 3He and 129Xe diffusion MRI with lung morphometry. J Appl Physiol (1985), 2007. 102(3): 1273 -80.

[36] Bauman, G. et al., Non - contrast - enhanced perfusion and ventilation assessment of the human lung by means of fourier decomposition in proton MRI. Magn Reson Med, 2009. 62(3): 656 -64.

[37] Bauman, G. et al., Lung ventilation - and perfusion - weighted Fourier decomposition magnetic resonance imaging: In vivo validation with hyperpolarized 3He and dynamic contrast - enhanced MRI. Magn Reson Med, 2013. 69(1): 229 -37.

[38] Zapke, M. et al., Magnetic resonance lung function—A breakthrough for lung imaging and functional assessment? A phantom study and clinical trial. Respir Res, 2006. 7: 106.

[39] Cai, J. et al., Helical tomotherapy planning for lung cancer based on ventilation magnetic resonance imaging. Med Dosim, 2011. 36(4): 389 -96.

[40] Bates, E. L. et al., Functional image - based radiotherapy planning for non - small cell lung cancer: A simulation study. Radiother Oncol, 2009. 93(1): 32 -6.

[41] Ireland, R. H. et al., Feasibility of image registration and intensity - modulated radiotherapy planning with hyperpolarized helium -3 magnetic resonance imaging for non - small - cell lung cancer. Int J Radiat Oncol Biol Phys, 2007. 68(1): 273 -81.

[42] Allen, A. M. et al., Can Hyperpolarized Helium MRI add to radiation planning and follow - up in lung cancer? J Appl Clin Med Phys, 2011. 12(2): 3357.

[43] Ireland, R. H. et al., Detection of radiation - induced lung injury in non - small cell lung cancer patients using hyperpolarized helium -3 magnetic resonance imaging. Radiother Oncol, 2010. 97(2): 244 -8.

[44] Henzler, T. et al., Diffusion and perfusion MRI of the lung and mediastinum. Eur J Radiol, 2010. 76(3): 329 -36.

[45] Hunter, G. J. et al., Dynamic T1 - weighted magnetic resonance imaging and positron emission tomography in patients with lung cancer: Correlating vascular physiology with glucose metabolism. Clin Cancer Res, 1998. 4(4): 949 -55.

[46] Pauls, S. et al., The role of dynamic, contrast - enhanced MRI in differentiating lung tumor subtypes. Clin Imaging, 2011. 35(4): 259 -65.

[47] de Langen, A. J. et al., Monitoring response to antiangiogenic therapy in non – small cell lung cancer using imaging markers derived from PET and dynamic contrast – enhanced MRI. J Nucl Med, 2011. 52(1): 48 – 55.

[48] Yang, R. M. et al., Differentiation of central lung cancer from atelectasis: Comparison of diffusion – weighted MRI with PET/CT. PLOS ONE, 2013. 8(4): e60279.

[49] Wang, L. L. et al., Intravoxel incoherent motion diffusion – weighted MR imaging in differentiation of lung cancer from obstructive lung consolidation: Comparison and correlation with pharmacokinetic analysis from dynamic contrast – enhanced MR imaging. Eur Radiol, 2014. 24(8): 1914 – 22.

[50] Uto, T. et al., Higher sensitivity and specificity for diffusion – weighted imaging of malignant lung lesions without apparent diffusion coefficient quantification. Radiology, 2009. 252(1): 247 – 54.

[51] Kosucu, P. et al., Mediastinal lymph nodes: Assessment with diffusion – weighted MR imaging. J Magn Reson Imaging, 2009. 30(2): 292 – 7.

[52] Kanauchi, N. et al., Role of diffusion – weighted magnetic resonance imaging for predicting of tumor invasiveness for clinical stage IA non – small cell lung cancer. Eur J Cardiothorac Surg, 2009. 35(4): 706 – 10; discussion 710 – 1.

[53] Matoba, M. et al., Lung carcinoma: Diffusion – weighted mr imaging—Preliminary evaluation with apparent diffusion coefficient. Radiology, 2007. 243(2): 570 – 7.

[54] Ohno, Y. et al., Diffusion – weighted MRI versus 18F – FDG PET/CT: Performance as predictors of tumor treatment response and patient survival in patients with non – small cell lung cancer receiving chemoradiotherapy. Am J Roentgenol, 2012. 198(1): 75 – 82.

[55] Chang, Q. et al., Diffusion – weighted magnetic resonance imaging of lung cancer at 3.0 T: A preliminary study on monitoring diffusion changes during chemoradiation therapy. Clin Imaging, 2012. 36(2): 98 – 103.

[56] Iizuka, Y. et al., Prediction of clinical outcome after stereotactic body radiotherapy for non – small cell lung cancer using diffusion – weighted MRI and (18)F – FDG PET. Eur J Radiol, 2014. 83(11): 2087 – 92.

[57] Iizuka, Y. et al., Preliminary analysis of pretreatment diffusion – weighted MRI and (18)F – FDG PET/CT as prognostic factors in patients with non – small cell lung cancer receiving stereotactic body radiation therapy. Pract Radiat Oncol, 2013. 3(2 Suppl. 1): S13.

[58] Plathow, C. et al., Measurement of tumor diameter – dependent mobility of lung tumors by dynamic MRI. Radiother Oncol, 2004. 73(3): 349 – 54.

[59] Plathow, C. et al., Quantitative analysis of lung and tumour mobility: Comparison of two time – resolved MRI sequences. Br J Radiol, 2005. 78(933): 836 – 40.

[60] Plathow, C. et al., Analysis of intrathoracic tumor mobility during whole breathing cycle by dynamic MRI. Int J Radiat Oncol Biol Phys, 2004. 59(4): 952 – 9.

[61] Blackall, J. M. et al., MRI – based measurements of respiratory motion variability and assessment of imaging strategies for radiotherapy planning. Phys Med Biol, 2006. 51(17): 4147 – 69.

[62] Cai, J. et al., Evaluation of the reproducibility of lung motion probability distribution function (PDF) using dynamic MRI. Phys Med Biol, 2007. 52(2): 365 – 73.

[63] Cai, J. et al., Reproducibility of interfraction lung motion probability distribution function using dynamic MRI: Statistical analysis. Int J Radiat Oncol Biol Phys, 2008. 72(4): 1228 – 35.

[64] Tryggestad, E. et al., 4D tumor centroid tracking using orthogonal 2D dynamic MRI: Implications for radiotherapy planning. Med Phys, 2013. 40(9): 091712.

[65] Paganelli, C. et al., Quantification of lung tumor rotation with automated landmark extraction using orthogonal cine MRI images. Phys Med Biol, 2015. 60(18): 7165 – 78.

[66] Cai, J. et al., Estimation of error in maximal intensity projection – based internal target volume of lung

tumors: A simulation and comparison study using dynamic magnetic resonance imaging. Int J Radiat Oncol Biol Phys, 2007. 69(3): 895-902.

[67] Dinkel, J. et al., 4D-MRI analysis of lung tumor motion in patients with hemidiaphragmatic paralysis. Radiother Oncol, 2009. 91(3): 449-54.

[68] von Siebenthal, M. et al., 4D MR imaging of respiratory organ motion and its variability. Phys Med Biol, 2007. 52(6): 1547-64.

[69] Hu, Y. et al., Respiratory amplitude guided 4-dimensional magnetic resonance imaging. Int J Radiat Oncol Biol Phys, 2013. 86(1): 198-204.

[70] Akcakaya, M. et al., Free-breathing phase contrast MRI with near 100% respiratory navigator efficiency using k-space-dependent respiratory gating. Magn Reson Med, 2014. 71(6): 2172-9.

[71] Cai, J. et al., Four-dimensional magnetic resonance imaging (4D-MRI) using image-based respiratory surrogate: A feasibility study. Med Phys, 2011. 38(12): 6384-94.

[72] Liu, Y. et al., Investigation of sagittal image acquisition for 4D - MRI with body area as respiratory surrogate. Med Phys, 2014. 41(10).

[73] Tryggestad, E. et al., Respiration-based sorting of dynamic MRI to derive representative 4D-MRI for radiotherapy planning. Med Phys, 2013. 40(5): 051909.

[74] Liu, Y. et al., T2-weighted four dimensional magnetic resonance imaging with result-driven phase sorting. Med Phys, 2015. 42(8): 4460-71.

[75] Liu, Y. et al., Four-dimensional diffusion-weighted MR imaging (4D-DWI): A feasibility study. Med Phys, 2016. 44: 397-406.

[76] Liu, Y., F. Yin, and J. Cai, SU-F-R-29: The influence of four dimensional diffusion-weighted MRI (4DDWI) on feature analysis of time-resolved apparent diffusion coefficient (ADC) measurement: Initial evaluation. Med Phys, 2016. 43(6): 3379.

[77] Liu, Y. et al., Four dimensional magnetic resonance imaging with retrospective k-space reordering: A feasibility study. Med Phys, 2015. 42(2): 534-41.

[78] Cai, J. et al., Dynamic MRI of grid-tagged hyperpolarized helium-3 for the assessment of lung motion during breathing. Int J Radiat Oncol Biol Phys, 2009. 75(1): 276-84.

[79] Fain, S. et al., Imaging of lung function using hyperpolarized helium-3 magnetic resonance imaging: Review of current and emerging translational methods and applications. J Magn Reson Imaging, 2010. 32(6): 1398-408.

[80] Tustison, N. J. et al., Pulmonary kinematics from tagged hyperpolarized helium-3 MRI. J Magn Reson Imaging, 2010. 31(5): 1236-41.

[81] Cai, J. et al., MR grid-tagging using hyperpolarized helium-3 for regional quantitative assessment of pulmonary biomechanics and ventilation. Magn Reson Med, 2007. 58(2): 373-80.

[82] Cai, J. et al., Direct measurement of lung motion using hyperpolarized helium-3 MR tagging. Int J Radiat Oncol Biol Phys, 2007. 68(3): 650-3.

[83] Yeo, U. J. et al., Performance of 12 DIR algorithms in low-contrast regions for mass and density conserving deformation. Med Phys, 2013. 40(10): 101701.

[84] Liu, F. et al., Evaluation of deformable image registration and a motion model in CT images with limited features. Phys Med Biol, 2012. 57(9): 2539-54.

[85] Wanet, M. et al., Gradient-based delineation of the primary GTV on FDG-PET in non-small cell lung cancer: A comparison with threshold-based approaches, CT and surgical specimens. Radiother Oncol, 2011. 98(1): 117-25.

[86] Flamen, P. et al., Utility of positron emission tomography for the staging of patients with potentially operable esophageal carcinoma. J Clin Oncol, 2000. 18(18): 3202-10.

[87] Czernin, J. and C. Yap, From FDG – PET to FDG PET/CT imaging, in Atlas of PET/CT Imaging in Oncology, J. Czernin et al., Editors. 2004, Berlin and New York, NY: Springer p. 8, 315 p.

[88] Zhu, A., D. Lee, and H. Shim, Metabolic positron emission tomography imaging in cancer detection and therapy response. Semin Oncol, 2011. 38(1): 55 – 69.

[89] Mac Manus, M. P. et al., F – 18 fluorodeoxyglucose positron emission tomography staging in radical radiotherapy candidates with nonsmall cell lung carcinoma. Cancer, 2001. 92(4): 886 – 95.

[90] Bradley, J. et al., Impact of FDG – PET on radiation therapy volume delineation in non – small – cell lung cancer. Int J Radiat Oncol Biol Phys, 2004. 59(1): 78 – 86.

[91] Bradley, J. et al., A phase II comparative study of gross tumor volume definition with or without PET/CT fusion in dosimetric planning for non – small – cell lung cancer (NSCLC): Primary analysis of Radiation Therapy Oncology Group (RTOG) 0515. Int J Radiat Oncol Biol Phys, 2012. 82(1): 435 – 41, e1.

[92] Lee, P. et al., Current concepts in F18 FDG PET/CT – based radiation therapy planning for lung cancer. Front Oncol, 2012. 2: 71.

[93] Leong, T. et al., A prospective study to evaluate the impact of FDG – PET on CT – based radiotherapy treatment planning for oesophageal cancer. Radiother Oncol, 2006. 78(3): 254 – 61.

[94] Kong, F. M. et al., High – dose radiation improved local tumor control and overall survival in patients with inoperable/unresectable non – small – cell lung cancer: Long – term results of a radiation dose escalation study. Int J Radiat Oncol Biol Phys, 2005. 63(2): 324 – 33.

[95] Martel, M. K. et al., Estimation of tumor control probability model parameters from 3 – D dose distributions of non – small cell lung cancer patients. Lung Cancer, 1999. 24(1): 31 – 7.

[96] Aerts, H. J. et al., Identification of residual metabolic – active areas within individual NSCLC tumours using a pre – radiotherapy (18)Fluorodeoxyglucose – PET – CT scan. Radiother Oncol, 2009. 91(3): 386 – 92.

[97] Abramyuk, A. et al., Is pre – therapeutical FDG – PET/CT capable to detect high risk tumor subvolumes responsible for local failure in non – small cell lung cancer? Radiother Oncol, 2009. 91(3): 399 – 404.

[98] Aerts, H. J. W. L. et al., Stability of F – 18 – deoxyglucose uptake locations within tumor during radiotherapy for NSCLC: A prospective study. Int J Radiat Oncol Biol Phys, 2008. 71(5): 1402 – 7.

[99] van Elmpt, W. et al., The PET – boost randomised phase II dose – escalation trial in non – small cell lung cancer. Radiother Oncol, 2012. 104(1): 67 – 71.

[100] Lu, W. et al., Pre – chemoradiotherapy FDG PET/CT cannot identify residual metabolically – active volumes within individual esophageal tumors. J Nucl Med Radiat Ther, 2015. 6. doi:10.4172/2155 – 9619.1000226.

[101] Feng, M. et al., Using fluorodeoxyglucose positron emission tomography to assess tumor volume during radiotherapy for non – small – cell lung cancer and its potential impact on adaptive dose escalation and normal tissue sparing. Int J Radiat Oncol Biol Phys, 2009. 73(4): 1228 – 34.

[102] Wahl, R. L. et al., From RECIST to PERCIST: Evolving considerations for PET response criteria in solid tumors. J Nucl Med., 2009. 50 (Suppl. 1): 122S – 50S.

[103] Mac Manus, M. P. et al., Positron emission tomography is superior to computed tomography scanning for response – assessment after radical radiotherapy or chemoradiotherapy in patients with non – small – cell lung cancer. J Clin Oncol, 2003. 21(7): 1285 – 92.

[104] Benz, M. R. et al., FDG – PET/CT imaging predicts histopathologic treatment responses after the initial cycle of neoadjuvant chemotherapy in high – grade soft – tissue sarcomas. Clin Cancer Res, 2009. 15(8): 2856 – 63.

[105] Krause, B. J. et al., 18F – FDG PET and 18F – FDG PET/CT for assessing response to therapy in esophageal cancer. J Nucl Med, 2009. 50(Suppl. 1): 89S – 96S.

[106] Heron, D. E. et al. , PET – CT in radiation oncology: The impact on diagnosis, treatment planning, and assessment of treatment response. Am J Clin Oncol, 2008. 31(4): 352 – 62.

[107] Brindle, K. , New approaches for imaging tumour responses to treatment. Nat Rev Cancer, 2008. 8(2): 94 – 107.

[108] Vansteenkiste, J. F. et al. , Potential use of FDG – PET scan after induction chemotherapy in surgically staged IIIa – N2 non – small – cell lung cancer: A prospective pilot study. The Leuven Lung Cancer Group. Ann Oncol, 1998. 9(11): 1193 – 8.

[109] Cerfolio, R. J. et al. , Repeat FDG – PET after neoadjuvant therapy is a predictor of pathologic response in patients with non – small cell lung cancer. Ann Thorac Surgery, 2004. 78(6): 1903 – 9.

[110] de Geus - Oei, L. F. et al. , Predictive and prognostic value of FDG – PET in nonsmall – cell lung cancer: A systematic review. Cancer, 2007. 110(8): 1654 – 64.

[111] Lu, W. , J. Wang, and H. H. Zhang, Computerized PET/CT image analysis in the evaluation of tumor response to therapy. Br J Radiol, 2015. 88: 20140625.

[112] Tan, S. et al. , Spatial – temporal [(18)F]FDG – PET features for predicting pathologic response of esophageal cancer to neoadjuvant chemoradiation therapy. Int J Radiat Oncol Biol Phys, 2013. 85(5): 1375 – 82.

[113] Zhang, H. et al. , Modeling pathologic response of esophageal cancer to chemoradiation therapy using spatial – temporal (18)F – FDG PET features, clinical parameters, and demographics. Int J Radiat Oncol Biol Phys, 2014. 88(1): 195 – 203.

[114] Nehmeh, S. A. and Y. E. Erdi, Respiratory motion in positron emission tomography/computed tomography: A review. Semin Nucl Med, 2008. 38(3): 167 – 76.

[115] Pan, T. et al. , Attenuation correction of PET images with respiration – averaged CT images in PET/CT. J Nucl Med, 2005. 46(9): 1481 – 7.

[116] Nehmeh, S. A. et al. , Four – dimensional (4D) PET/CT imaging of the thorax. Med Phys, 2004. 31(12): 3179 – 86.

[117] Dawood, M. et al. , Respiratory motion correction in 3 – D PET data with advanced optical flow algorithms. IEEE Trans Med Imaging, 2008. 27(8): 1164 – 75.

[118] Lamare, F. et al. , Local respiratory motion correction for PET/CT imaging: Application to lung cancer. Med Phys, 2015. 42(10): 5903.

[119] Lamare, F. et al. , List – mode – based reconstruction for respiratory motion correction in PET using non-rigid body transformations. Phys Med Biol, 2007. 52(17): 5187 – 204.

[120] Stewart, R. D. and X. A. Li, BGRT: Biologically guided radiation therapy—the future is fast approaching. Med Phys, 2007. 34(10): 3739 – 51.

[121] Gregory, D. L. et al. , Effect of PET/CT on management of patients with non – small cell lung cancer: Results of a prospective study with 5 – year survival data. J Nucl Med, 2012. 53(7): 1007 – 15.

[122] Mah, K. et al. , The impact of (18)FDG – PET on target and critical organs in CT – based treatment planning of patients with poorly defined non – small – cell lung carcinoma: A prospective study. Int J Radiat Oncol Biol Phys, 2002. 52(2): 339 – 50.

[123] Steenbakkers, R. J. et al. , Reduction of observer variation using matched CT – PET for lung cancer delineation: A three – dimensional analysis. Int J Radiat Oncol Biol Phys, 2006. 64(2): 435 – 48.

[124] Ashamalla, H. et al. , The contribution of integrated PET/CT to the evolving definition of treatment volumes in radiation treatment planning in lung cancer. Int J Radiat Oncol Biol Phys, 2005. 63(4): 1016 – 23.

[125] Erdi, Y. E. et al. , Radiotherapy treatment planning for patients with non – small cell lung cancer using positron emission tomography (PET). Radiother Oncol, 2002. 62(1): 51 – 60.

[126] Ciernik, I. F. et al. , Radiation treatment planning with an integrated positron emission and computer tomo-

graphy (PET/CT): A feasibility study. Int J Radiat Oncol Biol Phys, 2003. 57(3): 853 -63.

[127] Schwartz, D. L. et al., FDG - PET/CT - guided intensity modulated head and neck radiotherapy: A pilot investigation. Head Neck, 2005. 27(6): 478 -87.

[128] van Baardwijk, A. et al., The current status of FDG - PET in tumour volume definition in radiotherapy treatment planning. Cancer Treat Rev, 2006. 32(4): 245 -60.

[129] Chao, K. S. et al., A novel approach to overcome hypoxic tumor resistance: Cu - ATSM - guided intensitymodulated radiation therapy. Int J Radiat Oncol Biol Phys, 2001. 49(4): 1171 -82.

[130] Goerres, G. W. et al., PET/CT of the abdomen: Optimizing the patient breathing pattern. Eur Radiol, 2003. 13(4): 734 -9.

[131] Zaid, H. and T. Pan, Recent advances in hybrid imaging for radiation therapy planning: The cutting edge. PET Clin, 2011. 6: 207 -26.

[132] Chi, P. C. M. et al., Effects of respiration - averaged computed tomography on positron emission tomography/computed tomography quantification and its potential impact on gross tumor volume delineation. Int J Radiat Oncol Biol Phys, 2008. 71(3): 890 -9.

[133] Young, H. et al., Measurement of clinical and subclinical tumour response using [18F] - fluorodeoxyglucose and positron emission tomography: Review and 1999 EORTC recommendations. European Organization for Research and Treatment of Cancer (EORTC) PET Study Group. Eur J Cancer, 1999. 35(13): 1773 -82.

[134] Pan, T., X. Sun, and D. Luo, Improvement of the cine - CT based 4D - CT imaging. Med Phys, 2007. 34(11): 4499 -503.

[135] Riegel, A. C. et al., Cine computed tomography without respiratory surrogate in planning stereotactic radiotherapy for non - small - cell lung cancer. Int J Radiat Oncol Biol Phys, 2009. 73(2): 433 -41.

[136] Pan, T. et al., Attenuation correction of PET cardiac data with low - dose average CT in PET/CT. Med Phys, 2006. 33(10): 3931 -8.

[137] Low, D. A. et al., A method for the reconstruction of four - dimensional synchronized CT scans acquired during free breathing. Med Phys, 2003. 30(6): 1254 -63.

[138] Pan, T. et al., 4D - CT imaging of a volume influenced by respiratory motion on multi - slice CT. Med Phys, 2004. 31(2): 333 -40.

[139] Keall, P. J. et al., Acquiring 4D thoracic CT scans using a multislice helical method. Phys Med Biol, 2004. 49(10): 2053 -67.

[140] Riegel, A. C. et al., Dose calculation with respiration - averaged CT processed from cine CT without a respiratory surrogate. Med Phys, 2008. 35(12): 5738 -47.

[141] Shirai, K. et al., Phantom and clinical study of differences in cone beam computed tomographic registration when aligned to maximum and average intensity projection. Int J Radiat Oncol Biol Phys, 2014. 88(1): 189 -94.

[142] Underberg, R. W. et al., Use of maximum intensity projections (MIP) for target volume generation in 4DCT scans for lung cancer. Int J Radiat Oncol Biol Phys, 2005. 63(1): 253 -60.

[143] Bradley, J. D. et al., Comparison of helical, maximum intensity projection (MIP), and averaged intensity (AI) 4D CT imaging for stereotactic body radiation therapy (SBRT) planning in lung cancer. Radiother Oncol, 2006. 81(3): 264 -8.

[144] Riegel, A. C. et al., Cine CT without a respiratory surrogate in planning of stereotactic radiotherapy for non - small cell lung cancer. Int J Radiat Oncol Biol Phys (accepted for publication), 2009. 73(2): 433 -41.

[145] Biehl, K. J. et al., 18F - FDG PET definition of gross tumor volume for radiotherapy of non - small cell lung cancer: Is a single standardized uptake value threshold approach appropriate? J Nucl Med, 2006. 47

(11): 1808 - 12.

[146] Pan, T. and O. Mawlawi, PET/CT in radiation oncology. Med Phys, 2008. 35(11), 4955 - 66.

[147] Wehrl, H. F. et al., Combined PET/MR imaging—Technology and applications. Technol Cancer Res Treat, 2010. 9(1): 5 - 20.

[148] Heusch, P. et al., Thoracic staging in lung cancer: Prospective comparison of 18F - FDG PET/MR imaging and 18F - FDG PET/CT. J Nucl Med, 2014. 55(3): 373 - 8.

[149] Heusch, P. et al., Diagnostic accuracy of whole - body PET/MRI and whole - body PET/CT for TNM staging in oncology. Eur J Nucl Med Mol Imaging, 2015. 42(1): 42 - 8.

[150] Bezrukov, I. et al., MR - Based PET attenuation correction for PET/MR imaging. Semin Nucl Med, 2013. 43(1): 45 - 59.

[151] Thorwarth, D. et al., Simultaneous 68Ga - DOTATOC - PET/MRI for IMRT treatment planning for meningioma: First experience. Int J Radiat Oncol Biol Phys, 2011. 81(1): 277 - 83.

[152] Lois, C. et al., An assessment of the impact of incorporating time - of - flight information into clinical PET/CT imaging. J Nucl Med, 2010. 51(2): 237 - 45.

[153] Akamatsu, G. et al., Improvement in PET/CT image quality with a combination of point - spread function and time - of - flight in relation to reconstruction parameters. J Nucl Med, 2012. 53(11): 1716 - 22.

[154] Panin, V. Y. et al., Fully 3 - D PET reconstruction with system matrix derived from point source measurements. IEEE Trans Med Imaging, 2006. 25(7): 907 - 21.

[155] Herrmann, K. et al., Imaging gastric cancer with PET and the radiotracers 18F - FLT and 18F - FDG: A comparative analysis. J Nucl Med, 2007. 48(12): 1945 - 50.

[156] Yue, J., et al., Measuring tumor cell proliferation with 18F - FLT PET during radiotherapy of esophageal squamous cell carcinoma: A pilot clinical study. J Nucl Med, 2010. 51(4): 528 - 34.

[157] Chang, J. H. et al., Hypoxia - targeted radiotherapy dose painting for head and neck cancer using (18) F - FMISO PET: A biological modeling study. Acta Oncol, 2013. 52: 1723 - 9.

[158] Hicks, R. J. et al., Utility of FMISO PET in advanced head and neck cancer treated with chemoradiation incorporating a hypoxia - targeting chemotherapy agent. Eur J Nucl Med Mol Imaging, 2005. 32(12): 1384 - 91.

[159] Lehtio, K. et al., Imaging perfusion and hypoxia with PET to predict radiotherapy response in head - and-neck cancer. Int J Radiat Oncol Biol Phys, 2004. 59(4): 971 - 82.

[160] Wieder, H. et al., PET imaging with [11C] methyl—L - methionine for therapy monitoring in patients with rectal cancer. Eur J Nucl Med Mol Imaging, 2002. 29(6): 789 - 96.

[161] Allen, A. M. et al., Assessment of response of brain metastases to radiotherapy by PET imaging of apoptosis with 18F - ML - 10. Eur J Nucl Med Mol Imaging, 2012. 39(9): 1400 - 8.

[162] Yang, W. et al., Imaging of proliferation with 18F - FLT PET/CT versus 18F - FDG PET/CT in non - smallcell lung cancer. Eur J Nucl Med Mol Imaging, 2010. 37(7): 1291 - 9.

[163] Trigonis, I. et al., Early reduction in tumour [18F] fluorothymidine (FLT) uptake in patients with non - small cell lung cancer (NSCLC) treated with radiotherapy alone. Eur J Nucl Med Mol Imaging, 2014. 41(4): 682 - 93.

[164] Sterzing, F. et al., Ga - PSMA - 11 PET/CT: A new technique with high potential for the radiotherapeutic management of prostate cancer patients. Eur J Nucl Med Mol Imaging, 2015. 43: 34 - 41.

第 14 章

治疗计划的进展

MEI LI, RUIJIANG LI, AND LEI XING

14.1 引言

肺癌是世界上恶性肿瘤死亡率第一位的肿瘤，其中非小细胞肺癌（non - small cell lung cancer，NSCLC）占肺癌的 80%。2015 年，美国预计有 221 200 例被新诊断为肺癌和支气管癌病例（男性 115 610 例，女性 105 590 例），并有 158 040 例死于该疾病（男性 86 380 例，女性 71 660 例）[1]。美国从 2004 年到 2010 年肺癌 5 年总生存率约为 16.8% [2]。放射治疗（radiation therapy，RT）作为一种重要的治疗方法，无论是根治性治疗或是姑息治疗，都在 NSCLC 的各个阶段发挥着重要作用。约 40% 的 NSCLC 患者接受过肿瘤多学科治疗中的放射治疗。对于Ⅰ期和Ⅱ期 NSCLC，对于医学上不能手术或拒绝手术患者，放疗是一种替代手术的可选择治疗手段。用立体定向消融放射治疗（SABR），也称立体定向体部放射治疗（SBRT）新技术在特定的Ⅰ期非小细胞肺癌患者上，短期随访中显现出与手术相当的控制率[3-5]。放疗联合化疗仍是Ⅲ期 NSCLC 患者的主要治疗方式，可用于 Pancoast 肿瘤术前[6]和 pN2 肿瘤术后[7]。最后，放疗还是一种重要的姑息治疗方式，可治疗由原发肿瘤或骨或脑转移瘤引起的症状，改善患者的生活质量[8]。

如前面章节所介绍的，目前肺癌的放疗计划技术包括三维适形放射治疗（3D-CRT）、调强放射治疗（IMRT）和容积调强放射治疗（VMAT）。近年来，随着新治疗计划技术的引入，如四维计划、基于功能的计划等，能更精确地覆盖肿瘤靶区和更好地保护危及器官（organ at-risk，OAR）。这些先进技术越来越多地应用于肺癌的放射治疗[9]。本章将概述 IGRT 时代肺癌治疗计划技术的最新进展。

14.2 蒙特卡罗剂量算法

使用精确的剂量计算模型是肺癌治疗计划成功执行的关键步骤。笔形束剂量算法由于其异质性校正能力差，不适用于胸部。卷积算法，如在 Eclipse 治疗计划系统（TPS）中实施的各向异性解析和筒串卷积算法，虽然提高了剂量计算精度，但用于肺部放疗计划仍不够用。鉴于患者组织的异质性，特别是当使用高能电子束时，不能用传统的确定性剂量算法来精确处理电子传输不平衡的影响。电子不平衡会导致计划靶区（PTV）剂量不足，如图 14.1 所示。图 14.2 中的适形肺计划说明了由于肺中电子散射增加而导致的剂量分布的半影变宽。鉴于蒙特卡罗（MC）的剂量计算是一种能够准确模拟组织密度不均匀性的统计方法，因此适用于高精度的肺部放疗。然而，该模型相当复杂，计算要求也很高。AAPM 工作组第 105 号报告讨论了统计不确定性、方差缩减的使用以及基于蒙特卡罗的光子和电子外照射治疗计划的临床实施等问题[10]。高性能计算[11-13]和云基础设施[11,13]的最新进展正在改变剂量计算技术的前景，并可能使 MC 计算的常规使用成为现实。

肺部计划中 PTV 欠量是值得注意的，这取决于肿瘤的位置、大小以及射束能量。此外，正常组织尤其是正常肺的剂量也可能受到影响。研究表明，常规算法和 MC 算法之间可能存在显著差异（10%~20%）[14-17]。MC 算法特别适用于肺部放疗，特别是 IMRT/VMAT 这类复杂的剂量投照方案。这些先进的 RT 模式通常包括高水平的强度调制，通过使用一系列小的静态或动态形成的 MLC 子野来进行强度调制。在这种情况下，传统算法中关于散射平衡和输出比随射野大小的变化而发生变化的假设往往会被打破[18]。此外，在 IMRT 中，OARs 的剂量很大一部分是源于 MLC 散射或透射的辐射剂量[19]。MC 模拟可以准确地将这些效应考虑在内[20-25]。

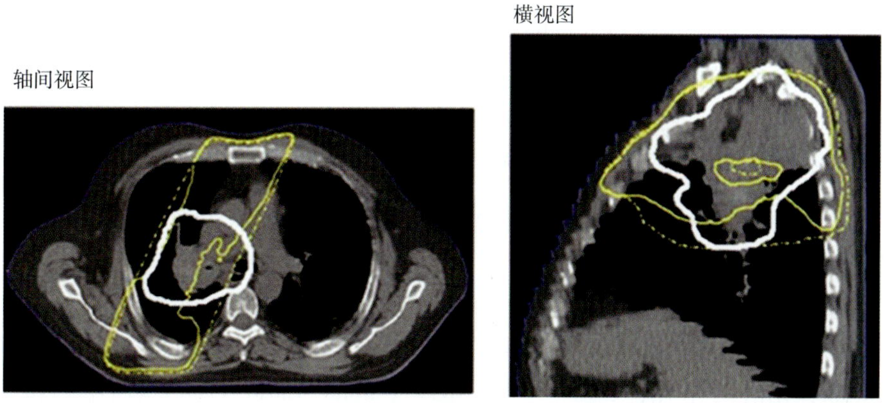

图 14.1　由于电子不平衡而导致的 PTV 剂量不足的肺放疗计划。对穿、斜野治疗计划（15MV 光子）的 100%的等剂量线覆盖，图中实线为 MC 算法（修正的 DPM）得到的剂量线，虚线为 EPL 算法得到的剂量线。PTV 以白色标定。缩写：MC，Monte Carlo；DPM，剂量计划设计方法；EPL，等效路径长度。（经许可转载自 Chetty，I. J. et al.，Med Phys，34，4818－53，2007.）

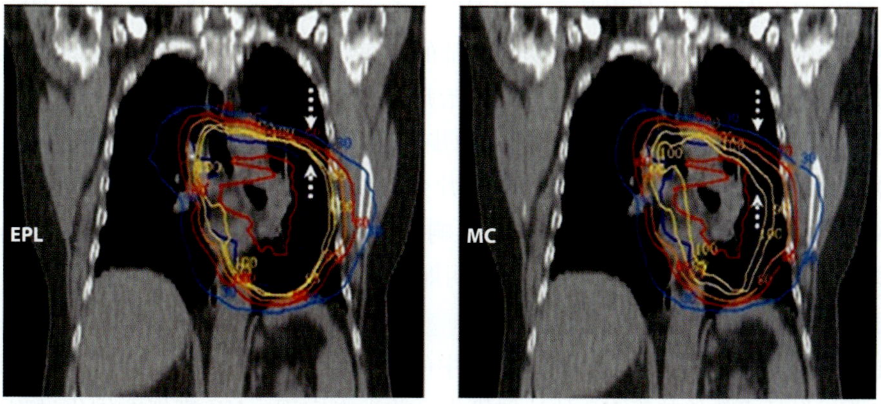

图 14.2　阐述了肺组织中由于电子散射增加导致基于 MC（修正的 DPM）计算的剂量分布（右侧）的半影展宽的三维适形肺计划（15MV 光子）。这种效应在 EPL 计算的剂量分布中不那么明显。缩写：MC，蒙特卡罗；DPM，剂量计划设计方法；EPL，等效路径长度。（经许可转载自 Chetty，I. J. et al.，Med Phys，34，4818－53，2007.）

在过去的三十年中，许多通用的 MC 算法被开发用于模拟电子和光子的传输，包括 EGS 程序系统[26,27]、GEANT4[28]、ITS[29]和 MCNP 系统[30,31]等。尽管在使用得当的情况下，这些通用算法的准确性大体相同，但对于常规治疗计划来说则太慢了。一些研究团体已经发表过文章来阐释在多台计算机上并行使用 MC 方法，以减少临床研究中的模拟时间[32]。对于放射治疗，有一系列 MC 程序可以提高计算效率，PEREGRINE 系统（North American Scientific：Nomos Division）是首个经过 FDA510－K 批准的 MC 算法，也是美国第一种商用光子束治疗计划系统。PEREGRINE 通过随机铰链法进行电子传输模拟[33]，使用多种效率提高方法和方差缩减方法，包括源粒子再利用、距离排斥、俄罗斯轮盘赌和光子分解[34,35]。在多台计算机上同时计算，以减少剂量计算的总时间。目前，市场上现有的一些 MC 应用，包括体素 MC（VMC）系列程序[36]以及随后开发的 XVMC 程序和 VMC + + 程序。XVMC 程序已被应用到 Monaco™（CMS，Elekta，斯德哥尔摩，瑞典）、PrecisePlan™（Elekta，斯德哥尔摩，瑞典）和 iPlan™（BrianLab，慕尼黑，德国）治疗计划系统中[37]。VMC + + 程序是 Nucletron 公司研发的首个商用电子 MC 算法的基础，已应用到 MasterPlan™（Nucletron，努克莱顿）和 Eclipse™（Varian，帕洛阿尔托，CA）光子束剂量计算治疗计划系统[38]。已有多篇文章报道了基于 VMC 系统的治疗计划应用和实验验证[38-40]。AAPM 第 105 号工作组的报告详细介绍了其他 MC 程序及其实施情况[10]：Macro MC（MMC）程序[41,42]和 eMC™（Eclipse，Varian，帕洛阿尔托，CA）[43,44]；MCV（Monte Carlo Vista）程序[45]和 Pinnacle™（Philips Radiation Oncology Systems，麦迪逊，WI）。

Lindsay 等人基于 MC 对 218 例 NSCLC 治疗计划进行重新计算，结果显示，没有异质性校正的治疗计划和基于 MC 算法的治疗计划在剂量指数 V20、最大肺剂量和平均 GTV 剂量上存在着显著差异，并且发现剂量指数 V20 与观察到的放射性肺炎间的相关性在没有异质性校正的治疗计划和基于 MC 算法的治疗计划之间也是不同的[46]。Fregoso 等人报告了他们在剂量验证方面的工作，以及使用基于商用 MC 光子束剂量算法（iPlan™ v. 4. 1 TPS）的初步临床评估。特别是在电子不平衡效应明显的肺的小病灶的应用中，观察到 MC 和一维笔形束（PB）算法之间的显著差异。对于常规的肺治疗计划，计算时间小于 10 分钟，1% ~2% 的平均剂量计算偏差[47]。迄今为止的不论是初步的还是回顾性临床证据，均支持基于 MC 的剂量计算和治疗计划能给临床带来有价值的疗效改变。Kong 等的结果表明，辐射剂量的准确性对 NSCLC 的局控和总生存时间有显著影响。常规剂量分割方案（63 ~69Gy，每次 2Gy）下，剂量每提高 1Gy 局控率增加 1. 3%，表明即使因剂量计算不准确而导致剂量分布的微小变化也可能影响局控和生存[48]。

既往研究证实了 MC 算法在 IMRT 优化中的可行性[49-52]。尽管该方法呈现了许多有吸引力的特性，但是成熟的基于 MC 的计划优化目前尚未实现。MC 模拟在优化过程中允许优化器考虑异质性所致的剂量扰动，以及 MLC 漏射和散射剂量。优化过程中剂量算法的不准确使用会导致收敛误差[50]，其优化得到的通量图不同于最优剂量分布的通量图。

14. 3 肺 IMRT 的射野方向选择

IMRT 治疗计划设计从合适的射野角度选择开始。习惯上是通过手动选择射野，然后再经试错调整，而这样需要花费大量的时间和精力才能得到一组可接受的射野。此外，治疗结果可能很大程度上取决于计划设计者的经验和对计划系统的理解。或者，可采用类解方法，对于类似的临床病例使用一组预设置的射野角度。然而，这种基于人群的方法没有考虑到病人特异性的解剖结构，因此可能会影响治疗计划的质量。一种更好的方法是在治疗计划过程中将射野布置自动化并进行射野方向优化。

寻找最优射野布置最简单的方法是穷举搜索，它通过搜索来自 N 等间距射束集的 M 个射野的所有组合来优化 IMRT 计划。这种方法虽然简单，但计算量上往往令人望而却步。例如，对于共面的均匀分布在 360°内 n =36 个射野，m =7 个射野的所有可能组合会生成 C_n^m =8 347 680 个 IMRT 计划。为了使这种方法切实可行，需要一些近似方法来加速搜索过程。Wang 等人报道了一种多方案搜索策略及其在非小细胞肺癌 IMRT 中的应用[53]，采用“影响向量”（IV）近似方法和快速梯度搜索算法对 IMRT 剂量分布进行了快速预测。首先，在一个给定数量的等间距照射野集（24 野）中，使用穷举搜索来确定最适合和最不适合的角度来配置包含较少数量射野（3 野）。射野数量少，能大幅减少搜索空间，从而缩短优化时间。如果上一步的结果所指示的最优选方向的射野数少于最优配置中所需的照射野数，则固定最优方向，并在排除最不优方向后的剩余射野空间中搜索其他角度。如果找到的最优方向的射野数多于所需的照射野数，则只在最优方向子集的搜索空间中搜索最优角度。这两步法搜索比整个穷举搜索要快得多，但仍生成了相似的治疗计划。

放射治疗计划中采用了几种复杂的优化算法，主要采用全局搜索法[54]，如模拟退火（SA）[55-59]和遗传算法（GA）[54,60-63]。SA 是最早提出解决放射治疗优化问题的方法之一，但它有许多参数有待优化，且在临床工作较为耗时。GA 被证明可用来解决射束角度优化（BAO）问题[60,63]。然而，这种方法容易出现局部最小值，而真正的全局最小值往往无法实现。既往研究指明了不同 BAO 方法在 IMRT 中的局限性[64,65]。

将先验知识纳入射野方向优化的方法正在兴起。最近，Magome 等报道了在非小细胞肺癌 SBRT 照射野布置上采用基于相似病例优化（SCBO）[66,67]。图 14.3 显示了该方法的总体方案，主要包括三个步骤：首先，根据 PTV、肺和脊髓的位置、大小和形状等结构有关的几何特征自动选择出一个与目标病例相似的病例。其次，利用线性配准技术，即仿射变换[68]，通过在肺部区域配准与目标病例相似的病例来确定目标病例的初始射束布置。最后，基于正常组织和 OAR 的辐射吸收代价函数，对目标病例的射野方向进行局部优化。结果表明，该方法可作为计算机辅助治疗计划的工具用于 SBRT 的照射野布置，局部优化射野布置的程序提高了治疗计划的质量，PTV 的均匀性指数和适形指数、肺的 V10、V20、平均剂量和 NTCP 上都有显著性获益（$P<0.05$）。

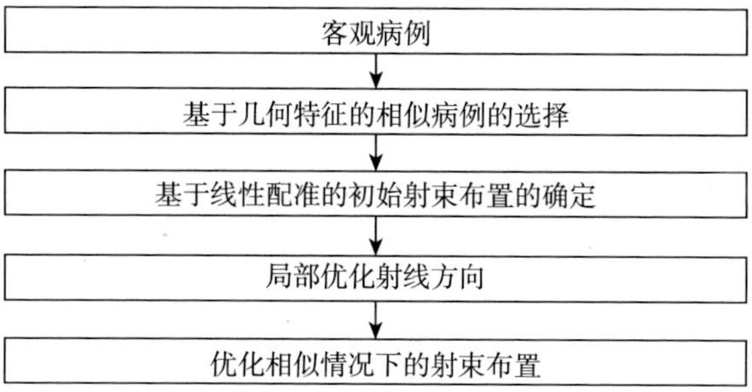

图 14.3　SBRT 中基于相似病例的射野布置优化方法的总体方案。（转载自 Magome，T. et al.，Biomed Res Int，2013，309534，2013.）

14.4 自动计划及其在肺癌治疗中的潜力

Wang 和 Xing 在 C#环境中开发了一种应用编程方法，记录了计划设计者和 TPS 的交互，并在平台中实现了自动 VMAT/IMRT 计划设计方案[69,70]。先通过 Microsoft Visual Studio Coded UI 记录一些常规的计划设计者 - TPS 交互作为子程序。在 C#应用程序编程中，当需要完成相应的任务时，调用记录操作。开发了一个自动化的 Eclipse™（Varian Medical Systems, Palo Alto, CA）VMAT/IMRT 计划选择策略，该策略是在 C#程序和 C#程序调用的 Eclipse 优化中完成。在这种方法中，参考治疗计划的剂量学特征（如 DVHs 和/或其他剂量学特征，如平均/最大/最小剂量）被用来指导寻找临床上最佳的治疗计划，它是通过迭代评估和修改 Eclipse 计划来实现的。这个过程模仿了计划设计者的计划过程，可提供临床上可行的治疗计划，否则就需要计划设计者进行大量的人工试错。图 14.4 展示了一个自动 VMAT/IMRT 计划的具体实现过程。通过在一个头颈部病例 VMAT 计划和一个前列腺病例 IMRT 计划中的应用，证实了该方法的实用性和有效性。

MDACC 还开发了他们自己的自动计划系统 "mdaccAutoPlan System"，并在一项临床试验中对Ⅲ期非小细胞肺癌患者采取了随机质子和光子治疗，比较了被动散射质子治疗（PSPT）和调强放射治疗（IMRT）的临床价值[65]。

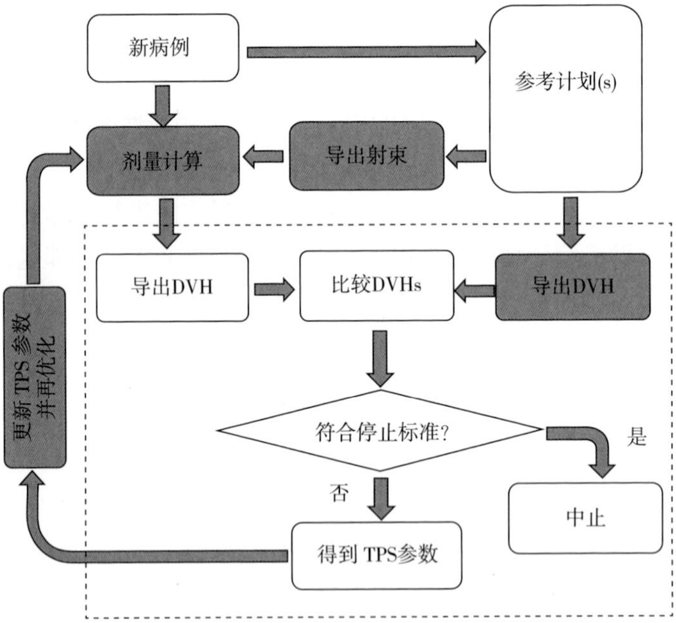

图 14.4 自动 VMAT/IMRT 计划优化方案的体系结构概述。内环计划优化是由 Eclipse™ 计划系统来完成的，而外环计算分析生成 Eclipse 计划，并向 Eclipse 优化器提供更新后的参数以改善剂量分布。灰色框是使用存储在库中的所记录的 Eclipse 操作来实现的。（转载自 Wang, H. and L. Xing, J Appl Clin Med Phys, . 17, 6425, 2016. ）

14.5 4D 治疗计划

由于呼吸运动，肺部肿瘤在治疗过程中往往会发生移动。考虑到这一点，肿瘤运动边界通常被添加到大体肿瘤区（GTV）中，从而导致更大体积的健康组织受照射[71,72]。随着 4D 成像技术的广泛应用，如 4D - CT[73-75]、4D - PET[76-78]、4D 锥束 CT[79-81]、MRI[82-84]和影像引导的动态投照等，4D 治疗计划日益成为可能[85-87]。

由于肺的密度和形状在呼吸的不同时相会发生变化，最好在每个呼吸时相进行剂量计算，并将剂量累积到一个参考时相。为实现这一目的，需进行可形变的图像配准（DIR），以生成源和参考图像之间的位移向量场（DVF）[85,88,89]。DVF 描述了多个 CT 集之间的体素与体素的相关性，并将其他时相沉积的剂量映射回参考时相。效率虽不高但直截了当，通过完整的 4D 剂量计算并计算呼吸过程的加权平均，以实现 4D 剂量累积[90]。为了简化 4D 剂量计算和计算代价，提出减少数据集的建议，例如将 DVFs 与平均计算机断层扫描（AVG - CT）耦合以评估累积剂量[91]，使用较少的呼吸时相[90]，或使用通气中期时相[86,92]。这些方法能近似接近完整的 4D 剂量累积，从而支持将累积剂量纳入临床治疗计划。例如，在最糟糕的情况下（肿瘤与横膈相邻，上下运动约 2cm），DIR 与完整 4D 剂量累积或 AVG - CT 之间观察到的最大偏差为 2%，最大剂量和 1% 大体肿瘤区[91]的剂量如图 14.5 所示。

直接剂量映射（DDM）和能量/质量转换（EMT）映射是在放射治疗过程中出现器官运动或肿瘤/组织变形时，将剂量从不同解剖时相累积到参考时相的两种基本算法。DDM 是基于从一个剂量网格到另一个剂量网格的剂量值的插值，因此当由于组织/肿瘤变形而有多个剂量值映射到参考时相的一个剂量体素时，定义剂量缺乏严谨性[93]。另一方面，EMT 计算了参考时相每个体素的总能量和质量，并通过将能量除以质量来计算剂量（称为能量/质量转换映射）。因此，它是基于基本合理的物理原理[94-97]。有研究比较了 10 例肺运动振幅最大的肺 SBRT 患者的 DDM 和 EMT 映射，尽管采用各向异性分析算法（AAA）计算治疗计划时两种剂量映射算法之间的最小剂量差异高达 11% 和 4%，但 ITV 和 PTV 具有相似的累积剂量。作者认为 DDM 可能不足以获得累积计划的准确剂量分布，相反，应该考虑 EMT[93]。

Chin 等比较了 3 例 NSCLC SBRT 患者的 4D VMAT、门控 VMAT 和 3D VMAT 的计划[98]。肿瘤运动范围从 1.4 ~ 3.4cm 不等。剂量和分割方案为 48Gy，分 4 次治疗。该研究中使用的 4D - CT 数据被分为 10 个呼吸时相。用 B 样条转换模型配准 4D - CT 图像。使用 Matlab™ 中编写的 4D - VMAT 算法，用多个静态射束孔来近似放射源的连续弧旋转[99]，并基于剂量 - 体积约束的代价函数指导治疗计划优化[100]。在优化开始时，只用几个等间隔的射束孔（例如 9 ~ 13 野）对圆弧进行采样，并且可灵活改变射束权重和 MLC 叶片位置。最终，更多的射束孔被添加至优化过程，机器参数改变的灵活性被降低直到圆弧被完全采样（例如 177 ~ 289 射野/弧）。新的射束孔总是被添加至两个现有射束孔的中间位置。其他放射治疗技术，如门控 VMAT 和 3D - VMAT，依赖于患者静态时的 3D - CT 数据，而 4D - VMAT 算法的关键是将患者的 4D - CT 数据集成至优化过程，它是通过将连续的射束孔与连续的 CT 相位建

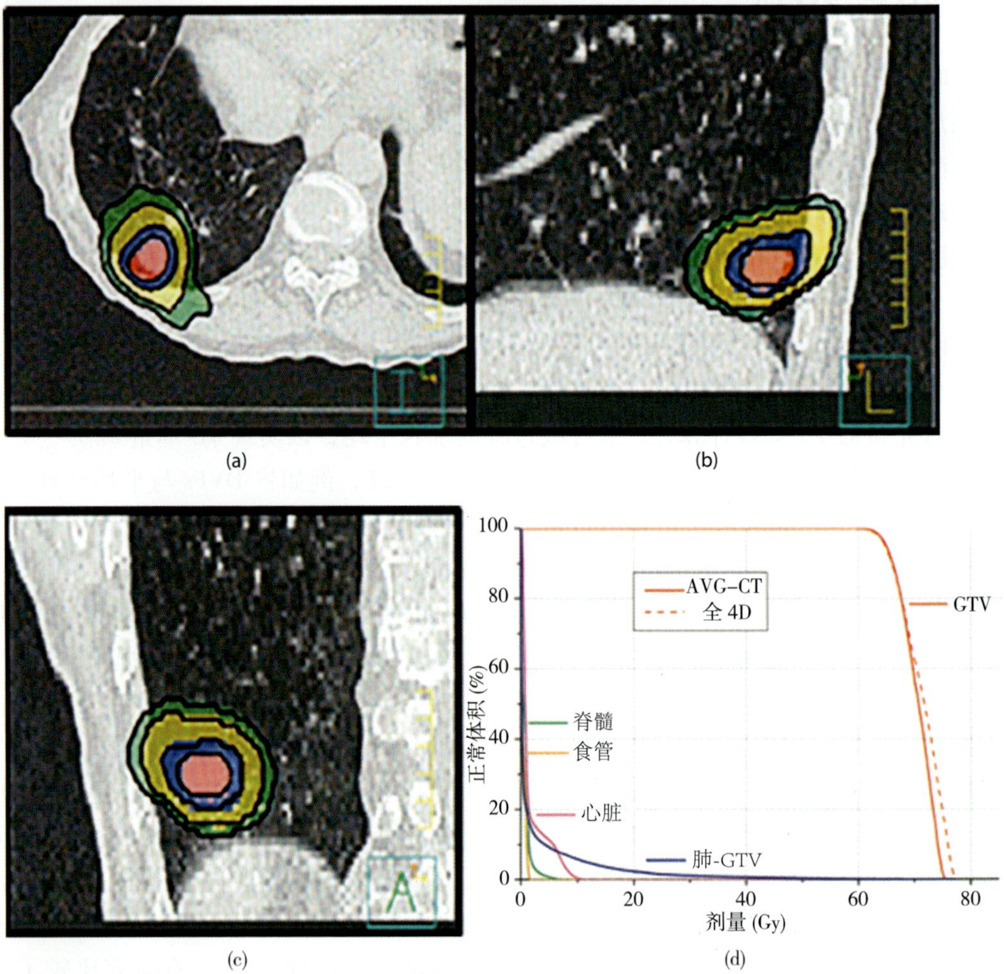

图 14.5　横断面（a）、矢状面（b）、冠状面（c）4D－CT 数据集和剂量体积直方图（d）显示了 DIR 与全 4D 剂量总和之间密切相关，或使用 AVG－CT 作为肿瘤上下偏移 2cm 患者的近似值。等剂量填充表示 AVG－CT 近似，黑色等剂量线表示相对应的全 4D 剂量总和[91]。

4D－CT，四维计算机断层扫描；4D，四维；DIR，可变形图像配准；AVG－CT，平均计算机断层扫描（经许可转载自 Glide－Hurst，C. K. et al.，Med Phys，35，5269－5277，2008.）

立相关性来实现的（图 14.6）。每个射束只分配一个 CT 相位，产生与呼吸相位优化相关联射束孔的治疗计划，其治疗实施与患者的呼吸运动同步。对于大多数 OARs 来说，门控 VMAT 可使危及器官得到最大保护，治疗时间比 3D－VMAT 延长了 77%～148%。4D－VMAT 计划的质量与门控 VMAT 相当，但有效投照治疗时间只比 3D－VMAT 长了 11%～25%。

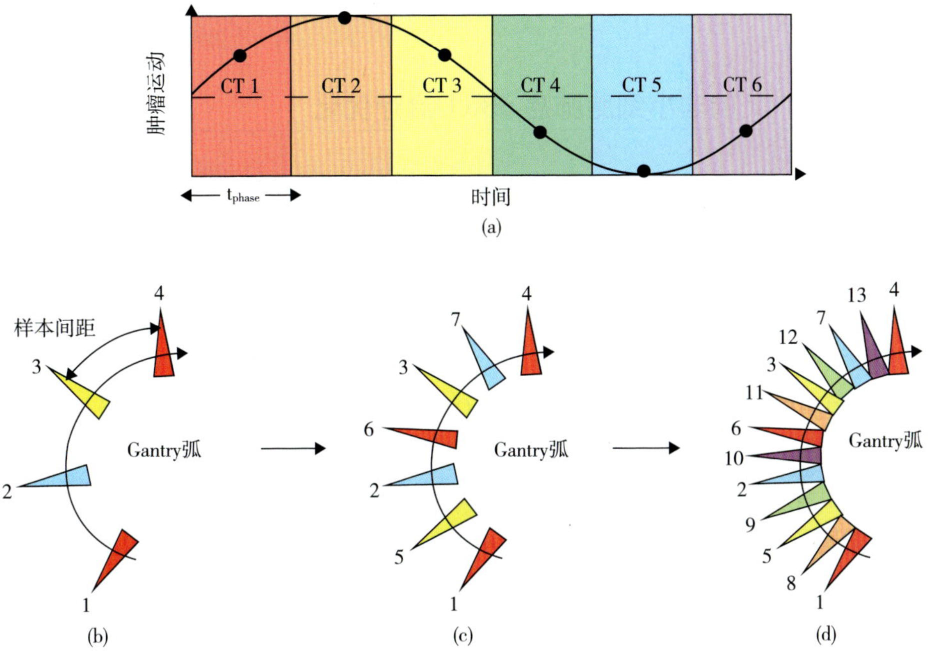

图 14.6　（a）示意图显示的是患者呼吸周期被分割成多个时相。不同颜色代表的是 1 ~ 6 CT 时相。（b）在治疗计划优化开始时，使用较少的射束孔对圆弧进行粗采样。（c）随着优化过程的进行，添加了更多的射束。数字表示优化过程所引入射束孔的顺序。（d）在优化结束时，对圆弧进行充分采样，并将连续投照的射束与连续的 CT 时相相关联。对 4D – CT 数据进行多次圆弧采样。请注意，（a） – （d）是简化的示意图。实际计划优化使用 10 个呼吸相位、360°弧的 4D – CT 数据，每弧至少 177 个射束孔，一般采用 1 ~ 3 个弧。（经许可转载自 Chin，E. et al.，Phys Med Biol，58，749 – 770，2013.）

14.6　生物引导治疗优化

基于剂量 – 体积约束的治疗优化常用于治疗计划的临床目标设置。这种做法似乎不太可能很快发生明显变化，因为已有大量临床经验表明，超过特定剂量阈值的器官体积与并发症的发生率密切相关。此外，临床上正常组织效应的定量分析（QUANTEC）已对不同器官（包括肺）的剂量 – 体积约束进行了更新[99 – 102]。这些更新后的数据可能会被广泛推荐采用，可能意味着未来对于剂量 – 体积约束有更大的临床依赖性。

虽然剂量 – 体积优化（DVO）是目前临床实际应用的主流，但在治疗优化过程加入额外的信息，如肿瘤和危及器官的重要生物学特性，可能会提高放射治疗的总体疗效。具体来说，在 DVO 后添加生物优化而不破坏 DVO 所得到的“重要”剂量 – 体积特性，所添加的生物优化由计划设计者/临床医生根据剂量 – 体积直方图（DVH）来确定。虽然这种方法必然限制了生物优化的效果，但在目前的临床应用中是可接受的。例如，生物信息可以从生物功能成像［如 PET/CT、通气和/或灌注（V/Q）成像］中获得，而非从 CT 的解剖成像、正常组织并发症概率模型（NTCP）/肿瘤控制率（TCP）模型［如 Lyman – probit[103] 和相对序列[104]]、现象学模型［如等效均匀剂量模型（EUD）][105-107]，或混合生理-生物学模型[108-112]中获得。

14.6.1 基于 NTCP 的非小细胞肺癌 SBRT 治疗优化

鉴于 SBRT 是一种相对较新的治疗模式，剂量比传统使用的低分割要高很多，尚不存在既定的剂量选择准则。可以使用各种剂量分割方案，从“放射外科”高剂量单次分割到≤5次的多次低分割方案都可以选择。假设 SBRT 治疗肿瘤的剂量-响应关系是合乎逻辑的，因此在最佳剂量时，可以最大程度控制肿瘤，而不增加正常组织的毒副作用。虽然不存在小体积低分割治疗（如 SBRT）的风险预测模型，但存在几种普遍接受的基于常规分割外照射治疗的肺 NTCP 预测模型[113]。这些模型考虑了 OARs 的整体剂量，放射性肺炎是备受关注的主要毒性。与基于简单参数（如肿瘤大小）选择的剂量相比，NTCP 模型提供了基于肿瘤位置、器官体积和治疗计划适形度等个体差异的剂量优化选择的可能。

Song 等描述了他们在一项 SBRT 预试验中的经验，其中 Lyman NTCP 模型用于确定治疗肺部肿瘤的最大允许剂量[114]。研究中共治疗了 17 例患者的 25 个部位肿瘤。所有治疗均以每次 9~15Gy 剂量分 3 次完成，运用 NTCP（使用 Lyman 模型）计算来确定剂量处方，最大允许 NTCP 肺炎风险为 20% 的处方剂量，不超过 15Gy/次[103]。使用 Kutcher 和 Burman 的剂量体积直方图缩减方法对剂量分布内的不均匀性进行了解释[115]。中位处方剂量为 35Gy（范围 24~45Gy）。在 25 个肿瘤中，有 23 个在中位随访 14 个月时仍然处于控制状态。有 4 例患者出现了 1~2 级急性毒性反应。2 例肺门旁肿瘤患者经过治疗后出现晚期毒性，没有患者出现 3 级或 4 级放射性肺炎。基于 NTCP 计算的剂量优化可能是一种合理的方法，可以在没有既定剂量指南的情况下安全地选择新模式进行剂量优化。这项研究的一个局限性是，在模型中没有考虑其他邻近器官（如气道和食管）的并发症。

14.6.2 PET/CT 及其在非小细胞肺癌放疗中的应用

PET 和 PET/CT 成像提供了关于许多敏感的、可量化的、准确的肿瘤生物学分子信息。在放射肿瘤学中，最常用作 PET 示踪剂的放射性药物是氟脱氧葡萄糖，不同的肿瘤均会比旁边正常组织有更高的摄取值[116]。用^{18}F-氟代咪唑（FMISO）PET、铜-60-二乙酰双（N4-甲基硫代氨基硫脲；铜-60ATSM）和^{18}F-氟代阿拉伯毒素（^{18}F-FAZA）PET 对非小细胞肺癌（NSCLC）缺氧水平进行了无创性评估[117-120]。

PET/CT 联合采集是获取 FDG-PET 图像的标准方法，用于 NSCLC 中基线分期和放射治疗计划（RTP）[120]。多个分期研究表明，PET/CT 在鉴别纵隔淋巴结受累[121,122]以及区分肿瘤和塌陷的肺组织上与 CT 相比具有明显的优势。此外，基于 PET/CT 所勾画的靶区均小于 CT，能使周围正常组织受量减少，从而为剂量增加创造了可能性[121,124]。理想状况下，有潜在放疗指征者应在 RT 治疗位置下行 FDG-PET 分期扫描，以便能够同时使用 PET 图像进行分期和 RT 计划。虽然 PET/CT 联合采集[125]是首选，但 PET 和 CT 图像共配准，也可以在实践中理想地使用基准标记[126]。

国际原子能机构（IAEA）于 2014 年发表了关于 PET/CT 成像用于非小细胞肺癌放疗的靶区勾画（TVD）的共识报告[127]。需要注意的是，靶区的定义应该包括所有肿瘤位置的完整运动路径，以创建一个呼吸外扩的 GTV（reGTV），包含肿瘤的所有运动时刻。4D PET/CT 成像可以克服一些与自由呼吸 PET/CT 扫描相关的不准确性，为肺部肿瘤的运动提供更准确的 SUV 量化。最近一项使用 4D PET/CT 成像的研究表明，基于 4D PET 的 ITV 与基于 4DCT 的 ITV 非常接近[128]。需要进一步研究和临床验证 4D PET/CT 成像的应用。

自动勾画可以提供与手动方法一致的勾画。然而，基于 PET 的自动勾画技术还存在以下几个尚未解决的问题：（1）对于心脏等 SUV 摄取值高的肿瘤附近正常组织的处理存在一定的困难；（2）很难证明哪种方法更接近肿瘤位置、肿瘤切缘以及病理相关性[129]；（3）由于肿瘤活性以外的其他因素（如患者生物学因素和技术因素）而导致 SUV 值的变异性[130]；（4）勾画 reGTV 以包括所有肿瘤位置的全部运动路径时，没有任何支持性的证据证明自动勾画的价值。从扫描的 PET 成分中获得的信息与 CT 扫描中所包含的信息是互补的，结合二者信息可提供更可靠的自动勾画[131]。尽管如此，基于 PET 的自动勾画值得去做进一步研究，特别是在 4D PET/CT 成像的时代。

除葡萄糖代谢外，局部肿瘤缺氧也与放射抗性增加和治疗失败有关。用 FMISO 评估缺氧成像的研究表明，可以使用这种成像技术来评估肿瘤中的氧合状态（图 14.7）。这些信息可以潜在地用于指导放疗剂量递增至肿瘤的缺氧部分[118,119]。

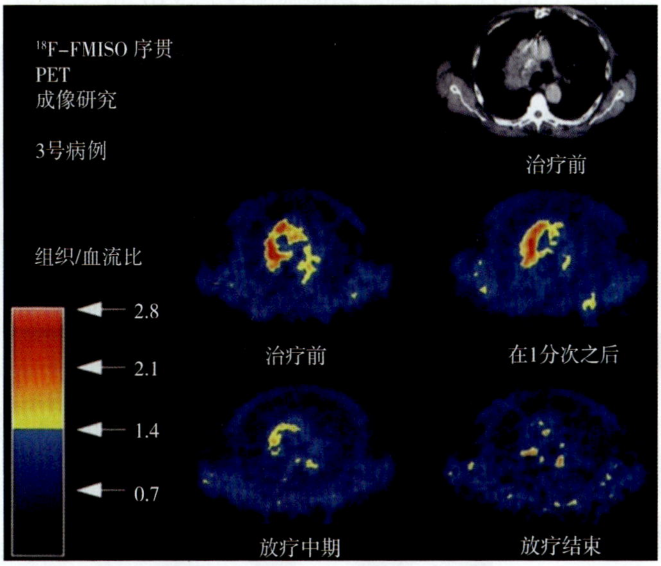

图 14.7　1 例 T2N3M0 非小细胞肺癌患者接受 6.5 周光子治疗疗程，包括相应的治疗前 CT 扫描。用^{18}F－FMISO 进行连续扫描显示右肺大肿瘤病变缺氧减少。（经许可转载自 Koh，W. J. et al.，Int J Radiat Oncol Biol Phys，33，391－398，1995.）

14.6.3 肺功能成像及其在非小细胞肺癌放疗中的应用

通气/灌注（V/Q）显像提供的肺功能信息已被证实在非小细胞肺癌放疗后的肺毒性评价方面具有重要意义[132-143]。肺部 V/Q 显像的相关技术包括 PET-CT[132]、单光子发射计算机断层成像和 X 射线 CT（SPECT-CT）[134]、超极化^{3}He-磁共振成像（^{3}He-MRI）[135,136,142]、惰性氙气 CT（Xe-CT）[137,138,143]和4D-CT 通气成像[139-141]。这些成像模式可以提供有用的 V/Q 信息。

Sivaassess 等通过在 NSCLC 中使用 4D-V/Q-PET-CT 技术采集有关肺功能的信息来评估 IMRT 优化效果（175 例）。使用^{99m}Tc 标记的多聚白蛋白（MAA）的平面闪烁扫描是用于功能性 V/Q 评估的长期成像标准。在这项研究中，吸入 Galligas（由^{68}Ga 替代^{99m}Tc）后进行通气成像。同时进行低剂量胸部 4D-CT 采集。4D-PET 和 4D-CT 的视野包括整个肺部领域。获得肺的通气-PET 扫描。随后，静脉内施用^{68}Ga-MAA 并在相同视野下获得 4D-灌注-PET。通气和灌注 PET 扫描被重建为门控和非门控图像。相位匹配衰减校正用于重建 4D-PET/CT 扫描。随后将自由呼吸 PET 采集与 4D-CT 的平均密度投影共同进行配准。高灌注肺容量（HP_{Lung}）和高通气肺容量（HV_{Lung}）均使用 70 % SUV 阈值进行标记，并使用 50% SUV 阈值创建“通气肺容量”（V_{Lung}）（图 14.8）。对于每个患者创建四个 IMRT 计划，分别针对肺的解剖结构，HP_{Lung}，HV_{Lung}和 V_{Lung}进行优化。对 HP_{Lung}进行优化的计划显著降低了功能肺平均剂量（MLD），改善了功能肺的 V5、V10 和 V20（图 14.9）。

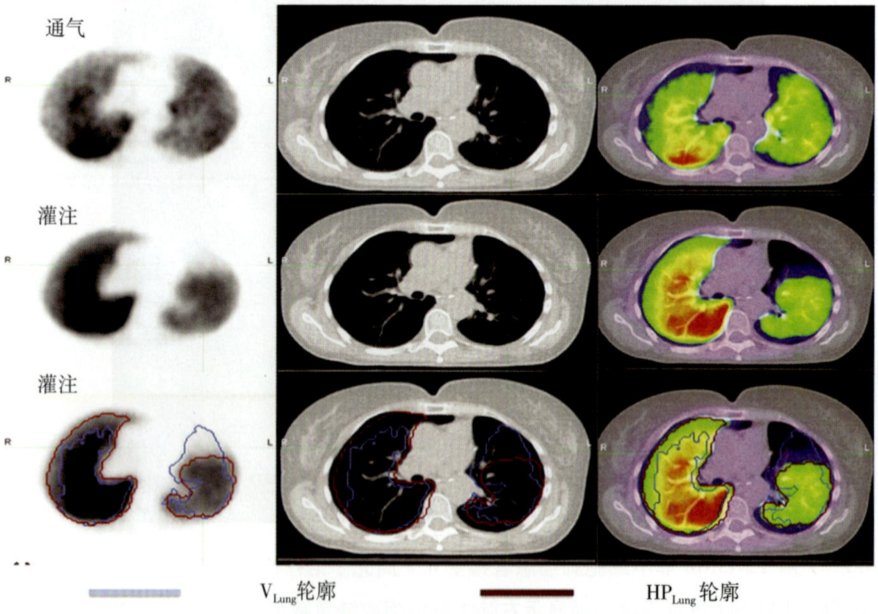

图 14.8 V/Q PET/CT 扫描在有肺气肿的 NSCLC 患者中的应用。PET 图像显示在第一列，共同配准的 PET/CT 图像显示在第二列，同时显示通气图像（上排）和灌注图像（下排）。通气图像中明显有更多的伪影，中央气道中有示踪剂聚集。（经许可转载自 Siva, S. et al., Radiother Oncol, 115, 157-162, 2015.）

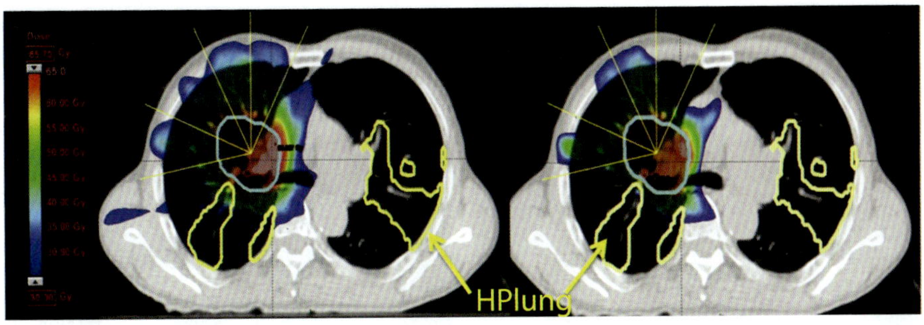

图 14.9　有严重肺气肿的 NSCLC 患者的 IMRT 计划。（a）轴向剂量彩色填充显示的是常规 IMRT 计划优化得到解剖肺剂量分布。（b）根据 HP_{Lung} 体积优化的功能自适应计划表明，由于功能剂量的显示，可以观察到剂量分布的差异。（经许可转载自 Siva，S. et al.，Radiother Oncol，115，157－162，2015.）

除了解剖信息之外，使用 SPECT－CT 的肺灌注成像还提供了肺部区域灌注的三维功能信息。以往的多项研究表明，灌注加权优化可能有助于减少局部晚期非小细胞肺癌大面积灌注缺损患者的放射损伤[144－146]。调强适形放射治疗比三维适形放射治疗能更有效地聚焦于肺部肿瘤，同时保护正常肺组织[147,148]，与肺功能成像相结合，可以根据其灌注分布调整正常肺的剂量分布，进一步减少肺毒性[133,145,149,150]。

Shioyama 等评估了基于 SPECT 灌注的 IMRT 治疗计划在局部晚期 NSCLC 中的可行性[133]。16 例患者行 SPECT－CT 肺灌注成像，然后进行模拟 CT 配准，分割 50% 和 90% 高灌注肺（F50 肺和 F90 肺，见图 14.10）。每例患者均设计并比较两种 IMRT 治疗计划：一种是单独使用模拟 CT 的解剖计划，另一种是除模拟 CT 外还使用 SPECT－CT 的功能计划。将灌注信息纳入 IMRT 治疗计划时，功能计划中 F50 和 F90 肺的平均剂量和 >5Gy、>10Gy、>20Gy 照射的体积百分比均低于解剖计划。结果证明，与灌注分布相对均匀的患者相比，大面积灌注缺损患者的肺功能得到了保护（见图 14.11）。

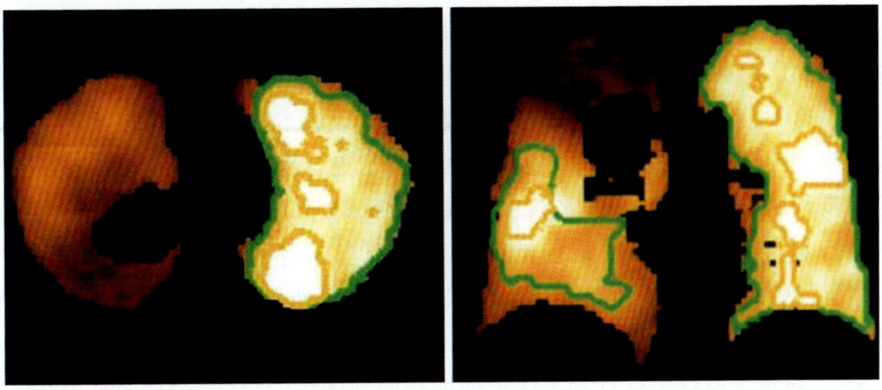

图 14.10　非小细胞肺癌病例的百分位 SPECT 图像。灌注的增加由图像的强度表示。F50 和 F90 肺分别以绿色和橙色显示。（经许可转载自 Shioyama，Y. et al.，Int J Radiat Oncol Biol Phys，68，1349－1358，2007.）

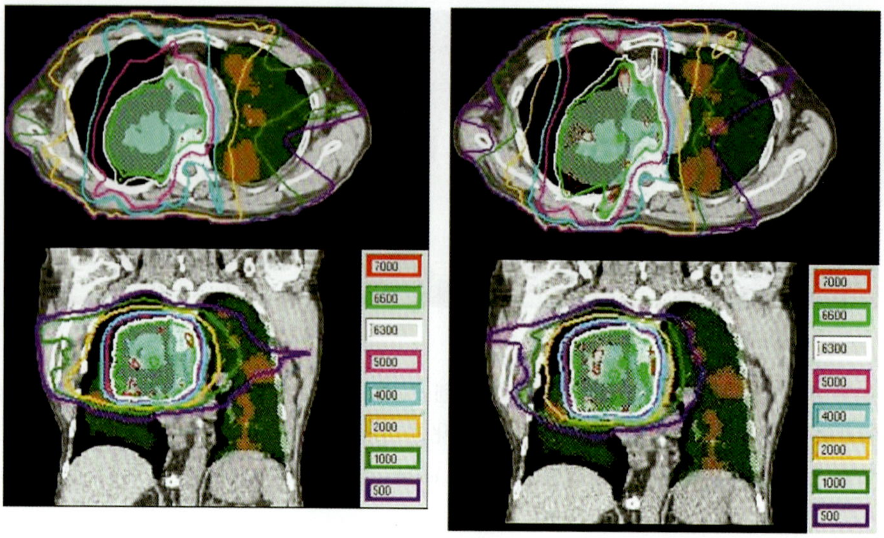

(a) (b)

图 14.11　图 14.10 病例的解剖计划（a）和功能计划（b）之间的剂量分布比较。（经许可转载自 Shioyama, Y. et al., Int J Radiat Oncol Biol Phys, 68, 1349－1358, 2007.）

超极化惰性气体 MRI 是一种能够定量分析肺生理的新技术[135,151]。在吸入气体之前使用光泵浦技术，可以产生极高的核自旋极化水平，为 MRI 提供足够的信号大小。应用惰性非放射性同位素氦－3（^{3}He），可获得肺通气功能和氧敏感性的 MRI，其空间和时间分辨率是前所未有的[152,153]。在非小细胞肺癌（NSCLC）的放射治疗中，^{3}He－MR 图像可以对照射野进行调整，以限制照射剂量，从而降低 NSCLC 放射性肺炎的发生率。Rob 等的研究证明了将^{3}He－MRI 配准到 X 线 CT 用于功能加权 IMRT 计划的可行性[142]。图 14.12 显示^{3}He－MRI 与放疗计划 CT 进行刚性配准为 NSCLC 患者提供了优越的功能和解剖数据。图 14.13 显示使用重叠系数（ω）来评估图 14.12 配准的准确性，结果显示有足够准确的配准。与全肺 IMRT 计划相比，^{3}He－MRI 限制的 IMRT 除可降低全肺和功能肺的平均剂量外，还降低了全肺和功能肺的 V20（即接受剂量 >20Gy 的肺体积）。

4D－CT 通气显像是另一种评价肺功能的新兴技术，4D－CT 由不同呼吸时相的 3D－CT 图像组成，目前广泛被用于肺癌放射治疗计划中。根据 4D－CT 数据计算通气图仅涉及额外的图像处理，这不会给患者增加任何额外的成像剂量或成本。另外，4D－CT 通气成像具有更高的分辨率，扫描时间更短，并且比其他现有技术更容易获得。4D－CT 通气图像分两步生成，第一步利用 DIR 对 4D－CT 图像的不同呼吸时相进行空间区域映射，第二步对所得位移矢量场进行定量分析[154－157]。以前的研究已经调查了将 4D－CT 通气成像纳入放疗计划[134,140,141,158]。Castillo 等[134]研究了从 4D－CT 数据计算通气量的不同方法来估计局部容积变化，并将结果与临床上从 SPECT 通气中获得的结果进行了比较。Yamamoto 等[140]和 Yaremko 等[141]讨论了设计治疗计划来保护肺部高通气区域的想法。Yamamoto 等量化了基于 4D－CT 通气成像的功能性 IMRT/VMAT 在 NSCLC 患者中的剂量学影响。对于每位患者，为具有相同射野角度和剂量体积限的 IMRT 或 VMAT 分别创建解剖和功能治疗计划。功能计划能保护高功能肺，解剖计划将肺视作统一功能处理（图 14.14）。结果表明，功能计划可使

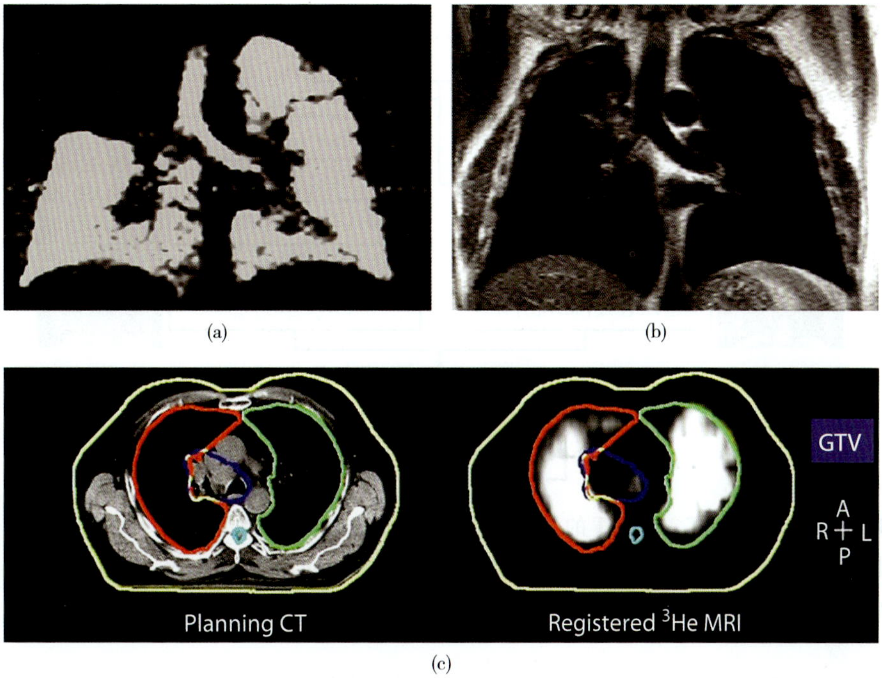

图 14.12　（a）超极化^{3}He－MRI 显示 NSCLC 患者右上叶完全通气阻塞。（b）相应的^{1}H MRI 显示情况。（c）超极化^{3}He－MRI（右）与横轴位治疗计划 CT（左）的采样配准，显示了外轮廓、左、右肺和 GTV。（经许可转载自 Ireland，R. H. et al.，Int J Radiat Oncol Biol Phys，68，273－281，2007.）

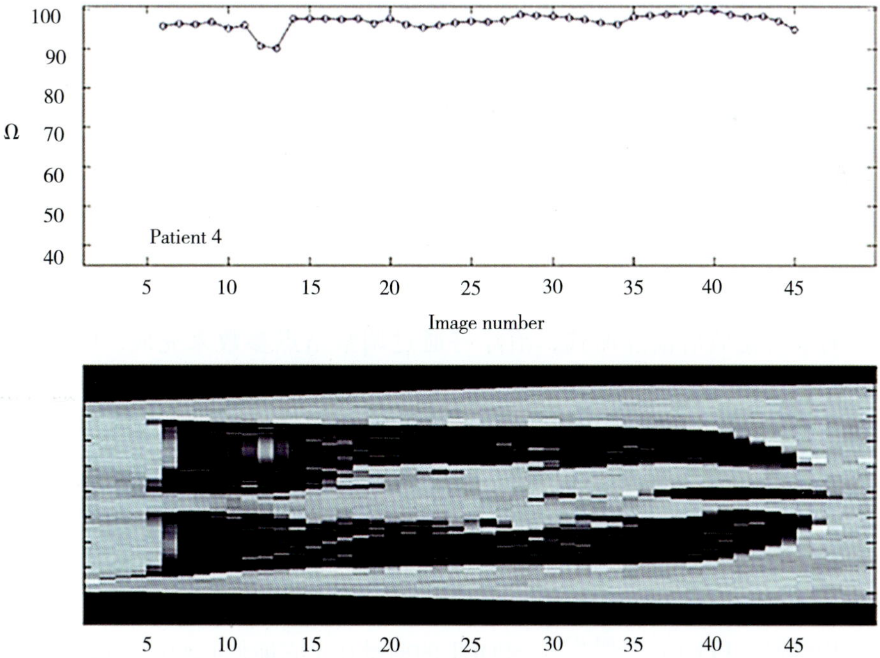

图 14.13　重叠系数（Ω）用于评估图 14.12 所示相同病例的图像配准（冠状位），ω 表示为分段^{3}He－MR 切面体积（VMRI）与分段 CT 肺切面体积（VCT）相交的部分与 V_{MRI}的百分比表示：$\Omega = 100 \times \frac{V_{MRI} \cap V_{CT}}{V_{MRI}}$（经许可转载自 R. H. et al.，Int J Radiat Oncol Biol Phys，68，273－281，2007.）

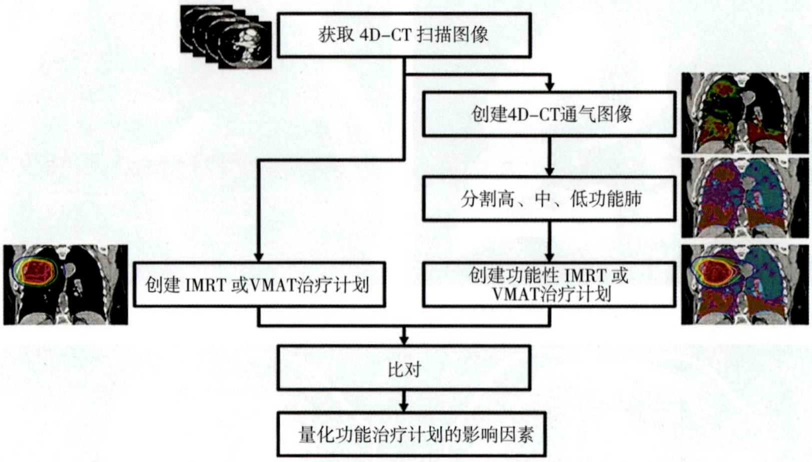

图 14.14 4D－CT－IMRT－VMAT 的示意图，阐述的是解剖治疗计划和基于 4D－CT 通气成像的功能治疗计划的创建及功能计划影响的量化。（经许可转载自 Yamamoto，T. et al.，Int J Radiat Oncol Biol Phys，79，279－288，2011. W.）

高功能肺的剂量显著减少，且并不明显增加其他危及器官的剂量，但 PTV 的适形度和均匀性会显著降低（图 14.15）。患者 PTV 附近更多的高功能肺的剂量也会发生显著变化。

14.7 数字直线加速器和站参数优化放射治疗 （SPORT）

为了满足临床对更高机械准确性、更好的分次内影像引导和更快的剂量投照的需求，多家医院已在临床引入新一代数字直线加速器（linac）[159－163]。如市场上可见的一些商用数字直线加速器，包括 Varian TrueBeam™、Siemens ONCOR™、Elekta Synergy™以及 Precise Treatment System™。数字直线加速器的一个显著特点是，能够用参数表征治疗实施，如机架角、准直器角、床角和剂量率，并通过程序来实现简单控制。基本单位是一个“站”点（“站”在赛博刀系统中也可以称为“节点”）。

在新兴的数字化放射治疗时代，治疗将通过调整站点参数来完成，因为治疗实施是“逐站”而不是“逐束”。一个“站”可描述治疗实施系统的状态（包含直线加速器的配置，例如射束能量、孔径形状和权重、机架角/准直器角/床角）。斯坦福大学 Xing 等将这种站参数优化命名为站参数优化放射治疗（SPORT）[164－166]。直观地说，人们可能会认为 SPORT 是一种增加角度射野采样的方案，同时消除了可有可无的入射束子野。在数字直线加速器中，有效率的 SPORT 投照是通过以下方法实现的：（1）去除入射束中多余子野；（2）连接各个站点，使它们能够按顺序自动投照（即自动射野排序）；（3）使用高剂量率射束［如无均整器（FFF）］[162,163,167]。SPORT 的前景在于它能使我们通过最优站点间的权重和空间分布（包括非共面、非等中心分布、甚至多个等中心分布）实现数字直线加速器的巨大潜力。

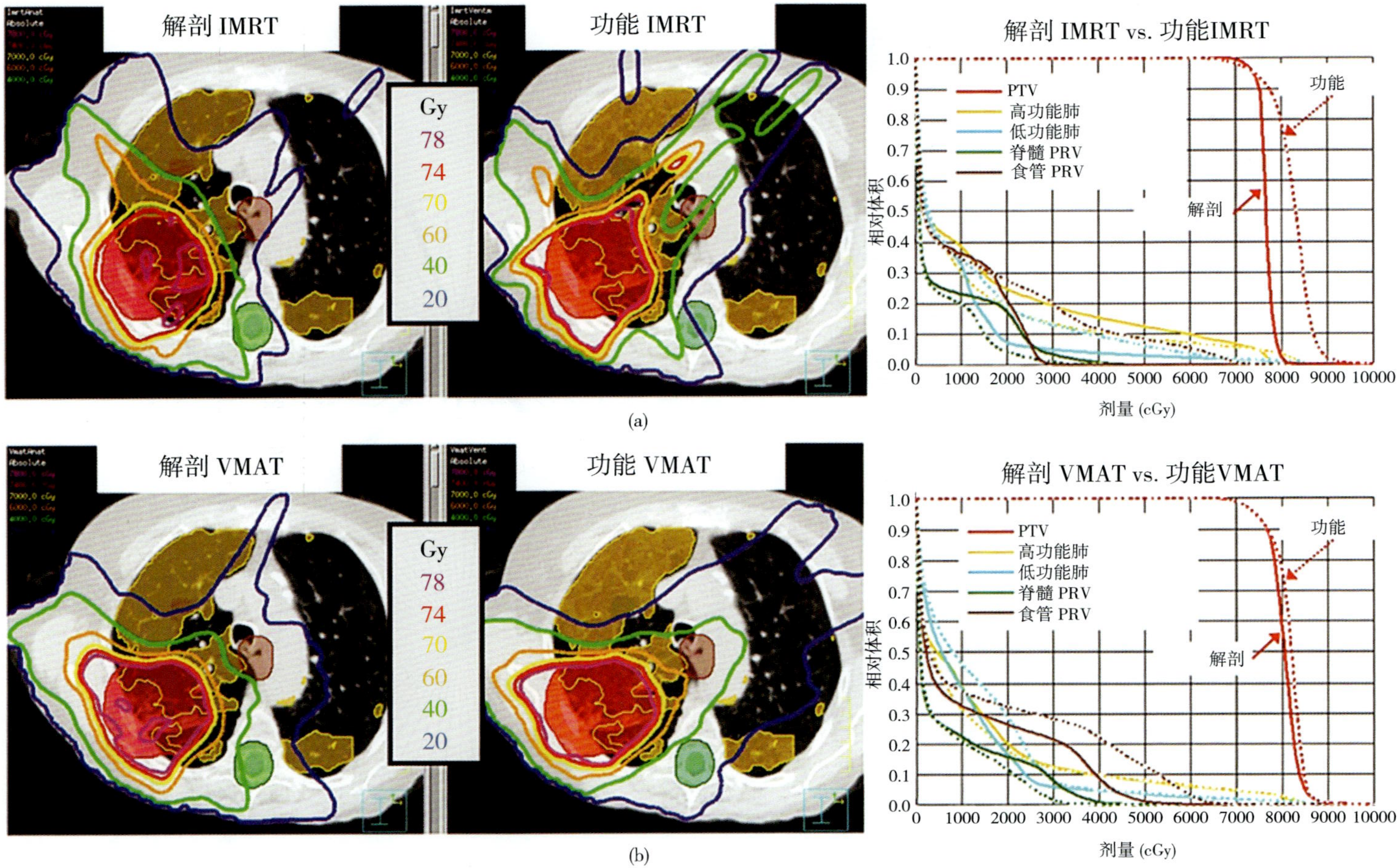

图 14.15　(a)临床上可接受的解剖和功能 IMRT 计划和(b)临床上可接受的解剖和功能 VMAT 计划的等剂量线分布和 DVHs。在等剂量分布中，高功能肺区域为橙色阴影；在 DVHs 中，实线表示的是解剖计划，虚线表示的是功能计划。(经许可转载自 Yamamoto, T. et al., Int J Radiat Oncol Biol Phys, 79, 279 – 288, 2011.)

14.7.1 SPORT 的具体实施

治疗计划和治疗实施通常是相互交织的，SPORT 的实际治疗实施可以以不同的方式实现。在下面的部分中，我们将描述两类 SPORT 治疗实施：旋转弧 SPORT 和固定站 SPORT。

14.7.2 旋转弧 SPORT

传统的 VMAT [168-170]，如 Varian RapidArc™，在计划设计期间将角度空间离散成等间距的站点，然后优化站点的孔径和权重。通过插值获得两个站之间角度的孔径。这种小技巧忽略了对不同角度强度调制的不同需求。除非离散化是无限精细的（这是计算上禁止的而且可以避免对某些角度的过采样），对于许多部位的疾病，这种方法是不能为一些或所有方向提供足够的调制。为了克服这个限制，通常需要多个弧来产生临床上可接受的治疗计划。

在单弧 SPORT 中，角度采样率（即每个单位角度的站点数）根据对强度调制的各个角度的需要进行调整（见图 14.16[171]）。其本质是如何确定各个角度对强度调制的需求，并为需进行强度调制的角度提供必要的强度调制。显然，单弧 SPORT 治疗计划可通过直接优化站点的权重和孔径形状及其共面分布来获得。为了便于计算，采用启发式方法以自适应的方式进行治疗计划设计，从具有等间距站点的常规单弧 VMAT 计划出发。需要更高强度调制的角度是在“需求度量”的帮助下进行识别的。为了提高一个高“需求度量”值的角度，需要在该点周围增加几个站点，然后在需要高强度调制的角度附近增加额外的子野。优化增加子野后的初始单弧 VMAT 并生成修改后的拉弧计划以提供最终的子野增强 VMAT 治疗计划。

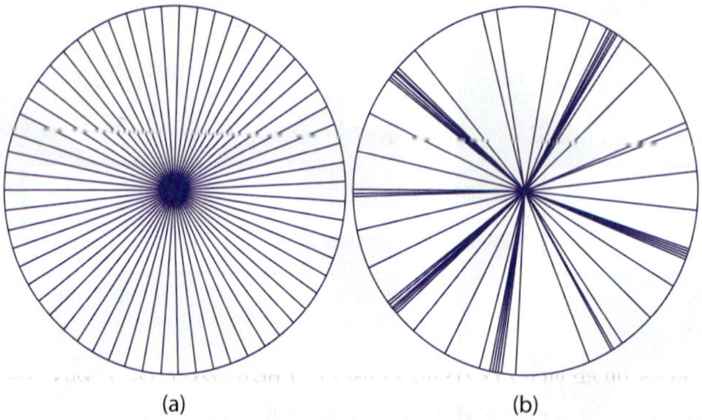

图 14.16　两种治疗方案的射野分布示意图。线条表示站点或控制点的机架角。(a) 常规 VMAT：将角度空间离散为等间距的站点，优化站点的孔径和权重；(b) SPORT：提出的通过对站点的最佳角度进行采样并提供角度调制（每单位角度调制）的方法。(经许可转载自 Li, R. and L. Xing, Med Phys, 40, 050701, 49124919, 2013.)

14.7.3 固定站 SPORT

SPORT 也可以进行逐站投照，就像固定机架角 IMRT 治疗实施一样。这项技术，我们称之为 DASSIM-RT（密集角度采样和稀疏强度调制放射治疗）(图 14.17)[159]，提出了一个真正最佳的放射治疗方案，其中包括最佳角度采样（包括非共面野），射束强度调制，以及从一个机架角到另一个机架角时可能的能量和准直器调制[172]。利用 Zhu 和 Xing[173,174]提出的另一种基于压缩感知（CS）的逆向计划技术，可以直接找到最有效地利用所有可用站参数的固定站 SPORT 解决方案。与简单地增加 IMRT 射野数或增加 VMAT 中的弧数截然不同的是，通过考虑角度采样和强度调制之间的相互作用，实现了剂量学的改进。SPORT 框架将使我们能够利用数字直线加速器的新特性，并提供真正最佳的患者治疗。由于过程中涉及许多变量，强制进行 SPORT 优化可能在计算上难以处理。因此，基于知识的计划设计技术，例如，一个以度量命名的射束方向观剂量（BEVD）[57,58]，是一个降低优化复杂度的有效方法[164]。

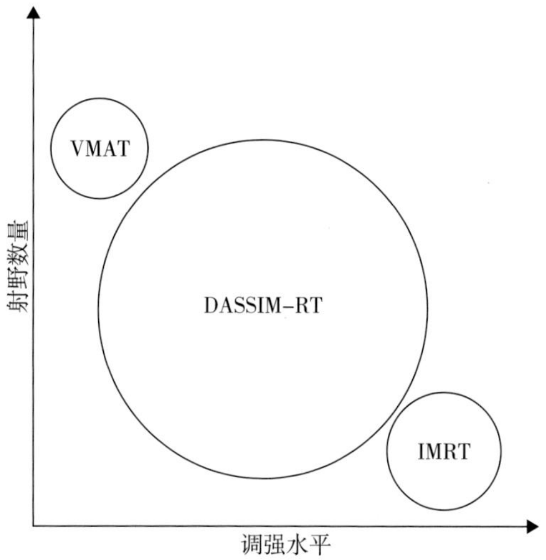

图 14.17　DASSIM－RT、常规 IMRT 和 VMAT 在射野数量和调强水平方面的示意图。DASSIMRT 通过束间与束内调制来完成放射治疗的“相位空间”扩展。（经许可转载自 Li，R. and L. Xing，Med Phys，38，4912－4919，2013.）

数字直线加速器的出现需要新的策略以进行治疗计划优化和治疗实施。一般来说，现有的 3D－CRT，IMRT 和 VMAT 代表了 SPORT 的特殊情况。SPORT 有几个独特的特点，使得最大限度地利用数字直线加速器的技术能力成为可能。从本质上说，SPORT 的优势在于能更好地定义搜索空间以及在逆向计划中明确地将参数表征的站点纳入其中。SPORT 通过改进站点的角度和强度采样扩大了解的空间。许多研究表明，通过使肿瘤控制最大化和毒性最小化的适形的剂量分布，对改善治疗结果来看是必不可少的。因此，SPORT 的形式和工具应该具有可改善患者未来疗效的可测量的临床影响度。

14.8 肺癌质子治疗的治疗计划

14.8.1 肺癌的质子和碳离子治疗

在器官功能受损的患者中，肺部肿瘤体积一般较大，常常会侵犯肺、大血管和食道等重要器官，这对于放射治疗的肺癌患者来说是一个巨大的挑战。随着生物增强辐射剂量的发展，患者的局部控制和总体存活率得以提高[175,176]；同时尽可能减少周围正常组织的受量，以降低辐射相关毒性，这一概念推动了质子和粒子治疗的研究。

包括质子和碳离子治疗在内的带电粒子治疗，具有明显优于传统的基于光子辐射的特殊物理特性[177]。具体来说，它们通常具有较低的入射剂量，然后当带电粒子在组织中达到其范围的末端时显示出高能量沉积，这种现象称为 Bragg 峰。在 Bragg 峰值之后，随之而来的剂量跌落比光子治疗所能达到的要陡得多。通过将肿瘤的每个位置和大小的 Bragg 峰修改为一个展开的 Bragg 峰（SOBP）[178]，可以将高剂量辐射传递给肿瘤，同时尽量减少传递给周围 OARs 的剂量[179]（图 14.18）。由于周围正常组织受照剂量非常小，带电粒子治疗使整体剂量更低，患者将来继发恶性肿瘤的风险会更低。

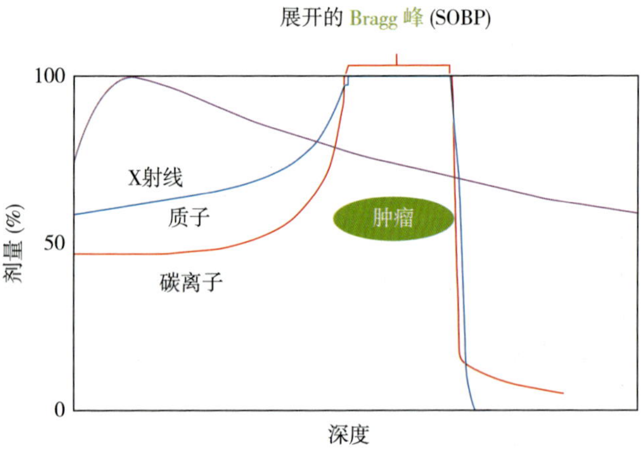

图 14.18 X 射线、质子和碳离子的剂量分布。（经许可转载自 Demizu，Y. et al.，Biomed Res Int，2014，727962，2014.）

众多剂量学研究已经证明，与包括肺癌在内的不同类型肿瘤的光子治疗相比，质子的剂量分布有所改善[180]。这样可使肿瘤部位有较高的辐射剂量，而对周围正常组织的毒性风险减小。碳离子具有与质子相似的物理性质，但沿着它们的轨迹也沉积更多的能量（即高 LET 辐射），因此可产生更显著的放射生物效应，可对放射性耐受和/或缺氧的肿瘤细胞进行更有效的治疗[179]（图 14.19，表 14.1）。表 14.1 显示了质子和碳离子在物理方面的比较。

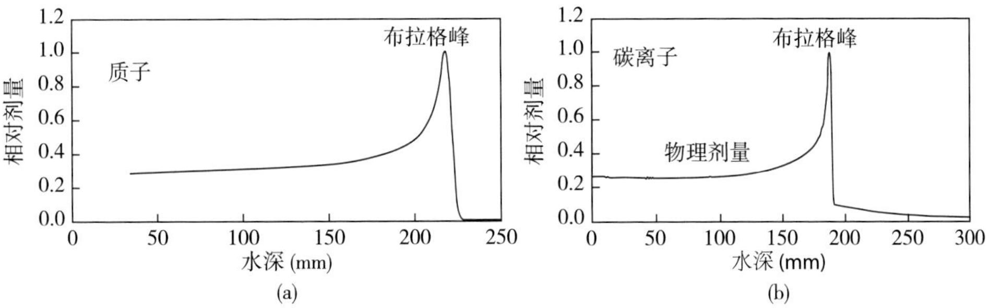

图 14.19　单能质子束（a）和碳离子束（b）的剂量分布差异，由计算和测量的深度剂量曲线显示。（经许可转载自 Demizu，Y. et al.，Biomed Res Int，2014，727962，2014.）

质子治疗已被临床应用于早期和晚期非小细胞肺癌，许多在开展的试验正在探讨质子治疗在非小细胞肺癌中的应用。有报道对比了质子治疗与常规分割放疗（CFRT）、IMRT 或 SBRT 之间的优势[181－185]。在Ⅰ期 NSCLC 中，与 SBRT 相比，质子治疗的 OARs 所受剂量更低[186－189]。这可能是对采用大分割方案如分 3 次放疗 18Gy 的中央型肿瘤更有利，可以减少严重的慢性毒性，如出血，穿孔和狭窄[190,191]。在一项前瞻性Ⅰ/Ⅱ期研究中，对ⅠA 期、ⅠB 期和选择性Ⅱ期（T3N0M0）NSCLC 患者采用剂量达 87.5 钴 Gy 当量（CGE）以 2.5－CGE 分次［生物有效剂量（BED）＝109.4Gy，与 SABR BED 剂量 48～50Gy 分 4 次治疗方案相当］进行质子治疗时，无患者出现 4 级或 5 级毒性[191]。中位随访时间 16 个月后，患者的 2 年局控率达 89%。Chang 等对 25 例Ⅰ～Ⅲ期 NSCLC 患者分别采用了 3D－CRT、IMRT 和被动散射质子治疗（PSPT）计划，在所有病例中，质子束对肺、脊髓、心脏和食管的辐射剂量和累积剂量最低[192]。对于平均肿瘤剂量为 63Gy 的光子治疗，平均 V20（肺）为 34.8%；而对于平均肿瘤剂量为 74CGE 的质子治疗，平均 V20（肺）为 31.6%。放射肿瘤协作比较联盟对 25 例非小细胞肺癌（NSCLC）患者的治疗计划作了研究（ⅠA～ⅢB 期），结果显示 PSPT 使得 OARs 所受剂量最低，而靶区剂量可维持在 70Gy[193]。3D－CRT 的平均肺剂量为 18.9Gy，IMRT 为 16.4Gy，PSPT 为 13.5Gy。

表 14.1　质子和碳离子物理方面的比较

	质子	碳离子
旋转机架	可用	不可用（仅限固定射野）
半影	偏下	偏上
范程	更长	更短

资料来源：Demizu，Y. et al.，Biomed Res Int，2014，727962，2014.

数据来自 Demizu et al.，“Carbon ion therapy for early－stage nonsmall－cell lung cancer” BioMed research international（2014）.

一项 meta 分析将粒子束治疗和 SBRT 治疗与常规分割放疗（CFRT）进行了比较[194]。meta 分析包括五项质子治疗研究和三项碳离子治疗研究。鉴于缺乏患者数据，对局部晚期

NSCLC 不同类型治疗的疗效没有进行显著性分析。然而，作者可以对 I 期 NSCLC 进行统计学比较。他们发现，与 SBRT 和粒子束治疗相比，CFRT 的 OS 和无病生存率更差。SBRT 与粒子束治疗之间的生存率没有显著性差异。最后，有人认为粒子治疗也可以减少不良事件。

14.8.2 质子治疗非小细胞肺癌面临的挑战

尽管如此，在将质子充分递送到一个由大量同质性组织包围的运动目标方面，仍然存在着重大的技术挑战。具体的挑战包括：非均匀组织中剂量计算算法的不确定性，低密度肺组织（对于 0.25 密度的肺组织，不确定性被放大了 4 倍，因此软组织中的 5mm 范围的不确定性在肺组织中变成了 2cm 的不确定性），范围不确定性[195]和范围退化效应[196]。组织密度快速变化的区域，如肺，在剂量递送方面更容易出错。与被动散射质子治疗相比，笔形束扫描技术，如强度调制质子治疗（IMPT），在剂量输送方面提供了更大的灵活性，因此原则上可以获得更适形的剂量分布[197]，尤其是对于位于困难部位或临近重要结构的肿瘤。最近的研究表明，与传统的质子治疗或 IMRT 相比，IMPT 在保护周围重要结构方面具有优越性，还可以增加局部晚期 NSCLC 的剂量[198,199]。然而，高精度的 IMPT 意味着更少的出错空间，对于运动目标来说是个劣势，因此推荐 IMPT 用于运动小的肿瘤（<5mm）。应用基于 4D-CT 的模拟和治疗计划、呼吸门控等运动管理技术对于确保 PSPT 的准确剂量递送至关重要。

PBT 已用于 I 期 NSCLC 的治疗，但与光子治疗相比未显示出明显的临床获益。在其他临床情况下使用 PBT 的资料有限，在临床试验外并未有足够的证据来推荐使用 PBT。此外，肺的器官运动仍然是一个关键问题。要改善肺癌 PBT 的治疗计划、剂量传递和验证，还有很多工作要做[180]。

14.9 小结

本文总结了近年来肺部放射治疗计划的研究进展。治疗计划在 RT 和 RT 工作流程中起着至关重要的作用。虽然现有的方法使 IMRT 和 VMAT 在临床得以实现，但临床上常规使用的计划设计流程相当繁琐，劳动密集。一个潜在问题是目标函数包含多个模型参数，而这些参数常由人工试错确定的，在完成优化之前其对最终剂量分布的影响是未知的。如上所述，许多研究利用先验知识指导和/或使用主成分分析或学习算法来帮助自动计划过程。在不久的将来，自动计划应该可以在临床实践中得到实现。未来需要积极研究的是找到一个能够无缝整合所有相关因素的最合适的肺癌管理的系统性方法。

致谢

我们感谢美国国立卫生研究院（1R01CA176553 及 1R01EB016777）、Varian Medical Systems 及斯坦福大学亚洲医疗基金（SAMFUND）、Ho Tim - Stanley Ho - Li Ka Shing 医学基金及李嘉诚基金会的资助。

参考文献

[1] Siegel, R. L., K. D. Miller, and A. Jemal, Cancer statistics, 2015. CA Cancer J Clin, 2015. 65(1): 5-29.

[2] Howlader, N., A. Noone, and M. Krapcho, SEER Cancer Statistics Review, 1975-2011, based on November 2013 SEER data submission, posted to the SEER web site. April 2014, Bethesda, MD: National Cancer Institute.

[3] Solda, F. et al., Stereotactic radiotherapy (SABR) for the treatment of primary non-small cell lung cancer; systematic review and comparison with a surgical cohort. Radiother Oncol, 2013. 109(1): 1-7.

[4] Chang, J. Y. et al., Stereotactic ablative radiotherapy versus lobectomy for operable stage I non-small-cell lung cancer: A pooled analysis of two randomised trials. Lancet Oncol, 2015. 16(6): 630-7.

[5] Timmerman, R. D. et al., Stereotactic body radiation therapy in multiple organ sites. J Clin Oncol, 2007. 25(8): 947-52.

[6] Rusch, V. W. et al., Induction chemoradiation and surgical resection for superior sulcus non-small-cell lung carcinomas: Long-term results of Southwest Oncology Group Trial 9416 (Intergroup Trial 0160). J Clin Oncol, 2007. 25(3): 313-8.

[7] Lally, B. E. et al., Postoperative radiotherapy for stage II or III non-small-cell lung cancer using the surveillance, epidemiology, and end results database. J Clin Oncol, 2006. 24(19): 2998-3006.

[8] Langendijk, J. et al., Quality of life after palliative radiotherapy in non-small cell lung cancer, a prospective study. Int J Radiat Oncol Biol Phys, 2000. 1(47): 149-55.

[9] Potters, L. et al., American Society for Therapeutic Radiology and Oncology (ASTRO) and American College of Radiology (ACR) practice guidelines for image-guided radiation therapy (IGRT). Int J Radiat Oncol Biol Phys, 2010. 76(2): 319-25.

[10] Chetty, I. J. et al., Report of the AAPM Task Group No. 105: Issues associated with clinical implementation of Monte Carlo-based photon and electron external beam treatment planning. Med Phys, 2007. 34(12): 4818-53.

[11] Pratx, G. and L. Xing, Monte Carlo simulation of photon migration in a cloud computing environment with MapReduce. J Biomed Opt, 2011. 16(12): 125003.

[12] Pratx, G. and L. Xing, GPU computing in medical physics: A review. Med Phys, 2011. 38(5): 2685-97.

[13] Wang, H. et al., Toward real-time Monte Carlo simulation using a commercial cloud computing infrastructure. Phys Med Biol, 2011. 56(17): N175-81.

[14] Wang, L., E. Yorke, and C.-S. Chui, Monte Carlo evaluation of 6MV intensity modulated radiotherapy plans for head and neck and lung treatments. Med Phys, 2002. 29(11): 2705.

[15] du Plessis, F. C. P. et al., Comparison of the Batho, ETAR and Monte Carlo dose calculation methods in CT based patient models. Med Phys, 2001. 28(4): 582.

[16] Knoos, T. et al., Comparison of dose calculation algorithms for treatment planning in external photon beam therapy for clinical situations. Phys Med Biol, 2006. 51(22): 5785-807.

[17] Yorke E. D. et al., Evaluation of deep inspiration breath-hold lung treatment plans with Monte Carlo dose calculation. Int J Radiat Oncol Biol Phys, 2002. 53(4): 1058-70.

[18] Siebers, J. et al., Trust, but verify: Comparison of MCNP and BEAM Monte Carlo codes for generation of phase space distributions for a Varian 2100C. Med Phys, 1998. 25: A143.

[19] Mohan, R. et al., The impact of fluctuations in intensity patterns on the number of monitor units and the quality and accuracy of intensity modulated radiotherapy. Med Phys, 2000. 27(6): 1226.

[20] Aaronson, R. F. et al., A Monte Carlo based phase space model for quality assurance of intensity modulated

radiotherapy incorporating leaf specific characteristics. Med Phys, 2002. 29(12): 2952.

[21] Heath, E. and J. Seuntjens, Development and validation of a BEAMnrc component module for accurate Monte Carlo modelling of the Varian dynamic Millennium multileaf collimator. Phys Med Biol, 2003. 48 (24): 4045 –63.

[22] Kim, J. O. et al. , A Monte Carlo study of radiation transport through multileaf collimators. Med Phys, 2001. 28(12): 2497.

[23] Liu, H. H. , F. Verhaegen, and L. Dong, A method of simulating dynamic multileaf collimators using Monte Carlo techniques for IMRT. Phys Med Biol, 2001. 46(9): 2283 –98.

[24] Keall, P. J. et al. , Monte Carlo dose calculations for dynamic IMRT treatments. Phys Med Biol, 2001. 46 (4): 929 –41.

[25] Siebers, J. V. et al. , Incorporating multi – leaf collimator leaf sequencing into iterative IMRT optimization. Med Phys, 2002. 29(6): 952.

[26] Kawrakow, I. , Accurate condensed history Monte Carlo simulation of electron transport. I. EGSnrc, the new EGS4 version. Med Phys, 2000. 27(3): 485.

[27] Kawrakow, I. , Accurate condensed history Monte Carlo simulation of electron transport. II. Application to ion chamber response simulations. Med Phys, 2000. 27(3): 499.

[28] Ulmer, W. , J. Pyyry, and W. Kaissl, A 3D photon superposition/convolution algorithm and its foundation on results of Monte Carlo calculations. Phys Med Biol, 2005. 50(8): 1767 –90.

[29] Jenkins, T. M. et al. , Monte Carlo Transport of Electrons and Photons, in International school of radiation damage and protection, Erice (Italy), 1988. New York, NY: Plenum Press. pp. 249 –62.

[30] Briesmeister, J. F. , MCNP—A General Monte Carlo N – Particle Transport Code – Version 4c, in LA – 13709 – M. 2000, Los Alamos, NM: Los Alamos National Laboratory.

[31] Brown, F. B. , MCNP—A general Monte Carlo – Particle Transport Code, Version 5, in Report LA – UR – 03 1987. 2003, Los Alamos, NM: Los Alamos National Laboratory.

[32] Tyagi, N. , A. Bose, and I. J. Chetty, Implementation of the DPM Monte Carlo code on a parallel architecture for treatment planning applications. Med Phys, 2004. 31(9): 2721.

[33] Fernandez – Varea, J. M. et al. , On the theory and simulation of multiple elastic – scattering of electrons. Nucl Instrum Methods Phys Res B, 1993. 73(4): 447 –73.

[34] Schach von Wittenau, A. E. et al. , Correlated histogram representation of Monte Carlo derived medical accelerator photon – output phase space. Med Phys, 1999. 26(7): 1196.

[35] Schach von Wittenau, A. E. , P. M. Bergstrom, and L. J. Cox, Patient – dependent beam – modifier physics in Monte Carlo photon dose calculations. Med Phys, 2000. 27(5): 935.

[36] Kawrakow, I. , 3D electron dose calculation using a Voxel based Monte Carlo algorithm (VMC). Med Phys, 1996. 23(4): 445.

[37] Kawrakow, I. and M. Fippel, Investigation of variance reduction techniques for Monte Carlo photon dose calculation using XVMC. Phys Med Biol, 2000. 45(8): 2163 –83.

[38] Doucet, R. et al. , Comparison of measured and Monte Carlo calculated dose distributions in inhomogeneous. Phys Med Biol, 2003. 48(15): 2339 –54.

[39] Fippel, M. , Efficient particle transport simulation through beam modulating devices for Monte Carlo treatment planning. Med Phys, 2004. 31(5): 1235.

[40] Fippel, M. , I. Kawrakow, and K. Friedrich, Electron beam dose calculations with the VMC algorithm and the verification data of the NCI working group. Phys Med Biol, 1997. 42(3): 501 –20.

[41] Neuenschwander, H. and E. J. Born, A macro Monte Carlo method for electron beam dose calculations. Phys Med Biol, 1992. 37(1): 107 –25.

[42] Neuenschwander, H. , T. Mackie, and P. J. Reckwerdt, MMC – a high – performance Monte Carlo code

for electron beam treatment planning. Phys Med Biol, 1995. 40(4): 543 - 74.

[43] Cris, C. et al., A Scaling Method for Multiple Source Models. in 13th ICCR. 2000, Heidelberg: Springer - Verlag.

[44] Pemler, P. et al., Evaluation of a commercial electron treatment planning system based on Monte Carlo techniques (eMC). Z Med Phys, 2006. 16(4): 313 - 29.

[45] Siebers, J. V. et al., Performance Benchmarks of the MCV Monte Carlo System, in 13th ICCR. 2000, Heidelberg: Springer - Verlag.

[46] Lindsay, P. E. et al., Retrospective Monte Carlo dose calculations with limited beam weight information. Med Phys, 2007. 34(1): 334.

[47] Fragoso, M. et al., Dosimetric verification and clinical evaluation of a new commercially available Monte Carlo - based dose algorithm for application in stereotactic body radiation therapy (SBRT) treatment planning. Phys Med Biol, 2010. 55(16): 4445 - 64.

[48] Kong, F. M. et al., High - dose radiation improved local tumor control and overall survival in patients with inoperable/unresectable non - small - cell lung cancer: Long - term results of a radiation dose escalation study. Int J Radiat Oncol Biol Phys, 2005. 63(2): 324 - 33.

[49] Jang, S. Y. et al., Dosimetric verification for intensity - modulated radiotherapy of thoracic cancers using experimental and Monte Carlo approaches. Int J Radiat Oncol Biol Phys, 2006. 66(3): 939 - 48.

[50] Jeraj, R., P. Keall, and J. V. Siebers, The effect of dose calculation accuracy on inverse treatment planning. Phys Med Biol, 2002. 47(3): 391 - 407.

[51] Laub, W. et al., Monte Carlo dose computation for IMRT optimization. Phys Med Biol, 2000. 45(7): 1741 - 54.

[52] Siebers, J. V. et al., Reducing dose calculation time for accurate iterative IMRT planning. Med Phys, 2002. 29(2): 231.

[53] Wang, X. et al., Development of methods for beam angle optimization for IMRT using an accelerated exhaustive search strategy. Int J Radiat Oncol Biol Phys, 2004. 60(4): 1325 - 37.

[54] Lei, J. and Y. Li, An approaching genetic algorithm for automatic beam angle selection in IMRT planning. Comput Methods Programs Biomed, 2009. 93(3): 257 - 65.

[55] Pugachev, A. B., A. L. Boyer, and L. Xing, Beam orientation optimization in intensity - modulated radiation treatment planning. Med Phys, 2000. 27(6): 1238.

[56] Pugachev, A. et al., Role of beam orientation treatment planning. Int J Radiat Oncol Biol Phys, 2001. 50(2): 551 - 60.

[57] Pugachev, A. and L. Xing, Incorporating prior knowledge into beam orientation optimization in IMRT. Int J Radiat Oncol Biol Phys, 2002. 54(5): 1565 - 74.

[58] Pugachev, A. and L. Xing, Computer - assisted selection of coplanar beam orientations in intensity - modulated radiation therapy. Phys Med Biol, 2001. 46(9): 2467 - 76.

[59] Beaulieu, F. et al., Simultaneous optimization of beam orientations, wedge filters and field weights for inverse planning with anatomy - based MLC fields. Med Phys, 2004. 31(6): 1546.

[60] Li, Y., J. Yao, and D. Yao, Automatic beam angle selection in IMRT planning using genetic algorithm. Phys Med Biol, 2004. 49(10): 1915 - 32.

[61] Schreibmann, E. et al., Multiobjective evolutionary optimization of the number of beams, their orientations and weights for intensity - modulated radiation therapy. Phys Med Biol, 2004. 49(5): 747 - 770.

[62] Hou, Q. et al., Beam orientation optimization for IMRT by a hybrid method of the genetic algorithm and the simulated dynamics. Med Phys, 2003. 30(9): 2360.

[63] Li, Y. et al., A modified genetic algorithm for the beam angle optimization problem in intensity - modulated radiotherapy planning. Lect Notes Comput Sci, 2006. 3871: 97 - 106.

[64] Liu, H. H. et al., Beam angle optimization and reduction for intensity – modulated radiation therapy of non – small – cell lung cancers. Int J Radiat Oncol Biol Phys, 2006. 65(2): 561 – 72.

[65] Zhang, X. et al., A methodology for automatic intensity – modulated radiation treatment planning for lung cancer. Phys Med Biol, 2011. 56(13): 3873 – 93.

[66] Magome, T. et al., Similar – case – based optimization of beam arrangements in stereotactic body radiotherapy for assisting treatment planners. Biomed Res Int, 2013. 2013: 309534.

[67] Magome, T. et al., Computer – aided beam arrangement based on similar cases in radiation treatmentplanning databases for stereotactic lung radiation therapy. J Radiat Res, 2013. 54(3): 569 – 77.

[68] Burger, W. and M. J. Burge, Digital Image Processing.

[69] Wang, H. and L. Xing, Application programming in C# environment with recorded user software interactions and its application in autopilot of VMAT/IMRT treatment planning. J Appl Clin Med Phys, 2016. 17 (6): 6425. doi:10.1120/jacmp. v17i6.6425.

[70] Wang, H. et al., Development of an autonomous treatment planning strategy for radiation therapy with effective use of population – based prior data. Med Phys, 2017. 44(2): 389 – 96.

[71] Trofimov, A. et al., Temporo – spatial IMRT optimization: Concepts, implementation and initial results. Phys Med Biol, 2005. 50(12): 2779 – 98.

[72] Keall, P. J. et al., The management of respiratory motion in radiation oncology report of AAPM Task Group 76. Med Phys, 2006. 33(10): 3874 – 900.

[73] Ford, E. C. et al., Respiration – correlated spiral CT: A method of measuring respiratory – induced anatomic motion for radiation treatment planning. Med Phys, 2003. 30(1): 88 – 97.

[74] Keall, P. J. et al., Acquiring 4D thoracic CT scans using a multislice helical method. Phys Med Biol, 2004. 49(10): 2053 – 67.

[75] Langner, U. W. and P. J. Keall, Accuracy in the localization of thoracic and abdominal tumors using respiratory displacement, velocity, and phase. Med Phys, 2009. 36(2): 386.

[76] Li, T. et al., Model – based image reconstruction for four – dimensional PET. Med Phys, 2006. 33(5): 1288 – 98.

[77] Thorndyke, B. et al., Reducing respiratory motion artifacts in positron emission tomography through retrospective stacking. Med Phys, 2006. 33(7): 2632 – 41.

[78] Thorndyke, B., E. Schreibmann, and L. Xing, Compensation for Respiratory Motion Artefacts in PET/CT Image Registration: A Hybrid Optimization Method. in Biomedical Computation at Stanford. 2004. Stanford, CA.

[79] Dietrich, L. et al., Linac – integrated 4D cone beam CT: First experimental results. Phys Med Biol, 2006. 51(11): 2939 – 52.

[80] Sonke, J. J. et al., Respiratory correlated cone beam CT. Med Phys, 2005. 32(4): 1176 – 86.

[81] Li, T. F. et al., Four – dimensional cone – beam computed tomography using an on – board imager. Med Phys, 2006. 33(10): 3825 – 33.

[82] Liu, H. H. et al., Evaluation of internal lung motion for respiratory – gated radiotherapy using MRI: Part II – margin reduction of internal target volume. Int J Radiat Oncol Biol Phys, 2004. 60(5): 1473 – 83.

[83] Plathow, C. et al., Therapy monitoring using dynamic MRI: Analysis of lung motion and intrathoracic tumor mobility before and after radiotherapy. Eur Radiol, 2006. 16(9): 1942 – 50.

[84] Cervino, L. I., J. Du, and S. B. Jiang, MRI – guided tumor tracking in lung cancer radiotherapy. Phys Med Biol, 2011. 56(13): 3773 – 85.

[85] Flampouri, S. et al., Estimation of the delivered patient dose in lung IMRT treatment based on deformable registration of 4D – CT data and Monte Carlo simulations. Phys Med Biol, 2006. 51(11): 2763 – 79.

[86] Guckenberger, M. et al., Four – dimensional treatment planning for stereotactic body radiotherapy. Int J

Radiat Oncol Biol Phys, 2007. 69(1): 276 - 85.

[87] Hugo, G. D. et al., Cumulative lung dose for several motion management strategies as a function of pre-treatment patient parameters. Int J Radiat Oncol Biol Phys, 2009. 74(2): 593 - 601.

[88] Keall, P. J. et al., Monte Carlo as a four - dimensional radiotherapy treatment - planning tool to account for respiratory motion. Phys Med Biol, 2004. 49(16): 3639 - 48.

[89] Orban de Xivry, J. et al., Tumour delineation and cumulative dose computation in radiotherapy based on deformable registration of respiratory correlated CT images of lung cancer patients. Radiother Oncol, 2007. 85(2): 232 - 8.

[90] Rosu, M. et al., How extensive of a 4D dataset is needed to estimate cumulative dose distribution plan evaluation metrics in conformal lung therapy? Med Phys, 2007. 34(1): 233 - 45.

[91] Glide - Hurst, C. K. et al., A simplified method of four - dimensional dose accumulation using the mean patient density representation. Med Phys, 2008. 35(12): 5269 - 77.

[92] Wolthaus, J. W. et al., Mid - ventilation CT scan construction from four - dimensional respiration - correlated CT scans for radiotherapy planning of lung cancer patients. Int J Radiat Oncol Biol Phys, 2006. 65(5): 1560 - 71.

[93] Li, H. S. et al., Direct dose mapping versus energy/mass transfer mapping for 4D dose accumulation: Fundamental differences and dosimetric consequences. Phys Med Biol, 2014. 59(1): 173 - 88.

[94] Zhong, H. and J. V. Siebers, Monte Carlo dose mapping on deforming anatomy. Phys Med Biol, 2009. 54(19): 5815 - 30.

[95] Zhong, H., E. Weiss, and J. V. Siebers, Assessment of dose reconstruction errors in image - guided radiation therapy. Phys Med Biol, 2008. 53(3): 719 - 36.

[96] Heath, E. and J. Seuntjens, A direct voxel tracking method for four - dimensional Monte Carlo dose calculations in deforming anatomy. Med Phys, 2006. 33(2): 434.

[97] Heath, E., F. Tessier, and I. Kawrakow, Investigation of voxel warping and energy mapping approaches for fast 4D Monte Carlo dose calculations in deformed geometries using VMC + +. Phys Med Biol, 2011. 56(16): 5187 - 202.

[98] Chin, E. et al., 4D VMAT, gated VMAT, and 3D VMAT for stereotactic body radiation therapy in lung. Phys Med Biol, 2013. 58(4): 749 - 70.

[99] Chin, E. and K. Otto, Investigation of a novel algorithm for true 4D - VMAT planning with comparison to tracked, gated and static delivery. Med Phys, 2011. 38(5): 2698.

[100] Bortfeld, T, Optimized planning using physical objectives and constraints. Semin Radiat Oncol, 1999. 9(1): 20 - 34.

[101] Marks, L. B. et al., Use of normal tissue complication probability models in the clinic. Int J Radiat Oncol Biol Phys, 2010. 76(Suppl. 3): S10 - 9.

[102] Jackson, A. et al., The lessons of QUANTEC: Recommendations for reporting and gathering data on dose - volume dependencies of treatment outcome. Int J Radiat Oncol Biol Phys, 2010. 76(Suppl. 3): S155 - 60.

[103] Lyman, J. T., Complication probability as assessed from dose - volume histograms. Radiat Res Suppl, 1985. 8: S13 - 9.

[104] Kallman, P., A. Agren, and A. Brahme, Tumor and normal tissue responses to fractionated non - uniform dose delivery. Int J Radiat Biol, 1992. 62(2): 249 - 62.

[105] Niemierko, A., Reporting and analyzing dose distributions: A concept of equivalent uniform dose. Med Phys, 1997. 24(1): 103.

[106] Mohan, R., Clinically relevant optimization of 3 - D conformal treatments. Med Phys, 1992. 19(4): 933.

[107] Kutcher, G. J. et al., Histogram reduction method for calculating complication probabilities for threedemensional treatment planning evaluations. Int J Radiat Oncol Biol Phys, 1991. 21(1): 137 – 46.

[108] Stavrev, P. et al., Inverse treatment planning by physically constrained minimization of a biological objective function. Med Phys, 2003. 30(11): 2948.

[109] Witte, M. G. et al., IMRT optimization including random and systematic geometric errors based on the expectation of TCP and NTCP. Med Phys, 2007. 34(9): 3544.

[110] Das, S., A role for biological optimization within the current treatment planning paradigm. Med Phys, 2009. 36(10): 4672.

[111] Semenenko, V. A. et al., Evaluation of a commercial biologically based IMRT treatment planning system. Med Phys, 2008. 35(12): 5851.

[112] Olafsson, A., R. Jeraj, and S. J. Wright, Optimization of intensity – modulated radiation therapy with biological objectives. Phys Med Biol, 2005. 50(22): 5357 – 79.

[113] Seppenwoolde, Y. and J. V. Lebesque, Partial irradiation of the lung. Semin Radiat Oncol, 2001. 11(3): 247 – 58.

[114] Song, D. Y. et al., Stereotactic body radiation therapy of lung tumors: Preliminary experience using normal tissue complication probability – based dose limits. Am J Clin Oncol, 2005. 28(6): 591 – 6.

[115] Burman, C. et al., Fitting of normal tissue tolerance data to an analytic function. Int J Radiat Oncol Biol Phys. 21(1): 123 – 35.

[116] Zasadny, K. R. et al., FDG – PET determination of metabolically active tumor volume and comparison with CT. Clin Positron Imaging, 1998. 1(2): 123 – 9.

[117] Dehdashti, F. et al., In vivo assessment of tumor hypoxia in lung cancer with 60Cu – ATSM. Eur J Nucl Med Mol Imaging, 2003. 30(6): 844 – 50.

[118] Bollineni, V. R. et al., PET imaging of tumor hypoxia using 18F – fluoroazomycin arabinoside in stage III – IV non – small cell lung cancer patients. J Nucl Med, 2013. 54(8): 1175 – 80.

[119] Koh, W. J. et al., Evaluation of oxygenation status during fractionated radiotherapy in human nonsmall cell lung cancers using [F – 18] fluoromisonidazole positron emission tomography. Int J Radiat Oncol Biol Phys, 1995. 33(2): 391 – 8.

[120] Ung, J. C. et al., The lung cancer disease site group, positron emission tomography with 18Fluorodeoxyglucose in radiation treatment planning for non – small cell lung cancer. J Thorac Oncol, 2011. 6: 86 – 97.

[121] De Ruysscher, D. et al., Selective mediastinal node irradiation based on FDG – PET scan data in patients with non – small – cell lung cancer: A prospective clinical study. Int J Radiat Oncol Biol Phys, 2005. 62(4): 988 – 94.

[122] Belderbos, J. S. et al., Final results of a Phase I/II dose escalation trial in non – small – cell lung cancer using three – dimensional conformal radiotherapy. Int J Radiat Oncol Biol Phys, 2006. 66(1): 126 – 34.

[123] Nestle, U. et al., 18F – deoxyglucose positron emission tomography (FDG – PET) for the planning of radiotherapy in lung cancer, high impact in patients with atelectasis. Int J Radiat Oncol Biol Phys, 1999. 44(3):593 – 7.

[124] van Elmpt, W. et al., The PET – boost randomised phase II dose – escalation trial in non – small cell lung cancer. Radiother Oncol, 2012. 104(1): 67 – 71.

[125] Messa, C. et al., PET/CT and radiotherapy. Q J Nucl Med Mol Imaging, 2006. 50(1): 4 – 14.

[126] Deniaud – Alexandre, E. et al., Impact of computed tomography and 18F – deoxyglucose coincidence detection emission tomography image fusion for optimization of conformal radiotherapy in non – small – cell lung cancer. Int J Radiat Oncol Biol Phys, 2005. 63(5): 1432 – 41.

[127] Konert, T. et al., PET/CT imaging for target volume delineation in curative intent radiotherapy of nons-

mall cell lung cancer: IAEA consensus report 2014. Radiother Oncol, 2015. 116: 27 - 34.

[128] Callahan, J. et al., Validation of a 4D - PET maximum intensity projection for delineation of an internal target volume. Int J Radiat Oncol Biol Phys, 2013. 86(4): 749 - 54.

[129] van Loon, J. et al., Microscopic disease extension in three dimensions for non - small - cell lung cancer: Development of a prediction model using pathology - validated positron emission tomography and computed tomography features. Int J Radiat Oncol Biol Phys, 2012. 82(1): 448 - 56.

[130] Weiss GJ, K. R., Interpretation of PET scans, do not take SUVs at face value. J Thorac Oncol, 2012. 7(12): 1744 - 6.

[131] Wu, K. et al., PET CT thresholds for radiotherapy target definition in non - small - cell lung cancer: How close are we to the pathologic findings? Int J Radiat Oncol Biol Phys, 2010. 77(3): 699 - 706.

[132] Siva, S. et al., High - resolution pulmonary ventilation and perfusion PET/CT allows for functionally adapted intensity modulated radiotherapy in lung cancer. Radiother Oncol, 2015. 115(2): 157 - 62.

[133] Shioyama, Y. et al., Preserving functional lung using perfusion imaging and intensity - modulated radiation therapy for advanced - stage non - small cell lung cancer. Int J Radiat Oncol Biol Phys, 2007. 68(5): 1349 - 58.

[134] Castillo, R. et al., Ventilation from four - dimensional computed tomography: Density versus Jacobian methods. Phys Med Biol, 2010. 55(16): 4661 - 85.

[135] van Beek, E. J. et al., Functional MRI of the lung using hyperpolarized 3 - helium gas. J Magn Reson Imaging, 2004. 20(4): 540 - 54.

[136] Fain, S. et al., Imaging of lung function using hyperpolarized helium - 3 magnetic resonance imaging: Review of current and emerging translational methods and applications. J Magn Reson Imaging, 2010. 32(6): 1398 - 408.

[137] Gur, D. et al., Regional pulmonary ventilation measurements by xenon enhanced. J Comput Assist Tomogr, 1981. 5(5): 678 - 83.

[138] Tomiyama, N. et al., Mechanism of gravity - dependent atelectasis. Analysis by nonradioactive xenonenhanced dynamic computed tomography. Invest Radiol, 1993. 28(7): 633 - 8.

[139] Wang, R. et al., Optimal beam arrangement for pulmonary ventilation image - guided intensity - modulated radiotherapy for lung cancer. Radiat Oncol, 2014. 9: 184. doi:10.1186/1748 - 717X - 9 - 184.

[140] Yamamoto, T. et al., Impact of four - dimensional computed tomography pulmonary ventilation imaging-based functional avoidance for lung cancer radiotherapy. Int J Radiat Oncol Biol Phys, 2011. 79(1): 279 - 88.

[141] Yaremko, B. P. et al., Reduction of normal lung irradiation in locally advanced non - small - cell lung cancer patients, using ventilation images for functional avoidance. Int J Radiat Oncol Biol Phys, 2007. 68(2): 562 - 71.

[142] Ireland, R. H. et al., Feasibility of image registration and intensity - modulated radiotherapy planning with hyperpolarized helium - 3 magnetic resonance imaging for non - small - cell lung cancer. Int J Radiat Oncol Biol Phys, 2007. 68(1): 273 - 81.

[143] Simon, B. A., Regional ventilation and lung mechanics using X - Ray CT. Acad Radiol, 2005. 12(11): 1414 - 22.

[144] Marks, L. B. et al., The utility of SPECT lung perfusion scans in minimizing and assessing the physiologic consequences of thoracic irradiation. Int J Radiat Oncol Biol Phys, 1993. 26(4): 659 - 68.

[145] Seppenwoolde, Y. et al., Optimizing radiation treatment plans for lung cancer using lung perfusion information. Radiother Oncol, 2002. 63(2): 165 - 77.

[146] Marks, L. B. et al., The role of three dimensional functional lung imaging in radiation treatment planning, the functional dose - volume histogram. Int J Radiat Oncol Biol Phys, 1995. 33(1): 65 - 75.

[147] Murshed, H. et al., Dose and volume reduction for normal lung using intensity – modulated radiotherapy for advanced – stage non – small – cell lung cancer. Int J Radiat Oncol Biol Phys, 2004. 58(4): 1258 – 67.

[148] Liu, H. H. et al., Feasibility of sparing lung and other thoracic structures with intensity – modulated radiotherapy for non – small – cell lung cancer. Int J Radiat Oncol Biol Phys, 2004. 58(4): 1268 – 79.

[149] Das, S. K. et al., Feasibility of optimizing the dose distribution in lung tumors using fluorine – 18 – fluorodeoxyglucose positron emission tomography and single photon emission computed tomography guided dose prescriptions. Med Phys, 2004. 31(6): 1452.

[150] Christian, J. A. et al., The incorporation of SPECT functional lung imaging into inverse radiotherapy planning for non – small cell lung cancer. Radiother Oncol, 2005. 77(3): 271 – 7.

[151] Wild, J. M. et al., Comparison between 2D and 3D gradient – echo sequences for MRI of human lung ventilation with hyperpolarized 3He. Magn Reson Med, 2004. 52(3): 673 – 8.

[152] Moller, H. E. et al., MRI of the lungs using hyperpolarized noble gases. Magn Reson Med, 2002. 47(6): 1029 – 51.

[153] Wild, J. M. et al., 3D volume – localized pO2 measurement in the human lung with 3He MRI. Magn Reson Med, 2005. 53(5): 1055 – 64.

[154] Kabus, S. et al., Lung ventilation estimation based on 4D – CT imaging, in First International Workshop on Pulmonary Image Analysis. 2008, New York, NY: MICCAI.

[155] Guerrero, T. et al., Dynamic ventilation imaging from four – dimensional computed tomography. Phys Med Biol, 2006. 51(4): 777 – 91.

[156] Guerrero, T. et al., Quantification of regional ventilation from treatment planning CT. Int J Radiat Oncol Biol Phys, 2005. 62(3): 630 – 4.

[157] Christensen, G. E. et al., Tracking lung tissue motion and expansion/compression with inverse consistent image registration and spirometry. Med Phys, 2007. 34(6): 2155.

[158] Ding, K. et al., 4DCT – based measurement of changes in pulmonary function following a course of radiation therapy. Med Phys, 2010. 37(3): 1261.

[159] Li, R. and L. Xing, Bridging the gap between IMRT and VMAT: Dense angularly sampled and sparse intensity modulated radiation therapy. Med Phys, 2011. 38(9): 4912 – 9.

[160] Wang, L. et al., An end – to – end examination of geometric accuracy of IGRT using a new digital accelerator equipped with onboard imaging system. Phys Med Biol, 2012. 57(3): 757 – 69.

[161] Xing, L., M. H. Phillips, and C. G. Orton, Point/counterpoint. DASSIM – RT is likely to become the method of choice over conventional IMRT and VMAT for delivery of highly conformal radiotherapy. Med Phys, 2013. 40(2): 020601.

[162] Cho, W. et al., Development of a fast and feasible spectrum modeling technique for flattening filter free beams. Med Phys, 2013. 40(4): 041721.

[163] Cho, W. et al., Multisource modeling of flattening filter free (FFF) beam and the optimization of model parameters. Med Phys, 2011. 38(4): 1931.

[164] Kim, H. et al., Beam's – eye – view dosimetrics (BEVD) guided rotational station parameter optimized radiation therapy (SPORT) planning based on reweighted total – variation minimization. Phys Med Biol, 2015. 60(5): N71 – 82.

[165] Chen, X. et al., Independent calculation of monitor units for VMAT and SPORT. Med Phys, 2015. 42(2): 918 – 24.

[166] Zarepisheh, M. et al., Simultaneous beam sampling and aperture shape optimization for SPORT. Med Phys, 2015. 42(2): 1012.

[167] Georg, D., T. Knöös, and B. McClean, Current status and future perspective of flattening filter free pho-

ton beams. Med Phys, 2011. 38(3): 1280.

[168] Yu, C. X., Intensity – modulated arc therapy with dynamic multileaf collimation: An alternative to tomotherapy. Phys Med Biol, 1995. 40(9): 1435 – 49.

[169. Otto, K., Volumetric modulated arc therapy: IMRT in a single gantry arc. Med Phys, 2008. 35(1): 310 – 7.

[170] Crooks, S. M. et al., Aperture modulated arc therapy. Phys Med Biol, 2003. 48(10): 1333 – 44.

[171] Li, R. and L. Xing, An adaptive planning strategy for station parameter optimized radiation therapy (SPORT): Segmentally boosted VMAT. Med Phys, 2013. 40(5): 050701, 4912 – 9.

[172] Zhang, P. et al., Optimization of collimator trajectory in volumetric modulated arc therapy: Development and evaluation for paraspinal SBRT. Int J Radiat Oncol Biol Phys, 2010. 77(2): 591 – 9.

[173] Zhu, L. et al., Using total – variation regularization for intensity modulated radiation therapy inverse planning with field – specific numbers of segments. Phys Med Biol, 2008. 53(23): 6653 – 72.

[174] Zhu, L. and L. Xing, Search for IMRT inverse plans with piecewise constant fluence maps using compressed sensing techniques. Med Phys, 2009. 36(5): 1895.

[175] Aupéin, A. et al., Meta – analysis of concomitant versus sequential radiochemotherapy in locally advanced nonsmall – cell lung cancer. J Clin Oncol, 2010. 28(13): 2181 – 90.

[176] Machtay, M. et al., Higher biologically effective dose of radiotherapy is associated with improved outcomes for locally advanced non – small cell lung carcinoma treated with chemoradiation: An analysis of the Radiation Therapy Oncology Group. Int J Radiat Oncol Biol Phys, 2012. 82(1): 425 – 34.

[177] Williams, T. M. and A. Maier, Role of stereotactic body radiation therapy and proton/carbon nuclei therapies. Cancer J, 2013. 19(3): 272 – 81.

[178] Kanai, T. et al., Irradiation of mixed beam and design of spread – out Bragg peak for heavy – ion radiotherapy. Radiat Res, 1997. 147(1): 78 – 85.

[179] Demizu, Y. et al., Carbon ion therapy for early – stage non – small – cell lung cancer. Biomed Res Int, 2014. 2014: 727962.

[180] Allen, A. M. et al., An evidence based review of proton beam therapy: The report of ASTRO's emerging technology committee. Radiother Oncol, 2012. 103(1): 8 – 11.

[181] Bush, D. A. et al., Hypofractionated proton beam radiotherapy for stage I lung cancer. Chest, 2004. 126: 1198 – 203.

[182] Westover, K. D. et al., Proton SBRT for medically inoperable stage I NSCLC. J Thorac Oncol, 2012. 7(6): 1021 – 5.

[183] Chang, J. Y. et al., Toxicity and patterns of failure of adaptive/ablative proton therapy for early – stage, medically inoperable non – small cell lung cancer. Int J Radiat Oncol Biol Phys, 2011. 80(5): 1350 – 7.

[184] Chang, J. Y. et al., Phase 2 study of high – dose proton therapy with concurrent chemotherapy for unresectable stage III nonsmall cell lung cancer. Cancer, 2011. 117(20): 4707 – 13.

[185] Iwata, H. et al., Long – term outcome of proton therapy and carbon – ion therapy for large (T2a – T2bN0M0) non – small – cell lung cancer. J Thorac Oncol, 2013. 8(6): 726 – 35.

[186] Register, S. P. et al., Proton stereotactic body radiation therapy for clinically challenging cases of centrally and superiorly located stage I non – small – cell lung cancer. Int J Radiat Oncol Biol Phys, 2011. 80(4): 1015 – 22.

[187] Hoppe, B. S. et al., Double – scattered proton – based stereotactic body radiotherapy for stage I lung cancer: A dosimetric comparison with photon – based stereotactic body radiotherapy. Radiother Oncol, 2010. 97(3): 425 – 30.

[188] Macdonald, O. K. et al., Proton beam radiotherapy versus three – dimensional conformal stereotactic body radiotherapy in primary peripheral, early – stage non – small – cell lung carcinoma: A comparative dosimet-

ric analysis. Int J Radiat Oncol Biol Phys, 2009. 75(3): 950 -8.

[189] Welsh, J. et al., Evaluating proton stereotactic body radiotherapy to reduce chest wall dose in the treatment of lung cancer. Med Dosim, 2013. 38(4): 442 -7.

[190] Timmerman, R. et al., Excessive toxicity when treating central tumors in a phase II study of stereotactic body radiation therapy for medically inoperable early - stage lung cancer. J Clin Oncol, 2006. 24(30): 4833 -9.

[191] Chang, J. Y. et al., Stereotactic body radiation therapy in centrally and superiorly located stage I or isolated recurrent non - small - cell lung cancer. Int J Radiat Oncol Biol Phys, 2008. 72(4): 967 -71.

[192] Chang, J. Y. et al., Significant reduction of normal tissue dose by proton radiotherapy compared with three - dimensional conformal or intensity - modulated radiation therapy in Stage I or Stage III non - smallcell lung cancer. Int J Radiat Oncol Biol Phys, 2006. 65(4): 1087 -96.

[193] Roelofs, E. et al., Results of a multicentric in silico clinical trial (ROCOCO): Comparing radiotherapy with photons and protons for non - small cell lung cancer. J Thorac Oncol, 2012. 7(1): 165 -76.

[194] Grutters, J. P. et al., Comparison of the effectiveness of radiotherapy with photons, protons and carbonions for non - small cell lung cancer: A meta - analysis. Radiother Oncol, 2010. 95(1): 32 -40.

[195] Ahmad, M. et al., Theoretical detection threshold of the proton - acoustic range verification technique. Med Phys, 2015. 42(10): 5735.

[196] De Ruysscher, D. and J. Y. Chang, Clinical controversies: Proton therapy for thoracic tumors. Semin Radiat Oncol, 2013. 23(2): 115 -9.

[197] Kase, Y. et al., A treatment planning comparison of passive - scattering and intensity - modulated proton therapy for typical tumor sites. J Radiat Res, 2012. 53(2): 272 -80.

[198] Zhang, X. et al., Intensity - modulated proton therapy reduces the dose to normal tissue compared with intensity - modulated radiation therapy or passive scattering proton therapy and enables individualized radical radiotherapy for extensive stage IIIB non - small - cell lung cancer: A virtual clinical study. Int J Radiat Oncol Biol Phys, 2010. 77: 357 -66.

[199] Chang, J. Y. and J. D. Cox, Improving radiation conformality in the treatment of non - small cell lung cancer. Semin Radiat Oncol, 2010. 20(3): 171 -7.

第 15 章

验证和治疗实施技术的进展

LEI REN, MARTINA DESCOVICH, AND JING WANG

15.1　引言

肿瘤控制和正常组织并发症发生率与放射治疗中的靶区定位和治疗实施准确性高度相关[1,2]。放疗的目的是将辐射剂量精确地传递到靶区并将周围正常组织所受辐射剂量降至最小。要成功达到该目的很大程度上取决于治疗前和治疗期间靶区验证技术的精确性，以及根据验证信息能准确传输剂量的治疗实施技术。近年来，在这两个领域都取得了一些突破，开发出高效、低剂量、高质量的影像学验证技术和先进的治疗实施技术，以考虑肺部肿瘤呼吸运动，从而能最大限度地减少治疗的靶体积。在本章中，我们讨论肺癌放射治疗中的治疗验证和治疗实施技术的最新进展。

15.2 成像验证技术的进展

15.2.1 快速低剂量有限角度成像

CBCT 的一个最主要缺点是成像剂量高和扫描时间长，这是由于 CBCT 扫描角度大和投影数多的缘故。开发不同 X 射线成像技术是为了能用有限的角度扫描来重建图像，这可以大大减少成像剂量和扫描时间。

15.2.1.1 数字化断层合成（DTS）

DTS 是一种仅在有限扫描角度内获得的 2D 锥束 X 射线投影重建形成准 3D 图像的技术[3]。与 kV 或 MV 射线成像相比，DTS 通过将重叠解剖在各切面进行分解，极大地提高了软组织和骨的可见性。此外，DTS 需要较少的辐射暴露和无障碍的机架转动空间，以及比 CBCT 更短的扫描时间[4]。

DTS 定位过程包括从计划 CT 的数字重建 X 线片（DRR）中创建 DTS（RDTS）参考图像，以及获取在治疗室获得的机载验证 DTS 图像。通过比较两个 DTS 图像集（参考和验证）可以确定患者的摆位误差[5]。计划 CT 图像体积通过有限角度的锥束进行投影，重建得到 RDTS 图像。机载 DTS（OBDTS）切面图的获取方式与完整 CBCT 相同，但机架旋转有限。Feldkamp - DavisKress（FDK）反投影算法[6]通常用于重建参考图像和 OBDTS 图像。通常将扫描限制在 40°即可产生高质量的 DTS 切面图，并具有良好的软组织可见性，同时使扫描能够在不到 10s 的时间内完成，且扫描量约为全旋转 CBCT 成像剂量的 1/9。单个 DTS 切面图在可视平面上表现出高分辨率，但在第三维（平面到平面）上的分辨率受到窄扫描角度的限制。因此，DTS 不能正确重建 CT 的 Hounsfield 单位（HU）值，DTS 切面图的图像对比度低于完整的 CBCT 图像。虽然 DTS 图像的有效切面图轮廓厚于全层 CT/CBCT，但在限角 DTS 数据中，软组织的可见性相当好，明显优于传统的二维放射野，具有更好的肺癌治疗定位精度。

相位匹配的 DTS 最近被开发用来解决呼吸运动对 DTS 肺部肿瘤定位的影响[7]。相位匹配的 DTS 通过将用于 RDTS 重建的 DRRs 的相位与用于 OBDTS 重建的机载投影的相位进行匹配，来匹配参考图像和机载 DTS 图像中的运动模糊模式。

图 15.1 为单视角 30°投影重建的 DTS 图像。左列是包含五个连续呼吸时相的混合相 OBDTS 集，中间列是没有相位匹配的常规 RDTS 集，右列是呼吸相位信息与 OBDTS 集相匹配的相位匹配 RDTS 集。箭头所指的是每个 DTS 上的肿瘤区域。结果表明，OBDTS 组肿瘤形态与相位匹配 RDTS 组肿瘤形态的匹配程度明显优于常规 RDTS 组，特别是病例 2 和病例 3。因此，OBDTS 和相位匹配的 RDTS 之间的配准将比 OBDTS 和常规 RDTS 之间的配准更准确。初步研究表明，相位匹配的 DTS 定位肺部肿瘤的准确度为 1 ~2mm，而 3DDTS 的准确度为 3 ~7mm[7]。

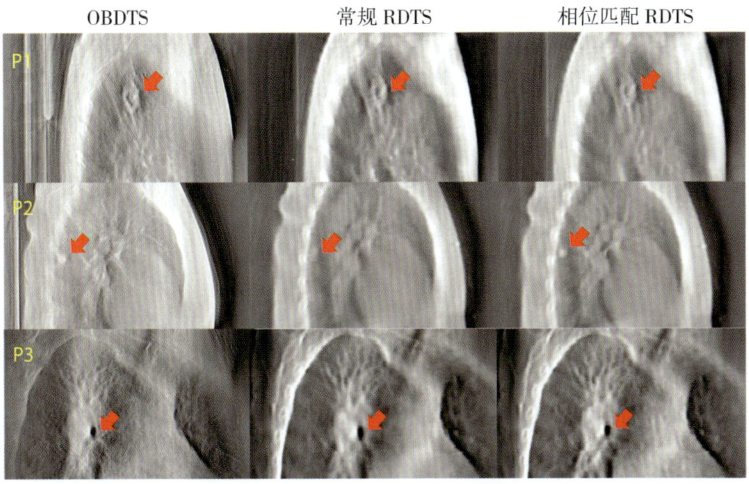

图 15.1 OBDTS、常规 **RDTS** 和相位匹配 **RDTS** 集之间的比较。所有三个 **DTS** 集都是从单视图 **30°** 投影重建的。**OBDTS** 包含五个连续呼吸时相。箭头指向肿瘤区域。**P1**，**P2** 和 **P3** 表示病例 **1**，病例 **2** 和病例 **3**。

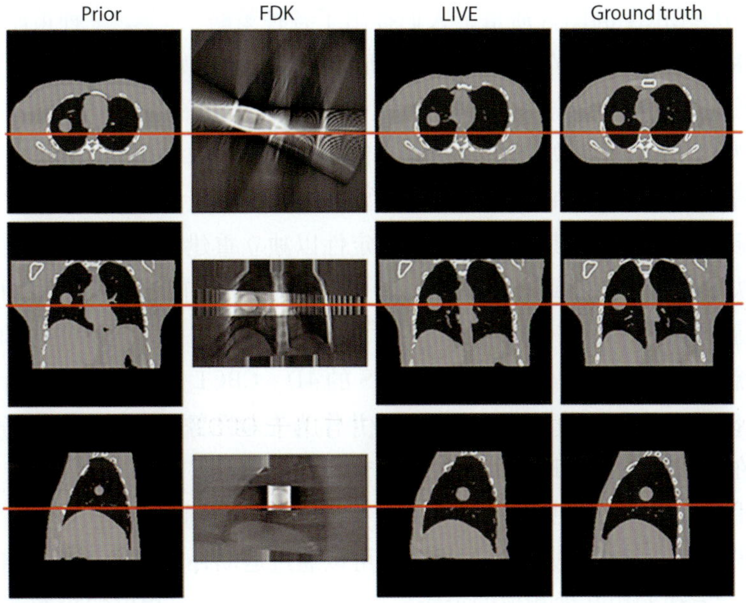

图 15.2 XCAT 体模模拟正交 **30°kV** 和 **BEV MV** 不同方法重建图像的比较。

15.2.1.2 有限角度分次内验证（实时）系统

虽然与二维 X 线成像相比，DTS 成像提高了解剖可见性，但由于采集时使用的扫描角度有限，它不能提供患者的完整体积信息。当患者存在软组织变形时，完整三维信息的缺乏可能会影响 DTS 的定位精度。近年来发展了一种新的图像重建技术，利用在有限扫描角度内获得的有限数量的投影重建全体积图像[8-13]。这种方法将机载患者图像视为先验图像的变形。因此，它不是在重建中直接求解像素值，而是求解使先验图像变形的形变场，从而获得机载图像。形变场通常通过数据保真度约束和运动建模迭代求解。基于这种方法，最近提出了一种基于治疗过程中获得的有限角度 kV 和 MV 投影的有限角度分次内验证（实时）系统来重建患者的分次内体积图像[14]。图 15.2 显示了使用 FDK 反向投影法和来自 4D Digital Extended - cardiac - torso（XCAT）模体数据的 LIVE 系统的图像重建。LIVE 系统仅使用正交 30°扫描角度重建高质量的体积图像。

15.2.2 4D - CBCT 的研究进展

机载 CBCT 系统的机架转速受国际电工委员会（IEC）标准的限制，应低于每转 60s。提出用呼吸相关 CBCT，或四维（4D）CBCT[15-24]来减少 3D - CBCT 的运动伪影，并在治疗前生成 4D 患者运动模型。在 4D - CBCT 中，每个呼吸信号的投影图像通常被分为 8 ~ 10 个时相。当采用 FDK 等解析图像重建算法重建 4D - CBCT 的每个时相时，由于每个时相的投影数量有限，会出现强条纹伪影。在线引导中，这些伪影使得肿瘤边界难以准确识别，降低了配准精度。例如，由标准 FDK 算法重建 4D - CBCT，通过变形配准提取的肿瘤运动轨迹的误差可大于 7mm[25,26]。

为了提高 4D - CBCT 的图像质量，人们提出了各种策略[27-38]。一种策略是基于 McKinnon - Bates（MKB）算法[30]。在 MKB 中，由所有投影重建初始图像。然后，测量数据和初始图像的正向投影之间的差异被添加到初始图像以重建修正图像。MKB 算法在一定程度上可以减少条纹伪影，然而，初始图像中的运动伪影在最终图像中仍会出现。另一种是基于迭代的图像重建算法，一个典型的例子是基于总偏差（TV）最小化[27,28]。TV 最小化仅利用一个相位的投影，并通过假设其固有的分段恒定性以独立重建单个相位图像。当测量数量不足时，这种解决方案通常会导致过度平滑，特别是对于小尺寸或低对比度物体[27]。另一种算法[29]称为先验图像约束压缩传感（PICCS)[29]，它试图通过探索目标图像和先验图像之间差分图像的稀疏性来增强 4D - CBCT。在 PICCS 的 4D - CBCT 重建应用中，首先对所有投影图像采用 FDK 以重建模糊运动的 3D - CBCT，并作为先验图像。PICCS 没有考虑不同时相之间的变形，其在重建的 4D - CBCT 中仍然可观察到残余运动[21]。

还探索了由呼吸运动模型所得到的所有时相投影的四维重建策略[31-34]。当已知不同相位之间的运动模型时，所有呼吸时相的投影都可以通过运动补偿图像重建策略重建参考时相 4D - CBCT。通过有效利用其他相位的投影，可以大大增加任何相位的投影测量次数，从而大大提高 4D - CBCT 的图像质量。这些策略[31-34]通常依赖于计划 4D - CT[31,32]或重建 4D - CBCT[33,34]所建立的运动模型。然而，4D - CBCT 数据采集过程中的运动可能会与先前设定的运动完全不一致[35,36]，而且基于重建 4D - CBCT 所建立的运动模型的精度受图像质量的限制。还提出利用更新运动模型的形变计划 CT 来获得 4D - CBCT 的策略[37-39]。基于这些策略生成一个合成的 4D - CBCT（形变计划 CT)，当计划 CT 和 CBCT 之间的图像内容发生变化时，算法可能具有挑战性。

最近，一种用于 4D - CBCT 的同步运动评估和图像重建（SMEIR）算法[26]被开发出来。

SMEIR 算法的工作流程如图 15.3 所示。SMEIR 算法利用所有相位的投影，在任何相位同时更新反向一致运动模型和运动补偿的 4D－CBCT。SMEIR 算法没有使用任何先验图像或先验运动模型，仅依靠处理后的 CBCT 数据来提高图像重建的质量和运动评估的准确性。

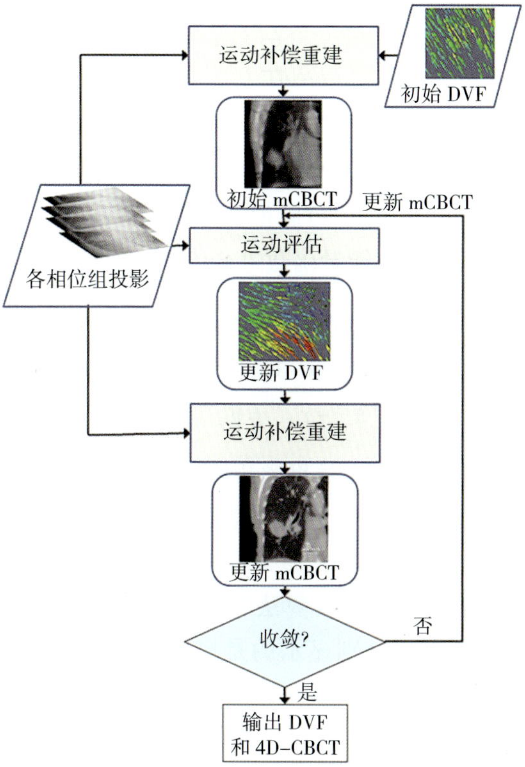

图 15.3　四维 CBCT 重建的 SMEIR 流程图：图像重建和运动评估交替进行，直到获得准确的图像和运动模型。

SMEIR 算法包括两个交替步骤：（1）运动补偿的 CBCT（mCBCT）重建；（2）直接从投影中进行运动建模。在运动补偿图像重建中，通过考虑不同相位之间的运动模型，利用各相位的投影重建 4D－CBCT 的参考相位（如 0% 相位）。采用改进的同步代数重建技术（SART）在参考相位上迭代重建 mCBCT。数学上，让 $p^t=(p_t^1, p_t^2, \ldots, p_I^t)$ 表示相位 t 处的对数变换测量的 4D－CBCT 投影，$\mu^t=(\mu_1^t, \mu_2^t, \ldots, \mu_j^t)$ 表示相位 t 图像的衰减系数，修正的 SART 由以下公式给出：

$$\mu_j^{0,(k+1)}=\mu_j^{0,(k)}+\frac{\sum_{t,n} d_{jn}^{t\to 0}\sum_i\left[a_{in}\dfrac{p_i^t-\sum_n a_{in}\mu_n^{t,(k)}}{\sum_{n=1}^{j} a_{in}}\right]}{\sum_i a_{in}} \tag{15.1}$$

其中 k 是迭代步长，a_{in} 是投影射线 i 与体素 n 的相交长度，$d_{jn}^{t\to 0}$ 表示使相位 t 变形为相位 0 的逆向形变矢量场（DVFs）的元素。j 是相位 0 的体素指标，而 n 是相位 t 的体素指标。方程 15.1 中的第二项描述了逆形变过程，它使相位 t 投影所确定的误差图像发生形变，以更新相位 0 处的 4D – CBCT。公式 15.2 描述的是将相位 0 的 4D – CBCT 形变为相位 t 的正向变形。$d_{jn}^{0\to t}$表示正向 DVF 映射图中的元素。mCBCT 重建开始时，首先通过使其他相位和相位 0 之间的配准总偏差（TV）最小化来重建 4D – CBCT，得到 DVF 初始值。在 SART 重建后，采用标准的最速梯度下降法抑制图像噪声，使重建后的 mCBCT 的 TV 最小。

$$\mu_n^{t,(k)} = \sum_j d_{jn}^{0\to t}\mu_j^{0,(k)} \tag{15.2}$$

由于方程 15.1 和 15.2 在正向和逆向 DVF 都涉及μ^0更新，因此 DVF 应该是反向一致的。在运动模型估计步骤中，参考相位 0 与其他相位之间的更新后的反向一致 DVF 可直接通过匹配测量投影与变形 mCBCT 的正向投影得到。为了加强 DVF 的反向一致性，采用交叉优化方案对反向一致性约束下的对称能量函数进行优化。对称能量函数的公式如下：

$$\begin{aligned} f_1(v^{0\to t}) &= \| p^t - A\mu^0(x+v^{0\to t}) \|_{l_2}^2 + \beta\varphi(v^{0\to t}) \\ f_2(v^{t\to 0}) &= \| p^0 - A\mu^t(x+v^{t\to 0}) \|_{l_2}^2 + \beta\varphi(v^{0\to t}) \\ s.\ t.\ v^{0\to t}(x+v^{t\to 0}) &+ v^{t\to 0} = v^{t\to 0}(x+v^{0\to t}) + v^{0\to t} = 0, \end{aligned} \tag{15.3}$$

其中f_1和f_2表示对称能量函数。A是投影矩阵，系数为a_{in}。$v^{0\to t}$表示正向 DVF，$v^{t\to 0}$表示反向 DVF。方程 15.3 的最后一行为反向一致性约束。能量函数包含一个数据保真项和一个平滑约束项。β是权衡两项之间的参数。$\varphi(v)$是形变场的自由形式能量[40,41]。

数字模体和患者研究都证明了 SMEIR 算法的优异性能。图 15.4 显示的是 4D – NCAT 模体在呼气末时相的图像，左、右列分别显示的是横段面和冠状面图像。图 15.4 中的（a）行显示的是数字模体图像。（b）行显示的是在所有投影上利用 FDK 重建 3D – CBCT，呈现了运动模糊的伪影。图 15.4 中的（c）行显示的是由 FDK 重建的 4D – CBCT，呈现了严重的视图混叠图像。（d）行显示的是由 TV 重建的 4D – CBCT。尽管视图混叠伪影被抑制，但肺内的骨结构和精细结构严重模糊。（e）行显示的是由 SMEIR 算法重建的图像。不仅视图混叠伪影被抑制，而且骨结构和肺内的边缘也被很好地保存。对少数肺癌患者也进行了评估研究。为了在每个时相获得参考 4D – CBCT，患者扫描 4 ~ 6 分钟。由每个时相的大量投影所获得的高质量 4D – CBCT，可作为评估研究的参考。为研究 SMEIR 算法对投影视图数量的依赖性，对完全采样的投影进行了不同因素的下采样。这些下采样的投影随后被用于 SMEIR、TV 和 FDK 重建。图 15.5 显示的是在平均投影数为 33 的 0 时相患者的重建图像。结果显示，SMEIR 算法产生的 4D – CBCT 图像在所研究的三种重建方法中最接近参考图像。此外，SMEIR 重建能有效地保留精细结构。肿瘤追踪分析表明，对于所有 4 例患者，当每个相位平均 20 ~ 30 个投影用于重建时，SMEIR 中检测到的肿瘤位置的最大误差均小于 2mm。

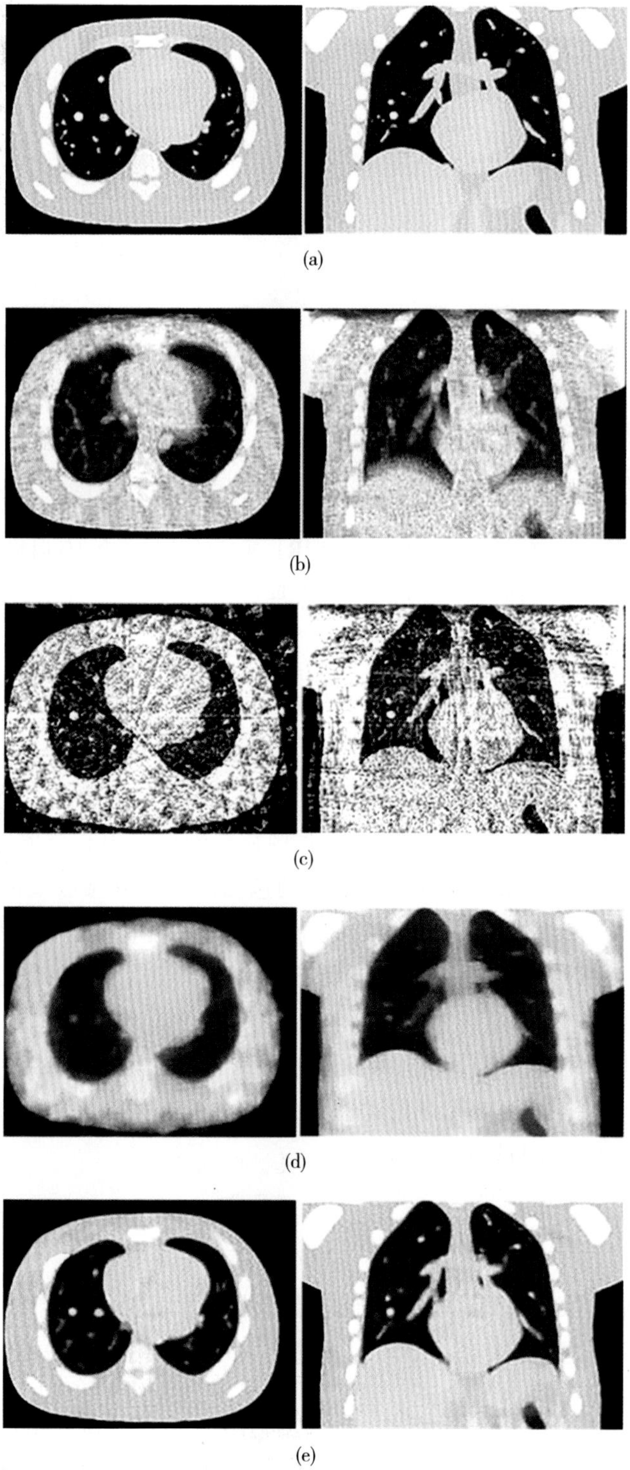

图 15.4　4D－NCAT 模体结果。第（a）行显示的是呼气末时相的数字模体，第（c）行显示的是在所有投影上利用 FDK 重建 3D－CBCT，第（e）行显示的是分别由 FDK、TV 最小化和 SMEIR 算法重建的呼气末时相的 4D－CBCT。左列和右列分别显示的是横轴位和冠状位视图。

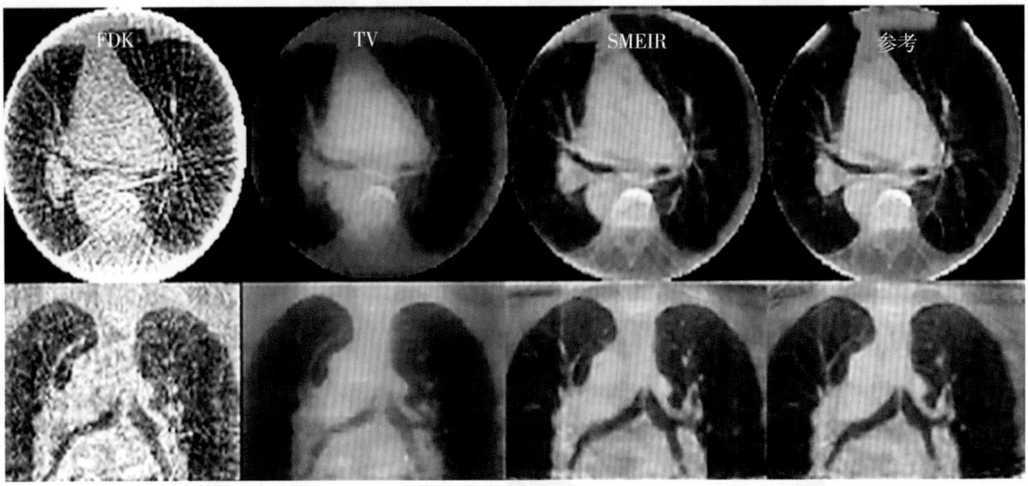

图 15.5　使用不同算法（包括 FDK、TV 和 SMEIR）重建的肺癌患者 0% 时相图像，平均每个时相的投影数为 33。(上排)：横轴位；(下排)：冠状位。

15.2.3　基于电磁应答器的实时成像

Calypso 系统（Varian Medical Systems，Inc.，PaloAlto，CA）是一种商业设备，已被开发并用于前列腺癌和肺癌治疗的靶定位或追踪[42,43]。在 CT 模拟之前，将电磁应答器植入肿瘤内。在计划 CT 图像中确定应答器的位置，并将其与治疗等中心位置一起导入 Calypso 4D 追踪站。对于机载成像，Calypso 探测器天线阵列包括源线圈和接收线圈。源线圈产生一个振荡的射频（RF）场，应答器与其产生共振。当场被关闭时，应答器在弛豫期间发射信号，接收线圈检测该信号，以确定这些应答器的位置。计算应答器位置的质心并用于表示肿瘤的位置。

Calypso 可以提供放射治疗前或治疗期间肿瘤位置的实时监测，对患者无电离辐射剂量。Calypso 的信号可用于门控治疗或靶区的动态追踪。然而，在肺部肿瘤的稳定位置植入电磁应答器对于一些患者来说比较困难[43]。

15.2.4　机载 MRI

近年来，磁共振成像（MRI）与放射治疗装置相结合用于靶区定位[44-45]。与 X 线成像技术相比，MRI 具有更好的软组织对比度且对患者无电离辐射，是一种有吸引力的日常成像方式，可用于分次间和分次内的验证。机载 MRI 系统是通过将 MRI 扫描机与直线加速器或 ^{60}Co 治疗机集成开发的[44-47]。目前大多数商用 MRI 放射治疗机使用低场 MRI 来减少对放射治疗输送剂量的干扰并减少几何失真。

目前，二维 MR cine 已成为治疗过程中实时靶区验证的主要技术。然而，它不提供患者的体积信息，因此不能沿着垂直于 cine 平面的方向的靶区运动。提出了下采样方法来加速二维 cine 图像的采集，快速获取具有最小延迟的多个二维图像，从而提供靶区位置的体积验证。4D－MRI 也正在通过前瞻性或回顾性方法用于靶区的 4D 验证。由于硬件和软件的限制，前瞻性 4D－MRI 的时间分辨率（～1s）和空间分辨率（4～5mm）较差[49,50]。回顾性 4D－MRI 具有较好的时间分辨率和面内分辨率，但采集时间长（5～30min），面与面间的分辨率差（3～5mm 层厚）[51,52]。为了克服二维 cine MRI 和 4D－MRI 的局限性，最近开展了一种基于病人先验知识和运动建模产生实时 MRI 图像的容积 cine MRI（VC－MRI）技术，用于肺和肝治疗中的实时靶区定位或追踪[53]。

15.3　治疗技术的进展

第 7、8、9 三个章节分别讨论了用 L 型直线加速器、O 型直线加速器和机械臂直线加速器治疗肺癌的临床实践。第 18 章讨论了基于 MRI 的肺癌 IGRT。在本节中，我们将重点讨论实时追踪技术的细节。

15.3.1　基于 L 形直线加速器的追踪

通过动态调整多叶准直器（MLC）的位置来控制辐射场，实现了 L 型直线加速器的实时追踪。而早在 15 年前就已经提出使 MLC 位置与靶区运动同步的想法。2001 年，Keall 等[54]证明了手动同步进行一维运动补偿的可行性。2006 年，一个带有外部位置监测系统（RPM，Varian）实时反馈的动态 MLC 追踪系统集成在 Varian 直线加速器上[55]，2008 年证明了进行三维运动补偿的可行性[56]。MLC 追踪分别于 2010 年在西门子直线加速器[57]和于 2012 年在 Elekta 直线加速器[58]上实施。动态 MLC 追踪由 kV[59]和 MV 成像系统[60,61]，以及有线和无线电磁应答器[62,63]引导。2013 年报道了临床第一次在前列腺癌患者双弧 VMAT 治疗中使用电磁应答器引导的 MLC 追踪技术[64]。在这项研究中，只校正刚性的肿瘤平移（而不是旋转）。使用非商业研究代码来驱动 MLC 并控制束流开启状态。该算法从电磁应答器信号中提取靶位置，并动态计算最佳运动补偿叶片孔径[65]。为了最大限度地减少通过闭合的 MLC 尖端的放射泄漏，不参与追踪的叶片对被移动到最近的铅门下。在特殊情况下（例如病人体位的大幅度变化、呼吸模式的突然改变、排便、吞咽或咳嗽）会触发射束保持状态。在模体中进行的初步研究得出结论，使用这种方法可以实现亚毫米几何精度和非常高的剂量适形度[56,63,66]。对 15 名前列腺癌患者的首次临床试验结果表明，MLC 追踪提高了计划剂量和投照剂量之间的精确度[67]。

15.3.2　基于 O 形直线加速器的追踪

VERO 是由 BrainLAB（BrainLAB AG，Feldkirchen，Germany）和三菱重工业（Mitsubishi heavy industries，Tokyo，Japan）[68]开发的用于图像引导 SBRT 的新型平台。该系统由一个安装在 O 形机架上的紧凑的 6MV C 带直线加速器组成。射束由快速 MLC 进行准直，最大孔径为 $15\times15cm^2$，最大叶片速度为 5cm/s[69]。直线加速器－MLC 组件被安装在两个正交框架上，允许 ±2.5°平移和倾斜射束，最大速度为 9cm/s，等中心精度为 0.1mm。射束可以快速

(高达 ±4.4cm) 跟随目标，独立于 MLC 运动。通过剂量的强度调制，实现了靶区追踪的解耦。该成像系统包括一个 MV 电子门户成像装置和两个诊断 X 射线源，其平板探测器与 MV 束轴成 45°角。立体 kV 系统可以在单个图像或透视模式下同时或交叉采集图像，并允许采集锥束 CT。实时肿瘤运动追踪是通过结合来自 kV 成像系统的透视图像信息和红外标记物的信号（ExacTrac，BrainLABAG，Feldkirchen，德国）[70,71]来实现的。建立了呼吸信号（以 50Hz 获得的 IR 标记的位置）与肿瘤位置之间的患者特异性模型，使用基准检测算法从 kV 成像系统中自动提取肿瘤位置。单独的基于肿瘤密度的无基准追踪也是可能的。多项式正向预测模型能提前预测靶位置，使射束能够在系统延迟时间（约 40ms）内被引导到预期的靶位置。体模测试中测量的肿瘤运动追踪的几何精度 <1mm（90% 追踪误差 E90% <0.82mm，频率为 30 次/min）[72]。在底部和倾斜方向也能观察到类似的表现。Depuydt 等描述了使用 VERO 对 10 名肺或肝脏病变患者进行实时肿瘤追踪的首次临床应用。研究者们预估 CTV - PTV 的外扩边界需要考虑实时追踪治疗中的残差不确定性，并与基于 ITV 方法相比量化了 PTV 体积的减少。追踪导致 PTV 体积减少 35%，对应于肺和肝的 NTCP 减少 <1%[73]。

15.3.3 基于机械臂直线加速器的追踪

2004 年随着同步呼吸运动追踪系统在临床的实施，CyberKnife 系统（Accuray Inc.，Sunnyvale CA）成为第一个能动态追踪靶区的医疗设备[74,75]。该系统由一个连接机器人手臂的紧凑的 X 波段直线加速器组成，使放射源位于病人定位系统前方和外侧任意位置。同步是基于靶位置（从 45°角拍摄的两个正交 X 射线照相机图像中提取）与每次治疗前放置在患者胸部或腹部的三个外部标记（LED）位置之间的相关模型。光学相机连续（约 30Hz）读取 LED 位置，并提供患者呼吸模式的替代表示。在每次治疗开始时，用户通过获取一组 8 ~ 15 幅 X 射线图像来建立同步相关模型。在相关模型中，结合两个二阶多项式函数，包括吸气和呼气运动之间的肿瘤轨迹迟滞[76]。当模型中的点呈均匀分布，覆盖 > 85% 的呼吸周期，包括 4 个主要呼吸时相（最大吸气、最大呼气、吸气中间和呼气中间）并且相关性较低时，可以获得最佳关联模型。在治疗过程中，提前约 115ms 从外部替代物的位置计算出肿瘤位置，然后将机器人重新定位到预期的目标位置。辐射实施与靶区运动完全同步。定期采集 X 射线图像，并使用实际目标位置来更新相关模型以反映呼吸模式的变化。图 15.6 显示了患者呼吸模型的示例。一种称为“图像触发”的新成像方式使用户能够获取连续的 X 射线图像序列（每秒大约一幅图像对），并能更迅速地适应呼吸模式的小范围内变化。使用图像触发时的一个缺点是成像剂量增加。适当的成像间隔应根据具体情况进行评估。

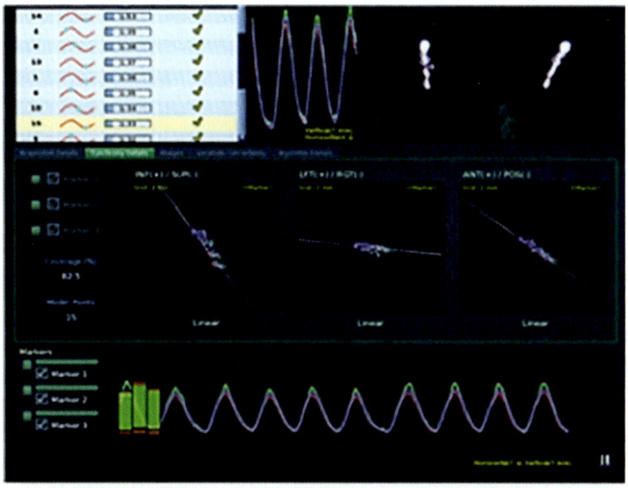

图 15.6 患者呼吸模型的示例：用图形表示法显示呼吸模式和相关模型。

图像识别软件根据植入的金标位置（基准追踪）或肿瘤密度本身（无基准追踪）计算靶位置。对于肺实质周围相对较大的病变（直径 >1cm），无基准追踪通常是可行的。如果在 45°投影图像中，病变的视野被脊柱或其他中心器官阻挡，则可以使用仅基于一个摄像机视图的动态追踪（单视图追踪）。图 15.7 显示了使用单视图追踪治疗病变的示例。在单视图追踪中，追踪成像平面中的靶区运动分量，对垂直于成像平面的靶区运动分量（平面外运动）进行部分 ITV 外扩补偿。由于成像系统的几何结构，上 - 下方向的轴在所有图像是相同的，可一直追踪上 - 下方向上的靶区运动（通常是主要运动分量）。

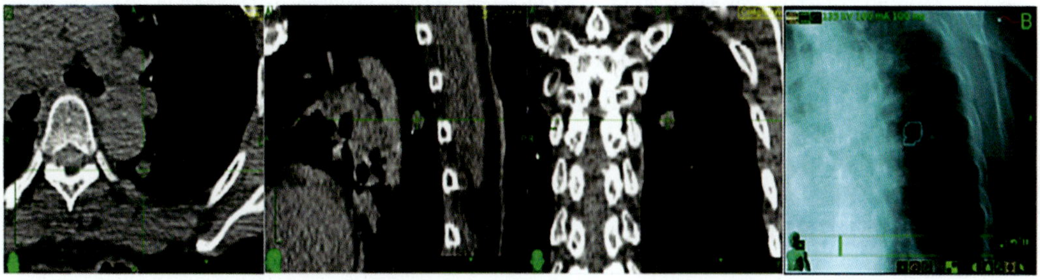

图 15.7 使用单视图追踪病变的治疗示例，横轴位、矢状位、冠状位和 2D 投影图像。

瞄准精度定义为系统向运动体模传递球形剂量分布的能力。同步追踪的靶定位精度的出厂标定为 <0.95 mm。Hoogeman 等[77]首次评估了 Synchrony 的临床准确性。这些作者计算了预测和实际靶位置之间的差异，发现平均相关误差小于 0.3mm，运动幅度达 2cm 的分次内误差小于 2.5mm。在最近的一篇出版物中，Floriano 等评估了用 Synchrony 治疗患者的全局追踪不确定性和靶区边界[78]。他们的结果与已发表的研究[79-82]一致，并赞同 CTV 至 PTV 的 5mm 各向均匀外扩边界。Jung 等比较了无基准的肺部追踪与基于基准的追踪在患者特异性肺模体中的准确性。对于这两种追踪模式，都实现了所有解剖方向的亚毫米级别的追踪误

差[83]。

15.3.4 基于机载 MRI 的门控治疗

最近的技术突破使 MRI 引导的放射治疗设备得以发展[84-87]，它使用低延迟 cine MR 图像来解释呼吸运动[88-90]。机载 MRI 的主要优点是出色的软组织对比度以及无需植入标记即可显现靶区的能力。由于在治疗过程中可以直接连续地看到靶区，因此门控/追踪反馈信号是基于靶区运动本身。与从外部替代标记的位置提取靶区运动相比，直接追踪靶区运动有望提高治疗精度。而且，机载 MRI 是唯一能够可视化危及器官并根据治疗优先级对关键结构的耐受剂量而不是靶区覆盖范围进行调整的成像方式。

曾报道过使用二维 MRI 来评估肿瘤运动[91]。Paganelli 等通过比较 cine MRI 的运动追踪精度和基于替代物的肿瘤追踪精度，量化了 MRI 引导的潜在获益[92]。cine MRI 序列中的自动特征检测算法比替代技术能更准确地直接追踪肝脏。对于基于替代物的追踪，根据运动幅度观察到的追踪误差范围为 1.0～3.6mm。当接受 3mm 阈值时，MRI 引导的获益（定义为追踪误差大于阈值的样本比例）小于 10%，但当需要更严格的（1.5mm）阈值时，获益增加到 30%[92]。

目前，集成 1.5T MRI 扫描机和直线加速器的原型系统正在开发，临床上唯一可用的 MRI 引导放射治疗系统是 MRIdian®（ViewRay，Oakwood Village，Ohio）[84]。ViewRay 系统的特点是将 0.35T 全身 MRI 扫描机集成在三个 ^{60}Co 头的环形机架上。每个 ^{60}Co 头都配备了独立的双聚焦 MLC。在治疗期间，每 300ms 采集一次 MR 图像，并将其与治疗计划图像进行比较。可将靶区或危及器官设置为门控结构。如果门控结构的位置偏差高于用户定义的阈值，则射束会暂停。当门控结构移回治疗边界时，治疗会自动恢复。

Crijns 等证明了使用在线 MRI 信号来门控实现直线加速器输出的可行性[93]。外部控制接口允许与 MRI 扫描机建立实时通信（约 10ms 滞后时间），并且通过抑制磁控管产生 RF 脉冲［脉冲频率（PRF）静音］来关闭束流[94]。相同的反馈框架也可用于控制机架旋转和 MLC 孔径，从而实现实时的肿瘤运动追踪[58]。

15.4 小结和未来方向

在图像验证方面，理想的成像技术将提供具有高时间和空间分辨率的患者实时体积图像，以便对目标进行精确的三维 cine 验证。由于受不同成像技术采集速度的限制，实现这一目标具有挑战性。在 X 射线成像技术中，提出过一种使用单锥束投影和患者模型来产生 cine CBCT 图像的方法[13]。但是，重建的 cine CBCT 的准确性受患者模型准确性的限制，准确性受患者从模拟到治疗的呼吸模式变化的影响。LIVE 系统通过整合自由形式变形来纠正患者模型中的任何误差来解决这一限制[14]。通过探索患者呼吸运动的连续性，LIVE 可以进一步减小实现准 cine CBCT 所需的扫描角度。在磁共振成像中，已提出一种类似的方法以使用患者模型对单个二维 cine MR 图像重建体积 cine MRI（VC-MRI）图像[53]。在 MRI 采集中，使用自由形式变形和稀疏采样可以进一步提高 VC-MRI 的准确性和时间分辨率。各种

4D - MRI 技术也正在积极研究中，以产生具有最小运动伪影的高空间和时间分辨率图像[95,96]。

在治疗实施追踪中，当前技术能够在一个呼吸周期中追踪靶区平移和旋转运动。但是，肺部肿瘤会发生变形。Kyriakou 和 McKenzie 使用统计形状模型评估了呼吸过程中肿瘤形状的变化，并观察了变形肿瘤中速度和应变之间的相关性[97]。Liu 等通过使用刚性和形变图像配准计算肿瘤运动的差异，并观察到一个从上肺叶延伸到中肺叶的大肿瘤患者在上下方向的差异高达 2.7mm[98]。对于淋巴结受累的晚期疾病，需要考虑原发肿瘤与相关淋巴结之间的相对运动。Donelly 等[99]和 Panarotto 等[100]分别观察到原发肿瘤及相关淋巴结中大于 10cm 的变形。动态校正肿瘤变形是具有挑战性的。基于机器人手臂直线加速器或 O 型直线加速器的呼吸门控和追踪能够以刚性方式保持射束或移动射束，但不能补偿肿瘤内部的变形。动态 MLC 追踪可能具有补偿肿瘤变形的能力。然而，迄今为止，在临床研究报告中仅考虑了刚性的肿瘤移位。Ge 等通过基于可变形图像配准软件[101]的输入，使计划的射束孔径变形以符合新的肿瘤形状，探索了动态 MLC 追踪解决肿瘤变形的可行性。这种技术的可行性和临床影响仍有待进一步研究。

参考文献

[1] Zelefsky, M. J. et al., Improved clinical outcomes with high - dose image guided radiotherapy compared with non - IGRT for the treatment of clinically localized prostate cancer. Int J Radiat Oncol Biol Phys, 2012. 84(1): 125 - 9.

[2] Soike, M. et al., Image guided radiation therapy results in improved local control in lung cancer patients treated with fractionated radiation therapy for stage IIB - IIIB disease. Int J Radiat Oncol Biol Phys, 2013. 87(2): S547 - 8.

[3] Godfrey, D. J. et al., Digital tomosynthesis with an on - board kilovoltage imaging device. Int J Radiat Oncol Biol Phys, 2006. 65(1): 8 - 15.

[4] Dobbins, J. T., 3rd and D. J. Godfrey, Digital x - ray tomosynthesis: Current state of the art and clinical potential. Phys Med Biol, 2003. 48(19): R65 - 106.

[5] Ren, L. et al., Automatic registration between reference and on - board digital tomosynthesis images for positioning verification. Med Phys, 2008. 35(2): 664 - 72.

[6] Feldkamp, L. A., L. C. Davis, and J. W. Kress, Practical cone - beam algorithm. J Opt Soc Am A Opt Image Sci Vis, 1984. 1(6): 612 - 9.

[7] Zhang, Y. et al., Respiration - phase - matched digital tomosynthesis imaging for moving target verification: A feasibility study. Med Phys, 2013. 40(7): 071723.

[8] Ren, L. et al., A novel digital tomosynthesis (DTS) reconstruction method using a deformation field map. Med Phys, 2008. 35(7): 3110 - 5.

[9] Zhang, Y. et al., A technique for estimating 4D - CBCT using prior knowledge and limited - angle projections. Med Phys, 2013. 40(12): 121701.

[10] Zhang, Y. et al., Preliminary clinical evaluation of a 4D - CBCT estimation technique using prior information and limited - angle projections. Radiother Oncol, 2015. 115(1): 22 - 9.

[11] Zhang, Y., F. F. Yin, and L. Ren, Dosimetric verification of lung cancer treatment using the CBCTs estimated from limited - angle on - board projections. Med Phys, 2015. 42(8): 4783 - 95.

[12] Ren, L. et al., Development and clinical evaluation of a three - dimensional cone - beam computed tomo-

graphy estimation method using a deformation field map. Int J Radiat Oncol Biol Phys, 2012. 82(5): 1584 -93.

[13] Li, R. et al., Real - time volumetric image reconstruction and 3D tumor localization based on a single x - ray projection image for lung cancer radiotherapy. Med Phys, 2010. 37(6): 2822 -6.

[14] Ren, L., Y. Zhang, and F. F. Yin, A limited - angle intrafraction verification (LIVE) system for radiation therapy. Med Phys, 2014. 41(2): 020701.

[15] Sonke, J. J. et al., Respiratory correlated cone beam CT. Med Phys, 2005. 32(4): 1176 -86.

[16] Li, T. et al., Four - dimensional cone - beam computed tomography using an on - board imager. Med Phys, 2006. 33(10): 3825 -33.

[17] Kriminski, S. et al., Respiratory correlated cone - beam computed tomography on an isocentric C - arm. Phys Med Biol, 2005. 50(22): 5263 -80.

[18] Purdie, T. G. et al., Respiration correlated cone - beam computed tomography and 4DCT for evaluating target motion in Stereotactic Lung Radiation Therapy. Acta Oncol, 2006. 45(7): 915 -22.

[19] Lu, J. et al., Four - dimensional cone beam CT with adaptive gantry rotation and adaptive data sampling. Med Phys, 2007. 34(9): 3520 -9.

[20] Sonke, J. J., J. Lebesque, and M. van Herk, Variability of four - dimensional computed tomography patient models. Int J Radiat Oncol Biol Phys, 2008. 70(2): 590 -8.

[21] Bergner, F. et al., An investigation of 4D cone - beam CT algorithms for slowly rotating scanners. Med Phys, 2010. 37(9): 5044 -53.

[22] Leng, S. et al., High temporal resolution and streak - free four - dimensional cone - beam computed tomography. Phys Med Biol, 2008. 53(20): 5653 - 73.

[23] Li, G. et al., Advances in 4D medical imaging and 4D radiation therapy. Technol Cancer Res Treat, 2008. 7(1): 67 -81.

[24] Bergner, F. et al., Autoadaptive phase - correlated (AAPC) reconstruction for 4D CBCT. Med Phys, 2009. 36(12): 5695 -706.

[25] Qi, Z. and G. H. Chen, Extraction of tumor motion trajectories using PICCS -4DCBCT: A validation study. Med Phys, 2011. 38(10): 5530 -8.

[26] Wang, J. and X. Gu, Simultaneous motion estimation and image reconstruction (SMEIR) for 4D conebeam CT. Med Phys, 2013. 40(10): 101912 -23.

[27] Solberg, T. et al., Enhancement of 4D cone - beam computed tomography through constraint optimization. Proceedings of International Conference on the Use of Computers in Radiation Therapy, 2010.

[28] Song, J. et al., Sparseness prior based iterative image reconstruction for retrospectively gated cardiac micro -CT. Med Phys, 2007. 34(11): 4476 -83.

[29] Chen, G. -H., J. Tang, and S. Leng, Prior image constrained compressed sensing (PICCS): A method to accurately reconstruct dynamic CT images from highly undersampled projection data sets. Med Phys, 2008. 35(2): 660 -3.

[30] Mc Kinnon, G. C. and R. H. Bates, Towards imaging the beating heart usefully with a conventional CT scanner. IEEE Trans Biomed Eng, 1981. 28(2): 123 -7.

[31] Rit, S. et al., On - the - fly motion - compensated cone - beam CT using an a priori model of the respiratory motion. Med Phys, 2009. 36(6): 2283 -96.

[32] Rit, S., D. Sarrut, and L. Desbat, Comparison of analytic and algebraic methods for motion - compensated cone - beam CT reconstruction of the thorax. IEEE Trans Med Imaging, 2009. 28(10): 1513 -25.

[33] Li, T., A. Koong, and L. Xing, Enhanced 4D cone - beam CT with inter - phase motion model. Med Phys, 2007. 34(9): 3688 -95.

[34] Zhang, Q. et al., Correction of motion artifacts in cone - beam CT using a patient - specific respiratory mo-

tion model. Med Phys, 2010. 37(6): 2901 – 9.

[35] Yamamoto, T. et al., Reproducibility of four – dimensional computed tomography – based lung ventilation imaging. Acad Radiol, 2012. 19(12): 1554 – 65.

[36] Chang, J. et al., Observation of interfractional variations in lung tumor position using respiratory gated and ungated megavoltage cone – beam computed tomography. Int J Radiat Oncol Biol Phys, 2007. 67(5): 1548 – 58.

[37] Wang, J. and X. Gu, High – quality four – dimensional cone – beam CT by deforming prior images. Phys Med Biol, 2013. 58(2): 231 – 46.

[38] Staub, D. et al., 4D Cone – beam CT reconstruction using a motion model based on principal component analysis. Med Phys, 2011. 38(12): 6697 – 709.

[39] Yan, H. et al., A hybrid reconstruction algorithm for fast and accurate 4D cone – beam CT imaging. Med Phys, 2014. 41(7): 071903.

[40] Lu, W. G. et al., Fast free – form deformable registration via calculus of variations. Physics in Medicine and Biology, 2004. 49(14): 3067 – 87.

[41] Ren, L. et al., A novel digital tomosynthesis (DTS) reconstruction method using a deformation field map. Med Phys, 2008. 35(7): 3110 – 5.

[42] Mantz, C., A phase II trial of stereotactic ablative body radiotherapy for low – risk prostate cancer using a non – robotic linear accelerator and real – time target tracking: Report of toxicity, quality of life, and disease control outcomes with 5 – year minimum follow – up. Front Oncol, 2014. 4: 279.

[43] Shah, A. P. et al., Real – time tumor tracking in the lung using an electromagnetic tracking system. Int J Radiat Oncol Biol Phys, 2013. 86(3): 477 – 83.

[44] Dempsey, J. et al., A real – time MRI guided external beam radiotherapy delivery system. Med Phys, 2006. 33(6): 2254.

[45] Lagendijk, J. J. et al., MRI/linac integration. Radiother Oncol, 2008. 86(1): 25 – 9.

[46] Fallone, B. G. et al., First MR images obtained during megavoltage photon irradiation from a prototype integrated linac – MR system. Med Phys, 2009. 36(6): 2084 – 8.

[47] Raaymakers, B. W. et al., Integrating a 1.5 T MRI scanner with a 6MV accelerator: Proof of concept. Phys Med Biol, 2009. 54(12): N229 – 37.

[48] Sarma, M. et al., Accelerating dynamic magnetic resonance imaging (MRI) for lung tumor tracking based on low – rank decomposition in the spatial – temporal domain: A feasibility study based on simulation and preliminary prospective undersampled MRI. Int J Radiat Oncol Biol Phys, 2014. 88(3): 723 – 31.

[49] Hu, Y. et al., Respiratory amplitude guided 4 – dimensional magnetic resonance imaging. Int J Radiat Oncol Biol Phys, 2013. 86(1): 198 – 204.

[50] Cai, J. et al., Four – dimensional magnetic resonance imaging (4D – MRI) using image – based respiratory surrogate: A feasibility study. Med Phys, 2011. 38(12): 6384 – 94.

[51] Tryggestad, E. et al., Respiration – based sorting of dynamic MRI to derive representative 4D – MRI for radiotherapy planning. Med Phys, 2013. 40(5): 051909.

[52] von Siebenthal, M. et al., 4D MR imaging of respiratory organ motion and its variability. Phys Med Biol, 2007. 52(6): 1547 – 64.

[53] Harris, W. et al., A technique for generating volumetric cine – magnetic resonance imaging. Int J Radiat Oncol Biol Phys, 2016. 95(2): 844 – 53.

[54] Keall, P. J. et al., Motion adaptive x – ray therapy: A feasibility study. Phys Med Biol, 2001. 46(1): 1 – 10.

[55] Keall, P. J. et al., The management of respiratory motion in radiation oncology report of AAPM Task Group 76. Med Phys, 2006. 33(10): 3874 – 900.

[56] Sawant, A. et al., Management of three – dimensional intrafraction motion through real – time DMLC tracking. Med Phys, 2008. 35(5): 2050 – 61.

[57] Tacke, M. B. et al., Real – time tumor tracking: Automatic compensation of target motion using the Siemens 160 MLC. Med Phys, 2010. 37(2): 753 – 61.

[58] Crijns, S. P., B. W. Raaymakers, and J. J. Lagendijk, Proof of concept of MRI – guided tracked radiation delivery: Tracking one – dimensional motion. Phys Med Biol, 2012. 57(23): 7863 – 72.

[59] Poulsen, P. R. et al., Dynamic multileaf collimator tracking of respiratory target motion based on a single kilovoltage imager during arc radiotherapy. Int J Radiat Oncol Biol Phys, 2010. 77(2): 600 – 7.

[60] Cho, B. et al., First demonstration of combined kV/MV image – guided real – time dynamic multileaf – collimator target tracking. Int J Radiat Oncol Biol Phys, 2009. 74(3): 859 – 67.

[61] Cho, B. et al., Real – time target position estimation using stereoscopic kilovoltage/megavoltage imaging and external respiratory monitoring for dynamic multileaf collimator tracking. Int J Radiat Oncol Biol Phys, 2011. 79(1): 269 – 78.

[62] Ravkilde, T. et al., Geometric accuracy of dynamic MLC tracking with an implantable wired electromagnetic transponder. Acta Oncol, 2011. 50(6): 944 – 51.

[63] Sawant, A. et al., Toward submillimeter accuracy in the management of intrafraction motion: The integration of real – time internal position monitoring and multileaf collimator target tracking. Int J Radiat Oncol Biol Phys, 2009. 74(2): 575 – 82.

[64] Keall, P. J. et al., The first clinical implementation of electromagnetic transponder – guided MLC tracking. Med Phys, 2014. 41(2): 020702.

[65] Keall, P. and D. Ruan, Dynamic multileaf collimator control for motion adaptive radiotherapy: An optimization approach. IEEE Power Engineering and Automation Conference (PEAM), Vol. 3, 2011, Wuhan, China, pp. 100 – 3.

[66] Krauss, A. et al., Electromagnetic real – time tumor position monitoring and dynamic multileaf collimator tracking using a Siemens 160 MLC: Geometric and dosimetric accuracy of an integrated system. Int J Radiat Oncol Biol Phys, 2011. 79(2): 579 – 87.

[67] Colvill, E. et al., Multileaf collimator tracking improves dose delivery for prostate cancer radiation therapy: Results of the first clinical trial. Int J Radiat Oncol Biol Phys, 2015. 92(5): 1141 – 7.

[68] Kamino, Y. et al., Development of a four – dimensional image – guided radiotherapy system with a gimbaled X – ray head. Int J Radiat Oncol Biol Phys, 2006. 66(1): 271 – 8.

[69] Nakamura, M. et al., Dosimetric characterization of a multileaf collimator for a new four – dimensional imageguided radiotherapy system with a gimbaled x – ray head, MHI – TM2000. Med Phys, 2010. 37(9): 4684 – 91.

[70] Verellen, D. et al., Quality assurance of a system for improved target localization and patient set – up that combines real – time infrared tracking and stereoscopic X – ray imaging. Radiother Oncol, 2003. 67(1): 129 – 41.

[71] Chang, Z. et al., 6D image guidance for spinal non – invasive stereotactic body radiation therapy: Comparison between ExacTrac X – ray 6D with kilo – voltage cone – beam CT. Radiother Oncol, 2010. 95(1): 116 – 21.

[72] Depuydt, T. et al., Geometric accuracy of a novel gimbals based radiation therapy tumor tracking system. Radiother Oncol, 2011. 98(3): 365 – 72.

[73] Depuydt, T. et al., Treating patients with real – time tumor tracking using the Vero gimbaled linac system: Implementation and first review. Radiother Oncol, 2014. 112(3): 343 – 51.

[74] Kilby, W. et al., The CyberKnife robotic radiosurgery system in 2010. Technol Cancer Res Treat, 2010. 9(5): 433 – 52.

[75] Muacevic, A. et al., Technical description, phantom accuracy, and clinical feasibility for single – session lung radiosurgery using robotic image – guided real – time respiratory tumor tracking. Technol Cancer Res Treat, 2007. 6(4): 321 – 8.

[76] Ernst, F. et al., Correlation between external and internal respiratory motion: A validation study. Int J Comput Assist Radiol Surg, 2012. 7(3): 483 – 92.

[77] Hoogeman, M. et al., Clinical accuracy of the respiratory tumor tracking system of the CyberKnife: Assessment by analysis of log files. Int J Radiat Oncol Biol Phys, 2009. 74(1): 297 – 303.

[78] Floriano, A. et al., Retrospective evaluation of CTV to PTV margins using CyberKnife in patients with thoracic tumors. J Appl Clin Med Phys, 2014. 15(6): 4825.

[79] Sawkey, D., M. Svatos, and C. Zankowski, Evaluation of motion management strategies based on required margins. Phys Med Biol, 2012. 57(20): 6347 – 69.

[80] Pepin, E. W. et al., Correlation and prediction uncertainties in the CyberKnife Synchrony respiratory tracking system. Med Phys, 2011. 38(7): 4036 – 44.

[81] George, R. et al., On the accuracy of a moving average algorithm for target tracking during radiation therapy treatment delivery. Med Phys, 2008. 35(6): 2356 – 65.

[82] Lu, X. Q. et al., Organ deformation and dose coverage in robotic respiratory – tracking radiotherapy. Int J Radiat Oncol Biol Phys, 2008. 71(1): 281 – 9.

[83] Jung, J. et al., Verification of accuracy of CyberKnife tumor – tracking radiation therapy using patient – specific lung phantoms. Int J Radiat Oncol Biol Phys, 2015. 92(4): 745 – 53.

[84] Mutic, S. and J. F. Dempsey, The ViewRay system: Magnetic resonance – guided and controlled radiotherapy. Semin Radiat Oncol, 2014. 24(3): 196 – 9.

[85] Fallone, B. G., The rotating biplanar linac – magnetic resonance imaging system. Semin Radiat Oncol, 2014. 24(3): 200 – 2.

[86] Keall, P. J. et al., The Australian magnetic resonance imaging – linac program. Semin Radiat Oncol, 2014. 24(3): 203 – 6.

[87] Lagendijk, J. J., B. W. Raaymakers, and M. van Vulpen, The magnetic resonance imaging – linac system. Semin Radiat Oncol, 2014. 24(3): 207 – 9.

[88] Tryggestad, E. et al., 4D tumor centroid tracking using orthogonal 2D dynamic MRI: Implications for radiotherapy planning. Med Phys, 2013. 40(9): 091712.

[89] Bjerre, T. et al., Three – dimensional MRI – linac intra – fraction guidance using multiple orthogonal cine – MRI planes. Phys Med Biol, 2013. 58(14): 494350.

[90] Kupelian, P. and J. J. Sonke, Magnetic resonance – guided adaptive radiotherapy: A solution to the future. Semin Radiat Oncol, 2014. 24(3): 227 – 32.

[91] Sawant, A. et al., Investigating the feasibility of rapid MRI for image – guided motion management in lung cancer radiotherapy. Biomed Res Int, 2014. 2014: 485067.

[92] Paganelli, C. et al., Magnetic resonance imaging – guided versus surrogate – based motion tracking in liver radiation therapy: A prospective comparative study. Int J Radiat Oncol Biol Phys, 2015. 91(4): 840 – 8.

[93] Crijns, S. P. et al., Towards MRI – guided linear accelerator control: Gating on an MRI accelerator. Phys Med Biol, 2011. 56(15): 4815 – 25.

[94] Evans, P. M. et al., Gating characteristics of an Elekta radiotherapy treatment unit measured with three types of detector. Phys Med Biol, 2010. 55(8): N201 – 10.

[95] Liu, Y. et al., Four dimensional magnetic resonance imaging with retrospective k – space reordering: A feasibility study. Med Phys, 2015. 42(2): 534 – 41.

[96] Liu, Y. et al., T2 – weighted four dimensional magnetic resonance imaging with result – driven phase sorting. Med Phys, 2015. 42(8): 4460 – 71.

[97] Kyriakou, E. and D. R. McKenzie, Changes in lung tumor shape during respiration. Phys Med Biol, 2012. 57(4): 919 -35.

[98] Liu, H. H. et al., Assessing respiration – induced tumor motion and internal target volume using fourdimensional computed tomography for radiotherapy of lung cancer. Int J Radiat Oncol Biol Phys, 2007. 68(2): 531 -40.

[99] Donnelly, E. D. et al., Assessment of intrafraction mediastinal and hilar lymph node movement and comparison to lung tumor motion using four – dimensional CT. Int J Radiat Oncol Biol Phys, 2007. 69(2): 580 - 8.

[100] Pantarotto, J. R. et al., Motion analysis of 100 mediastinal lymph nodes: Potential pitfalls in treatment planning and adaptive strategies. Int J Radiat Oncol Biol Phys, 2009. 74(4): 1092 -9.

[101] Ge, Y. et al., Toward the development of intrafraction tumor deformation tracking using a dynamic multileaf collimator. Med Phys, 2014. 41(6): 061703.

第 16 章

治疗疗效评价和疗效引导的自适应治疗

TIM LAUTENSCHLAEGER，MARTHA MATUSZAK，
AND FENG－MING（SPRING）KONG

16.1 引言

肺癌在生物学特征、临床表现及其对治疗的反应方面均具有异质性。部分肺癌对放射治疗非常敏感，可在放疗疗程结束前就达到完全缓解，而部分肺癌似乎对放射治疗的反应非常有限。

近年来人们致力于研究用于预测个体化患者治疗疗效的方法，研究结果显示了较好的应用前景。然而，目前尚无相关方法在临床实践中得到广泛应用，因此患者和医务工作者仍需

面对放疗反应差异性显著的现实。同样，正常组织对放疗的反应差别亦较大，致使放疗毒性的预测尤为困难。

在过去的几十年中，分子和影像生物标记物得到快速发展，大大提高了评估和预测肿瘤治疗疗效的能力。血液中的分子标记物包括 DNA、RNA 及蛋白质细胞因子等对预测和评估肿瘤反应有较好前景。同样，某些组织标记物在疗前预测预后方面前景较好，但由于需要重复活检，因此在治疗早期并不常用于评估治疗反应。此外，分子和影像标记物亦可用于评估和预测正常组织反应及放疗毒性。

个性化自适应放疗（PART）旨在通过最大程度地控制肿瘤及最小化毒性风险来优化放射治疗。PART 通过评估早期肿瘤反应并调整肿瘤和危及器官（OAR）剂量以达到优化治疗结果的目的。在 PART 中有两种潜在策略，为使治疗毒性率低于预先设定阈值可提高或降低标准剂量。剂量提高适用于放疗不敏感的肿瘤患者；肿瘤体积较小、肿瘤为周围型或距离 OAR 较远的患者其预计毒性发生率较低，有提高放疗剂量的空间。剂量降低适用于放疗敏感的肿瘤，或肿瘤位置不佳，常规或提高放疗剂量易导致较高毒性的患者。

16.2 肿瘤反应

在不同的时间节点可通过多种方法对肿瘤反应进行评估。本章节对治疗结束后和治疗期间的肿瘤反应评估进行回顾和讨论。疗后评价主要用于确定治疗是否有效或失败；疗中评价主要用于指导当前治疗的适应性调整。

16.2.1 疗后肿瘤反应

16.2.1.1 *疗效评价方法*

实体瘤疗效评价标准（RECIST）正式发表于2000 年（RECIST 1.0）[1]，并于2009 年更新（RECIST 1.1），以利于影像学疗效评价[2]。RECIST 1.1 被广泛采用并成为目前应用 CT 或解剖磁共振成像（MRI）进行肿瘤疗效评价的标准。确定靶病灶后（每个器官最多 2 个，总数不超过 5 个[2]）记录每个靶病灶长径（LD）之和。完全缓解（CR）定义为全部靶病灶消失；部分缓解（PR）定义为所有靶病灶长径之和减少≥30%；疾病进展（PD）定义为所有靶病灶长径之和增加≥20% 或出现新病灶；其他情况定义为疾病稳定（SD）。RECIST 1.1 相较于 RECIST 1.0 有几项重要变化（表 16.1）：以往 RECIST 1.0 要求记录多达 10 个靶病灶（每个器官最多5 个），现在只要求 5 个靶病灶（每个器官最多 2 个）。RECIST 1.1 现包括了淋巴结的大小标准，淋巴结短径 <10mm 的为非病理性病灶；10 ~15mm 之间的为非靶病灶；短径≥15mm 的为靶病灶。对疾病进展（PD）除了需要满足病灶长径之和增加 20% 外，尚需满足长径之和的绝对值增加至少 5mm。此外，PET 结果目前亦被纳入 RECIST 1.1 中。

由于病人位置的微小变动可导致显示在 CT 层面上影像的变化，因此预先定义层面（轴位、冠状位、矢状位）上的最长径与病人的摆位位置亦有很大相关性。由于肿瘤生长形态可极不规律，因此不同影像层面上的变化可导致长径测量的明显改变。而在 CT 上的肿瘤体积定量评估可能比单方向或双方向上的肿瘤测量更具可重复性[3]。

表 16.1　实体瘤疗效评价 RECIST 标准的变化

标准	RECIST 1.0	RECIST 1.1
最小径	>10mm	靶病灶 >15mm 非靶病灶 10～15mm
目标病灶个数	10（每个器官 5 个）	5（每个器官 2 个）
淋巴结完全缓解	未定义	短径 <10mm
疾病进展	增加 20%	增加 20% 且绝对值增加 5mm 以上或出现新病灶
PET－CT 应用	未定义	用于发现新病灶

肺不张或瘢痕组织对在 CT 上进行疗效评价可能是一个较大的挑战。在此情况下，应用 FDG－PET 进行代谢成像对于区分复发和治疗后改变通常极具价值[4]。

PET 现已广泛应用于治疗疗效评价，除了在 RECIST 1.1 中使用 PET 之外，FDG－PET 的发展目标是通过利用^{18}F－FDG－PET 对疗效评价进行标准化[5]。选定肿瘤中最活跃的一小块体积约 1cm^3（直径 1.2cm）的感兴趣区并将 SUV 作为一项连续变量的测量指标。治疗有效定义为 SUV 下降 30%。欧洲癌症研究和治疗组织（EORTC）已发布了应用 PET 进行疗效评价的相关指南。EORTC 标准是基于从尽可能多的器官中选取最多 7 个靶病灶进行最大 SUV 的叠加。部分代谢缓解（PMR）定义为最大 SUV 之和下降≥25%，代谢恶化（PMD）定义为 SUV 之和增加≥25%。一项对比 EORTC 和 PERCIST 标准进行疗效评价的研究显示两者的疗效评价类似，且两种标准中代谢反应与总生存之间的关系亦类似[6]。一些定性评估方法，例如 Peter MacCallum（PM）定性视觉评估方法，与半定量评估方法也进行了比较。在一项密歇根大学的研究中 PM 法较半定量法可检测出更多的完全代谢缓解（CMR）（38.6% *vs* 13.6%）[7]。

综上所述，进行疗效评价的方法有多种，且各具优势，各方法的最佳应用仍有待未来研究加以明确。

16.2.1.2　*放疗后疗效评价可预测长期预后*

放射治疗在非小细胞肺癌（NSCLC）和小细胞肺癌（SCLC）的治疗中均有重要作用，治疗反应通常与局部肿瘤控制和生存相关。

CT 上 NSCLC 的放疗反应通常在数月后出现。近期一项关于 22 例 NSCLC 患者的研究通过测量肿瘤一维和二维长度、肿瘤的体积发现，肿瘤最小值出现的平均时间为放疗结束后 11 个月[8]。NSCLC 疗前体积是治疗疗效最重要的指标[9]。NSCLC 肿瘤体积超过 100cc 与局部控制率较低相关[9]。类似的，治疗结束后 24 个月时 NSCLC 肿瘤体积≥124cc 时亦提示较差的局部控制[8]。较好的局控与较优的疾病特异性生存（CSS）相关。在一项回顾性研究中对接受 66Gy、2.2Gy/次根治性放疗的老年患者研究发现，无局部失败患者的 3 年 CSS 为 45%，而有局部失败的患者其 3 年 CSS 仅为 23%[10]。

通过 FDG－PET 评估放疗后 NSCLC 的治疗反应已成为一项重要的预后评估手段[11]。通过 PET 评估的完全缓解率是 CT 评估的 3 倍[11]。对诱导放化疗后局部晚期 NSCLC 进行代谢肿瘤活性评估时，SUV 截断值为 4 时预后意义显著，肿瘤 SUV <4 时患者中位总生存为 56 个月，而 SUV >4 的患者其中位总生存仅为 19 个月[12]。同样，治疗后的 PET（60Gy/30 次的根治性放疗 ± 同步化疗后中位 70d 测量）亦可预测总生存[13]。CMR 后患者的中位总生存为 31 个月，而非 CMR 患者仅为 11 个月[13]。此外，代谢稳定或代谢恶化患者的局部失败和远处失败率较 CMR 患者亦显著增加（局部或远处失败 HR 均 >2）[13]。

在临床实践中应用 PET 进行疗效评估时仍有一定的挑战。SUV 截断值的差异可对结果造成显著变化，而不同研究者通常在报告各自研究结果时会选取不同的截断值。一项评估新辅助化疗后Ⅲ期 NSCLC 疗效的研究结果显示，SUV 下降 >60% 时患者的 5 年总生存可高达 60%，而当 SUV 下降 <25% 时患者的 5 年总生存不超过 5%[14]。另一项对接受新辅助放化疗的Ⅲ期 NSCLC 的研究发现，SUV 下降 ≥80% 与良好预后相关[15]。此外，FDG/PET 用于检测新辅助放化疗后残存肿瘤的敏感性、特异性和整体准确度分别为 94.5%、80% 和 91%[15]。EGFR 突变情况亦可能成为决定 FDG 活性的重要分子指标[16]。伴有 EGFR 突变的肿瘤的 FDG 活性可能低于 EGFR 野生型肿瘤[16]。同样的，不同的分子突变（例如 VEGF、HIF-1a 或 GLUT1）亦可能影响 NSCLC 的 FDG 活性[17]。对接受厄洛替尼和贝伐单抗治疗的晚期 NSCLC，^{18}F-FDG-PET 以及 H2（15）O 灌注 PET 均可精确预测预后。实际上，在预测 PFS 时，应用^{18}F-FDG-PET 下降或不下降（9.7 *vs* 2.8 个月，$P=0.01$）或灌注影像（12.5 *vs* 2.9 个月，$P=0.009$）可能比应用 RECIST 标准的 CT 影像学评价（PR 者 4.6 个月 *vs* 非 PR 者 2.9 个月，$P=0.017$）的区分度更佳[18]。综上所述，对局部晚期和晚期 NSCLC 治疗后 PET 评估与病理缓解高度相关，且能预测长期生存及失效模式。然而，疗后 PET 无法应用于指导计划调整。

体部立体定向放射治疗（SBRT）或立体定向消融放疗（SABR）后的治疗疗效可通过多种影像学检查进行评估。

代谢显像常用于 SBRT 后疗效评价。SBRT 后的 FDG-PET 可在治疗结束后显示持续摄取长达 2 年[19]，这可能与持续的炎症相关[20]。研究表明 SBRT 后 1 ~2 年的 FDG-PET 可用于预测局部复发，最大 SUV >5 时预测敏感性为 100%，特异性为 91%，阳性预测值为 50%，阴性预测值为 100%[21]。类似的，在 SBRT 后 1 年时应用 FDG-PET 筛查时若怀疑有肿瘤复发，选取 SUV 截断值为 3.2 和 4.2 时预测复发的敏感性和特异性分别为 100% 和 96% ~98%[22]。对接受 SBRT 的 NSCLC，疗前 PET 指标亦显示与预后相关[23-25]。

小细胞肺癌对化疗和放疗更为敏感，常常产生良好的影像学反应。研究显示，处方剂量 45Gy，1.5Gy/次，2 次/天（BID）的标准放疗联合顺铂 + 依托泊苷同步化疗后患者的完全缓解率为 56%，部分缓解率为 31%，5 年总生存达 26%[26]。仅有 10% 的患者疾病稳定或出现进展[26]。局限期 SCLC 放化疗（CRT）后的初始肿瘤反应亦与无脑转移生存时间相关[27]。CRT 后初始完全缓解的 SCLC 患者其 PCI 后中位无脑转移生存时间为 21 个月，而未接受 PCI 者为 16 个月[27]。

16.2.2　疗中肿瘤反应

16.2.2.1　评价方法

现有的评价方法包括锥形束 CT（CBCT）或共轨 CT，放射治疗科用于模拟定位的 CT 以及用于疗后疗效评价的 CT 等（表 16.2）。CBCT 最常应用于靶区临近重要结构的疑难病例，以确保患者摆位的高精确度并限制 CTV 向 PTV 的外扩范围。因此，CBCT 已用于临床常规使用并可应用于自适应放射治疗。然而，CBCT 的图像质量无法与共轨 CT、定位 CT 及诊断 CT 或 MRI 的图像质量相比。图像质量较低可能会影响放疗疗效评估以及靶区和 OAR 勾画的准确性。共轨 CT 的优势在于可以对患者摆位提供诊断质量的图像，这些图像在临床常规使用中可获得并可用于 PRT。然而共轨 CT 需要重新定位成像，大大限制了这项技术的广泛应用。此外，额外的工作量、成本以及共轨 CT 的可得性亦是限制其使用的重要因素。重新进行 CT 模拟定位是目前 PART 最常用的方法，该方法的缺点在于需要额外进行扫描成像、患者和医疗团队的时间投入及相关费用。基于 PET 的 PRT 需要重新进行 PET/CT 定位或诊断性 PET/CT 检查。

表 16.2　疗中疗效评价方法

评价方法	影像质量	放疗常规	花费
锥形束 CT	差	是	低
共轨 CT	好	是	中
模拟定位 CT	好	否	高
PET - CT	好	否	非常高

备注：本表格总结了放疗中各影像学疗效评价方法的优缺点。放疗常规指已成为标准临床放疗实践一部分的相关方法。花费评估指除了工作人员时间及设备成本之外的额外费用。

治疗期间疗效评价的另一困难之处在于确定最佳评价时间点。一项研究显示在放疗开始后 7d 和 14d 的早期时间点，肿瘤最大 SUV 的变化存在明显的个体内和个体间异质性[28]。通常而言，在治疗过程中若以适应性放疗为目标进行 PET/CT 肿瘤反应评估，多是在 6 周治疗周期的第 4 周左右进行；而若以预测、最终限制毒性为目标进行危及器官评估时，其他时间点可能更为合适。

16.2.2.2　疗中疗效与临床预后相关性

治疗结束时评估治疗疗效至关重要，是后续治疗决策的重要依据。然而放疗后的疗效评估却无法用于指导已完成的放射治疗。而放疗过程中的疗效评估可在放疗结束前根据评估结果适时调整放疗计划。

在治疗完成 2/3 时对比 CT 和 FDG - PET 发现，代谢肿瘤体积下降 70% 而 CT 上大体肿瘤体积（GTV）仅下降 41%（$P<0.001$）[29]。与 SBRT 相比，三维适形放疗疗程完成 2/3 后的代谢肿瘤体积的减少更为明显（73% *vs* 15%）。

研究表明，接受 45Gy 放疗后 FDG - PET/CT 的结果可以预测 NSCLC 的疗后疗效[30]。疗前、疗中和疗后平均肿瘤 FDG 峰值活性分别为 5.2（95% CI 4.0 ~6.4）、2.5（95% CI 2.0

~3.0）和1.7（95% CI 1.3 ~2.0），放疗期间的肿瘤 FDG 峰值活性与完成放疗后3个月的肿瘤 FDG 峰值活性高度相关[30]。值得关注的是，在这15例患者中，标准化（以主动脉弓为标准）最大 SUV 值在治疗后瘤灶消失的患者中最低，而在疗效欠佳的肿瘤患者中最高[30]。根据放疗期间 PET/CT 重新制定计划可提高剂量30~102Gy（平均58Gy）或降低正常组织的并发症概率（NTCP）0.4%~3%（平均2%）[31]。对于接受60~66Gy、3Gy/次大分割放疗的患者，疗中 PET 提示肿瘤反应欠佳亦与无进展生存（PFS）较差相关[32]。重要的是，放疗剂量与最大 SUV 值之间可能具有一定相关性，放疗剂量越高，最大 SUV 下降越多[33]。

SCLC 放疗敏感性高，通常在放疗结束前即可在 CT 上观察到较好的影像学反应。对局限期 SCLC，在同步放化疗完成之前基于 CT 测量的中位肿瘤体积即可减少约70%[34]。并且肿瘤体积减少越大（如>45%）的局限期 SCLC 患者其局部区域控制更好、总生存更长[34]。

总之，已有明确证据显示，放疗过程中的肿瘤治疗反应可预测患者放疗后的长期预后。

16.2.3 肿瘤反应引导的自适应治疗

最初自适应放射治疗的开展旨在兼顾摆位误差及治疗分次间的位移[35-37]，随后开始应用 PET 进行治疗疗效评价[30]，进而首次开展了 PET 引导的自适应治疗的可行性研究[38]。该研究为密歇根大学的一项前瞻性单中心Ⅱ期临床试验，应用 FDG-PET 指导自适应计划制定，在放疗约50Gy 后对肿瘤反应进行评估，并在最后9次放疗中根据残余的代谢靶区（MTV）进行计划调整。在平均肺剂量 NTCP 模型中使用等毒性方法估计的3级 RILT 发生风险为17%，在自适应治疗过程中基于 MTV 的 PTV 所接受的单次放疗剂量自2.2~3.8Gy 不等。长期结果显示，应用此种自适应放疗方法的患者预后较好[38]。照射野内2年的局部区域控制（LRTC）率为82%[38]。

RTOG1106 是一项针对局部晚期 NSCLC 患者的Ⅱ期临床试验，旨在确定是否可以通过对残存肿瘤进行剂量递增来改善患者的2年无局部区域进展率。FDG-PET/CT 用于评估18~19次放疗后的肿瘤反应，并调整最后9次治疗，从而覆盖残存肿瘤和/或代谢靶区。调整后的计划在考虑食管和心脏的耐受剂量并限制个体化的 MLD 为20Gy 的基础上将对代谢靶区加量至80.4Gy。PRT 的另一策略为应用治疗期间的影像作为标志物来预测患者的放射敏感性，肿瘤反应较大的患者可能对放疗更敏感，因此较低的剂量即可达到肿瘤控制，从而进一步降低毒性风险。

自适应放疗在提高放疗后患者预后方面有巨大潜力，目前正在进行相关随机分组研究以最终明确其获益。

16.3 危及器官（OARs）的反应

16.3.1 疗后反应

目前，包括 MRI、CT、PET 和单光子发射计算机断层扫描（SPECT）在内的多种成像方法均可用于评估放疗对正常组织的影响。由于以上方法多应用于放疗后而非放疗期间，因此晚期毒性较为常见。这适用于有毒性风险的正常肺组织，对心脏和食管亦是如此。各影像学方法可用于检测不同部位的不同反应。CT 常用于显示肺组织的不透射线程度与造成咳嗽、气短和放射性肺炎等毒性反应的肺部放疗剂量之间的直接关系[39,40]。与 CT 一样，MRI 通过测量肺密度[41]和肺的不均匀强化[42]来检测放射性肺炎。由于放疗后的食管中可检测到 FDG 的摄取，因此可通过 PET 扫描检测到食管毒性[43-49]。目前已可通过 SPECT 定量灌注和通气来测量放疗对肺和心脏的影响[40,50,51]。一项研究基于对 36 例食管癌患者的分析确定了一个非常成功的线性回归模型，该模型将肺部放疗剂量和 SUV 变化联系在一起[44]。

肺 V/Q SPECT 是另一种用于指导 PART 的方法，可为许多患者带来潜在获益。肺癌患者常有通气和灌注缺陷，而 V/Q 扫描可用于确定患者是否适合手术治疗。V/Q SPECT 相关数据表明，中央型肿瘤患者的通气和灌注缺陷比周围型肿瘤患者更严重[52]。此外，根据 V/Q SPECT 的检测结果，CT 上显示正常的肺组织可能亦有功能缺陷[53]；另一重要发现是，在放疗期间中央型 NSCLC 局部的通气和灌注通常可获改善[53]。心脏 SPECT 已长期应用于观察 RT 后的心脏灌注变化[54-56]。对个别患者 SPECT 检测异常的意义仍有待研究。

尽早发现治疗毒性是最为理想的，然而，以上多种影像学检查手段多用于放疗后的随访检查，从而失去了在放疗结束前调整放疗计划以降低危及器官毒性的机会。

16.3.2　疗中反应

在放疗过程中危及器官也会发生变化，获取疗中影像学资料并根据需要调整放疗计划有助于降低毒副反应。在放疗期间可以观察到正常肺组织的 FDG 摄取[30]。一项研究报道，在放疗大约 1～2 周时 GTV 周围的肺组织显示有 FDG 摄取，且这部分患者同时伴有呼吸急促[57]。而其他几项关于应用 PET 进行疗中评估的研究并未对正常肺组织 SUV 数据进行报告，这表明正常肺组织反应的意义尚待阐明。

理想情况下，射线应尽可能使肿瘤缩小并远离危及器官，而自适应放疗可改善放疗的副作用。CT 成像可以检测放疗期间的肿瘤大小变化。相关数据表明，在治疗前 V/Q SPECT 有助于确定由肿瘤所导致的无功能肺组织，而疗中 SPECT 可协助明确哪些功能缺陷可在肿瘤缓解后得以恢复[58]。FDG-PET 亦可成功预测食管炎的发生，其发病中位时间为 PET 后 11.6d，曲线下面积为 0.84[59]。

SPECT 用于指导 PART 极具潜力，可识别有功能的肺组织，并尽可能将其与无功能肺组织区别对待，可显著降低有功能肺组织的平均剂量。

多种影像学手段可用于指导放疗过程中的计划调整，这样可以更关注与肿瘤相关的功能障碍，并减少其他正常组织的受照剂量。

16.3.3　OAR 影像引导的自适应治疗

在放射治疗中对正常组织进行剂量限制可最大程度降低患者的治疗毒副反应发生率，因此放疗剂量是基于最敏感的人群而设定的。理论上若有能确定患者毒性风险的决定性因素，可协助确定毒性最敏感和最不敏感的人群。目前尚无临床常规应用的生物标记物（影像学或分子标记物）用于在放疗前对以上患者进行区分，而放疗期间的 OAR 评估可以提供相关信息。

关于在放疗期间的 OAR 影像有几个示例。最初肺部塌陷的患者在放疗期间可使用 CT 评估肺组织是否复张，若出现肺复张，自适应放疗计划可以限制对复张肺组织进行放疗，从而尽可能减少对未累及肺的照射。放疗期间的 PET 可用于识别特别敏感的 OAR，从而可以对放疗特别敏感的肺区域适应性地予以保留。同样，如果 PET 可以识别出特别敏感的食管，我们可以在后续的放疗过程中使用 IMRT 予以保留。

尽管疗中评估有降低毒性和改善肿瘤控制的巨大潜力，但其益处仍有待设计合理的前瞻性研究予以证实。

16.4 患者的治疗反应

16.4.1 主观症状的反应

已有多项研究对 NSCLC 患者放射治疗后的生活质量（QOL）进行评估。对纳入 RTOG 0617 的Ⅲ期 NSCLC 患者应用 FACT－LCS 进行评估，发现患者的生活质量下降具有临床意义[60]。在 3 个月时，与 60Gy 组相比，74Gy 组有更多患者出现有临床意义的 FACT－LCS 下降（45% *vs* 30%；$P=0.02$）；在 12 个月时，接受 IMRT 组（与 3D－CRT 相比）出现 FACT－LCS 有临床意义下降的患者更少（21% *vs* 46%；$P=0.003$），这表明 IMRT 可能有助于维持患者主观感受的生活质量。

根据欧洲癌症研究与治疗组织生活质量问卷（EORTC QLQ）－C30 和肺癌特异性问卷 QLQ－LC13[61]的评估发现，接受 SBRT 治疗的Ⅰ期 NSCLC 患者的生活质量稳定。经 SBRT 治疗后，5 年后整体健康状况缓慢下降（$P<0.0001$），身体功能和角色功能在逐年缓慢改善（$P<0.0001$），情绪功能（EF）在 1 年时较基线水平显著改善。

类似于疗中 OAR 和肿瘤反应评估，疗中的 QOL 评估亦可以用于自适应治疗。在放疗开始前即有明显生活质量受损的患者可以维持治疗至生活质量明显改善，然后停止放疗以减少毒性反应。接受根治性治疗的患者只要生活质量维持稳定，即可接受剂量递增的放疗。

16.4.2 血液生物标记物的反应

血液是可以潜在反映肿瘤和危及器官重要特征的独特资源，可以重复检测且工作量及风险最小，因此，特别适用于治疗期间的肿瘤反应及毒性风险评估。放疗结束或放疗期间血浆转化生长因子 β1（TGFβ1）水平可预测肺癌患者的晚期毒性[62,63]。其他细胞因子也被证实具有预后价值[64,65]。基线白细胞介素－8（IL－8）和放疗诱导的 TGFβ1 升高也可以预测放射性肺炎[66-70]。IL－8、TGFβ1 和平均肺剂量（MLD）的联合模型可预测肺毒性，曲线下面积为 0.80[70]。据报道，TGFβ1 基因的单核苷酸多态性（SNP）与接受放疗的 NSCLC 患者发生放射性肺炎的风险相关[71]。将 TGFβ，VEGF，TNFα，XRCC1 和 APEX1 的基因中的 SNP 与 MLD 结合到正常组织并发症概率（NTCP）模型中，可以预测放射性肺炎的风险[72]。使用等毒性方法评估了该 NTCP 模型的放疗剂量变化，结果发现 59% 的患者的处方变化为 5Gy 或更高（剂量增加或降低），19% 的患者的处方变化为 20Gy 或更高。DNA 修复通路中的 SNP 与接受放疗治疗（联合或不联合化疗）的 NSCLC 患者的总生存率独立相关[73]。

Micro - RNA（miRNAs）是一种长度约为 18 ~ 25 个核苷酸的非编码 RNA，是基因表达的重要转录后调控因子，并可在血清/血浆中可靠测定[74-80]。由 5 个 miRNA 指标（miR - 15b，miR - 34a，miR - 221，miR - 224 和 miR - 130b）组成的血清 miRNA 标记物与 NSCLC 患者的总生存相关[81]。值得关注的是，将 miRNA 标记物归类为低风险的患者在剂量增加到 > 70Gy 时似有获益，而高风险患者在剂量增加到超过 83Gy 时似有获益。另外，血清 miR - 191 可预测放射性肺炎[82]。

综上所述，多种血液生物标志物在预测治疗结果方面显示出广阔的前景，仍需更多研究来最终确定和验证这些标记物的应用价值。

16.4.3　血液标记物引导的自适应放疗及潜在临床研究

在开发用于 PART 的临床决策工具时，需要同时考虑毒性和肿瘤控制概率。用于评估新标记物的典型指标［例如，用于分类问题的曲线下面积（AUC）］并不能直接代表标记物在某一固定毒性剂量时改善 LRTC 的能力。实际上，任何只预测肿瘤控制概率或毒性风险的标记物都不足以作为提供最佳放疗剂量信息的临床决策工具。例如，如果放疗剂量与毒性和 LRTC 呈线性相关，就不可能在不增加毒性的情况下提高肿瘤控制概率。一个有效的临床决策工具将是由多个生物标志物组成的用于选择最佳放疗剂量的肿瘤控制概率和毒性风险函数，该最佳剂量为最大化肿瘤控制概率且最小化加权毒性概率之和的剂量[83]。

结合肿瘤控制概率 P_{LC} 和毒性概率 P_{tox} 的简单函数 F 可以表示为：

$$F(x) = aP_{LC}(x) - (b_1P_{toxA}(x) + b_2P_{toxB}(x) + \cdots),$$

其中 x 为放疗剂量，a 和 b_i 为表示个体患者和医务人员重要性的加权因子。

对于类似于一般情况或可能代表个体患者最大耐受毒性的生活质量等临床参数的考虑，可能是确保此类临床决策工具成功的关键［例如，对于 KPS 为 100 分的患者来说，$b_1P_{toxA}(x) + b_2P_{toxB}(x) + \cdots < y$，$z < y$，而对于 KPS 为 60 分的患者来说，$b_1P_{toxA}(x) + b_2P_{toxB}(x) + \cdots < z$，$y < z$）］。生物标志物用于指导自适应治疗亦需要在临床实践中进行前瞻性验证。

16.5　未来方向

在疗后及疗中，肺癌和正常组织的反应因患者而异。尽管疗后反应可预测肿瘤控制和毒性的长期结果，但疗中的反应却能为指导自适应治疗提供机会。在治疗期间获取诸如 CT 的解剖学成像、针对肿瘤的功能性成像（如 FDG - PET）、针对肺的 V / Q SPECT 以及血液中发现的特定分子改变等，对降低自适应治疗的风险具有重要的指导意义。

使用 FDG - PET 进行代谢肿瘤反应评估是一强大工具，可用于测量和预测治疗反应。对 NSCLC 来说，疗中或疗后较低的代谢活性及完全代谢缓解与更好的局控及更长的总生存期相关。在治疗完成约 2/3 时，将 GTV 缩小至代谢肿瘤体积的自适应重新计划制定可在不增加毒性的前提下实现肿瘤加量。RTOG1106 随机Ⅱ期研究正在对这种自适应放疗进行前瞻性评估。

正常组织的功能图像，如 FDG - PET 和肺 V/Q SPECT - CT 对指导自适应治疗亦有较好前景，其应用的复杂性亦可预料，需要开展随机研究来进一步验证其临床作用。

血液分子生物标志物在预测生存率和肺炎方面显示出巨大的前景，事实上，针对等毒性放疗处方而采用的生物标记物自适应放疗可能会导致超过半数的Ⅲ期 NSCLC 患者放疗处方发生重要变更。同样，血液分子标记物（如 ERCC1 SNPs，microRNA）可能有助于识别放疗增量获益的患者。

患者能觉察到对放疗（生活质量 QOL）的反应总体上是比较有利的。通常，患者能感受到呼吸能力和整体生活质量都有显著改善。如果生活质量改善，患者可能可以耐受强度更大的治疗。

综上所述，基于治疗反应的自适应放疗在提高肿瘤控制和降低放疗毒性方面显示出巨大的前景。作为第一个随机研究，RTOG1106 已在 2017 年初达到 138 名患者的入组目标，可为评估自适应放疗的临床疗效提供里程碑式的数据。仍需开展更多的前瞻性随机研究来评估生物标志物及其对自适应放疗的潜在益处。如何将毒性预测和肿瘤控制概率预测相结合形成能真正优化放疗、造福肺癌患者的自适应工具，仍然是一个巨大挑战。

参考文献

[1] Therasse, P. et al., New guidelines to evaluate the response to treatment in solid tumors. European Organization for Research and Treatment of Cancer, National Cancer Institute of the United States, National Cancer Institute of Canada. J Natl Cancer Inst, 2000. 92(3): 205 - 16.

[2] Eisenhauer, E. A. et al., New response evaluation criteria in solid tumours: Revised RECIST guideline (version 1.1). Eur J Cancer, 2009. 45(2): 228 - 47.

[3] Nishino, M. et al., CT tumor volume measurement in advanced non - small - cell lung cancer: Performance characteristics of an emerging clinical tool. Acad Radiol, 2011. 18(1): 54 - 62.

[4] Juweid, M. E. and B. D. Cheson, Positron - emission tomography and assessment of cancer therapy. N Engl J Med, 2006. 354(5): 496 - 507.

[5] Wahl, R. L. et al., From RECIST to PERCIST: Evolving considerations for PET response criteria in solid tumors. J Nucl Med, 2009. 50(Suppl. 1): 122S - 50.

[6] Skougaard, K. et al., Comparison of EORTC criteria and PERCIST for PET/CT response evaluation of patients with metastatic colorectal cancer treated with irinotecan and cetuximab. J Nucl Med, 2013. 54(7): 1026 - 31.

[7] Wang, J. et al., Metabolic response assessment with F - FDG PET/CT: Inter - method comparison and prognostic significance for patients with non - small cell lung cancer. J Radiat Oncol, 2015. 4(3): 249 - 56.

[8] Werner - Wasik, M. et al., Assessment of lung cancer response after nonoperative therapy: Tumor diame-

ter, bidimensional product, and volume. A serial CT scan – based study. Int J Radiat Oncol Biol Phys, 2001. 51(1): 56 – 61.

[9] Willner, J. et al., Dose, volume, and tumor control prediction in primary radiotherapy of non – small – cell lung cancer. Int J Radiat Oncol Biol Phys, 2002. 52(2): 382 – 9.

[10] Joo, J. H. et al., Definitive radiotherapy alone over 60Gy for patients unfit for combined treatment to stage II – III non – small cell lung cancer: Retrospective analysis. Radiat Oncol, 2015. 10(1): 250.

[11] Mac Manus, M. P. et al., Positron emission tomography is superior to computed tomography scanning for response – assessment after radical radiotherapy or chemoradiotherapy in patients with non – small – cell lung cancer. J Clin Oncol, 2003. 21(7): 1285 – 92.

[12] Hellwig, D. et al., Value of F – 18 – fluorodeoxyglucose positron emission tomography after induction therapy of locally advanced bronchogenic carcinoma. J Thorac Cardiovasc Surg, 2004. 128(6): 892 – 9.

[13] Mac Manus, M. P. et al., Metabolic (FDG – PET) response after radical radiotherapy/chemoradiotherapy for non – small cell lung cancer correlates with patterns of failure. Lung Cancer, 2005. 49(1): 95 – 108.

[14] Eschmann, S. M. et al., Repeat 18F – FDG PET for monitoring neoadjuvant chemotherapy in patients with stage III non – small cell lung cancer. Lung Cancer, 2007. 55(2): 165 – 71.

[15] Eschmann, S. M. et al., 18F – FDG PET for assessment of therapy response and preoperative re – evaluation after neoadjuvant radio – chemotherapy in stage III non – small cell lung cancer. Eur J Nucl Med Mol Imaging, 2007. 34(4): 463 – 71.

[16] Kaira, K. et al., Prognostic impact of 18F – FDG uptake on PET in non – small cell lung cancer patients with postoperative recurrence following platinum – based chemotherapy. Respir Investig, 2014. 52(2): 121 – 8.

[17] Kaira, K. et al., Biological significance of 18F – FDG uptake on PET in patients with non – small – cell lung cancer. Lung Cancer, 2014. 83(2): 197 – 204.

[18] de Langen, A. J. et al., Monitoring response to antiangiogenic therapy in non – small cell lung cancer using imaging markers derived from PET and dynamic contrast – enhanced MRI. J Nucl Med, 2011. 52(1): 48 – 55.

[19] Hoopes, D. J. et al., FDG – PET and stereotactic body radiotherapy (SBRT) for stage I non – small – cell lung cancer. Lung Cancer, 2007. 56(2): 229 – 34.

[20] Cuaron, J., M. Dunphy, and A. Rimner, Role of FDG – PET scans in staging, response assessment, and follow – up care for non – small cell lung cancer. Front Oncol, 2012. 2: 208.

[21] Zhang, X. et al., Positron emission tomography for assessing local failure after stereotactic body radiotherapy for non – small – cell lung cancer. Int J Radiat Oncol Biol Phys, 2012. 83(5): 1558 – 65.

[22] Takeda, A. et al., Evaluation for local failure by 18F – FDG PET/CT in comparison with CT findings after stereotactic body radiotherapy (SBRT) for localized non – small – cell lung cancer. Lung Cancer, 2013. 79(3): 248 – 53.

[23] Abelson, J. A. et al., Metabolic imaging metrics correlate with survival in early stage lung cancer treated with stereotactic ablative radiotherapy. Lung Cancer, 2012. 78(3): 219 – 24.

[24] Lee, P. et al., Metabolic tumor volume is an independent prognostic factor in patients treated definitively for non – small – cell lung cancer. Clin Lung Cancer, 2012. 13(1): 52 – 8.

[25] Liao, S. et al., Prognostic value of metabolic tumor burden on 18F – FDG PET in nonsurgical patients with non – small cell lung cancer. Eur J Nucl Med Mol Imaging, 2012. 39(1): 27 – 38.

[26] Turrisi, A. T., 3rd, et al., Twice – daily compared with once – daily thoracic radiotherapy in limited small – cell lung cancer treated concurrently with cisplatin and etoposide. N Engl J Med, 1999. 340(4): 265 – 71.

[27] Manapov, F. et al., Primary tumor response to chemoradiotherapy in limited – disease small – cell lung

cancer correlates with duration of brain – metastasis free survival. J Neurooncol, 2012. 109(2): 309 – 14.
[28] van Baardwijk, A. et al., Time trends in the maximal uptake of FDG on PET scan during thoracic radiotherapy. A prospective study in locally advanced non – small cell lung cancer (NSCLC) patients. Radiother Oncol, 2007. 82(2): 145 – 52.
[29] Mahasittiwat, P. et al., Metabolic tumor volume on PET reduced more than gross tumor volume on CT during radiotherapy in patients with non – small cell lung cancer treated with 3DCRT or SBRT. J Radiat Oncol, 2013. 2(2): 191 – 202.
[30] Kong, F. M. et al., A pilot study of [18F] fluorodeoxyglucose positron emission tomography scans during and after radiation – based therapy in patients with non small – cell lung cancer. J Clin Oncol, 2007. 25 (21): 3116 – 23.
[31] Feng, M. et al., Using fluorodeoxyglucose positron emission tomography to assess tumor volume during radiotherapy for non – small – cell lung cancer and its potential impact on adaptive dose escalation and normal tissue sparing. Int J Radiat Oncol Biol Phys, 2009. 73(4): 1228 – 34.
[32] Harris, J. P. et al., Outcomes of modestly hypofractionated radiation for lung tumors: Pre – and mid – treatment positron emission tomography – computed tomography metrics as prognostic factors. Clin Lung Cancer, 2015. 16(6): 475 – 85.
[33] Massaccesi, M. et al., 18 F – FDG PET – CT during chemo – radiotherapy in patients with non – small cell lung cancer: The early metabolic response correlates with the delivered radiation dose. Radiat Oncol, 2012. 7: 106.
[34] Lee, J. et al., Early treatment volume reduction rate as a prognostic factor in patients treated with chemoradiotherapy for limited stage small cell lung cancer. Radiat Oncol J, 2015. 33(2): 117 – 25.
[35] Yan, D. et al., Computed tomography guided management of interfractional patient variation. Semin Radiat Oncol, 2005. 15(3): 168 – 79.
[36] Li, X. A. et al., Interfractional variations in patient setup and anatomic change assessed by daily computed tomography. Int J Radiat Oncol Biol Phys, 2007. 68(2): 581 – 91.
[37] Hugo, G. D., D. Yan, and J. Liang, Population and patient – specific target margins for 4D adaptive radiotherapy to account for intra – and inter – fraction variation in lung tumour position. Phys Med Biol, 2007. 52(1): 257 – 74.
[38] Kong F. M. et al., Effect of midtreatment PET/CT – adapted radiation therapy with concurrent chemotherapy in patients with locally advanced non – small – cell lung cancer: A phase 2 clinical trial. JAMA oncology, 2017; PubMed [journal] PMID: 28570742.
[39] Mah, K. et al., Acute radiation – induced pulmonary damage: A clinical study on the response to fractionated radiation therapy. Int J Radiat Oncol Biol Phys, 1987. 13(2): 179 – 88.
[40] Boersma, L. J. et al., Recovery of overall and local lung function loss 18 months after irradiation for malignant lymphoma. J Clin Oncol, 1996. 14(5): 1431 – 41.
[41] Yankelevitz, D. F. et al., Lung cancer: Evaluation with MR imaging during and after irradiation. J Thorac Imaging, 1994. 9(1): 41 – 6.
[42] Ogasawara, N. et al., Perfusion characteristics of radiation – injured lung on Gd – DTPA – enhanced dynamic magnetic resonance imaging. Invest Radiol, 2002. 37(8): 448 – 57.
[43] Hicks, R. J. et al., Early FDG – PET imaging after radical radiotherapy for non – small – cell lung cancer: Inflammatory changes in normal tissues correlate with tumor response and do not confound therapeutic response evaluation. Int J Radiat Oncol Biol Phys, 2004. 60(2): 412 – 8.
[44] Guerrero, T. et al., Radiation pneumonitis: Local dose versus [18F] – fluorodeoxyglucose uptake response in irradiated lung. Int J Radiat Oncol Biol Phys, 2007. 68(4): 1030 – 5.
[45] Hart, J. P. et al., Radiation pneumonitis: Correlation of toxicity with pulmonary metabolic radiation re-

sponse. Int J Radiat Oncol Biol Phys, 2008. 71(4): 967 – 71.

[46] Abdulla, S. et al. , Quantitative assessment of global lung inflammation following radiation therapy using FDG PET/CT: A pilot study. Eur J Nucl Med Mol Imaging, 2014. 41(2): 350 – 6.

[47] McCurdy, M. et al. , The role of lung lobes in radiation pneumonitis and radiation – induced inflammation in the lung: A retrospective study. J Radiat Oncol, 2013. 2(2): 203 – 8.

[48] McCurdy, M. R. et al. , [18F] – FDG uptake dose – response correlates with radiation pneumonitis in lung cancer patients. Radiother Oncol, 2012. 104(1): 52 – 7.

[49] Mac Manus, M. P. et al. , Association between pulmonary uptake of fluorodeoxyglucose detected by positron emission tomography scanning after radiation therapy for non – small – cell lung cancer and radiation pneumonitis. Int J Radiat Oncol Biol Phys, 2011. 80(5): 1365 – 71.

[50] Seppenwoolde, Y. et al. , Regional differences in lung radiosensitivity after radiotherapy for non – small – cell lung cancer. Int J Radiat Oncol Biol Phys, 2004. 60(3): 748 – 58.

[51] Marks, L. B. et al. , Radiation – induced pulmonary injury: Symptomatic versus subclinical endpoints. Int J Radiat Biol, 2000. 76(4): 469 – 75.

[52] Yuan, S. T. et al. , Semiquantification and classification of local pulmonary function by V/Q single photon emission computed tomography in patients with non – small cell lung cancer: Potential indication for radiotherapy planning. J Thorac Oncol, 2011. 6(1): 71 – 8.

[53] Meng, X. et al. , Changes in functional lung regions during the course of radiation therapy and their potential impact on lung dosimetry for non – small cell lung cancer. Int J Radiat Oncol Biol Phys, 2014. 89(1): 145 – 51.

[54] Maunoury, C. et al. , Myocardial perfusion damage after mediastinal irradiation for Hodgkin's disease: A thallium – 201 single photon emission tomography study. Eur J Nucl Med, 1992. 19(10): 871 – 3.

[55] Prosnitz, R. G. et al. , Prospective assessment of radiotherapy – associated cardiac toxicity in breast cancer patients: Analysis of data 3 to 6 years after treatment. Cancer, 2007. 110(8): 1840 – 50.

[56] Zellars, R. et al. , SPECT analysis of cardiac perfusion changes after whole – breast/chest wall radiation therapy with or without active breathing coordinator: Results of a randomized phase 3 trial. Int J Radiat Oncol Biol Phys, 2014. 88(4): 778 – 85.

[57] De Ruysscher, D. et al. , Increased (18)F – deoxyglucose uptake in the lung during the first weeks of radiotherapy is correlated with subsequent Radiation – Induced Lung Toxicity (RILT): A prospective pilot study. Radiother Oncol, 2009. 91(3): 415 – 20.

[58] Yuan, S. T. et al. , Changes in global function and regional ventilation and perfusion on SPECT during the course of radiotherapy in patients with non – small – cell lung cancer. Int J Radiat Oncol Biol Phys, 2012. 82(4): e631 – 8.

[59] Yuan, S. T. et al. , Timing and intensity of changes in FDG uptake with symptomatic esophagitis during radiotherapy or chemo – radiotherapy. Radiat Oncol, 2014. 9(1):37. doi: 10.1186/1748 – 717X – 9 – 37. PubMed PMID: 24467939; PubMed Central PMCID: PMC3996188.

[60] Movsas, B. et al. , Quality of life analysis of a radiation dose – escalation study of patients with non – small-cell lung cancer: A secondary analysis of the radiation therapy Oncology Group 0617 randomized clinical trial. JAMA Oncol, 2016 Mar. 2(3):359 – 67.

[61] Ubels, R. J. et al. , Quality of life during 5 years after stereotactic radiotherapy in stage I non – small cell lung cancer. Radiat Oncol, 2015. 10: 98.

[62] Kong, F. et al. , Plasma transforming growth factor – beta1 level before radiotherapy correlates with long term outcome of patients with lung carcinoma. Cancer, 1999. 86(9): 1712 – 9.

[63] Zhao, L. et al. , Changes of circulating transforming growth factor – beta1 level during radiation therapy are correlated with the prognosis of locally advanced non – small cell lung cancer. J Thorac Oncol, 2010. 5(4):

521 –5.

[64] Ujiie, H. et al., Serum hepatocyte growth factor and interleukin –6 are effective prognostic markers for non –small cell lung cancer. Anticancer Res, 2012. 32(8): 3251 –8.

[65] Chang, C. H. et al., Circulating interleukin –6 level is a prognostic marker for survival in advanced nonsmall cell lung cancer patients treated with chemotherapy. Int J Cancer, 2013. 132(9): 1977 –85.

[66] Rube, C. E. et al., Increased expression of pro – inflammatory cytokines as a cause of lung toxicity after combined treatment with gemcitabine and thoracic irradiation. Radiother Oncol, 2004. 72(2): 231 –41.

[67] Anscher, M. S. et al., Plasma transforming growth factor beta1 as a predictor of radiation pneumonitis. Int J Radiat Oncol Biol Phys, 1998. 41(5): 1029 –35.

[68] Arpin, D. et al., Early variations of circulating interleukin –6 and interleukin –10 levels during thoracic radiotherapy are predictive for radiation pneumonitis. J Clin Oncol, 2005. 23(34): 8748 –56.

[69] Chen, Y. et al., Interleukin (IL) –1A and IL –6: Applications to the predictive diagnostic testing of radiation pneumonitis. Int J Radiat Oncol Biol Phys, 2005. 62(1): 260 –6.

[70] Stenmark, M. H. et al., Combining physical and biologic parameters to predict radiation – induced lung toxicity in patients with non – small – cell lung cancer treated with definitive radiation therapy. Int J Radiat Oncol Biol Phys, 2012. 84(2): e217 –22.

[71] Yuan, X. et al., Single nucleotide polymorphism at rs1982073:T869C of the TGFbeta 1 gene is associated with the risk of radiation pneumonitis in patients with non – small – cell lung cancer treated with definitive radiotherapy. J Clin Oncol, 2009. 27(20): 3370 –8.

[72] Tucker, S. L. et al., Incorporating single – nucleotide polymorphisms into the Lyman model to improve prediction of radiation pneumonitis. Int J Radiat Oncol Biol Phys, 2013. 85(1): 251 –7.

[73] Wang, W. et al., Single nucleotide polymorphisms in DNA repair genes may be associated with survival in patients with non – small cell lung cancer treated with definitive radiation therapy. Int J Radiat Oncol Biol Phys, 2012. 84(3): S69.

[74] Landi, M. T. et al., MicroRNA expression differentiates histology and predicts survival of lung cancer. Clin Cancer Res, 2010. 16(2): 430 –41.

[75] Yu, S. L. et al., MicroRNA signature predicts survival and relapse in lung cancer. Cancer Cell, 2008. 13(1): 48 –57.

[76] Vosa, U. et al., Identification of miR –374a as a prognostic marker for survival in patients with early – stage nonsmall cell lung cancer. Genes Chromosomes Cancer, 2011. 50(10): 812 –22.

[77] Hermeking, H., The miR –34 family in cancer and apoptosis. Cell Death Differ, 2010. 17(2): 193 –9.

[78] Sen, C. K. et al., Micromanaging vascular biology: Tiny microRNAs play big band. J Vasc Res, 2009. 46(6): 527 –40.

[79] Yang, C. et al., Epigenetic silencing of miR – 130b in ovarian cancer promotes the development of multidrug resistance by targeting colony – stimulating factor 1. Gynecol Oncol, 2012. 124(2): 325 –34.

[80] Franchina, T. et al., Circulating miR –22, miR –24 and miR –34a as novel predictive biomarkers to pemetrexed – based chemotherapy in advanced non – small cell lung cancer. J Cell Physiol, 2014. 229(1): 97 –9.

[81] Bi, N. et al., Serum miRNA signature to identify a patient's resistance to high – dose radiation therapy for unresectable non – small cell lung cancer., in 2013 ASCO Annual Meeting. 2013, J Clin Oncol. suppl; abstr 7580.

[82] Bi, N. et al., Serum microRNA as a predictive marker for radiation pneumonitis in patients with inoperable/unresectable non – small cell lung cancer (NSCLC). Int J Radiat Oncol Biol Phys, 2013. 87(2): S93.

[83] Schipper, M. J. et al., Personalized dose selection in radiation therapy using statistical models for toxicity and efficacy with dose and biomarkers as covariates. Stat Med, 2014. 33(30): 5330 –9.

第 17 章

肺癌的自适应放疗

MARTHA MATUSZAK, KRISTY K. BROCK, AND FENG-MING (SPRING) KONG

17.1 引言

肺癌患者的放射治疗在一个疗程中可能会发生极大的变化。正如第 12 章所讨论的，由于在影像引导的肺放射治疗中存在诸多不确定性因素，使得最初所期望的治疗计划可能无法全部实施。正如第 16 章所讨论的，由于肺部肿瘤和正常组织会对治疗出现相应的靶区退缩反应，这可能会使原始计划无法达到放射治疗的最初目的。因此，为使患者得到个体化的放疗，放疗团队需对原始的治疗方案做出相应调整。表 17.1 总结了一些可用于触发或驱动肺癌自适应计划的数据源。

基于肺癌放射治疗的治疗时段和潜在变化的影响，可采取不同类型的干预措施。自适应放疗的最初形式，即我们现在所认为的简单的影像引导放射治疗（IGRT），基于每日成像对患者进行平移或旋转。而现在的自适应治疗，是一种改变或适应患者当前治疗计划的干预措施。自适应治疗大体上分为在线和离线两种方式。17.2.1 节所讨论的在线自适应治疗，通常在以分钟为单位的时间范围内应用。如图 17.1 所示，在线自适应治疗是紧紧围绕初始治疗计划的一种内循环治疗方式，旨在保留初始治疗目标并纠正计划影像与患者当日治疗前所采集到的影像之间的几何形状差异。离线自适应治疗通常在以几天为单位的时间段内进行，如图 17.1 所示，离线自适应治疗是在每日治疗过程之外进行循环的一种治疗方式，也是通过比较两次影像的几何差异并做出相应校正，但是这些差异可能会持续存在于多次治疗中。另外，许多放射治疗中心没有资源来进行在线修正，因此依赖离线修正（在第 17.2.2 节中讨论）来校正每天累积的不确定性。还可以启动离线自适应治疗以评估治疗反应。此响应可能是全方位的，例如血液生物标志物的变化，也可能是局部的，例如功能图像数据集所识别的变化。第 16 章介绍了各种肿瘤和正常组织剂量响应成像和指标，它们可以触发和驱动肺癌离线自适应放疗。在离线自适应治疗中更常见的是，随着新的信息变化，治疗目标也会发生变化，基线治疗计划目标将变得过时或被更新。

表 17.1　可触发或驱动自适应放射治疗的数据源

种类	描述	数据来源	举例
相对几何差异	由于患者几何形状的变化改变了结构之间的相对关系	局部	靶区相对于食管的位置发生改变
绝对几何差异	由于患者几何形状的变化改变了剂量计算的可行性	局部或整体	出现肺不张或胸膜积液
相对生物标志物变化	代表患者放射敏感性的生物标志物数值相对于基线值发生变化	整体	提示肺炎高风险的第 4 周基线细胞因子值发生变化
局部功能变化	局部肿瘤或正常组织功能评估	局部	肿瘤代谢成像或肺通气影像改变

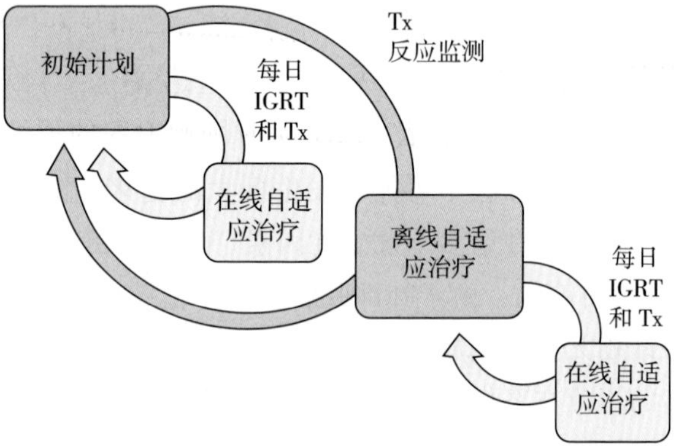

图 17.1　自适应治疗的各时段循环显示，在线自适应计划是紧密围绕初始治疗计划和每日 IGRT 的内循环方式，而离线自适应治疗是在每日治疗过程之外的进行循环的一种治疗方式。

在线和离线自适应放疗需要许多相同的工具，但也需要一些独特的工具。本章将讨论治疗策略以及执行这些策略所需的工具和资源。在第 17.2 节中，将描述在线和离线自适应的策略和要求。第 17.3 节将介绍有效实施自适应治疗所需的工具，包括图像配准、治疗计划设计和剂量累积。最后，第 17.4 节将重点讨论自适应治疗的质量保证问题。

17.2　自适应治疗策略

17.2.1　在线自适应治疗

在线自适应治疗，即通过对治疗计划和/或投照采取实时干预，处理无法通过影像引导来解决的变化（几何或功能），这些变化是由患者的平移或旋转引起的。在线自适应治疗在前列腺等部位已进行了充分研究，通过动态改变治疗孔径以使肿瘤覆盖范围最大化，使直肠得到保护。在肺癌患者中，由于没有可分辨的对比差异或标识用于精确定位，很难在射野方向观进行追踪，但类似的追踪方法仍在研究。Bryant 等采用二维/三维（2D / 3D）方法对肺部病变进行追踪，其结果令人鼓舞[1]。此类方法可用于肺部立体定向放射治疗（SBRT）患者的实时自适应治疗，实时追踪呼吸运动，使 3D 适形放射治疗（3D - CRT）射野孔径形状与当前靶区相适形。目前，使用或不使用标记物的此类追踪方法已商业化，作为机器人直线加速器进行肺 SBRT 治疗的一部分[2,3]。不管诸如双能成像之类的成像技术如何改进，对于患者的某些解剖结构，无标记追踪仍具挑战[4]。治疗实施过程中，基于标记物或软组织成像肿瘤可识别的患者，在线自适应和追踪可用来校正治疗时因呼吸所引起的偏移，这种位置偏移不能通过 IGRT 治疗床或治疗实施前的患者位置校准来减少。Hugo 等研究了 10 例患者膈肌位置的变化，并确定尽管由呼吸运动引起的变化大多数不需要自适应，但有些患者的变化可能会很大，需要进行 IGRT 以外的干预[5]。在某些情况下，基于孔径的简单调整是可行的，但对于对比不明显的目标区域或对于需要强度调制的计划，例如调强放射治疗（IMRT）和容积调强拉弧治疗（VMAT），需要做更多的类似 Ruben 等的工作。Ruben 等的研究表明，约有 19% 的 SBRT 患者的变化与呼吸运动相关，通过追踪或重新计划可以得到改善[6]。图 17.2（引自 Colvill 等）显示的是肺癌患者 SBRT 实时肿瘤追踪的示例[7]。在实时追踪过程中，典型和非典型的呼吸运动和偏移模式都有可能出现。在 Colvill 的研究中，10 个参与研究的机构采用不同设备可以基于不同追踪方法对患者的变化作出相应调整。表 17.2 总结了每个机构的调整情况。

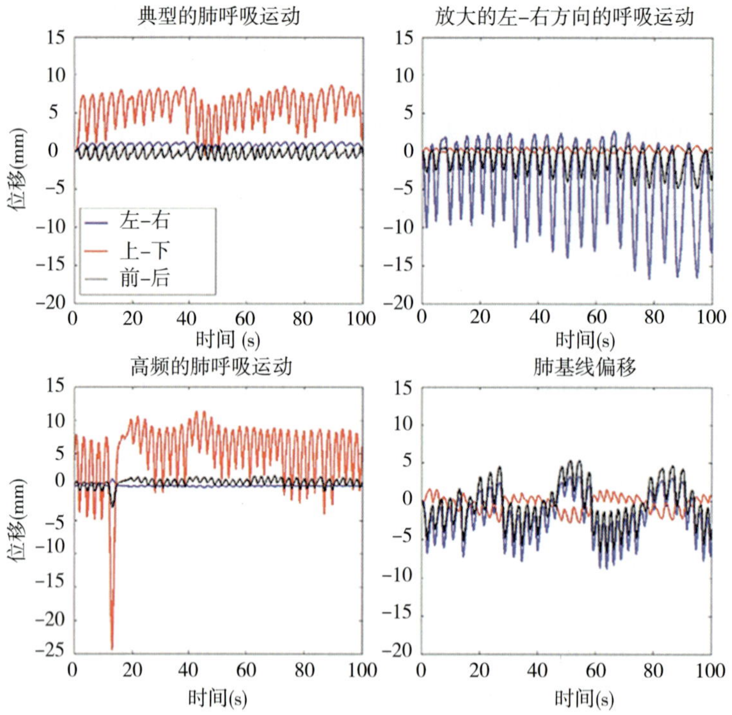

图 17.2 肺癌患者 SBRT 实时肿瘤追踪（经许可转载自 Colvill，E. et al.，Radiother Oncol，119，159－165，2016.）

表 17.2 各机构自适应追踪的方式和方法

自适应类型	机构	系统版本	计划系统	治疗类型	运动引导	运动平台	剂量模体	自由度（肺/前列腺）
机器人追踪	斯坦福大学 Schleswig － Holstein 诊所	CyberKnife ®	Multiplan	Robotic	kV 和光学成像	Custom	Octavius	3D/3D
		CyberKnife	Multiplan	Robotic	kV 和光学成像	CIRS dynamic phantom	立体定向剂量验证模体	1D/1D
悬挂式追踪	京都大学医院	Vero	iPLAN	IMRT	kV 和光学成像	Quasar （ prostate ） Custom （lung）	IMRT	4D/1D
	布鲁塞尔大学医院	Vero	iPLAN	Conformal	kV 和光学成像	BrainLab gating phantom	Quasar 呼吸模体	1D
MLC 追踪	北悉尼阿伯斯大学医院癌症中心	Varian Trilogy Millennium MLC	Eclipse	VMAT	Calypso ®	HexaMotion	Delta4	3D/3D

续表

自适应类型	机构	系统版本	计划系统	治疗类型	运动引导	运动平台	剂量模体	自由度（肺/前列腺）
	奥胡斯大学医院	Varian Truebeam Millennium MLC	Eclipse	VMAT	Calypso	HexaMotion	Delta4	3D/3D
	哥本哈根 Rigs 医院	Varian Novalis Tx HD MLC	Eclipse	VMAT	Optical ExacTrac ®	HexaMotion	Delta4	3D/3D
	伦敦癌症研究所	Elekta Synergy Agility MLC	Pinnacle	IMRT	运动平台	Custom	Delta4	3D/3D
治疗床追踪	苏黎世大学医院	Varian Trilogy Protura couch	Eclipse	VMAT	光学成像	HexaMotion	Delta4	4D/2D
	西兹堡大学医院	Elekta Synergy HexaPod couch	Pinnacle	VMAT	光学成像	HexaPod	ArcCHECK	3D/3D

来源：经许可转自 Colvill，E. et al.，Radiother Oncol，119，159 – 165，2016.

IMRT = 调强放射治疗。

VMAT = 容积调强拉弧治疗。

基于追踪的方法旨在通过移动患者或治疗射野来追踪呼吸运动中的肿瘤。这种方法通常不需要重新计算或优化治疗计划，已通过不同的平台证实了其准确性，并且在传统可接受的患者 QA 通过率内是准确的。在分割次数少的 SBRT 治疗情况下，对早期肺癌使用基于追踪的自适应治疗，可以减少治疗野中正常肺［以及其他潜在的危及器官（OAR）］的剂量，从而最大程度地减少照射区域和靶区遗漏的概率。这样的系统必须具备准确的成像和追踪算法。

尽管基于追踪的适应方法在早期肺癌放疗中可能非常成功，但随着治疗时间的延长，发生较大解剖结构的变化和肿瘤响应的概率会逐渐加大，使得对晚期肿瘤进行追踪更具挑战性。肺不张和胸腔积液等情况不仅可能会极大地改变局部解剖结构，而且还会影响计划 CT 用于剂量计算的可行性。因此，对于肺癌患者的在线自适应治疗，需具备快速剂量计算和重新计划的能力。图 17.3 显示的是一种更高级的在线自适应计划策略，在该策略中，患者的每日特征受监控，可能触发也可能不触发自适应治疗。随着先进调强技术在肺癌治疗的普遍开展，在自适应计划过程中通常需要快速优化或逆向计划。尽管商业实现受到限制，但仍可以使用实时剂量计算和优化技术。图形处理单元（GPU）和云计算策略在该领域都显示出了希望，剂量计算和计划优化时间从几秒到不到 3 分钟[8,9]。具有逆向优化的在线重新计划要求在线信息的更新输入，通常输入的是更新后的轮廓。用于实时自适应治疗的轮廓勾画很耗时，无法用于在线重新计划。因此，为了提高重新计划效率，需进行自动化勾画。利用有效的图像形变配准（DIR）算法（将在第 17.3.2 节中进一步讨论）对勾画进行转移是一种常见方法。快速的图像配准和分割方法可通过现代计算获得，只需几秒钟[10]。自动分割或勾画转移的核查对在线自适应质量保证至关重要，自动勾画方法仍在不断改进，临床可使用的准确、快速的自动分割方法可能很快就会变得非常普及[11]。

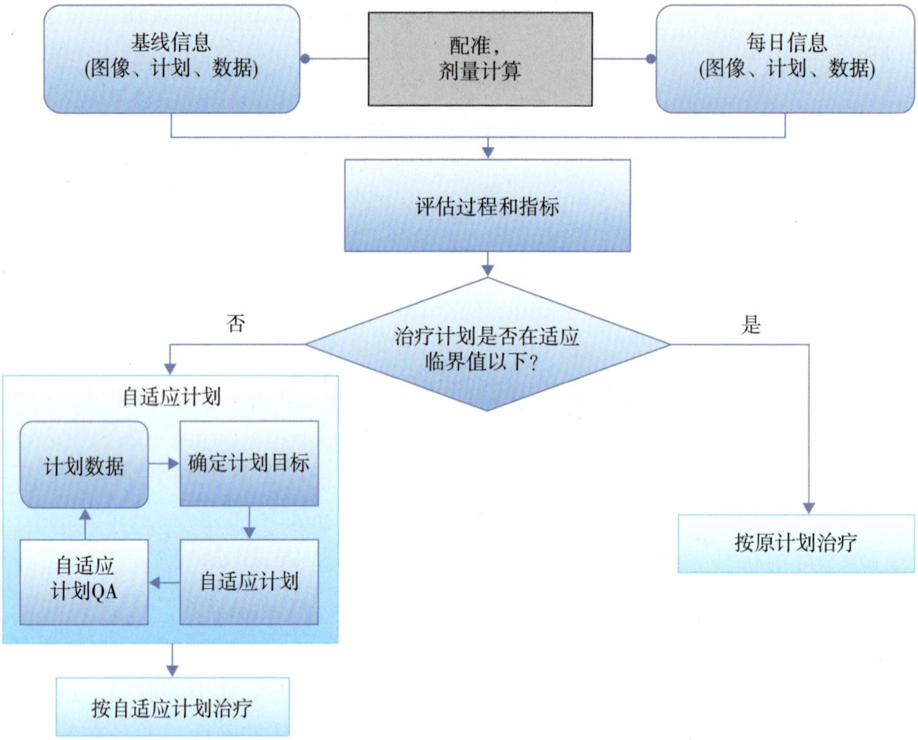

图 17.3　计划评估和潜在自适应治疗的工作流程

17.2.2　离线自适应治疗

如图 17.1 所示，离线自适应治疗比在线自适应治疗需更长的时间尺度。可以通过离线自适应放射治疗来完成基于校正的自适应治疗和基于响应的自适应治疗。通常，如果自适应治疗的目标是保留基线计划目标，则由患者几何变化而执行的自适应治疗，认为是基于校正的自适应治疗。这意味着尽管几何形状发生了变化，但基线目标并未改变，因此可能无法再现基线目标。也可以通过在线自适应治疗进行基于校正的自适应治疗，但短时间内无法实现的，需要额外评估的大的几何变化，可能需要离线方法。图 17.4 阐述了一种常用的离线自适应计划方法，考虑了更新后的信息以决定是否需要重新计划。然后，在原始计划继续进行的同时执行自适应计划，直到完成自适应计划的质量保证为止。

基于校正的离线自适应治疗的极端情况是，在每个治疗分次之前重新计划，以解决治疗已执行的累加剂量的误差。需要以下方法：（1）治疗时追踪患者的呼吸运动和几何解剖结构；（2）利用图像配准技术计算和累加治疗已执行的剂量；（3）考虑当前剂量和累加剂量的限值并重新计划。虽然一个看似理想的自适应治疗方案，但 Mišiĉ 和 Chan 提醒计划设计者采用这种策略时应考虑呼吸引起的变化[12]。正如人们所期望的那样，每日剂量响应计划会考虑肿瘤在整个治疗过程中累加剂量的不足或过量的情况，从而可能产生更加异质且生物学效应更差的复合治疗。因此，必须采用适当的生物学校正目标来弥补复合剂量分布不合宜的情况特征，以规避自适应计划的不良副作用。此外，相对于单次自适应或每周自适应，即使考虑基于响应的自适应治疗，每日重新计划的益处可能很小[13]。然而，Kim 和 Philips 使用预测模型描述肿瘤退缩，证明在肺部进行每日重新计划时，肿瘤控制率有所改善[14]。尽管没有解决在线计划的可行性，但每天重新计划显示了肿瘤等效剂量的改善。通常，随机优化算法（例如 Kim 和 Philips 所采用的算法）更适合离线时段。

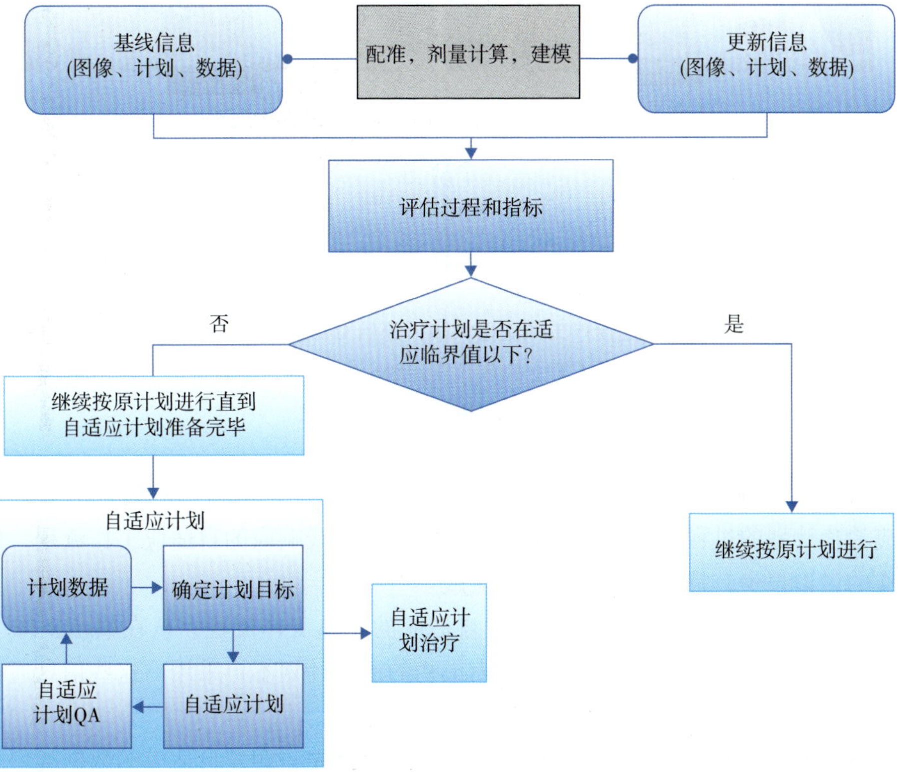

图 17.4　离线自适应计划的工作流程

基于修正的自适应治疗在质子治疗中比较常见。在肺癌质子治疗中，强烈推荐至少每周评估患者的几何解剖结构变化，并评估由质子剂量分布所引起的解剖结构变化。尽管鲁棒性计划设计方法可以提高原始计划的可行性，但在许多接受质子治疗的肺癌患者中，必须重新扫描和调整治疗方案[15]。图 17.5 显示了在质子治疗环境中进行的典型自适应治疗过程，与当前主流的自适应光子治疗有许多相似之处。在这里，举例了一个显示在原始 CT 上的肺计划。进行自适应模拟 CT 后，可以在自适应 CT 上计算原始计划的剂量，以进行剂量评估（b）和潜在的重新计划（c）。最后，可以使用多种方法来计算复合剂量（d）。

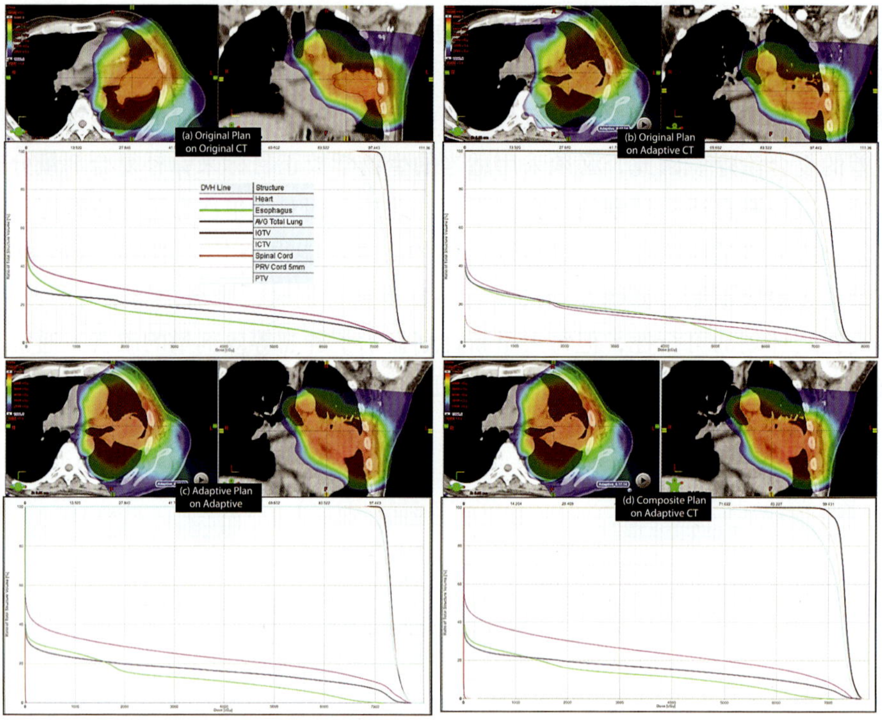

图 17.5　质子治疗常见的自适应治疗工作流程。（a）原始 CT 的原始计划；（b）根据自适应 CT 计算的原始计划；（c）显示在自适应 CT 上的自适应计划；（d）显示在自适应 CT 上的复合累加剂量（感谢 Cody Wadges 和 Radhe Mohan，MD Anderson 癌症中心）

基于响应的自适应治疗被定义为产生一个将靶区和/或正常组织对剂量的响应考虑在内的自适应治疗计划的过程。虽然有可能建立一个基于在线响应的自适应工作流程，但关于这方面工作的讨论很少，且尚未应用于临床实践。

图 17.4 显示的是一个理想的广义离线自适应的完整工作流程。从在模拟图像上计算的现有治疗计划开始，获得病人新的信息，而最初的治疗计划不再采用。这些信息通常属于表 17.1 所列类别之一。

选择离线自适应而不是在线自适应有几个原因：首先，触发自适应的数据类型随着时间推移而慢慢累积，或者在特定的治疗时间之前无法获得足以触发自适应的数据。第二，在线自适应方面存在一些挑战，这些挑战可以通过剔除在治患者重新计划的必要性而得到缓解。

Weiss 等对 10 例接受常规分割治疗的患者进行了回顾性研究，在患者的两个治疗时间点重新计划，分析通过离线自适应治疗的剂量爬坡潜力[16]。使用 DIR（见 17.3.2.2 部分）将初始临床靶区（CTV）从治疗前计划 CT 转移到第 2 周和第 4 周扫描得到的 CT。所有病例均采用四维 CT（4D - CT）吸气过程中间相位图像。在最后 8 个分次中进行了同步推量测试。这项研究表明，原发肿瘤和淋巴结体积明显缩小（39% 和 51%），这与 Kataria 等在一项 15 名患者前瞻性研究中以及 Berkovic 在一份 41 名患者的报告中所发现的结果相似[17,18]。Weiss 等发现，从基线到第 4 周 CTV 的形变相对较小（179cc 与 184cc）。由于 CTV 的这种微小差异，不做自适应治疗和做自适应治疗的 PTV 处方剂量差异仅为 1Gy。当剂量爬坡到等毒副作用水平时，有很强的潜力将第 4 周的原发肿瘤进行剂量爬坡。然而，只有在治疗达到正常组织耐受水平时才是可能的。其他作者提出用成像模态这一替代方式，如氟脱氧葡萄糖正电子发射断层扫描成像（FDG - PET）或氟胸腺嘧啶 PET（FLT - PET），以确定自适应肺放射治疗的剂量爬坡区域。与传统的当前标准的 60Gy、30 分次治疗局部晚期非小细胞肺癌（NSCLC）相比，这些潜在的较小的自适应靶区可能允许在不额外增加正常组织耐受剂量的情况下进行推量[19]。基于 FDG - PET 响应的离线自适应的一个应用例子是放射治疗肿瘤学组（RTOG）1106 试验，对 30 次一个疗程根治性治疗 NSCLC 患者采取自适应治疗，第 21 分次治疗完成时进行自适应 PET 扫描。在本试验中，自适应 PET 成像大约是在自适应计划开始的前 3 天获得。在制定自适应计划之前，使用刚性图像配准，定义自适应 PET 推量靶区并将其转移回原始治疗计划 CT。

Berkovic 将患者分别采用序贯和同步化疗，认为 35 次一个疗程中最有利的自适应时间点是在第 15 ~ 20 分次，根据在不同时间点重新计划并通过计算正常肺指标来最大化增益。本研究中的重新计划没有考虑密度变化，只使用刚性对齐。

在 Kataria 等的研究中，自适应计划是在 44 ~ 46Gy 之后执行的，只有在重新手动勾画的情况下才对新扫描进行重新计划，而没有试图覆盖原始 CTV。在他们的研究中，正常组织剂量指标的降低相当可观，肺、心脏、食道和脊髓的各种指标的改善幅度从 19% 到 81%。但是，必须注意的是，该研究并未利用 4D - CT 模拟，而是依靠内靶区（ITV）外扩来考虑运动情况。Qin 等对 40 名肺 SBRT 患者进行回顾性研究发现，当不尝试增加剂量或考虑初始临床肿瘤体积时，仅根据肿瘤体积的减少进行重新计划，可能会导致正常组织剂量的显著减少，因此潜在地降低了毒性风险[20]。在他们对 3 ~ 5 例 SBRT 肺癌患者的研究中，尽管 ITV 运动范围很广，但 ITV 的体积平均减少约 20%，而 15% 的患者的 ITV 却增大了。Bhatt 等在 25 种肿瘤中发现了类似的减少，对所有肿瘤都有反应[21]。回顾性重新计划显示，胸壁和肺部的分次剂量减少了 10% ~ 30%。这突出了监测的重要性，因为无论 ITV 增加还是减少都需要进行自适应。在 Qin 的研究中，通过使用锥束 CT（CBCT）以满足与初始治疗相同的覆盖率和计划目标来执行自适应计划。较小的 CBCT 视场（FOV）和 CT 数字直方图差异使剂量的准确计算变得困难，保持计划目标的一致性可能具有挑战性。在第 17.3.1 节中讨论了缓解这些问题的方法。在 Persoon 等的工作中，电子射野成像设备（EPID）用于监测肺不张患者，并在需要时触发进一步评估和重新计划[22]。在接受监测的 5 名肺不张患者中，有 4 名患者因肺不张的变化而引起的变形和移位导致 CTV 覆盖范围发生变化，需要进行自适应。在这项工作中，EPID 剂量评估和 CBCT 解剖图像被用作重新计划的触发因素。手动轮廓绘制后，对新获得的 FDG - PET / CT 模拟扫描进行了自适应计划。在一项行 CBCT 进行位置验证的 163 名肺癌患者的大型回顾性研究中，通过评估将 23% 的患者的肺部变化归咎于肺不张、胸腔积液或肺炎。约一半以上的患者（总数的 12%）会因自适应计划而获益，大多数归咎于肺不张。有 9% 的患者发生了显著的密度变化，影响了剂量计算（图 17.6）。这项研究强调了监控的重要性，这种监控可以在发现可能受益的情况下快速适当地触发自适应计划。

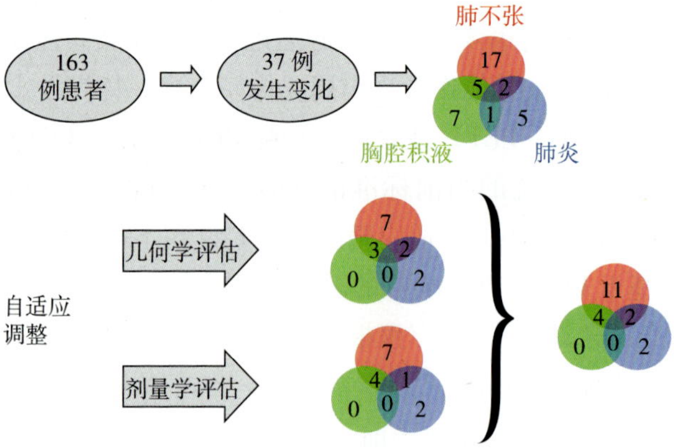

图 17.6　显示 163 例患者中肺密度发生变化的 37 例患者。上部分图中，37 例患者分为肺不张（红圈）、肺炎（蓝圈）和胸腔积液（绿圈）三种类型。一些患者有两种不同类型的变化，由两个圆圈的重叠区数字表示，例如，5 位患者同时有肺不张和胸腔积液。下部分图显示 37 例患者的几何和剂量学评估结果。由几何和剂量学评估后推导出两个 Venn 图，将几何或剂量学影响的变化分为三种类型。最后的 Venn 图显示了由于剂量测量、几何形状或两者兼而有之而需要自适应治疗计划的不同类别的患者总数。（由 Møller 授权转载，D. S. et al.，Radiother Oncol，110，517－22，2014.）

Kwint 等采用了这种快速评估方案，并在 177 例常规分割和低分割肺癌患者中显示了其有效性[24]。发现 128 名患者在治疗过程中出现胸腔改变。表 17.3 总结了观察到的变化。在这些变化中，12% 的患者被归类为需要即刻反应，而 8% 的患者被归类为需要进行新的 CBCT 扫描并重新计划。

表 17.3　128 例患者胸内解剖变化（$N=210$）

ITACs	例数（%）
肺不张加重	28（13）
肺不张减轻	12（6）
肿瘤基线偏移	56（27）
浸润程度变化	6（3）
肿瘤缩小	73（35）
肿瘤变大	22（10）
胸腔积液	13（6）
合计	210（100）

来源：经许可转自 Kwint，M. et al.，Radiother Oncol，113，392－397，2014.

例如，Brink 等采用一种自动、可变形的、基于图像配准的技术来预测 CBCT 测量得到的肿瘤响应，这似乎与患者个体特征和肿瘤特征相关[25]。令人惊讶的是，在他们的工作中，较大的肿瘤消退与局部控制较差和整体生存相关。诸如此类的深入分析不仅在监测患者以发出自适应需求的信号方面，而且在帮助患者制定个体化自适应治疗方面，都将变得非常重要。

17.3 自适应治疗工具

17.3.1 成像

可靠的任务导向成像是自适应治疗的重要组成部分。对于肺癌患者以及其他大多数接受放射治疗的部位，CT 成像可以作为一种方式，为初始和自适应计划的剂量计算提供电子密度信息。4DCT 可用于评估治疗过程中呼吸运动或肿瘤偏移的变化情况。由于肺功能改变很常见，很多时候是自适应肺癌治疗的因素，因此呼吸运动的重复评估是必要的。图 17.7 显示的是接受 30 次治疗的 NSCLC 患者在执行大约三分之二的同步放化疗疗程后在 4DCT 上观察到的肿瘤变化。

肿瘤响应不仅可以通过 CT 成像，而且还可以通过 FDG - PET 成像反映出来，第 16 章对此已有详细讨论。因此，基于 PET/CT 的自适应放射治疗是一种重要的肿瘤放疗方式。放射治疗肿瘤学组（RTOG，现在是 NRG Oncology 的一部分）1106 试验目前正在研究局部晚期 NSCLC 患者的 PET 自适应放射治疗与标准放射治疗。需要注意的是，对于体积较小、运动明显的肿瘤，基于 PET 所勾画的肿瘤体积易受体积平均效应的影响，因此，4DCT - PET 可用来减轻运动效应。第 16 章介绍了可用于测量肿瘤响应的其他影像学模态。

最后，正常组织功能成像也是自适应治疗的一个重要方面，尤其是基于功能回避或响应的自适应治疗。例如，CT、PET 和单光子发射计算机断层扫描（SPECT）均可用于肺通气和灌注成像。这类信息可在自适应计划设计中考虑，以进行功能回避。在进行图像配准和分割时，需考虑影像采集时患者的呼吸状态、治疗计划设计和治疗实施。第 16 章详细介绍了肺功能的成像模态。

17.3.2 自适应治疗的图像配准

图像配准是自适应治疗中必不可少的步骤。本书讨论的是影像引导，图像配准是关键组成部分。对于自适应治疗，选择合适的图像配准策略，调试所选策略和正确的临床应用是极为重要的。对于追踪应用或自适应患者的日常校准，刚性图像配准一般是可接受的。但是，肺癌患者一般会经历肿瘤退缩，并且正常组织解剖结构可能会发生很大变化，从而导致刚性配准不充分[14,26-29]。在这些情况下（可能会触发自适应治疗），需要进行 DIR。DIR 可用于将轮廓勾画或剂量从一个数据集映射到另一个数据集。图像配准还有利于将多模态图像中的信息融合在一起，以更好地将信息用于自适应计划。为了达到这两种目的，我们必须选择：（1）判断配准过程的“良好”情况的相似度指标；（2）一种描述两个图像集之间体素到体素转换的转换方法；（3）一种寻找最佳转换参数的优化算法，该参数导致两个数据集之间的最大相似性度量[30,31]。在 DIR 的讨论中经常会提出怎样的“好”算是“足够好”的问题。这个问题很难回答，有许多因素决定了不确定性的影响[32]。理想情况下，DIR 算法在成像体素内的所有区域都是准确的。这样可以确保所有轮廓和剂量评估均不受误差影响。但是，与所有处理一样，我们必须在不确定性和影响之间取得平衡。DIR 不确定性的影响取决于不确定性的应用以及受 DIR 不确定性影响程度之间的关系。例如，在高剂量梯度下对超过 1 个体素进行剂量评估的 DIR 不确定度，用于评估串联结构（如脊髓）中的剂量，可能会产生显著的临床结果[32-35]。但是，对于并联结构（例如肺）来说，DIR 不确定性对于每日剂量评估勾画转移所产生的影响可能比较小。这仍然是一个研究领域，我们必须谨记 DIR 中的不确定性以及使用 DIR 导致的勾画转移。DIR 在自适应肺放射治疗中有三个主要应用：（1）勾画转移；（2）多模态图像配准；（3）剂量映射和累积。每种应用的精度要求都不同。

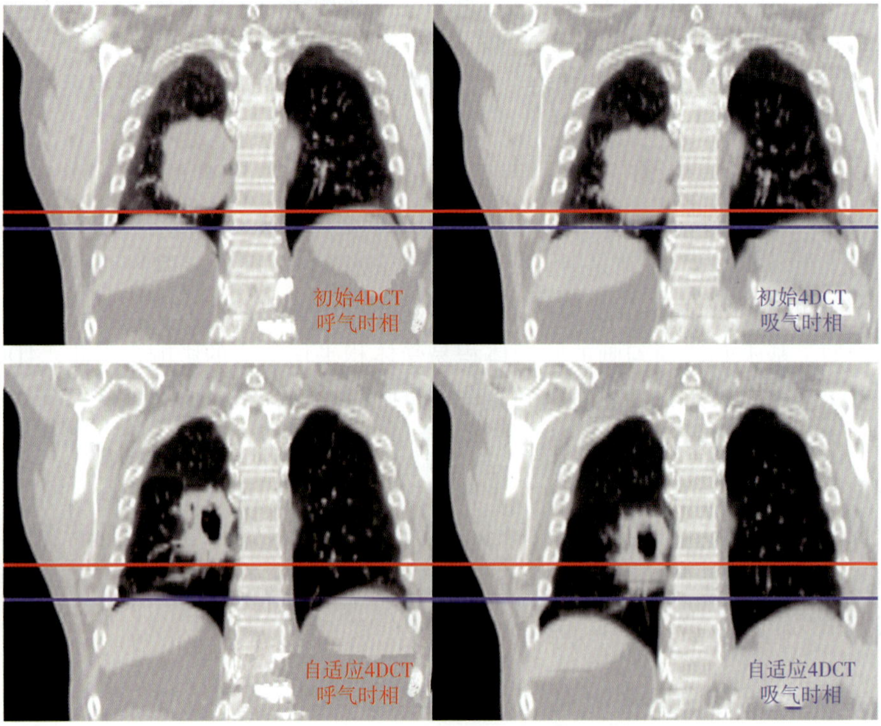

图 17.7　用 4D CT 成像的肺癌自适应治疗期间肿瘤位置发生显著变化

17.3.2.1　勾画转移

随着自适应次数的增加，自适应治疗计划会增加轮廓勾画负担。为节省在新的计划图像上轮廓勾画所需的时间，可以使用 DIR 将轮廓从初始计划扫描转移到二次治疗计划扫描上。基于强度的图像配准算法（例如归一化相关系数或均方差）通常用于此目的[36-38]。肺部 CT 图像固有的丰富对比度提高了结构边界（例如，肺内的肿瘤、肺边界和脊椎管）配准高度准确性的可能性。用于勾画转移的 DIR 的精度要求不如多模态图像配准以及剂量映射和累积所需的严格，因为该精度仅与结构边界相关。此外，与其他两个应用不同，可以手动调整某些缺乏准确性的区域。

勾画转移的 DIR 性能调试应满足以下三个标准：（1）保持所转移结构的完整性；（2）

勾画转移的精度控制在观察者间的勾画差异范围内；（3）转移流程导致更有效的临床工作流程。

为了确保所转移结构的完整性，应在相同和不同切片厚度的图像之间对不同形变程度的结构进行配准。应对所转移的结构进行评估，以确保该结构得到治疗计划系统的准确识别（例如，体积、质心等是正确的），并且确保 DIR 应用于结构不会导致轮廓边界的破坏（例如，轮廓内的孔、碎片或伪影）。

当在未给定标记的临床图像上评估精度时，应相对于观察者间的勾画变化来量化转移后的轮廓的准确性。也就是说，基于不同专家在给定的图像上勾画相同结构所得到的观察变化的统计分布，如果随机替换一位所选择的观察者时，不影响 DIR 勾画转移的结果分布，则 DIR 算法勾画转移的精度在观察者间不确定性的精度范围内。如果可以证明结构和配准方法的一致性结果，那么转移的轮廓可以不加修改地使用。如果不能满足这一标准，轮廓线应由训练有素的专家仔细审查，并根据需要进行编辑。

DIR 调试的最后一步是确保该过程能提高临床效率。如果 DIR 转移后的轮廓需要大量的编辑，并且编辑工具没有得到很好的开发，则该过程可能无法提高效率。因此，在建立肺癌自适应放疗时，研究基于 DIR 的轮廓转移对临床工作流程的影响是非常重要的。

17.3.2.2　多模态图像配准

肺自适应放射治疗一般是基于功能成像（特别是 PET）来确定肿瘤的活跃区和/或肺的功能。通常，PET 图像与 CT 图像相结合，可用来指导配准。PET 图像通常是在自由呼吸时获取的，由于缺乏解剖信息且包含呼吸运动，将其直接用于配准是具有挑战性的。在初始治疗计划时，功能图像（与 PET 相关联的 CT）与计划 CT 图像的刚性或形变配准是相对比较直接的。

几种 DIR 算法的平均精度为 1 ~2 体素量级，包括基于强度的方法，这些方法依赖于基于样条变换或自由形态形变以及基于生物力学的模型[26,27,39,40]。然而，许多算法也报告了几个体素量级的最大误差[41-43]。CT 和 PET - CT 之间的 DIR 调试主要有两个要求：（1）使用目标配准误差（TRE）和勾画转移评估来确定 DIR 的准确性；（2）将 DIR 应用于功能图像（例如，PET）的准确性。

标准的 DIR 调试技术可用来评估 CT 与 CT 之间的配准。在肺部易采取 TRE，因为有丰富的解剖标志，可以通过支气管分叉来识别。大多数商用形变配准算法允许用户选择一些点，软件对配准结果能进行有效评估。在决定使用最终图像的情况下，评估 DIR 在多模态图像配准中的准确性是很重要的。如果功能图像被用来确定肿瘤体积的边界，那么肿瘤周围边界的准确性是重要的，应该仔细评估；如果功能图像被用来评估肺的局部功能，为使功能肺避开剂量，那么 DIR 的总体准确性是重要的，应该仔细评估，需特别注意最大不确定性的区域。

将 DIR 结果应用于影像的功能组件（例如，PET 或 SPECT）可能更具挑战性，因为用户必须确保功能图像的新体素值在整体功能水平上保持一致性，例如，图像中表示的整体功能摄取值必须保持一致性。功能肺的定义难度较大，应该由经验丰富的专业人员进行。

17.3.2.3　剂量映射和累加

可以说，将剂量从初始治疗计划图像映射到用于剂量累加的自适应计划图像上，是肺自适应性放射治疗最关键的一部分。在这里，由于肺结构和肿瘤体积经常会剧烈变化，DIR 算法受到挑战。此外，研究还记录了肿瘤响应的复杂性，强调 DIR 算法要能够处理肿瘤的弹性响应以及肿瘤的“侵蚀”[26,44,45]。在肿瘤的弹性响应中，肿瘤边界与正常组织之间的关系具有一致性，即肿瘤在大小上的响应与正常组织的轨迹一致。在肿瘤的退缩过程中，正常组织保持不变，肿瘤发生反应，导致即使大的肿瘤消失不见的情况下，显微病灶可能仍然存在。医生必须决定控制住这些靶点的所需剂量，有可能在最初计划中是宏观的，而在自适应计划中是微观的。除了克服 DIR 在剂量累加方面所面临的挑战，在将常规剂量限制应用于治疗期间基于成像的剂量计算以及体积与治疗前体积的比较，还必须考虑是否需要更新的毒性模型。对于可以预期发生实质性变化的结构尤其如此，如正常肺（肺减去肿瘤体积）。剂量映射的 DIR 调试与多模态图像配准的调试是一致的。体积的准确评估很重要，因为剂量将累积于体积内的所有点；因此，TRE 是一个适当且合理的度量。目标是将剂量精确均匀地分布至体素内的所有区域。然而，在高剂量梯度区域，不确定性的影响最大。研究表明，即使是 1.6mm 的 DIR 算法的平均不确定度的变化也可能对肺癌的决策指标产生临床相关的影响（例如，肿瘤的最小剂量）。

在自适应治疗中，由于组织的丢失，使用 DIR 进行剂量映射和累加也是具有挑战性的，出现了一个问题：我们如何在不再存在的组织中累加剂量？这是一个没有确定答案的问题。在探索这个问题的答案时，应谨慎解释组织响应中的剂量累积，需承认准确性确实存在局限。

17.3.3　治疗计划

自适应治疗的治疗计划需要与初始治疗计划相同的工具，以及额外聚焦于自适应的功能。治疗计划可能略有不同，取决于所执行的是在线自适应还是离线自适应。同其他领域一样，在线自适应工具必须高效，尽可能不需要用户干预。

17.3.3.1　在线自适应治疗的治疗计划

在线自适应可能需要也可能不需要在线治疗计划。在大多数基于追踪的在线自适应中，3D - CRT 计划是在患者呼吸静止状态下生成的。投照过程中，调整患者或射野，以匹配当前的呼吸轨迹，尽可能按照初始计划进行投照。对于那些没有进行基于追踪的自适应治疗的肺癌患者，或者没有足够的数据来解释观察到的解剖变化，可以在治疗之前创建一个计划库，可以从中选择一个“当天计划”，或者更普通的，可以进行自适应治疗的重新计划。像这些在线自适应治疗，被称为在线重新计划或在线自适应计划的实例。在几乎所有已发表的在线自适应重新计划实例中，治疗计划是通过逆向计划进行的。在使用逆向计划时，调强放射治疗（IMRT）、容积调强拉弧治疗（VMAT）、螺旋断层 IMRT 投照或其他专门的强度调制技术等调强策略比较常见，尽管简单的 3D - CRT 计划也可以进行逆向优化。由于制作补偿器较耗时间，不采用物理补偿技术。逆向计划是在线重新计划的一个常规要求，因为在线正向计划是资源密集型的，需要用户交互而难以实现自动化。

几种不同在线重新计划的治疗计划策略已被报道。Ahunbay 和 Li 已经发表了一项名为“梯度维持”的内部技术，该技术试图只通过勾画当天靶区来减轻自适应分割的时间负担[46]。该算法试图保持原计划中危及器官周围的剂量梯度。尽管这种方法在肺病例中的效用取决于解剖结构的变化程度，但它在盆腔病例中显示出了希望。在肿瘤和 OAR 变化显著的情况下，可能需要额外的分割和更广泛的重新计划技术。对于 VMAT，Crijns 等人最近的一份报告，突出了不同层次的在线自适应可能从孔径变形到完全重新计划[47]。

Zarepisheh 等提出了一种基于体素的计划算法，该算法可以将自适应计划驱动到初始计划中实现的剂量体积直方图或先前从库中得到的计划[48]。这种方法可用于安全调整具有较大解剖变化的计划，以满足原计划中的目标。如果这不是帕累托最优计划，则重新选择一个改进的帕累托最优计划。随着 GPU 的使用，针对具备合理解剖结构和射野设置的患者，计划时间为 10 秒量级。可以使用离线重新计划方法解决由于较大变化所导致的影响，从而对计划做出进一步改进，在这种方法中，可以就更新后的目标与医生进行多次协商。

17.3.3.2　离线自适应治疗的治疗计划

离线自适应治疗计划策略，最常见于对更新后的患者解剖结构进行剩余分次的重新计划或重新优化。很少有关于更复杂技术的报道，这些技术考虑的是已接受放射治疗的病人，而基于观察所得到的肿瘤退缩轨迹对肿瘤变化进行预测的报道更少。Zhang 等人最近报道了一种自适应治疗计划策略，该策略结合了肿瘤退缩预测模型[49]。他们证实，与简单的中期治疗重新计划相比，通过采用这种技术，提高了增加剂量到预测的残余肿瘤体积的潜力。虽然预测模型是初步的，但在观察者间靶区勾画的预测和实际残差 GTV 的 0.7 dice 指数是有希望的。另一个有希望的肿瘤退缩模型由 Tariq 等人开发，进一步证明了基于患者响应的预测和肿瘤退缩模型进行重新计划的可行性[50]。然而，在临床上并没研究基于肿瘤退缩来预测体积的减少，若在临床试验中未经进一步验证，则这种预测模型不被接受。

随着越来越多的先进技术应用于治疗计划，如最大限度地提高生物有效剂量，物理师或自适应计划设计者必须与放射生物学家和临床医生合作，以选择适当的参数，如不同肺癌类型的 α/β 比值，包括 NSCLC 和小细胞肺癌（SCLC），但也必须根据组织学以及不同靶向治疗的潜在影响将这些疾病分类。

17.4　质量保证

自适应放射治疗的质量保证（QA）是多方面的，因为在不同的时间尺度上，许多不同的步骤都需要质量控制。表 17.4 总结了建议用于自适应治疗的一些质量保证项目及其指南，例如 AAPM 工作组报告。自适应放射治疗的许多 QA 项目与成像、图像配准及分割相关，与标准的非自适应治疗的 QA 要求一致。然而，为了获得在线重新计划和自适应所需的速度，可能会牺牲质量和性能。因此，全面的 QAs 对自适应治疗是极其重要的，以确保安全和正确的操作。

表 17.4 自适应放疗的质量控制分类总结

种类	描述	指南
在线图像获取	在线图像的图像质量	AAPM TG142
在线图像定位	在线图像的定位	AAPM TG142
图像配准	自适应情况下的配准精确度	AAPM TG132
图像分割	关联解剖结构分割的准确度	AAPM TG53，TG132
逆向计划表现	治疗计划算法的速度和质量	AAPM TG53
特定患者自适应计划 QA	患者计划准确性和投照验证	AAPM TG119，TG120

无论是在线还是离线治疗计划，患者特有的计划质量保证策略每家单位是不一样的。采用离线计划的单位，可以简单地采用与初始计划患者特有的 QA 相同的技术。这些技术包括，预期计划的测量结果与专业模型上的计算结果进行比较，投照到 EPID 或对患者解剖结构进行独立的（来自治疗计划系统）基于计算的质量保证。由于患者不能长时间躺在治疗床上，在线重新计划的 QA 不能采取基于测量的常规技术。因此，可以考虑快速、独立的基于计算的方法。

随着自适应治疗计划在临床实践中越来越普及，专门为自适应计划的需求而设计的集成质量保证工具可能会被普遍使用。Chen 等开发并报告了一种工具，用于检查计划参数、计划质量、验证计划与记录和验证系统之间的数据传输，提供辅助的独立跳数检查以及验证治疗投照记录[51]。

参考文献

[1] Bryant, J. H. et al., Registration of clinical volumes to beams – eye – view images for real – time tracking. Med Phys, 2014. 41(12): 121703.

[2] Descovich, M. et al., Comparison between target margins derived from 4DCT scans and real – time tumor motion tracking: Insights from lung tumor patients treated with robotic radiosurgery. Med Phys, 2015. 42(3): 1280 – 7.

[3] Jung, J. et al., Verification of accuracy of CyberKnife tumor – tracking radiation therapy using patientspecific lung phantoms. Int J Radiat Oncol Biol Phys, 2015. 92(4): 745 – 53.

[4] Menten, M. J. et al., Using dual – energy x – ray imaging to enhance automated lung tumor tracking during real – time adaptive radiotherapy. Med Phys, 2015. 42(12): 6987 – 98.

[5] Hugo, G. et al., Changes in the respiratory pattern during radiotherapy for cancer in the lung. Radiother Oncol, 2006. 78(3): 326 – 31.

[6] Ruben, J. D. et al., Variation in lung tumour breathing motion between planning four – dimensional computed tomography and stereotactic ablative radiotherapy delivery and its dosimetric implications: Any role for four – dimensional set – up verification? Clin Oncol (R Coll Radiol), 2016. 28(1): 21 – 7.

[7] Colvill, E. et al., A dosimetric comparison of real – time adaptive and non – adaptive radiotherapy: A multiinstitutional study encompassing robotic, gimbaled, multileaf collimator and couch tracking. Radiother Oncol, 2016. 119(1): 159 – 65.

[8] Na, Y. H. et al., Toward a web – based real – time radiation treatment planning system in a cloud computing environment. Phys Med Biol, 2013. 58(18): 6525 – 40.

[9] Tian, Z. et al. , A GPU OpenCL based cross – platform Monte Carlo dose calculation engine (goMC). Phys Med Biol, 2015. 60(19): 7419 – 35.

[10] Yu, G. et al. , Accelerated gradient – based free form deformable registration for online adaptive radiotherapy. Phys Med Biol, 2015. 60(7): 2765 – 83.

[11] Sharp, G. et al. , Vision 20/20: Perspectives on automated image segmentation for radiotherapy. Med Phys, 2014. 41(5): 050902.

[12] Misic, V. V. and T. C. Chan, The perils of adapting to dose errors in radiation therapy. PLOS ONE, 2015. 10(5): e0125335.

[13] Dial, C. et al. , Benefits of adaptive radiation therapy in lung cancer as a function of replanning frequency. Med Phys, 2016. 43(4): 1787.

[14] Kim, M. and M. H. Phillips, A feasibility study of dynamic adaptive radiotherapy for nonsmall cell lung cancer. Med Phys, 2016. 43(5): 2153.

[15] Li, H. et al. , Robust optimization in intensity – modulated proton therapy to account for anatomy changes in lung cancer patients. Radiother Oncol, 2015. 114(3): 367 – 72.

[16] Weiss, E. et al. , Dose escalation for locally advanced lung cancer using adaptive radiation therapy with simultaneous integrated volume – adapted boost. Int J Radiat Oncol Biol Phys, 2013. 86(3): 414 – 9.

[17] Berkovic, P. et al. , Adaptive radiotherapy for locally advanced non – small cell lung cancer, can we predict when and for whom? Acta Oncol, 2015. 54(9): 1438 – 44.

[18] Kataria, T. et al. , Adaptive radiotherapy in lung cancer: Dosimetric benefits and clinical outcome. Br J Radiol, 2014. 87(1038): 20130643.

[19] Bradley, J. D. et al. , Standard – dose versus high – dose conformal radiotherapy with concurrent and consolidation carboplatin plus paclitaxel with or without cetuximab for patients with stage IIIA or IIIB non – small-cell lung cancer (RTOG 0617): A randomised, two – by – two factorial phase 3 study. Lancet Oncol, 2015. 16(2): 187 – 99.

[20] Qin, Y. et al. , Adaptive stereotactic body radiation therapy planning for lung cancer. Int J Radiat Oncol Biol Phys, 2013. 87(1): 209 – 15.

[21] Bhatt, A. D. et al. , Tumor volume change with stereotactic body radiotherapy (SBRT) for early – stage lung cancer: Evaluating the potential for adaptive SBRT. Am J Clin Oncol, 2015. 38(1): 41 – 6.

[22] Persoon, L. C. et al. , First clinical results of adaptive radiotherapy based on 3D portal dosimetry for lung cancer patients with atelectasis treated with volumetric – modulated arc therapy (VMAT). Acta Oncol, 2013. 52(7): 1484 – 9.

[23] Møler, D. S. et al. , Adaptive radiotherapy of lung cancer patients with pleural effusion or atelectasis. Radiother Oncol, 2014. 110(3): 517 – 22.

[24] Kwint, M. et al. , Intra thoracic anatomical changes in lung cancer patients during the course of radiotherapy. Radiother Oncol, 2014. 113(3): 392 – 7.

[25] Brink, C. et al. , Locoregional control of non – small cell lung cancer in relation to automated early assessment of tumor regression on cone beam computed tomography. Int J Radiat Oncol Biol Phys, 2014. 89(4): 916 – 23.

[26] Cazoulat, G. et al. , Biomechanical deformable image registration of longitudinal lung CT images using vessel information. Phys Med Biol, 2016. 61(13): 4826 – 39.

[27] Veiga, Cl. , First clinical investigation of cone beam computed tomography and deformable registration for adaptive proton therapy for lung cancer. Int J Radiat Oncol Biol Phys, 2016. 95(1): 549 – 59.

[28] Badawi, A. M. et al. , Classifying geometric variability by dominant eigenmodes of deformation in regressing tumours during active breath – hold lung cancer radiotherapy. Phys Med Biol, 2012. 57(2): 395 – 413.

[29] Sonke, J. J. and J. Belderbos, Adaptive radiotherapy for lung cancer. Semin Radiat Oncol, 2010. 20(2): 94 – 106.

[30] Brock, K. K., Image registration in intensity - modulated, image - guided and stereotactic body radiation therapy. Front Radiat Ther Oncol, 2007. 40: 94 - 115.

[31] Kessler, M. L., Image registration and data fusion in radiation therapy. Br J Radiol, 2006. 79 (Spec No 1): S99 - 108.

[32] Samavati, N., M. Velec, and K. K. Brock, Effect of deformable registration uncertainty on lung SBRT dose accumulation. Med Phys, 2016. 43(1): 233.

[33] Guy, C. L. et al., Effect of atelectasis changes on tissue mass and dose during lung radiotherapy. Med Phys, 2016. 43(11): 6109.

[34] Szeto, Y. Z. et al., Effects of anatomical changes on pencil beam scanning proton plans in locally advanced NSCLC patients. Radiother Oncol, 2016. 120(2): 286 - 92.

[35] Cunliffe, A. R. et al., Effect of deformable registration on the dose calculated in radiation therapy planning CT scans of lung cancer patients. Med Phys, 2015. 42(1): 391 - 9.

[36] Fatyga, M. et al., A voxel - by - voxel comparison of deformable vector fields obtained by three deformable image registration algorithms applied to 4DCT lung studies. Front Oncol, 2015. 5: 17.

[37] Wu, Q. et al., Deformable image registration of CT images for automatic contour propagation in radiation therapy. Biomed Mater Eng, 2015. 26 (Suppl. 1): S1037 - 44.

[38] Reboucas Filho, P. P. et al., Novel and powerful 3D adaptive crisp active contour method applied in the segmentation of CT lung images. Med Image Anal, 2017. 35: 503 - 16.

[39] Heinrich, M. P. et al., Deformable image registration by combining uncertainty estimates from supervoxel belief propagation. Med Image Anal, 2016. 27: 57 - 71.

[40] Zhong, H. et al., Evaluation of adaptive treatment planning for patients with non - small cell lung cancer. Phys Med Biol, 2017. 62.

[41] Brock, K. K. and Deformable Registration Accuracy Consortium, Results of a multi - institution deformable registration accuracy study (MIDRAS). Int J Radiat Oncol Biol Phys, 2010. 76(2): 583 - 96.

[42] Kashani, R. et al., Objective assessment of deformable image registration in radiotherapy: A multiinstitution study. Med Phys, 2008. 35(12): 5944 - 53.

[43] Kadoya, N. et al., Multi - institutional validation study of commercially available deformable image registration software for thoracic images. Int J Radiat Oncol Biol Phys, 2016. 96(2): 422 - 31.

[44] Robertson, S. P., E. Weiss, and G. D. Hugo, A block matching - based registration algorithm for localization of locally advanced lung tumors. Med Phys, 2014. 41(4): 041704.

[45] Hardcastle, N. et al., Accuracy of deformable image registration for contour propagation in adaptive lung radiotherapy. Radiat Oncol, 2013. 8: 243.

[46] Ahunbay, E. E. and X. A. Li, Gradient maintenance: A new algorithm for fast online replanning. Med Phys, 2015. 42(6): 2863 - 76.

[47] Crijns, W. et al., Online adaptation and verification of VMAT. Med Phys, 2015. 42(7): 3877 - 91.

[48] Zarepisheh, M. et al., A multicriteria framework with voxel - dependent parameters for radiotherapy treatment plan optimization. Med Phys, 2014. 41(4): 041705.

[49] Zhang, P. et al., Predictive treatment management: Incorporating a predictive tumor response model into robust prospective treatment planning for non - small cell lung cancer. Int J Radiat Oncol Biol Phys, 2014. 88(2): 446 - 52.

[50] Tariq, I. et al., Mathematical modelling of tumour volume dynamics in response to stereotactic ablative radiotherapy for non - small cell lung cancer. Phys Med Biol, 2015. 60(9): 3695 - 713.

[51] Chen, G. P., E. Ahunbay, and X. A. Li, Technical Note: Development and performance of a software tool for quality assurance of online replanning with a conventional Linac or MR - Linac. Med Phys, 2016. 43 (4): 1713.

第 18 章

肺癌的磁共振影像引导放射治疗

ROJANO KASHANI AND LAUREN HENKE

18.1 引言

与其他成像方式相比，磁共振成像（MRI）在软组织对比度方面具有一定优势，已被广泛应用于临床放射治疗的靶区勾画，并在某些部位的肿瘤治疗中显示出其优势[1-4]。然而，MRI 在肺癌和肺部放疗中的应用受到两个主要因素的限制：由于肺组织低质子密度引起的磁化率伪影增加，以及存在呼吸运动。最近 MRI 脉冲序列的发展减少了磁化伪影的影响，并通过更快的图像采集进行屏息扫描或容积插值屏息扫描，将运动伪影最小化[1]。最近的研究评估了 MRI 在诊断肺部病变方面的敏感性，对于较大的病变，其敏感性与正电子发射断层扫描（PET）相当，但在识别小于 5mm 的病变时其敏感性较低[5]。其他研究还探索了弥散加权 MR 的功能信号与 PET 的标准摄取值（SUV）之间的相关性[6]。除了将 MRI 用于诊断目的外，近年来对单独应用 MRI 进行患者模拟定位，代替目前定位的标准方法——计算机断层扫描（CT）的研究热情亦愈发高涨。单纯 MRI 定位仅限应用于少数几个部位，在应用这项技术之前，有必要对基于 MRI 的肺部靶区勾画进行进一步评估[2]。

尽管利用 MRI 进行病人模拟定位和靶区勾画是诊断影像学的自然延伸，但将磁共振技术引入治疗室是一项重要且令人兴奋的发展，它可以为室内影像引导带来具有里程碑意义的改变。MR 影像引导的明显优势包括：较高的软组织对比度、可进行屏气成像的快速容积成像以及成像过程中无辐射剂量。这些系统的临床实施和使用仍有待进一步开发，以确定其优于目前室内 X 线成像实践标准的真正优势。一些潜在的优势可能是在整个治疗过程中定期提供功能和治疗反应信息，从而可以在治疗过程中尽早和根据需要进行干预。

18.2　磁共振影像引导放射治疗系统 （MR－IGRT）

现已有多个机构对 MRI 和外照射的整合进行研究和开发，每一个机构都有其独特的方法来解决结合这两种模式所带来的诸多设计挑战。目前，五个小组正在研究 MR－IGRT 系统。其中一个系统自 2014 年起已投入临床使用[7]，而另一个系统的安装已于 2015 年 10 月完成，预计将很快投入临床使用。尽管临床应用仍然有限，但已有足够的初步数据表明这些系统在某些适应证方面的潜在优势[8,9]。在本章节中，我们将根据每个小组发布的数据对每个系统的当前开发状态进行简要说明。

18.2.1　磁共振成像直线加速器系统

荷兰乌得勒支大学医学中心的磁共振成像直线加速器（MR－linac）系统由飞利浦医疗系统公司（荷兰贝斯特）和 Elekta AB 公司（瑞典斯德哥尔摩）合作开发[10,11]。该系统由 1.5T 的飞利浦 MRI 扫描仪组成，经改造后可在横向中间平面的环上安装 6 兆伏（MV）的 Elekta 直线加速器[11,12]。加速器头配备有多叶准直器（MLC），并可向任意方向旋转[10]，从而可以实现调强放射治疗（IMRT）。该系统不允许移床来校正患者的摆位误差；不过，它应用了一种虚拟的移床技术，可考虑到任何平移、旋转和形变，并根据当天解剖结构每日调整治疗计划[11,12]。MR－linac 治疗计划系统采用蒙特卡罗剂量计算算法，能够模拟磁场并考虑剂量计算中的电子回程效应。这在任何 MR－IGRT 系统中均是重要组成部分之一，因为它可以对界面处的剂量分布产生显著影响，具体取决于磁场强度、相对于电子束的方向以及其他针对患者和磁场的参数[13－15]。在这一设计中，MR 和放疗系统共用一个等中心，因此可以在治疗过程中进行图像采集。相关的概念验证研究表明该系统可以对几何模体的目标进行追踪，然而在临床应用之前，还需要获取关于这些图像的延迟和空间分辨率等更多详细信息，及其应用于人体受试者的实际考虑[16,17]。

设计这些混合系统的其他考虑因素包括射频（RF）、磁干扰和屏蔽。在该系统中，通过调整法拉第笼将线性加速器放置在法拉第笼之外，从而解决了加速器与图像采集系统之间的射频干扰问题[11,12]。磁共振和加速器之间的磁干扰也是设计该系统时需要考虑的问题。通过修改 MR 的主动磁屏蔽，在横向平面中创建一个放置加速器环的区域来解决此问题，从而实现两个系统的磁解耦[11,12,17]。

18.2.2　磁共振钴 60 系统

MRIdian®系统（View Ray Inc.，Oakwood Village Chio）是一个集成的 MR－IGRT 系统，它将一个 0.35T 的全身磁共振扫描仪与三个钴－60 头结合在一起，可同时进行成像和治疗[7]。每一个钴－60 头中都配备了快速气动源装置和双向 MLC，可实施 IMRT 和适形放射治疗。三个治疗头相距 120°，可同时进行治疗。该系统能够在患者摆位治疗前进行快速容积成像，成像时间长短取决于所需的视野和分辨率，从 17s 到 3min 以上不等[18]。除了用于摆位的容积成像外，该系统还能在治疗期间采集矢状面的平面图像，应用该图像可基于患者内部的解剖结构进行门控。门控功能的详细信息将在本章的下一节中进行介绍。该系统还具有一个能从治疗室进行完全访问的集成治疗计划系统，具有快速剂量计算和计划再优化功能，能基于每日的摆位 MR 图像进行无缝在线治疗计划调整[7,9,18]。

该系统需要考虑的一个因素是低场磁共振，这使得图像具有较低的信噪比。为了解决以上问题，可通过优化序列获取计划调整中用于软组织勾画定位的高质量图像。而较低的磁场强度在某些方面也具有一定的好处，其一是 Stanescu 等人所提到的磁敏感伪影降低、患者的几何形变减小[19]。另外，由于在体内组织界面和皮肤上的电子回程效应，磁场对剂量分布的影响亦较小[7,13,14]。重要的是要认识到上述两个影响即便是在较高的磁场中也是可以进行估计和校正的，因此不应成为其他高磁场系统的直接限制。在这个系统中使用钴－60 源而非直线加速器亦是缺点之一，其剂量率较低，而且对计划质量也有影响。Wooten 等研究显示了在不同部位应用钴－60 调强放射治疗和标准直线加速器治疗计划的临床等效性[20]。在下一代 MRIdian 系统中，将由一个 6MV 的直线加速器替代三个钴－60 源从而消除以上问题。

18.2.3　马格瑞特公主医院的磁共振引导设备

玛格瑞特公主医院的磁共振引导设备包括一个标准的 TrueBeam 直线加速器［Varian Medical Systems，Paolo Alto（A）］、一个改造的治疗床和一个 1.5T 的共轨西门子 Espree MRI（Siemens，USA），可在治疗前进入治疗室进行成像[21]。图像采集包括将患者从直线加速器等中心移动 3.1m 到成像等中心，然后应用共轨 MR 对患者进行扫描。在这个设计中，用一组射频隔离门将 MR 扫描仪与直线加速器分开，从而避免直线加速器在磁共振影像上造成伪影。为减少 MR 扫描仪移动时和患者发生碰撞，在相应的位置设置了其他安全措施。一旦图像采集完成，MR 图像将传递到图像配准系统以确定位移，随后相关位移信息将被传送至控制系统指导治疗前的移床[21]。这一系统的主要缺点是磁共振成像只能在治疗前使用，不能在治疗期间对患者进行监测。然而，将每日 MR 信息与直线加速器上的标准成像功能相结合，在治疗期间对患者进行实时监控也是有可能实现的。

18.2.4 旋转双平面直线加速器磁共振成像系统

Cross Cancer 研究所的旋转双平面直线加速器磁共振成像系统是由一个 0.6T 的磁共振和一个 6MV 的直线加速器组成，其中加速器可以与磁体平行，也可以在电子束穿过间隙时与磁体垂直[11,12,22]。在这个系统中，将加速器被动屏蔽于磁场外，这就需要在加速器被动屏蔽的情况下对磁体进行插入。加速器和磁体一起旋转，从而可以从不同的角度进行治疗。目前最终设计仍在开发中，Fallone 等人仅在 2009 年发表了一些来自台式原型系统的初步结果[23]。

18.2.5 澳大利亚磁共振成像直线加速器计划

澳大利亚磁共振直线加速器系统由一个 1T 的开孔 MR 和一个 6MV 的直线加速器组成。这个系统特意这样设计，目的是能够同时衡量平行和垂直配置哪个更好[24]。在平行配置中，要么整个磁体组合围绕着病人旋转，要么病人和治疗床相对固定的磁体和加速器旋转[24]。最终设计倾向于允许治疗床整体旋转的平行配置，这种方案目前正在由同一小组进行评估。

18.3 基于 MRI 的呼吸所致的运动管理

随着放射治疗和计划的精确性提高，病人运动管理和靶区定位的准确性在肺癌治疗中的重要性日益受到重视。虽然在过去十年的几项研究中，简单剂量递增疗法似乎有助于改善生存结局和疾病控制，但随后的一项剂量递增随机对照试验未能证明剂量递增组的疗效有所改善[25-27]。随后的分析表明，剂量递增组中较高的心脏剂量可能会抵消高剂量对肿瘤控制带来的所有获益[28]。我们愈发认识到，尽可能减少心脏等周围的危及器官（OAR）的剂量，可能会像肿瘤本身一样对患者的预后产生重要影响。基于周围关键结构的邻近性从而应用患者特定的剂量水平可能有所获益[29-31]。因此，将治疗比最大化也就需要在最小化 OAR 剂量的同时仍然能个体化地给予高剂量的肿瘤靶区覆盖。这需要在胸部放疗期间对个体化患者进行精确和可重复的运动管理，从而精准实施放疗计划。

在肺癌的治疗中，呼吸运动是导致分次内位置不确定性的一个极其重要的原因。肿瘤和 OAR 运动追踪不佳可能会导致肿瘤靶区覆盖不足或 OAR 非计划性剂量增加而降低治疗比。目前在影像引导放射治疗（IGRT）中，包括 4DCT、CBCT、基准标记物和外部运动替代物等基于 CT 的方法进行呼吸运动管理还远远不够。以上方法并非没有作用，但依赖于有限的治疗前患者数据收集和治疗期间有限的成像质量，并不能完全解决诸如内靶区（ITV）不稳定性、呼吸变化对门控结构可重复性的影响以及肿瘤/OAR 形变等问题[32-35]。因此，在某些情况下 CT 治疗的精确度和准确性可能会受到限制。最近的研究也表明，与 4DCT 相比，矢状位和冠状位的动态二维肺 MRI 更能反映肺部肿瘤在较长时间内的运动情况[36-38]。将同样的概念应用于室内成像，有可能改善治疗室内对肺部肿瘤运动的测量和分析，并利用以上信息改进运动管理策略。与基于 CT 的技术相比，基于 MR 的 IGRT 可以通过直接靶区显示和对肿瘤本身进行连续门控或追踪来明确整个治疗过程中的呼吸运动，从而尽可能降低靶区位置的不确定性。

在上一节中，我们阐述了正在研发的各种 MR - IGRT 技术。在本节中，我们将重点介绍目前市面上可以购买并已在临床上得以应用的系统——ViewRay®的 MRIdian 系统。我们还将基于迄今为止描述的模拟和仿真研究，简要讨论乌得勒支大学医学中心的 Elekta MR 直线加速器相关的规范。

18. 3. 1　追踪和门控的成像注意事项

无论使用何种方式，肿瘤位置的检测仍然是运动管理过程中最具挑战性的一步。无论采用何种技术，由于靶区在肺部的运动较大，即使是运动测量和校正之间的微小延迟，都可能导致较大的剂量误差[39]。因此，要保持最佳的放疗实施精度，就需要使用能够估计靶区运动位置的预测算法，或者具有足够安全边界的门控或屏气技术，即使在整个过程中存在大于预期的延迟也能确保靶区覆盖。

与透视成像相比，使用 MR 作为检测靶区位置的成像方式，其图像采集的的固有延迟更大。标准的透视成像大约以 30 毫秒（ms）的帧率获得[39]，而平面电影磁共振成像的速度通常为每秒 4 ~ 8 帧（fps），这相当于仅采集图像就增加了 125 ~ 250ms 的固有延迟。Yun 等报道了在 275ms 时动态低场磁共振图像采集的模体模拟，然后在 5ms 内自动分割靶区[40]。该小组在乌得勒支大学医学中心应用 1. 5T 的 MR 进行的类似可行性研究中建议应用磁共振笔形束导航器，这样可在大约 15ms 获得图像[41]。另一种基于磁共振成像的成像技术是一种电影成像，可用于门控治疗或监测自主呼吸控制。该技术只允许在矢状面成像，目前应用于 ViewRay 的 MRIdian 系统。下一节将详细介绍 MRIdian 系统的成像频率和延迟。

18. 3. 2　MR 追踪导航器

使用磁共振导航器进行运动监测源于呼吸相关诊断磁共振成像（MR），导航器确定的膈肌位置可作为其他内脏器官运动的标志物[42,43]。磁共振笔形束导航器的优点在于运动检测非常快（15ms），并且可以直接放置在肿瘤或感兴趣的器官上，而不需要内部或外部的标志物。虽然这是一个一维的磁共振图像采集系统，但导航器可以放置在任意方向，从而实现靶区或标志物的最大运动并用于运动管理。Stam 等人的一项研究评估了这种导航器在确定运动模体中水、空气和脂肪之间不同界面处器官运动的准确性[41]。在这同一项研究中，应用了 1. 5T 的磁共振扫描仪，通过获取交替导航器和获取时间为 390ms 的肾脏矢状面平面图像，研究了导航仪对志愿者肾脏运动的追踪作用。导航器和二维图像之间的平均偏差为 0. 6mm，最大偏差为 1. 4mm，这归因于获取 2D 图像所需时间（390ms）内肾脏的运动[41]。利用本研究中评估的技术，来自乌得勒支大学医学中心的 MR 直线加速器小组旨在通过调整准直系统以适应呼吸过程中靶区的位置和形状来实现追踪技术[17]。在 Crijns 等人进行的概念验证研究中，通过笔形束导航器的边缘检测，实现了在磁共振图像上的运动追踪。该原型系统有一个 MLC 控制器，可以根据检测到的靶区位置对 MLC 孔径进行刚性平移。测量 MLC 孔径和靶区位置之间的延迟大约为 150ms，不包括图像采集和通信延迟（50ms），加起来固有的延迟大于 200ms[17]。延迟可以通过使用预测性运动模型或优化 MLC 反馈回路的控制系统来解决，这两种方法都将在最终临床版系统的应用中进行进一步的开发。

在这个原型系统中，用笔形束导航器追踪靶区的运动，并通过 MLC 孔径的刚性平移进行校正。然而，考虑到腹部和肺部的运动比简单的刚性一维位移更复杂，可能还需要更先进的 MR 成像，例如2D 平面电影成像，或者结合导航器和容积成像来确定和校正靶区的形变。这些系统的特性只有在该系统最终应用于临床后才能完全实现。

18.3.3 用于门控的 cine MR

MRIdian 系统采用基于二维平面电影 MR 图像的门控技术来进行运动管理。该系统能够以 4 帧/秒（fps）的速度在矢状面上获取高分辨率的容积设置磁共振图像和“电影”平面图像，或者以 2fps 的速度获取三个平行的矢状面，并在 0.5s 的时间间隔内连续采集平面图像。平面内图像分辨率为 3.5mm×3.5mm，层厚为 0.5cm、0.7cm 或 1.0cm。在放射治疗期间可直接显示肿瘤，并通过形变配准在每帧上进行后续肿瘤勾画，可用于对治疗射束进行门控。

正如标准的门控工作流程一样，在基于磁共振的门控过程中，患者每天都要在分次治疗前进行一次机载容积成像摆位。当患者在屏气状态下位于等中心治疗位置时，进行每日的容积 MR 图像采集。在 MRIdian 系统中，目前最快的容积扫描需要 17s，可于每次摆位初始进行屏气扫描。该扫描用于靶区的直接定位。肺部和腹部屏气扫描示例如图 18.1 所示。

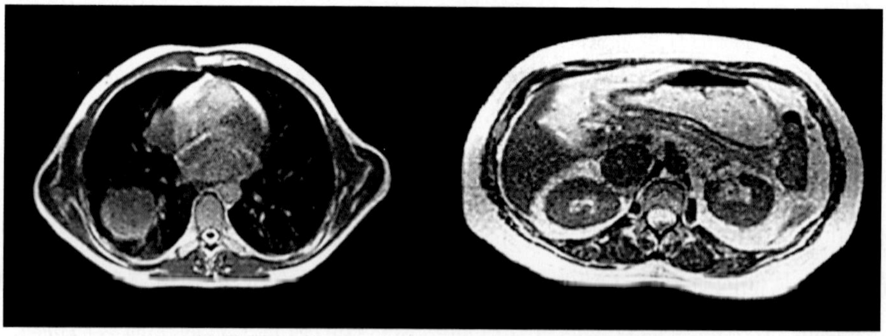

图 18.1　0.35T MR－IGRT 系统上的肺部肿瘤和腹部肿瘤

在初始校准后，所有的计划轮廓将从参考治疗计划图像上刚性地或形变地转移到日常摆位 MR 图像上，然后选择治疗期间用于门控的参考平面以及用作门控靶点的结构勾画。虽然门控靶点通常是大体肿瘤区（GTV），但它也可以是正常组织或是由多个结构组合形成的一个单独的门控靶点。然后通过形变配准将门控靶点从参考平面转移到治疗过程中获取的每帧图像上，随后系统使用形变配准来确定门控靶点是否在门控边界内。门控边界可以通过在每日摆位的容积图像上定义的结构（如 PTV）中选择，或者通过在门控靶点周围创建对称或非对称边界来定义。在治疗过程中，将门控靶点勾画从参考平面形变传送到采集的每帧图像上。如果门控靶点在门控边界外，则系统就会移动放射源到屏蔽区从而自动切断射束。图 18.2 显示了门控平面选择和参数的设置。

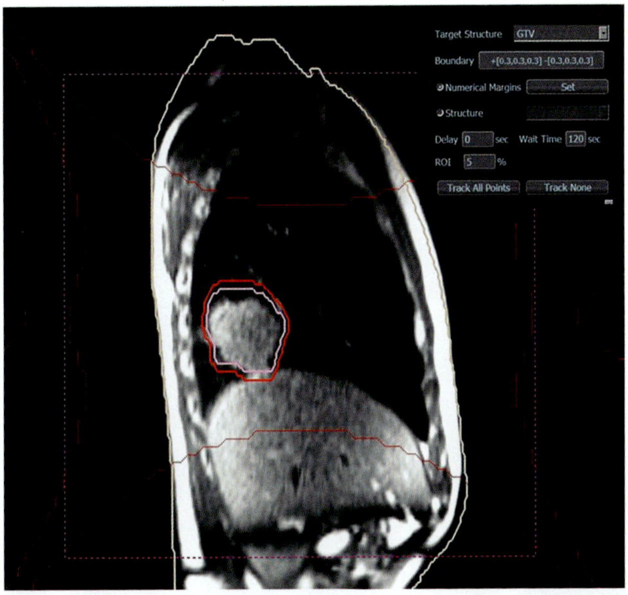

图 18.2　MRIdian® MR－IGRT 系统的门控设置。粉红色勾画区域是形变至每帧电影 MR 的门控靶区，红色勾画区域是门控边界

在开始治疗前，系统执行“预览”扫描，以便用户在多帧样本图像上对形变后的门控靶点的质量进行评估，从而确定门控的质量并对门控参数进行相应调整。在“预览”阶段，会采集多帧的图像，并通过形变配准将门控靶点勾画转移到每帧图像。然后用户对每帧图像上的实际靶点和系统传输的勾画靶点之间的匹配进行定性评估。如果两者之间的匹配是准确的，则无须更改门控参数。然而，在大多数情况下，由于电影 MR 图像中的噪声，形变的门控靶点勾画与实际靶点并不完全匹配。为了减少噪声对门控精度和总占空比的影响，用户可以在射束停止之前调整门控靶点区域位于门控边界之外的比例。通常此参数设置为1%～5%，这考虑到所追踪的靶点勾画与由若干像素所追踪的实际解剖偶尔不能完全匹配的情况。然而，当病变难以追踪且研究者对肿瘤位置十分确定的情况下，可对以上参数进行调整。图 18.3 显示了一个电影 MR 成像示例，其中实际靶区位于门控边界内，但系统所估计的门控靶区勾画却在门控边界外。

低场二维电影 MR 成像在靶区追踪和门控方面的应用并不局限于 MRIdian 系统。Cross－Cancer 研究所的旋转双平面 MR 直线加速器的开发人员还介绍了在治疗过程中使用动态平面 MR 图像来确定肺部肿瘤的位置和形状[40]。在这个系统中，平面 MR 成像不局限于矢状面，并且能选择在射野方向观可见的最大肿瘤尺寸。该系统采用了一种自动勾画算法对每帧图像进行靶区识别。初步模拟研究显示，图像采集时间为 275ms，随后的肺部肿瘤自动勾画时间在 5ms 内[40]。在该系统正式投入临床应用之前，仍需进一步解决校正措施及总体延迟相关的细节问题。

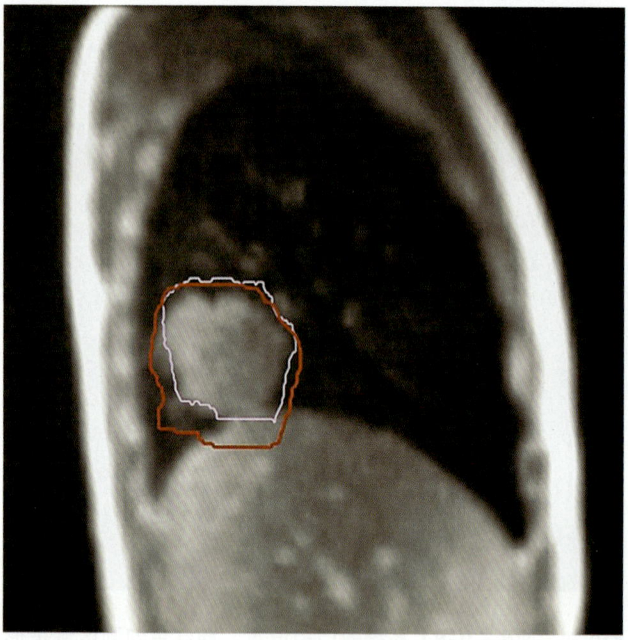

图 18.3　系统形变的门控靶区（粉红色）与肿瘤不完全匹配。在这张图中，门控靶区的上部在门控边界之外，而靶区本身在门控边界内

18.3.4　时间分辨率和延迟

根据美国医学物理师协会第 76 工作组的建议，肺部肿瘤追踪或门控的总体系统延迟应小于 500ms[44]。这包括识别靶区位置、处理和传输信息所需的时间，以及通过射束保持或再定位来校正射束所需的时间。获取平面电影 MR 图像的固有延迟为 200 ~ 300ms[40,41,44]，大多数系统能够以 4 fps 的速度进行平面成像。处理时间随所应用的系统和技术的不同而有所差异，但据不同研究小组报告结果整体显示该时长约为几毫秒。反应时间也因系统而异，并且取决于采用的是门控还是追踪技术。一般来说，与调整射束以匹配靶区位置和/或形状的追踪技术相比，在靶区进出预定边界时打开/关闭射束从而对射束进行门控具有更低的延迟。然而，系统反应的延迟可以应用例如运动预测模型或安全边界等不同的技术来解决。

18.3.5　临床工作流程注意事项

当前，唯一一项应用门控技术并在临床上得以实施应用于患者治疗的系统是 ViewRay 的 MRIdian 系统。应用电影 MRI 门控的实时 MRI 指导目前主要应用于两种临床情况：训练屏气和自由呼吸技术。当需要屏气呼吸技术时，应在最大吸气屏气（MIBH）或呼气屏气呼吸状态下获取患者的治疗前模拟/计划图像。但是，在决定屏气还是自由呼吸治疗之前，必须在模拟时评估每个患者的肿瘤运动，屏气可重复性和屏气耐受性。因此，所有患者在模拟时均应采用自由呼吸，最大吸气屏气和/或浅呼吸法进行模拟，以根据个人情况评估最佳策略。

如果患者可以屏住呼吸——通常医生更倾向于此种方法，则将选择屏气模拟扫描进行计划制订，并在相匹配的吸气或呼气时相获取所有后续的每日摆位图像。为了患者的舒适考虑，通常选择 MIBH 的模拟和治疗方式。

在治疗过程中，应用屏气技术治疗时通过音频或视觉反馈对患者进行训练，以优化边界结构内的肿瘤/靶区时间。对于音频反馈，治疗室外的治疗师将通过观察门控边界内的靶区位置，鼓励患者通过更小或更大的气流量来进行 MIBH 定位。经过训练后以上技术可成功实现。视觉反馈可以为患者优化边界内肿瘤/靶区时间提供一种更好、更直接的方法。一些中心应用患者肿瘤的投影图像和患者的边界结构，其他中心可能选择使用投影动画来指导病人屏气的深度。视听训练都需要患者在一定程度上参与治疗，患者也更能体会到其在治疗中发挥的积极作用。

病人在屏气位进行治疗除了可以改善图像质量外，还有几个其他的益处。首先，与自由呼吸门控技术相比，可以提高治疗的实施效率。当病人在屏气状态下治疗时，射束接通时间（GTV 在边界区域内的时间）将最大化。该方法还可以最大限度地减少系统在靶区追踪或射束门控方面的潜在缺陷。屏气法还可以最大限度地减少射束开启 - 关闭次数，从而又减少了系统中总延迟对剂量的影响。

屏气法的缺点主要与患者的舒适性以及对训练和视觉反馈的需求相关。在原发性肺部恶性肿瘤患者中，除了占位性病变外，患者可能经常合并肺功能不佳的情况。在延长治疗时间的过程中，反复屏气可能会使人过度疲劳，而且对许多胸部肿瘤患者来说身体上难以承受。同样，健康和注意力下降的患者可能很难进行听觉训练，或者很难在视觉反馈的投影图像中看到肿瘤位置。在这些情况下，选择自由呼吸技术可能更为合适。

对于自由呼吸门控技术的实施，患者定位和摆位成像采集的初始步骤与用于屏气技术的步骤是相似的。门控结构和边界的移动和选择，以及结构追踪设置也类似于屏气法的设置。然而，当使用自由呼吸时，在其中几个步骤中仍有些许差异。

首先，病人模拟定位在某些方面存在差异。在模拟定位时，重点应放在病人浅自由呼吸的训练上。这可以最大限度地提高后续治疗的效率，临床医生也能准确地评估与呼吸循环相关的靶区运动程度。以与屏气过程相同但在自由呼吸情况中更相关的方式，在每次获取电影图像时对门控靶区勾画与用户定义的门控边界进行比较；如果确定勾画轮廓在该边界之外，则射束就被切断。

应用自由呼吸法呼吸门控技术需要考虑的一个关键因素是，用户定义的门控边界通常小于从 GTV 到 PTV 的外扩范围，从而引入了一个安全边界。例如，如果 GTV 到 PTV 的外扩是 5mm，GTV 到门控边界的外扩可能是 3mm。如本节前面所述，这主要是由于电影成像采集和处理的固有延迟时间造成的。通过选择一个比 PTV 外扩小的门控窗口，可以保守地确保靶区结构（例如 GTV）在射束开启时保持在照射体积内。考虑到患者在自由呼吸时呼吸运动的连续性，对自由呼吸而言，这种保守的方法与屏气技术相比好处更大，可最大限度地减少边缘漏照和对 OAR 的意外剂量[45]。

最后，当在自由呼吸状态下接受治疗时，患者只需静静地躺在治疗机内。对于肺活量有限的患者，不存在可能导致患者疲惫和对治疗不耐受的屏气负担。同样地，自由呼吸患者仍可以接受一些听觉训练，如建议较浅呼吸以提高效率，患者无须在治疗中发挥主动作用。注意力差，视力、听力等有限的患者可以用这种方式进行治疗，而无须增加额外的困难。

18.4 机载 MR 成像的自适应治疗

前一章讨论了自适应放射治疗（ART）在肺癌中的应用。一些研究根据每天或每周的治疗室内锥形束 CT（CBCT）以及治疗过程中不同时间点的重复 CT 扫描，评估了肺癌患者肿瘤和周围正常组织的解剖变化[46,47]。在放疗过程中可以观察到肺癌患者的各种解剖变化，包括基线肿瘤位置的变化、肺不张和胸膜腔积液[48,49]，以及治疗后肿瘤大小的变化。这种解剖变化不仅影响肺密度，而且影响肿瘤的运动特征，从而对治疗造成影响[49]。虽然有一些研究评估了肿瘤分次内和分次间的运动幅度变化，但很少有研究从剂量角度评估这些变化对肿瘤覆盖范围和周围正常组织的影响。Schmidt 等人研究了分次内呼吸运动、分次间基线偏移和解剖变化对放疗剂量的影响。研究发现，与内靶区运动相比，解剖变化对靶区内剂量分布的影响更大[49]。在某些情况下，在治疗过程中靶区或肺部解剖的变化会导致危及器官移位到初始计划的高剂量区域。在这种情况下，当患者根据肿瘤情况安排治疗时，靶区覆盖情况将保持不变；但是，靶区附近的危及器官可能会落入高剂量区，因此与初始计划相比，接受的剂量远高于预期。Henke 等人表示，在接受立体定向放射治疗的患者中，短期治疗内解剖结构的变化很小，即使这样，每天依然存在超过危及器官耐受性的可能[8]。在许多其他评估肺癌患者靶区和周围正常组织变化的研究中表明，在线和离线自适应放疗在提高靶区覆盖率同时减少或维持肺癌患者危及器官的剂量方面具有潜在作用[8,46,47]。

在集成 MR 放射治疗系统的时代，关于肿瘤组织分次内和分次间变化以及正常组织解剖的信息很容易在每次放疗过程中获得，而不需要在治疗过程中进行额外成像。这将使临床医生可以根据观察到的变化随机应变，不仅可以纠正摆位差异，而且可以根据需要调整治疗计划。在本节中，我们将评估机载 MR 成像引导在计划评估和在线计划调整中的作用，MR 成像引导系统中必要工具的可用性，以及工作流程考虑和其在肺癌中的潜在应用。

在线自适应放射治疗的概念已经历了二十多年的研究和发展，但由于整个过程的复杂性以及从成像到靶区勾画、重新制订计划和质量保证的每一步的速度和自动化要求，在线自适应放射治疗在临床中的应用一直未有重大突破[50-57]。一个实用的在线自适应治疗系统应该包括成像功能、自动勾画工具、快速计划优化、剂量计算以及患者特异性的质控（QA）。在线自适应放疗的实现需要一个高质量的三维图像系统，该系统具有高空间完整性，以及用于确定靶区和危及器官（OAR）的良好软组织对比度。同样重要的是，机载成像系统具有足够大的视野（FOV），以便在感兴趣区域捕捉患者的外表面，从而能够精确地计算剂量。目前大多数商用锥束 CT 系统的成像质量无法满足以上要求。取而代之的是，能够提供室内容积扇形束 CT 扫描的系统，或者能够在患者治疗位置进行容积机载 MR 成像的系统，可以为在线计划调整提供必要的信息。

除了成像功能，在线 ART 系统还应提供图像处理工具，使勾画的靶区可以从最初的参考图像转移到当天的图像。这可以通过刚性或形变配准，或者使用自动分割技术来实现。考虑到这两种技术的不确定性[58-62]，系统还应允许用户进行在线验证和手动勾画修改。一旦靶区转移和编辑完成，系统可以基于当日的解剖情况快速计算原始参考计划，然后根据需要重新快速优化计划。

首个商用 MR-IGRT 系统（MRIdian，ViewRay Inc）于 2014 年 1 月投入临床应用，并已在圣路易斯华盛顿大学用于在线自适应放射治疗[7]。该系统具有一个集成的治疗计划系统，具有快速蒙特卡罗（MC）剂量计算算法，该算法考虑了磁场引起的剂量扰动，以及一个能够在不到 2min 内生成和计算 IMRT 计划的逆向优化引擎。治疗计划系统可从治疗流程中直接访问，允许用户根据患者摆位时采集的每日 MR 容积图像调整计划。一旦产生新计划并开始实施治疗，所有因器官运动引起的解剖变异的矫正都将通过本章上一节所述的门控治疗方法进行处理[9]。该系统目前的版本还不允许根据分次内器官运动进行方案调整。

目前正在乌得勒支大学医学中心开发的 MR-linac 是另一个可以进行在线调整计划的系统。正如系统开发人员所描述的，它将可以实现根据分次内和分次间靶区和危及器官变化在线调整计划[49]。尽管在应用于临床之前系统的主要技术指标尚未完全明确，但部分早期发表的关于系统各个组成部分的相关文献还介绍了应对解剖学中的分次间和分次内变化的调整方案[49]。在该系统中，不可能在横向和垂直方向上进行移床校正，因此，患者每天的摆位变化，包括靶区的任何旋转或变形，都将通过调整射束孔径进行校正，然后对前一节所描述过的呼吸引起的运动和形变采用追踪技术[16,17,49]。

18.5　基于 MR 计划调整的成像注意事项

在目前的临床实践中，治疗计划的调整通常是在离线状态下进行的，包括在初始计划时对患者进行的一系列影像学研究的重新模拟定位。在 MR-IGRT 系统中，患者治疗位置的高分辨容积磁共振图像，将能使离线自适应过渡到治疗前的实时在线计划调整。使用 MR 计划调整需要考虑几个因素，例如 MR 图像中缺少电子密度信息。在标准临床实践中，CT 扫描是为了给剂量计算提供电子密度信息。虽然 CT 扫描是获取电子密度信息的最简单和最准确的方法，但现在已有相关研究探索了使用 MR 图像生成电子密度图，并且已在临床中实现了如大脑和前列腺等部位治疗的应用[63,64]。对于像肺一样更复杂和高度异质的解剖结构，仅从 MR 图像中生成电子密度信息就更为复杂，在临床应用之前可能需要进一步的研究。另一种可能的方法是分割 MR 图像上的解剖结构，然后将电子密度分配给每种组织类型。然而，要对各种组织和器官进行精确的分割，在患者于治疗床上的在线情况下可能不可行。其他的可能性包括使用刚性或形变配准，将初始 CT 模拟图像和相应的电子密度图映射到当天的 MR 图像。形变图像配准中的不确定性将影响用该技术生成的电子密度图的准确性，并且可能需要对由此产生的电子密度分布进行手动校正。图 18.4 显示了形变不确定性及其对电子密度映射的影响。

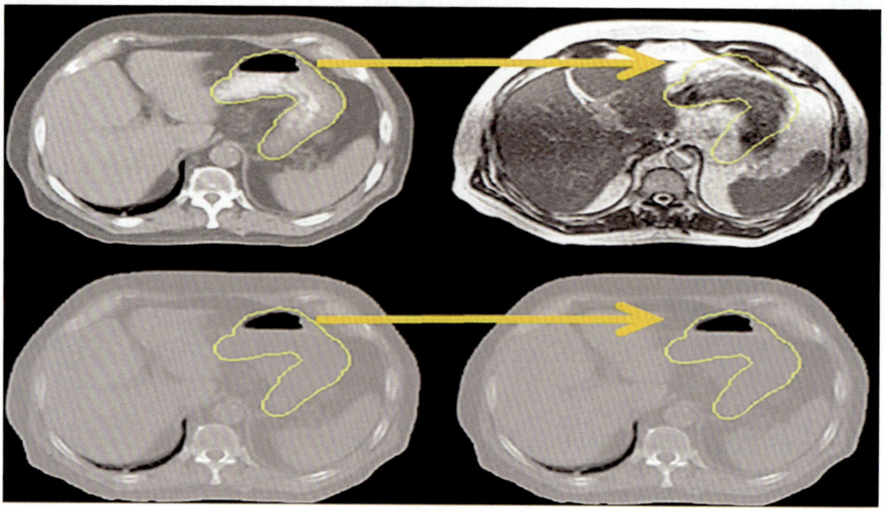

图 18.4　上排图示初始 CT 扫描及形变至每日 MR 上的胃。下排图示形变错误直接转换为相应电子密度映射。

需要解决的主要问题之一是磁共振图像的空间完整性，以及影响计划调整中靶区和危及器官勾画精度的固有图像失真。主要有两种类型的失真：一种是由主磁场的不均匀性引起的，与扫描仪本身有关；另一种是病人特有的，由病人体内不同组织界面的磁化率变化引起的。磁化率是描述物体在磁场中被磁化的能力，它随组织结构组成的不同而变化。磁化率伪影是各种组织边界的局部磁场扰动的结果，这种扰动会影响来自该区域的信号的空间相关性，从而导致重建图像的失真。Stanescu 等显示了不同磁场强度和方向的患者体内不同界面上的磁化率伪影造成的几何畸变的大小[19]。以上研究证明，通过适当的修正，这些误差可以减少到放射治疗和计划中可接受的水平。

其他关于计划自适应成像的考虑因素包括视野和运动伪影。视野需要足够大，以包括患者的外表面，并在纵向延伸超过靶区，以便精确计算剂量。这常需要与图像采集时间进行权衡，它需要足够快，以减少由呼吸引起的运动伪影。没有伪影是高质量图像一个重要要求。

18.6　小结

室内 MR 影像引导是放射肿瘤学的一个很有前途的新进展，它不仅有助于改善病人的体位和运动管理，而且还可以根据肿瘤的反应和正常组织解剖结构的变化来调整日常计划。该技术已经发展了一段时间，但最近才开始进入临床应用，因此，该系统在提高疗效和降低各种治疗部位的不良反应方面的真正益处仍有待在未来几年内予以实现。

参考文献

[1] Kumar, S. et al., Magnetic resonance imaging in lung: A review of its potential for radiotherapy. Br J Radiol, 2016. 89(1060): 20150431.

[2] Khoo, V.S. and D.L. Joon, New developments in MRI for target volume delineation in radiotherapy. Br J Radiol, 2006. 79 Spec No 1: S2 – 15.

[3] Liney, G.P. et al., Commissioning of a new wide – bore MRI scanner for radiotherapy planning of head and neck cancer. Br J Radiol, 2013. 86(1027): 20130150.

[4] Dirix, P., K. Haustermans, and V. Vandecaveye, The value of magnetic resonance imaging for radiotherapy planning. Semin Radiat Oncol, 2014. 24(3): 151 – 9.

[5] Chandarana, H. et al., Pulmonary nodules in patients with primary malignancy: Comparison of hybrid PET/MR and PET/CT imaging. Radiology, 2013. 268(3): 874 – 81.

[6] Schmidt, H. et al., Correlation of simultaneously acquired diffusion – weighted imaging and 2 – deoxy – [18F] fluoro – 2 – D – glucose positron emission tomography of pulmonary lesions in a dedicated whole – body magnetic resonance/positron emission tomography system. Invest Radiol, 2013. 48(5): 247 – 55.

[7] Mutic, S. and J.F. Dempsey, The ViewRay system: Magnetic resonance – guided and controlled radiotherapy. Semin Radiat Oncol, 2014. 24(3): 196 – 9.

[8] Henke, L. et al., Simulated online adaptive magnetic resonance – guided stereotactic body radiation therapy for the treatment of oligometastatic disease of the abdomen and central thorax: Characterization of potential advantages. Int J Radiat Oncol Biol Phys, 2016. 96(5): 1078 – 86.

[9] Acharya, S. et al., Online magnetic resonance image guided adaptive radiation therapy: First clinical applications. Int J Radiat Oncol Biol Phys, 2016. 94(2): 394 – 403.

[10] Lagendijk, J.J. et al., MRI/linac integration. Radiother Oncol, 2008. 86(1): 25 – 9.

[11] Lagendijk, J.J., B.W. Raaymakers, and M. van Vulpen, The magnetic resonance imaging – linac system. Semin Radiat Oncol, 2014. 24(3): 207 – 9.

[12] Lagendijk, J.J. et al., MR guidance in radiotherapy. Phys Med Biol, 2014. 59(21): R349 – 69.

[13] Raaymakers, B.W. et al., Integrating a MRI scanner with a 6MV radiotherapy accelerator: Dose deposition in a transverse magnetic field. Phys Med Biol, 2004. 49(17): 4109 – 18.

[14] Raaijmakers, A.J., B.W. Raaymakers, and J.J. Lagendijk, Integrating a MRI scanner with a 6MV radiotherapy accelerator: Dose increase at tissue – air interfaces in a lateral magnetic field due to returning electrons. Phys Med Biol, 2005. 50(7): 1363 – 76.

[15] Raaijmakers, A.J., B.W. Raaymakers, and J.J. Lagendijk, Magnetic – field – induced dose effects in MR – guided radiotherapy systems: Dependence on the magnetic field strength. Phys Med Biol, 2008. 53(4): 909 – 23.

[16] Crijns, S.P. et al., Towards MRI – guided linear accelerator control: Gating on an MRI accelerator. Phys Med Biol, 2011. 56(15): 4815 – 25.

[17] Crijns, S.P., B.W. Raaymakers, and J.J. Lagendijk, Proof of concept of MRI – guided tracked radiation delivery: Tracking one – dimensional motion. Phys Med Biol, 2012. 57(23): 7863 – 72.

[18] Hu, Y. et al., Characterization of the onboard imaging unit for the first clinical magnetic resonance image guided radiation therapy system. Med Phys, 2015. 42(10): 5828 – 37.

[19] Stanescu, T., K. Wachowicz, and D.A. Jaffray, Characterization of tissue magnetic susceptibility – induced distortions for MRIgRT. Med Phys, 2012. 39(12): 7185 – 93.

[20] Wooten, H.O. et al., Quality of intensity modulated radiation therapy treatment plans using a 60Co magnetic resonance image guidance radiation therapy system. Int J Radiat Oncol Biol Phys, 2015. 92(4): 771 – 8.

[21] Jaffray, D.A. et al., A facility for magnetic resonance – guided radiation therapy. Semin Radiat Oncol,

2014. 24(3): 193 - 5.

[22] Fallone, B. G., The rotating biplanar linac - magnetic resonance imaging system. Semin Radiat Oncol, 2014. 24(3): 200 - 2.

[23] Fallone, B. G. et al., First MR images obtained during megavoltage photon irradiation from a prototype integrated linac - MR system. Med Phys, 2009. 36(6): 2084 - 8.

[24] Keall, P. J. et al., The Australian magnetic resonance imaging - linac program. Semin Radiat Oncol, 2014. 24(3): 203 - 6.

[25] Socinski, M. A. et al., Randomized phase II trial of induction chemotherapy followed by concurrent chemotherapy and dose - escalated thoracic conformal radiotherapy (74Gy) in stage III non - small - cell lung cancer: CALGB 30105. J Clin Oncol, 2008. 26(15): 2457 - 63.

[26] Kong, F. M. et al., High - dose radiation improved local tumor control and overall survival in patients with inoperable/unresectable non - small - cell lung cancer: Long - term results of a radiation dose escalation study. Int J Radiat Oncol Biol Phys, 2005. 63(2): 324 - 33.

[27] Bradley, J. D. et al., Standard - dose versus high - dose conformal radiotherapy with concurrent and consolidation carboplatin plus paclitaxel with or without cetuximab for patients with stage IIIA or IIIB nonsmall - cell lung cancer (RTOG 0617): A randomised, two - by - two factorial phase 3 study. Lancet Oncol, 2015. 16(2): 187 - 99.

[28] Speirs, C. K. et al., Heart dose is an independent dosimetric predictor of overall survival in locally advanced non - small cell lung cancer. J Thorac Oncol, 2017. 12(2): 293 - 301.

[29] Cox, J. D., Are the results of RTOG 0617 mysterious? Int J Radiat Oncol Biol Phys, 2012. 82(3): 1042 - 4. 30. Glide - Hurst, C. K. and I. J. Chetty, Improving radiotherapy planning, delivery accuracy, and normal tissue sparing using cutting edge technologies. J Thorac Dis, 2014. 6(4): 303 - 18.

[31] RTOG 1106/ACRIN 6697, Randomized Phase II Trial of Individualized Adaptive Radiotherapy Using During - Treatment FDG - PET/CT and Modern Technology in Locally Advanced Non - Small Cell Lung Cancer (NSCLC). Available at: http://www.rtog.org/ClinicalTrials/, 2012.

[32] Cai, J. et al., Effects of breathing variation on gating window internal target volume in respiratory gated radiation therapy. Med Phys, 2010. 37(8): 3927 - 34.

[33] Yan, H. et al., The investigation on the location effect of external markers in respiratory - gated radiotherapy. J Appl Clin Med Phys, 2008. 9(2): 2758.

[34] James, S. S. et al., Quantifying ITV instabilities arising from 4DCT: A simulation study using patient data. Phys Med Biol, 2012. 57(5): L1 - 7.

[35] Lu, X. Q. et al., Organ deformation and dose coverage in robotic respiratory - tracking radiotherapy. Int J Radiat Oncol Biol Phys, 2008. 71(1): 281 - 9.

[36] Cai, J. et al., Evaluation of the reproducibility of lung motion probability distribution function (PDF) using dynamic MRI. Phys Med Biol, 2007. 52(2): 365 - 73.

[37] Cai, J. et al., Reproducibility of interfraction lung motion probability distribution function using dynamic MRI: Statistical analysis. Int J Radiat Oncol Biol Phys, 2008. 72(4): 1228 - 35.

[38] Cai, J., P. W. Read, and K. Sheng, The effect of respiratory motion variability and tumor size on the accuracy of average intensity projection from four - dimensional computed tomography: An investigation based on dynamic MRI. Med Phys, 2008. 35(11): 4974 - 81.

[39] Murphy, M. J., Tracking moving organs in real time. Semin Radiat Oncol, 2004. 14(1): 91 - 100.

[40] Yun, J. et al., Evaluation of a lung tumor autocontouring algorithm for intrafractional tumor tracking using low - field MRI: A phantom study. Med Phys, 2012. 39(3): 1481 - 94.

[41] Stam, M. K. et al., Navigators for motion detection during real - time MRI - guided radiotherapy. Phys Med Biol, 2012. 57(21): 6797 - 805.

[42] Kozerke, S. et al. , Volume tracking cardiac 31P spectroscopy. Magn Reson Med, 2002. 48(2): 380 – 4.
[43] Song, R. et al. , Evaluation of respiratory liver and kidney movements for MRI navigator gating. J Magn Reson Imaging, 2011. 33(1): 143 – 8.
[44] Keall, P. J. et al. , The management of respiratory motion in radiation oncology report of AAPM Task Group 76. Med Phys, 2006. 33(10): 3874 – 900.
[45] Green, O. et al. , Implementation of real – time, real – anatomy tracking and radiation beam control on the first MR – IGRT clinical system. Int J Radiat Oncol Biol Phys, 2015. 93(3): S115.
[46] Tvilum, M. et al. , Clinical outcome of image – guided adaptive radiotherapy in the treatment of lung cancer patients. Acta Oncol, 2015. 54(9): 1430 – 7.
[47] Schmidt, M. L. et al. , Dosimetric impact of respiratory motion, interfraction baseline shifts, and anatomical changes in radiotherapy of non – small cell lung cancer. Acta Oncol, 2013. 52(7): 1490 – 6.
[48] Knap, M. M. et al. , Daily cone – beam computed tomography used to determine tumour shrinkage and localisation in lung cancer patients. Acta Oncol, 2010. 49(7): 1077 – 84.
[49] Kontaxis, C. et al. , A new methodology for inter – and intrafraction plan adaptation for the MR – linac. Phys Med Biol, 2015. 60(19): 7485 – 97.
[50] Yan, D. , Adaptive radiotherapy: Merging principle into clinical practice. Semin Radiat Oncol, 2010. 20 (2): 79 – 83.
[51] Court, L. E. et al. , An automatic CT – guided adaptive radiation therapy technique by online modification of multileaf collimator leaf positions for prostate cancer. Int J Radiat Oncol Biol Phys, 2005. 62(1): 154 – 63.
[52] Court, L. E. et al. , Automatic online adaptive radiation therapy techniques for targets with significant shape change: A feasibility study. Phys Med Biol, 2006. 51(10): 2493 – 501.
[53] Feng, Y. et al. , Direct aperture deformation: An interfraction image guidance strategy. Med Phys, 2006. 33(12): 4490 – 8.
[54] Fu, W. et al. , A cone beam CT – guided online plan modification technique to correct interfractional anatomic changes for prostate cancer IMRT treatment. Phys Med Biol, 2009. 54(6): 1691 – 703.
[55] Mohan, R. et al. , Use of deformed intensity distributions for on – line modification of image – guided IMRT to account for interfractional anatomic changes. Int J Radiat Oncol Biol Phys, 2005. 61(4): 1258 – 66.
[56] La Macchia, M. et al. , Systematic evaluation of three different commercial software solutions for automatic segmentation for adaptive therapy in head – and – neck, prostate and pleural cancer. Radiat Oncol, 2012. 7: 160.
[57] Li, G. et al. , Clinical assessment of 2D/3D registration accuracy in 4 major anatomic sites using on – board 2D kilovoltage images for 6D patient setup. Technol Cancer Res Treat, 2015. 14(3): 305 – 14.
[58] Brock, K. K. et al. , Accuracy of finite element model – based multi – organ deformable image registration. Med Phys, 2005. 32(6): 1647 – 59.
[59] Greenham, S. et al. , Evaluation of atlas – based auto – segmentation software in prostate cancer patients. J Med Radiat Sci, 2014. 61(3): 151 – 8.
[60] Kashani, R. et al. , Objective assessment of deformable image registration in radiotherapy: A multi – institution study. Med Phys, 2008. 35(12): 5944 – 53.
[61] Thomson, D. et al. , Evaluation of an automatic segmentation algorithm for definition of head and neck organs at risk. Radiat Oncol, 2014. 9: 173.
[62] Yang, J. et al. , A statistical modeling approach for evaluating auto – segmentation methods for imageguided radiotherapy. Comput Med Imaging Graph, 2012. 36(6): 492 – 500.
[63] Kim, J. et al. , Implementation of a novel algorithm for generating synthetic CT images from magnetic resonance imaging data sets for prostate cancer radiation therapy. Int J Radiat Oncol Biol Phys, 2015. 91(1):

39 –47.
[64] Zheng, W. et al. , Magnetic resonance – based automatic air segmentation for generation of synthetic computed tomography scans in the head region. Int J Radiat Oncol Biol Phys, 2015. 93(3): 497 –506.